岭南中草药迁地保护植物图谱

主编　徐鸿华　李　薇　詹若挺

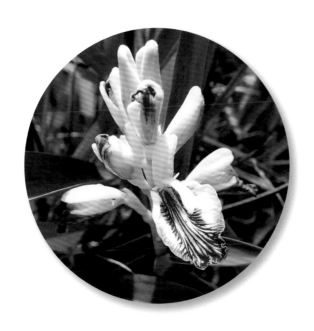

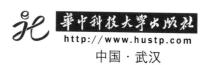
华中科技大学出版社
http://www.hustp.com
中国·武汉

图书在版编目（CIP）数据

岭南中草药迁地保护植物图谱 / 徐鸿华, 李薇, 詹若挺主编. -- 武汉：华中科技大学出版社，
2019.3
ISBN 978-7-5680-4869-9

Ⅰ.①岭… Ⅱ.①徐… ②李… ③詹… Ⅲ.①中草药－广东－图谱 Ⅳ.① R282-64

中国版本图书馆 CIP 数据核字 (2018) 第 295960 号

岭南中草药迁地保护植物图谱
Lingnan Zhongcaoyao Qiandibaohu Zhiwu Tupu

徐鸿华　李　薇　詹若挺　主编

出版发行：华中科技大学出版社（中国·武汉）　电话：（027）81321913
地　　　址：武汉市东湖新技术开发区华工科技园（邮编：430223）
出 版 人：阮海洪

策划编辑：王　斌　　　　　　　　　　　　　　　责任监印：朱　玢
责任编辑：吴文静　李　楠　　　　　　　　　　　装帧设计：百彤文化

印　　　刷：深圳市福威智印刷有限公司
开　　　本：710 mm × 1000 mm　1/16
印　　　张：26
字　　　数：460千字
版　　　次：2019年3月第1版 第1次印刷
定　　　价：228.00元（USD 45.99）

投稿热线：13710471075　　342855430@qq.com
本书若有印装质量问题，请向出版社营销中心调换
全国免费服务热线：400-6679-118 竭诚为您服务

编委会

主　编　徐鸿华　李　薇　詹若挺

编　委　蓝森麟　吴庆光　彭光天　周劲松　李　薇　詹若挺　黄海波
　　　　黄传奇　徐鸿华　刘军民　何国振　张桂芳　丁　平　黎俏梅

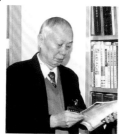

徐鸿华

广州中医药大学首席教授，博士生导师，国家二级教授。先后被评为卫生部有突出贡献的中青年专家、科技部中药现代化科技产业基地建设十周年先进个人、全国教育系统关心下一代工作先进个人、广东省优秀中医药科技工作者、南粤教书育人优秀教师、全国模范教师。1991年开始享受国务院政府特殊津贴。

曾兼任中国药学会广东省分会理事、广东省中药学会理事、中国生态学会中药资源生态学专业委员会委员、广东省生态学会理事，中国林学会特用经济林委员会委员、中国药材GAP研究促进会理事、广东省医药行业协会技术顾问、广东省中药现代化重大科技专项专家组成员。

从事中药资源开发利用与保护的研究和教学工作。先后主持国家自然科学基金课题，国家"八五""九五""十五"重点科技攻关子专题和广东省重大科技专项等课题15项。以第一作者发表学术论文50多篇，担任主编、副主编出版学术著作16部，以第一完成人分别获国家科技进步二等奖、三等奖（子专题），省部级等科研奖励13项。

李薇

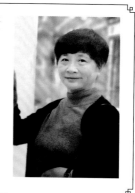

广州中医药大学中药学院中药鉴定学专业教授和博士生导师，兼任中华中医药学会中药鉴定学分会委员、中国植物学会药用植物分会委员等职。从事中药专业的教学和科研工作30余年，主要研究中药品种真伪鉴定和品质优良评价。主持国家自然科学基金项目等国家重大科研项目10余项，分别获得国家发明专利、广东省科技进步二等奖和三等奖各1项。在国内外发表学术论文50余篇，主编学术专著和教材10余部。此外，还承担博士和硕士研究生的指导工作，广受同行和学生们的好评，获"教学名师"以及"优秀教师"等多种荣誉称号。

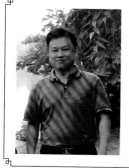

詹若挺

博士，研究员。广州中医药大学中药资源科学与工程研究中心主任、岭南中药资源教育部重点实验室副主任。主要从事中药资源的可持续利用研究与综合开发利用。主持和主要参与国家中药材扶持专项、粤港关键领域重点突破项目、广东省科技计划项目等科技项目；主要参与获得国家教育部科技进步奖一等奖1项、广东省科学技术奖二等奖2项；先后发表学术论文75篇、出版学术专著16部。曾获"广东省南粤优秀教师""广州中医药大学第十七届新南方教学奖励基金优秀教师"等荣誉称号。

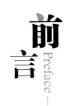

前言 Preface

　　中药作为防病治病的主要武器，为中华民族的繁荣昌盛功不可没、为丰富中国传统文化所作的贡献也是不可磨灭的。因此，传承中医药知识和发展中医药事业，是从事中药教育工作者义不容辞的责任和义务。

　　岭南地区药用资源丰富，地域特色和优势明显，为了宣传和普及岭南地区中医药知识，扩大和加强对外信息交流，我们组织了一批长期从事中药研究和教学的专家、教授精心编撰了《岭南中草药迁地保护植物图谱》一书。本书注重中药学科的规律和特点，既保持应有的科学性，又兼顾其实用性。全书收录药王山原"华南药用植物种质资源圃"所拥有的药用植物共计1413余种，其中有部分品种属"岭南地区"引种栽培成功的。全书采用图文结合的形式介绍每味中药的来源、生境分布、重点识别特征、功效主治等内容。本书既可成为中医中药专业学生的学习工具，又可成为中医药行业从业者以及其他中医药爱好者的参考书籍。

　　在本书的编写过程中得到黄伟凌、于香连、曾幼花等同志的大力协助，在此对他们任劳任怨地参加野外资源采集、每天在药圃维护和值守、参与本书资料的整理等工作所付出辛勤劳动表示真挚的谢意。本书的顺利出版，还得到广州中医药大学和中药学院领导的大力支持。此外，还有一些同事和朋友提供了部分照片和参考资料，在此一并深表感谢！同时还要特别感谢广东省农科院研究员徐晔春老师在百忙中审阅本书并提出宝贵建议。

　　本书是在原有《广州中医药大学药王山中草药图谱》的基础上全面修改完成的，它汇集了全体参编人员多年积累的教学经验和科研成果。编撰过程中虽力求科学严谨，但由于品种繁多，信息量大，书中难免存在不足之处，诚望读者批评指正，以便日后修订，更臻完善。

编者

2018年5月

编写说明

Writing instructions

全书收集的1413种植物药，均从异地迁移至广州中医药大学新老校区药用植物园内。依据全国高等中医药院校教材《中药学》按功效分类的方式，分为解表药、清热药、泻下药、祛风湿药、芳香化湿药、利水渗湿药、温里药、理气药、消食药、驱虫药、止血药、活血化瘀药、化痰止咳平喘药、安神药、平肝息风药、开窍药、补虚药、收涩药、涌吐药、杀虫止痒药20类。各类药排序另按植物科属分类排序方式排列：如蕨类植物按秦仁昌系统，裸子植物按郑万钧系统，被子植物按哈钦松系统。每味药物的内容大多包括正名、别名、来源、识别要点、性味归经、功能主治等6项。有些中药在性味归经栏标明有毒、有小毒、有大毒，请读者在遵循专业医师的指导下谨慎使用。

正名：即各药物的条目名，首先以《中华人民共和国药典》(2015年版）中药名称为准，其他则以《广东省中药材标准》(第一、二册)、《广东中药志》(第一、二卷)、《广西中药材标准》(第一、二册)、《广西药用植物名录》(1974、1984)、《华南药用植物》的名称为准。如在前述资料未收载者，则采用其原植物名称。

别名：主要采收商品别名，部分药物采用处方别名、地方名或文献别名。

来源：包括科名、植物名、拉丁学名（以上述参考书为准）、药用部分以及生境分布等内容。

识别要点：选取植物形态方面肉眼可见的主要识别特征。

性味归经：按中药作用于人体所发生的反应概括为寒、热、温、凉、微寒、寒温、平共7类。

功能主治：介绍药物的主要功能和用于临床相应的主治病证。

本书的每味中药均配以原植物彩色图片。植物图片是由本书作者亲自实地拍成，部分有花和果实图片的也附于图中，力求真实反映植物的重点形态特征和周边实地生长环境及伴生植物。

编者

2018年5月

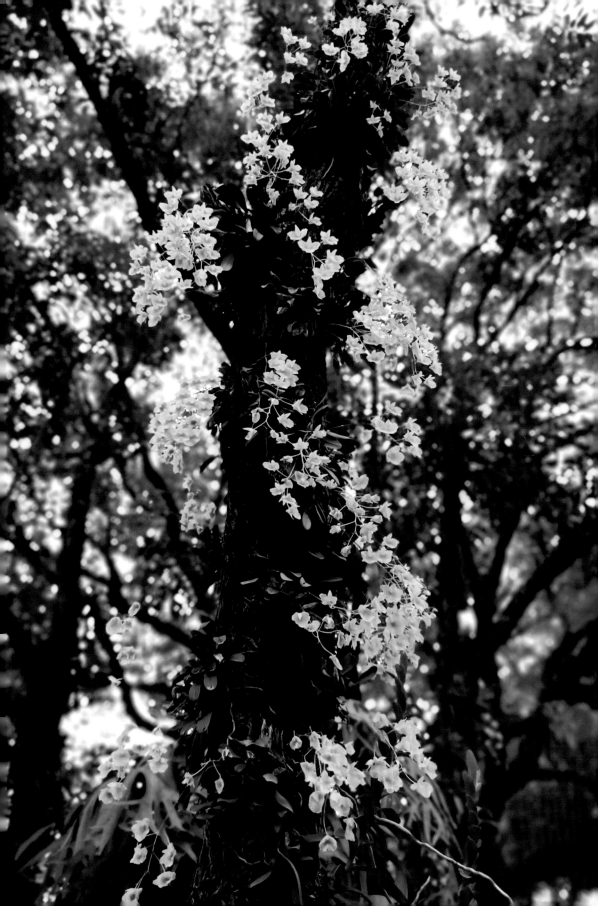

目 录
Contents

3

一、解表药

木贼（木贼草、节节草、笔筒草）

来　源：木贼科植物木贼 *Equisetum hyemale* L.的干燥地上部分。生于林下湿地、山谷溪边、沟旁及杂草地。分布几遍全国。

识别要点：地上茎多分枝，中空，表面有纵棱。叶退化为鳞片状，轮生，叶鞘管状，鞘齿黑色。孢子囊穗生于茎顶。

性味归经：甘、苦，平。归肺、肝经。

功能主治：疏散风热，明目退翳。用于风热目赤，迎风流泪，目生云翳。

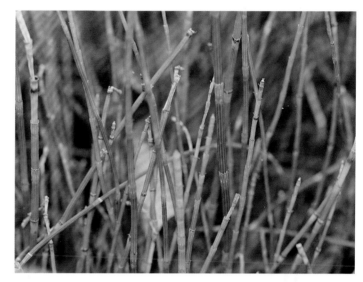

广玉兰（洋玉兰、泰山木）

来　源：木兰科植物荷花玉兰 *Magnolia grandiflora* L.的干燥花蕾。原产北美洲东南部。我国长江流域以南地区广泛栽培。

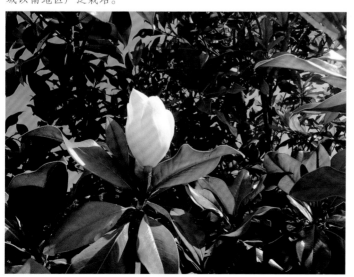

识别要点：叶厚革质。白色花顶生，芳香，花被片通常9枚。聚合果圆柱形，蓇葖果卵圆形，顶端有外弯的喙。

性味归经：辛，温。归肺、胃、肝经。

功能主治：祛风散寒，行气止痛。用于外感风寒，头痛鼻塞，脘腹胀痛，呕吐腹泻，眩晕头痛。

紫玉兰 （满堂红、应春花、木笔）

来　　源：木兰科植物辛夷*Magnolia liliflora* Desr. 的干燥花蕾。生于山地阔叶林中。分布于甘肃、陕西、湖北、湖南、河南、四川等省区。

识别要点：叶椭圆状倒卵形。花叶同时开放，花被片9～12枚，外轮萼片状，紫绿色，内两轮紫色，内面带白色。

性味归经：辛、苦，温。归肺、胃经。

功能主治：散风寒，通鼻窍。用于风寒头痛，鼻塞流涕，鼻鼽鼻渊。

辛夷 （湖北木兰）

来　　源：木兰科植物武当玉兰*Magnolia sprengeri* Pamp.的干燥花蕾。

识别要点：叶椭圆形。花先叶开放，花冠9枚，外轮紫红色，中内两轮白色。聚合果扭曲，蓇葖果具瘤状突起。

性味归经：辛，温。归肺、胃经。

功能主治：散风寒，通鼻窍。用于风寒头痛，鼻塞流涕，鼻鼽鼻渊。

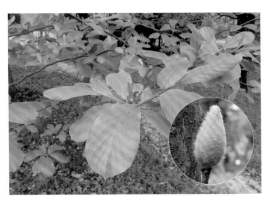

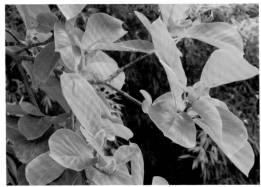

桂枝 （桂枝柴、桂木、桂枝头）

来　　源：樟科植物肉桂*Cinnamomum cassia* Presl 的干燥嫩枝。主产于广东、广西等地。

识别要点：树皮灰褐色，芳香。叶互生，革质，具离基3出脉，叶脉于下表面明显隆起。花小，黄绿色。浆果椭圆形，暗紫色。

性味归经：辛，甘，温。归心、肺、膀胱经。

功能主治：发汗解肌，温通经脉，助阳化气，平冲降气。用于风寒感冒，脘腹冷痛，血寒经闭，关节痹痛，痰饮，水肿，心悸，奔豚。

杜衡 （土细辛、杜细辛、马细辛）

来　　源：马兜铃科植物杜衡*Asarum forbesii* Maxim.的全草。生于林下沟边阴湿地。分布于江苏、安徽及四川等地。

识别要点：根茎短，顶端分枝，有辛香气。叶上表面深绿色，中脉两旁有白色云斑。花被筒钟状，顶端3裂，裂片直立。

性味归经：辛，温；有小毒。归肺、肝、肾、膀胱经。

功能主治：祛风散寒，消痰利水，活血止痛。用于风寒感冒，痰饮喘咳，水肿，风寒湿痹，跌打损伤，头痛，齿痛，胃痛，痧气腹痛，瘰疬，肿毒，毒蛇咬伤。

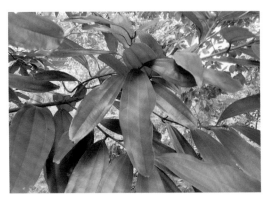

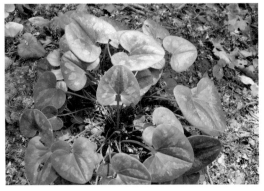

细辛 / 北细辛 （辽细辛、烟袋锅花）

来　　源：马兜铃科植物北细辛 *Asarum heterotropoides* Fr. Schmidt var. *mandshuricum*（Maxim.）Kitag 的干燥根和根茎。主产辽宁、吉林、黑龙江、山东等地。

识别要点：根茎横走，有辛香气。叶2~3片，略革质。花被筒状，紫棕色，顶端3裂，裂片反向折曲。

性味归经：辛，温。归心、肺、肾经。

功能主治：祛风散寒，祛风止痛，通窍，温肺化饮。用于风寒感冒，头痛，牙痛，鼻塞流涕，鼻衄，鼻渊，风湿痹痛，痰饮喘咳。不宜与藜芦同用。

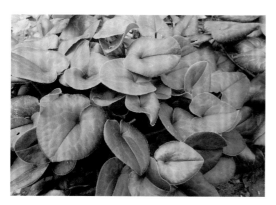

细辛 / 华细辛 （细参草）

来　　源：马兜铃科植物华细辛 *Asarum sieboldii* Miq. 的干燥根及根茎。生于林下阴湿处。分布于河南、山东、安徽、四川等地。

识别要点：根茎较长，节间均匀。叶1~2片，肾状心形。花被筒部扁球形，上部3裂，裂片直立或平展，不反折。

性味归经：辛，温。归心、肺、肾经。

功能主治：祛风散寒，祛风止痛，通窍，温肺化饮。用于风寒感冒，头痛，牙痛，鼻塞流涕，鼻衄，鼻渊，风湿痹痛，痰饮喘咳。不宜与藜芦同用。

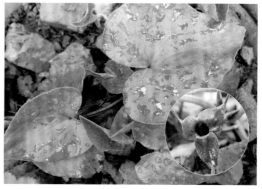

小藜 （灰灰菜）

来　　源：藜科植物小藜 *Chenopdium ficifolium* Smith 的全草。生于田间、荒地、路旁。分布于辽宁、吉林、河北、山东、广东、四川、云南等省区。

识别要点：草质叶下表面有粉粒，灰绿色。花排成短穗状花序。胞果完全包于花被内或顶端稍露，种子横生，双凸镜形。

性味归经：甘，平；有小毒。归肺、胃经。

功能主治：清热利湿，止痒透疹。用于风热感冒，湿热泄泻，龋齿痛。外用于皮肤瘙痒，麻疹不透。

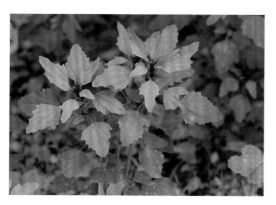

倒扣草 （倒挂草、倒钩草、白基牛膝）

来　　源：苋科植物土牛膝 *Achyranthes aspera* L. 的干燥全草。生于海拔800~2300米山坡疏林或村庄附近空旷地。分布于湖南、广东、贵州等地。

识别要点：根稍呈红色。茎节膨大。穗状花序顶生，密生白色伏贴或开展柔毛。苞片具坚硬芒刺，基部两侧各有1个薄膜质翅。

性味归经：甘、微苦、微酸，寒。归肝、肾经。

功能主治：活血祛瘀，泻火解毒，利尿通淋。用于血瘀经闭，跌打损伤，风湿痹痛，热毒泻痢，热毒咽喉肿痛，痈肿疮毒，淋证，水肿。

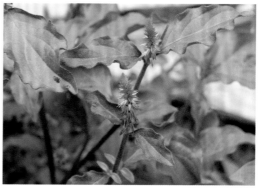

西河柳 （山川柳、赤柽柳、丝柳）

来　　源： 柽柳科植物柽柳 *Tamarix chinensis* Lour. 的干燥细嫩枝叶。生于山野、海滨盐碱地、沙滩地；庭院有栽培。分布于我国东北、华北至长江中下游，南至广东、广西、云南。

识别要点： 枝条纤细，密致成蓬松团状，易下垂，红褐色。叶钻形或长卵形。花粉红色。蒴果圆锥形。

性味归经： 甘、辛，平。归心、肺、胃经。

功能主治： 发表透疹，祛风除湿。用于麻疹不透，风湿痹痛。

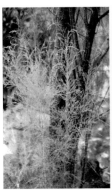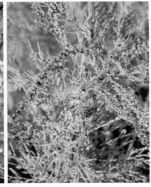

白千层叶 （千层纸、千层皮、玉树）

来　　源： 桃金娘科植物白千层 *Melaleuca leucadendron* L. 的叶。生于较干的沙地。原产澳大利亚。我国广东、台湾、福建、广西等地均有栽培。

识别要点： 厚而疏松的树皮灰白色，可层层剥落。革质叶多油腺点，揉碎香气浓郁。花乳白色。蒴果顶部3裂，杯状或半球状。

性味归经： 辛，凉。归肺、脾经。

功能主治： 祛风解表，利湿止痒。用于感冒发热，风湿骨痛，腹痛泄泻，风疹，湿疹。

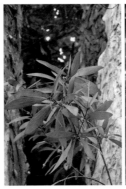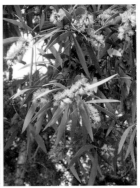

黄花虱麻头 （黄花地桃花、虱麻头、稿头婆）

来　　源： 椴树科植物刺蒴麻 *Triumfetta rhomboidea* Jacq. 的干燥根。分布于云南、广西、广东、福建、台湾等地。

识别要点： 茎多分枝。叶片纸质，形状多变异，基出脉3～5条，花黄色，蒴果近球形，密生小钩刺，成熟时不开裂。

性味归经： 苦，寒。归肺、膀胱经。

功能主治： 清热利湿，通淋化石。用于风热感冒，湿热泄泻，石淋，疮疖，毒蛇咬伤。

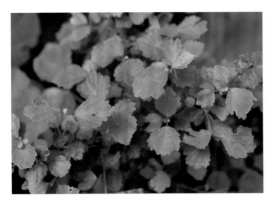

山芝麻 （山油麻、野芝麻、岗脂麻）

来　　源： 梧桐科植物山芝麻 *Helicteres angustifolia* L. 的干燥根。常见于山地和丘陵地。分布于广东、广西、福建、湖南、云南、贵州等地。

识别要点： 小枝被灰绿色短柔毛。叶下表面被灰白色星状茸毛。花淡红色或紫红色。蒴果卵状长圆形，先端急尖，密被星状毛及长绒毛。

性味归经： 苦，凉；小毒。归胃经。

功能主治： 解表清热，解毒消肿。用于感冒发热，肺热咳嗽，热毒咽喉肿痛，麻疹，痄腮，热毒泻痢，痈肿，瘰疬，毒蛇咬伤。

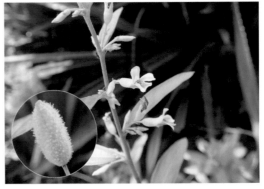

磨盘草 <small>（金花草、磨档草、帽子盾）</small>

来　　源： 锦葵科植物磨盘草 *Abutilon indicum* （L.）Sweet 的干燥地上部分。生于河谷。分布于广东等地。

识别要点： 花单朵生于茎顶或叶腋，近顶部具关节，花萼盘状，密被短星状毛，花冠黄色。果实似磨盘，黑色，分果爿15～20。

性味归经： 甘、淡，平。归肺、肾经。

功能主治： 疏风清热，益气通窍，祛痰利尿。用于感冒，久热不退，痄腮，耳鸣，耳聋，疮疡肿毒，跌打损伤。孕妇慎用。

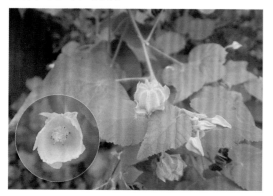

桃叶 <small>（桃树叶、桃心、桃子）</small>

来　　源： 蔷薇科植物桃 *Prunus persica* （L.）Batsch 的干燥叶。全国各地均有栽培。

识别要点： 树干常见树胶泌出。单叶互生，叶柄常具有1至数枚腺体。花先叶开放。核果密被绒毛，核扁平，顶端尖，具不规则沟纹。

性味归经： 苦、辛，凉。归脾、肾经。

功能主治： 祛风清热，燥湿解毒，杀虫。用于外感风邪，头风头痛，风痹，湿疹，痈疽疮疡，癣疮，疟疾，蛔虫，蛲虫，阴道滴虫等虫证。孕妇忌服。

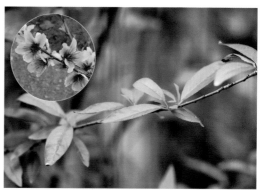

淡豆豉 <small>（香豉、豆豉、清豆豉）</small>

来　　源： 蝶形花科植物大豆 *Glycine max* （L.）Merr. 的成熟种子的发酵加工品。全国均有栽培。

识别要点： 茎直立，上部密被褐色长硬毛。三出复叶，侧生小叶不对称。花白色、淡红色、蓝色或紫色，常5～8朵排成总状花序。

性味归经： 苦、辛，凉。归肺、胃经。

功能主治： 解表，除烦，宜发郁热。用于感冒，寒热头痛，烦躁胸闷，虚烦不眠。

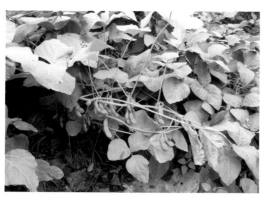

大豆黄卷 <small>（黄豆卷、大豆卷、豆卷）</small>

来　　源： 蝶形花科植物大豆 *Glycine max* （L.）Merr. 的成熟种子经发芽干燥的炮制加工品。全国均有栽培。

识别要点： 茎上部密被褐色长硬毛。三出复叶。花冠蝶形。荚果下垂，果皮密被黄褐色硬毛，种皮黄色。

性味归经： 甘，平。归脾、胃、肺经。

功能主治： 解表祛暑，清热利湿。用于暑湿感冒，湿温初起，发热汗少，胸闷脘痞，肢体酸重，小便不利。

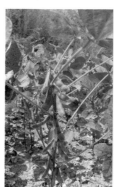 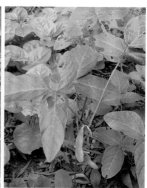

葛根 (甘葛、粉葛、黄葛根)

来　　源：蝶形花科植物野葛 *Pueraria lobata*（ Willd.）Ohwi 的干燥根。生于山坡草丛，分布几遍全国。

识别要点：全株被长硬毛。三出复叶，顶生小叶宽卵形，先端长渐尖。总状花序，花冠旗瓣倒卵形。荚果长5～9厘米。

性味归经：甘，辛，凉。归脾、胃、肺经。

功能主治：解肌退热，生津止渴，透疹，升阳止泻，通经活络，解酒毒。用于外感发热头痛，项背强痛，消渴，麻疹不透，热痢，眩晕头痛，中风偏瘫，胸痹心痛，酒毒伤中。

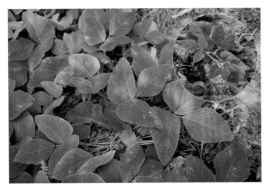

丁癸草 (人字草、二叶人字草、乌蝇翼草)

来　　源：蝶形花科植物丁癸草 *Zornia gibbosa* Span. 的干燥全草。生于田边、村边稍干旱的旷野草地。分布于我国江南各地。

识别要点：茎多分枝。指状复叶具小叶2枚，下面具腺点。总状花序腋生，蝶形花冠黄色。荚果具2～6个荚节，表面具针刺。

性味归经：甘，凉。归脾、肝经。

功能主治：解表清热，凉血解毒，除湿利尿。用于风热感冒，咽喉肿痛，目赤肿痛，湿热黄疸，湿热泄泻，热毒泻痢，小儿疳积，乳痈，疮疡肿毒，毒蛇咬伤。

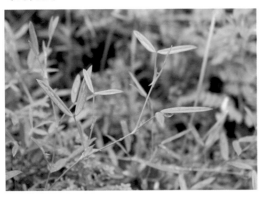

粉葛 (家葛根、甘葛、葛根)

来　　源：蝶形花科植物甘葛藤 *Pueraria thomsonii* Benth. 的干燥根。多为栽培，分布于广东、广西、等地。

识别要点：全体被褐色短柔毛。三出复叶，顶生小叶片菱状卵形，先端急尖。总状花序，花冠旗瓣近圆形。荚果长10～14厘米。

性味归经：甘，辛，凉。归脾、胃经。

功能主治：解肌退热，生津止渴，透疹，升阳止泻，通经活络，解酒毒。用于外感发热头痛，项背强痛，麻疹不透，热痢，泄泻，眩晕头痛，中风偏瘫，酒毒伤中。

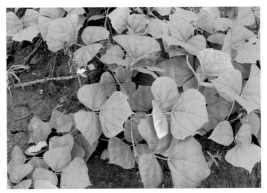

柳枝 (柳条、垂柳枝、柳树枝)

来　　源：杨柳科植物垂柳 *Salix babylonica* L. 的枝条。生水湿，也能生于旱处。分布于我国黄河流域及其以南各地。

识别要点：树皮灰黑色，有不规则裂纹。枝细小，柔软下垂。叶狭披针形。花序先叶开放或与叶同时开放。

性味归经：苦，寒。归胃、肝经。

功能主治：祛风利尿，止痛消肿。用于风湿痹痛，淋病白浊，小便不利，黄疸，风肿，疔疮，丹毒，龋齿，牙龈肿痛。

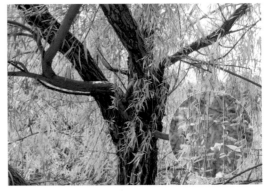

朴树皮 <small>(土香篙、野香篙、野紫苏)</small>

来　　源： 榆科植物朴树 *Celtis sinensis* Pers. 的树皮。生于路旁、山坡、林缘。分布于华东、中南及陕西、四川、贵州、广西、广东、台湾。

识别要点： 树皮光滑。叶纸质，基部圆而偏斜，自中脉发出的离基侧脉3～5对。核果近球形，成熟时红褐色，果核表面有网纹。

性味归经： 辛、苦，平。归肺、胃经。

功能主治： 祛风透疹，消食化滞。用于麻疹透发不畅，消化不良。

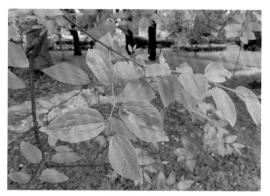

榕树须 <small>(榕树吊须、半天吊、小叶榕须)</small>

来　　源： 桑科植物榕树 *Ficus microcarpa* L.f. 的干燥气生根。分布于台湾、浙江、福建、广东、广西、湖北、贵州、云南等地。

识别要点： 树皮具白乳汁，大枝生气根，下垂及地后可发展成支柱根。叶革质或略带肉质。隐头花序单生或成对着生于叶腋内。

性味归经： 苦、涩，凉。归肺、胃、肝经。

功能主治： 清热解毒，祛风除湿，活血止痛。用于时疫感冒，顿咳，麻疹不透，乳蛾，目赤肿痛，风湿骨痛，痧气腹痛，胃痛，久痢湿疹，带下，阴痒，鼻衄，血淋，跌打损伤。

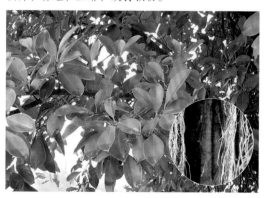

牛奶树叶 <small>(牛奶稔叶、对叶榕叶、猪奶树)</small>

来　　源： 桑科植物对叶榕 *Ficus hispida* L.f. 的干燥叶。生于沟谷潮湿地带。分布于广东、云南等地。

识别要点： 茎干具乳汁，幼枝被刚毛。叶对生，革质，两面粗糙。花序托具短柄，聚生于老茎上，近球形或陀螺形，成熟时淡黄色。

性味归经： 甘，微寒。归肺、胃、肝经。

功能主治： 疏风清热，祛痰止咳，消积化滞，行气散瘀。用于外感风热，咳嗽痰多，斑疹发热，食积不化，湿热泄泻，外用于跌打肿痛。

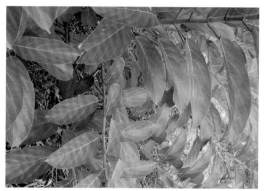

桑叶 <small>(冬桑叶、霜桑叶、冬霜叶)</small>

来　　源： 桑科植物桑 *Morus alba* L. 的干燥叶。生于丘陵，山坡村旁，田埂。分布于全国各地。多为了人工栽培。

识别要点： 叶纸质，边缘有锯齿。花小，无花瓣，排成腋生穗状花序。聚花果肉质，椭圆形，成熟时红色或紫色。

性味归经： 甘、苦，寒。归肺、肝经。

功能主治： 疏散风热，清肺润燥，清肝明目。用于风热感冒，肺热燥咳，头晕头痛，目赤昏花。

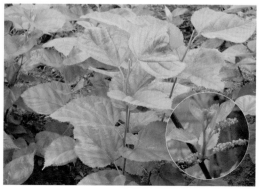

紫麻 (小麻叶、紫苎麻、假山麻)

来　　源：荨麻科植物紫麻 *Oreocnide frutescens* (Thunb.) Miq. 的全株。生于山谷和林缘半阴湿处或石缝。分布于华南、西南和浙江等地。

识别要点：嫩枝被短柔毛。叶互生，纸质，顶端渐尖或尾状渐尖，三基出脉，托叶线状披针形。花数朵簇生于叶腋和老枝上。

性味归经：甘，凉。归肺、胃、肝经。

功能主治：清热解毒，行气活血，透疹。用于感冒发热，牙痛，麻疹透发不畅，疮疡肿毒，跌打损伤。

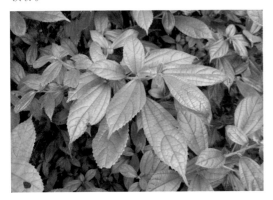

山黄皮 (臭黄皮、山鸡皮、野黄皮)

来　　源：芸香科植物假黄皮 *Clausena excavata* Burm.f. 的枝叶。生于平地至海拔1000米山坡灌丛或疏林中。分布于台湾、福建、广东、海南等地。

识别要点：小枝、叶轴均密被向上弯钩的短毛且散生凸起的油点，有刺激气味。奇数羽状复叶，小叶镰刀状弯斜。花白色。浆果椭圆形。

性味归经：苦、辛，温。归肺、肾、膀胱经。

功能主治：疏风清热，利湿解毒，截疟。用于感冒发热，咳嗽气喘，腹痛泄泻，风湿痹痛，水肿，热淋，湿疹，疥癣，疮疖，毒蛇咬伤。

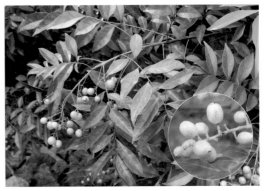

东风橘 (狗骨簕、假花椒、半天钓)

来　　源：芸香科植物酒饼簕 *Severinia buxifolia* (Poir.) Ten. 的干燥根及茎。生于平地及低丘陵灌木丛中。分布于广东、广西等地。

识别要点：茎多分枝有刺。叶侧脉甚密。花白色，单生于叶腋或3～8朵簇生。浆果圆球形或略扁，成熟时紫黑色，有腺体状油点。

性味归经：辛，苦，微温。归肺、胃、脾经。

功能主治：祛风解表，化痰止咳，理气止痛。用于感冒头痛，痰湿气滞，脘腹胀痛，咳嗽，风湿痹痛，疟疾等。

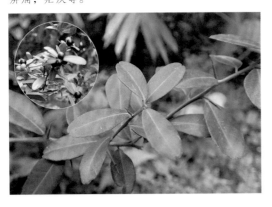

穿花针 (千只眼、满天香、满天星)

来　　源：芸香科植物豆叶九里香 *Murraya euchrestifolia* Hayata 的干燥叶（或带叶嫩枝）。生于疏或密林中，分布于台湾、广东、广西、云南、贵州等省区。

识别要点：复叶有小叶5～9片，小叶卵形，顶部短尖至渐尖，叶面深绿色，有光泽，近革质，全缘，侧脉及支脉均明显。果圆球形，鲜红或暗红色。

性味归经：辛，微苦，微温。归经未知。

功能主治：祛风活血，消肿止痛。用于头痛，感冒，跌打损伤，风湿骨痛等。外用于杀灭阴道滴虫。

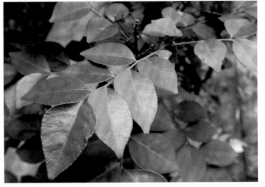

鸭脚木皮 (鸭脚皮、伞托树皮、鹅掌柴树皮)

来　　源：五加科植物鹅掌柴 *Schefflera heptaphylla* (L.)Frodin 的干燥树皮。生于热带、亚热带常绿阔叶林中。分布于云南、广西、广东、浙江和台湾。

识别要点：掌状复叶互生，小叶6～9片。伞形花序聚生成大型圆锥花序，花瓣5枚，肉质，花后反曲，白色，芳香。浆果黑色，有棱。

性味归经：辛、苦，凉。归肺、肝经。

功能主治：发汗解表，祛风除湿，舒筋活络，消肿止痛。用于感冒发热，咽喉肿痛，风湿关节痛，跌打损伤，骨折。

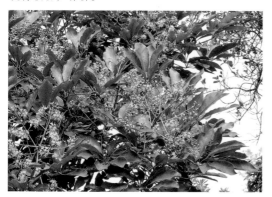

白芷 (香白芷、泽芬、芳香)

来　　源：伞形科植物白芷 *Angelica dahurica* (Fisch.ex Hoffm.)Benth. et Hook. f. 的干燥根。栽培于河北，河南等地。

识别要点：多年生高大草本。茎上部叶二至三回羽状分裂，叶鞘囊状。复伞形花序，花白色。双悬果无毛。

性味归经：辛，温。归胃、大肠、肺经。

功能主治：散风除湿，宜通鼻窍，燥湿止带，消肿排脓。用于感冒头痛，眉棱骨痛，鼻塞流涕，鼻衄，鼻渊，牙痛，带下，疮疡肿痛。

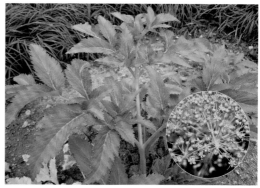

芫荽 (香菜、芫茜、胡荽)

来　　源：伞形科植物芫荽 *Coriandrum sativum* L. 的干燥带根全草。原产于地中海沿岸。全世界均有种植。我国各地均有栽培。

识别要点：全株无毛，有强烈香气。叶膜质，叶片阔卵形而深裂，上部叶羽状细裂。花白色或紫红色。双悬果近球形。

性味归经：辛，微温。归肺、胃经。

功能主治：发表透疹，开胃消食。用于麻疹透发不畅，胃寒食滞。

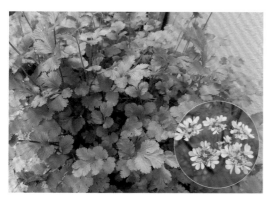

野芫荽 (洋芫荽、假芫茜、香信)

来　　源：伞形科植物刺芫荽 *Eryngium foetidum* L. 的干燥全草。生于丘陵、路旁、沟边等湿润处。分布于广东、广西、贵州、云南等地。

识别要点：全株有特殊香气。基生叶革质，呈莲座状，叶缘有刺状齿。花葶直立，粗壮，中部以上二歧分枝，具疏生尖齿的茎生叶。

性味归经：辛、苦，平。归肺、脾、膀胱经。

功能主治：发表止咳，透疹解毒，理气止痛，利尿消肿。用于感冒咳嗽，麻疹不透，食积，呕逆，腹痛泄泻，肠痛，湿热黄疸，小便涩痛，水肿，疮疖，水火烫伤，跌打肿痛，虫蛇咬伤。

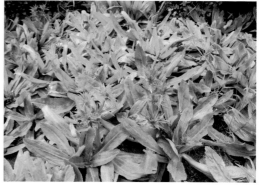

防风 (关防风、东防风、西防风)

来　源：伞形科植物防风 *Sposhnikovia divaricata* (Turcz.)Schischk.干燥根。生于草原、丘陵山坡上。分布于黑龙江、宁夏等地。

识别要点：茎基部密被纤维状叶残基。基生叶簇生，基部鞘状，稍抱茎，茎生叶较小。复伞形花序组成聚伞状圆锥花序，花白色。

性味归经：辛，甘，微温。归膀胱、肝、脾经。

功能主治：祛风解表，胜湿止痛，止痉。用于感冒头痛，风湿痹痛，风疹瘙痒，破伤风。

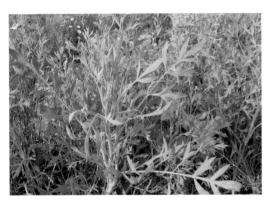

华山矾 (地黄木、土常山)

来　源：山矾科植物华山矾 *Symplocos chinensis* (Lour.)Druce 的干燥叶。生于丘陵、山坡、杂林中。分布于浙江、福建、广东、四川等地。

识别要点：小枝被毛。叶互生，近革质，中脉在叶面凹下。圆锥花序顶生或腋生，花冠白色，5深裂。核果卵形，被紧贴的柔毛，熟时蓝色。

性味归经：甘、微苦，微寒。

功能主治：辛、苦，凉；小毒。归肺、肝经。发汗解表，祛风除湿，舒筋活络，消肿止痛。用于感冒发热，咽喉肿痛，风湿关节痛，跌打损伤，骨折。

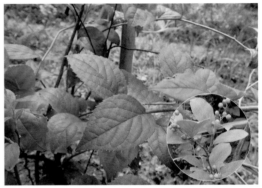

茉莉叶 (浸利、磨利、梦您花)

来　源：木犀科植物茉莉 *Jasminum sambac* (L.) Ait.的叶。原产印度。现广植于热带、亚热带和温带地区。我国南方广泛栽培。

识别要点：叶薄纸质，两面无毛或被疏长柔毛，叶柄中部具关节。聚伞花序顶生，花极芳香，常重瓣，花冠白色。

性味归经：辛，微苦，温。归肺、胃经。

功能主治：疏风解表，消肿止痛。用于外感发热，泻痢腹胀，脚气肿痛，毒虫蜇伤。

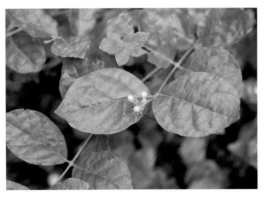

牛蒡子 (大力子、关大力、牛子)

来　源：菊科植物牛蒡 *Arctium lappa* L.的干燥成熟果实。多生长于山野路旁、沟边、荒地、山坡向阳草地。分布于我国东北三省等地。

识别要点：茎枝、叶柄被灰白色长蛛毛并有棕黄色小腺点。叶大型，边缘波状。头状花序排成伞房状，总苞片顶端有倒钩刺。

性味归经：辛，苦，寒。归肺、胃经。

功能主治：疏散风热，宣肺透疹，解毒利咽。用于风热感冒，咳嗽痰多，麻疹，风疹，咽喉肿痛，痄腮，丹毒，痈肿疮毒。

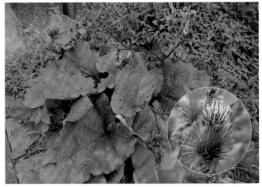

芙蓉菊（香菊、千年艾、白芙蓉）

来　源：菊科植物芙蓉菊 *Crossostephium chinense*（L.）Makino 的干燥叶，产于我国中南及东南部，中南地区时有栽培。

识别要点：叶常集聚枝头，狭匙形，两面密被灰白色短柔毛。多数头状花序在枝端排成总状，瘦果5棱，冠毛冠状。

性味归经：辛，苦，微温。归肺、脾经。

功能主治：祛除除湿，温中止痛。用于风湿痹痛，脘腹冷痛。

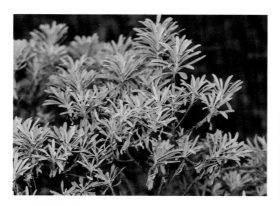

菊花（药菊、甘菊、杭菊）

来　源：菊科植物菊 *Chrysanthemum morifolium* Ramat. 的干燥头状花序。人工栽培。分布于安徽、河南、浙江等地。

识别要点：多年生宿根亚灌木。叶互生，下表面被白色短柔毛，边缘有粗大锯齿或深裂。总苞片多层，舌状花白色，管状花黄色。

性味归经：甘，苦，微寒。归肺、肝经。

功能主治：散风清热，平肝明目，清热解毒。用于风热感冒，头痛眩晕，目赤肿痛，眼目昏花，

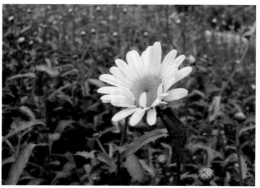

一枝黄花（黄花一枝香、黄花草、野黄菊）

来　源：菊科植物一枝黄花 *Solidago decurrens* Lour. 的干燥全草。生于田野、路旁及山坡草丛中。分布于我国华东、华中、华南和西南等地。

识别要点：茎通常单生。叶两面、沿脉及叶缘有短柔毛。头状花序较小，多数在茎上部排列成紧密或疏松的总状花序。

性味归经：辛，苦，凉。归肺、肝经。

功能主治：清热解毒，疏散风热。用于喉痹，乳蛾，咽喉肿痛，疮疖肿毒，风热感冒。

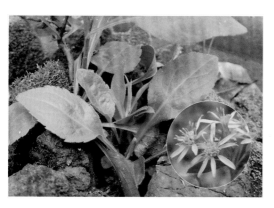

苍耳子（苍耳仁、苍耳实、胡苍子）

来　源：菊科植物苍耳 *Xanthium sibiricum* Patr. 的干燥成熟带总苞的果实。生于荒坡草地或路旁。分布于全国各地。

识别要点：雄花序球形，聚生于茎枝顶，雌花序卵圆形，生于雄头状花序下部，总苞外面疏生带钩的刺，刺极细，基部被柔毛，有腺点。

性味归经：辛，苦，温；有毒。归肺经。

功能主治：散风寒，通鼻窍，祛风湿。用于风寒头痛，鼻渊流涕，鼻鼽，鼻渊，风疹瘙痒，湿痹拘挛。

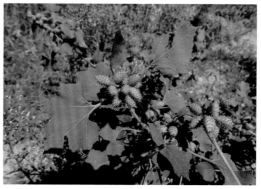

苍耳草 (苍耳子、苍刺头、痴头猛)

来　源： 菊科植物苍耳 *Xanthium sibiricum* Patr. 的干燥地上部分。生于低山丘陵或荒野路边，田边。几乎遍布全国各地。俄罗斯、朝鲜、日本、印度和伊朗也有分布。

识别要点： 茎被灰白色糙伏毛。叶片三角状卵形，先端尖，基出三脉，上面绿色，下面苍白色，被粗糙短伏毛，边缘有不规则的粗锯齿。

性味归经： 苦，辛，微寒；有小毒。归肺、脾、肝经。

功能主治： 祛风散热，除湿解毒。用于感冒头痛，头风头晕，鼻渊，目赤翳障，风湿痹痛，拘挛麻木，疔疮，风癞，疥癣，皮肤瘙痒，痔疮，痢疾。

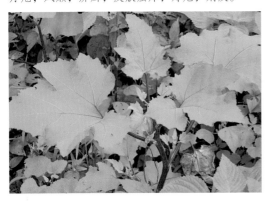

冰糖草 (假甘草、土甘草)

来　源： 玄参科植物野甘草 *Scparia dulcis* L. 的干燥全草。生于荒地、路旁、山坡。分布于广东、广西、云南、福建等地。

识别要点： 全株无毛，茎有纵棱或狭翅。叶片纸质，有腺点。枝叶嚼之有甜味。花白色，单生或成对生于叶腋。

性味归经： 甘，凉。归肺、脾、大肠经。

功能主治： 清热利湿，祛风止痒。用于感冒发热，肺热咳嗽，咽喉肿痛，湿热泄泻，痢疾，小便不利，水肿，脚气，湿疹，痱子。

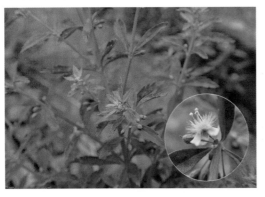

鹅不食草 (鹅不食、石胡荽、山胡椒)

来　源： 菊科植物鹅不食草 *Centipeda minima* (L.) A. Br. et Aschers. 的干燥全草。生于稻田、阴湿山地及路旁。分布于江苏、广东等地。

识别要点： 匍匐小草本。叶倒卵长圆形，边缘有不明显的粗锯齿，基部渐狭，中脉在叶面明显，背面略凸起。头状花序多数，扁球形。

性味归经： 辛，温。归肺经。

功能主治： 发散风寒，通鼻窍，止咳。用于风寒头痛，咳嗽痰多，鼻塞不通，鼻渊流涕。

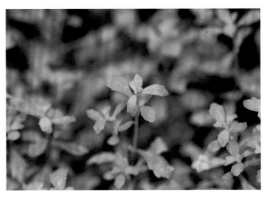

九头狮子草 (九节篱、铁焊椒、椒叶青药)

来　源： 爵床科植物九头狮子草 *Peristrophe japonica* (Thunb.) Bremek 的干燥全草。生于荒地、路旁、山坡。分布于广东、广西、云南、福建等地。

识别要点： 叶卵状矩圆形。聚伞花序顶生或腋生于上部叶腋，花冠粉红色至微紫色，2唇形。蒴果疏生短柔毛。

性味归经： 辛，微苦，甘，凉。归肺、肝经。

功能主治： 祛风清热，凉肝定惊，散瘀解毒。用于感冒发热，肺热咳喘，肝热目赤，小儿惊风，咽喉肿痛，痈肿疔毒，乳痈，聤耳，瘰疬，痔疮，蛇虫咬伤，跌打损伤。

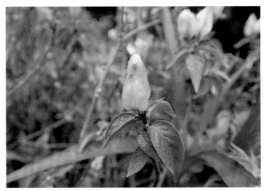

五指柑 <small>(布荆、五指风、黄荆条)</small>

来　　源：马鞭草科植物黄荆 *Vitex negundo* L. 的干燥全草。生于山坡路旁。分布于我国长江以南各地。

识别要点：枝叶有香气。掌状复叶5片，下表面灰白色，密被短绒毛。花冠淡紫色，顶端5裂，二唇形。核果圆球形，褐色，基部有宿萼。

性味归经：微苦、辛，平。归肺经。

功能主治：解表清热，利湿除痰，止咳平喘，理气止痛，截疟杀虫。用于感冒咳喘，肝病，脘满腹痛，泄泻痢疾，疟疾，蛲虫，外用于痈肿和疥癣。

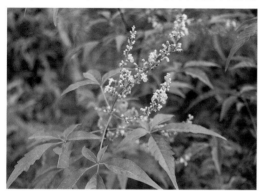

蔓荆子/蔓荆 <small>(万京子、蔓荆实、蔓青子、天麦)</small>

来　　源：马鞭草科植物蔓荆 *Vitex trifolia* L. 的干燥成熟果实。生于平原、河滩及灌丛。分布于广东、广西、云南。

识别要点：全株密被灰白色细茸毛。叶为3出复叶，揉之有香气。花小，淡紫色。果实球形，褐色，下半部有宿萼。

性味归经：辛，苦，微寒。归膀胱、肝、胃经。

功能主治：疏散风热，清利头目。用于风热感冒头痛，齿龈肿痛，目赤多泪，目暗不明，头晕目眩。

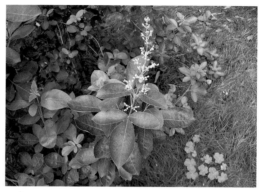

蔓荆子/单叶蔓荆 <small>(万京子、蔓荆实、蔓青子、天麦)</small>

来　　源：马鞭草科植物单叶蔓荆 *Vitex trifolia* L. var. *simplicifolia* Cham. 的干燥成熟果实。生于平原、河滩及灌丛。分布于广东、广西、云南。

识别要点：茎匍匐。单叶对生，全缘。花淡紫色，花冠二唇形，雄蕊4。核果近球形，有宿萼。

性味归经：辛，苦，微寒。归膀胱、肝、胃经。

功能主治：疏散风热，清利头目。用于风热感冒头痛，齿龈肿痛，目赤多泪，目暗不明，头晕目眩。

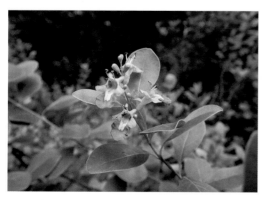

独脚珠 <small>(紫罗球、石仙草、山薄荷)</small>

来　　源：马鞭草科植物兰香草 *Caryopteris incana* (Thunb.) Miq. 的干燥全草。生于山坡、路边草丛中或岩石间。分布于广东、广西、浙江、湖南等省区。

识别要点：叶对生，具短柄，卵形或卵状矩圆形，基部浑圆，边缘有粗锯齿，两面密被灰色短柔毛。聚伞花序，为具柄的花束，多花，萼钟状，5深裂，花冠蓝色，5裂，有一裂片较大，边缘有睫毛。蒴果球形。

性味归经：辛，温。归肺、肝经。

功能主治：散寒解表，祛风除湿，散瘀止痛。用于风寒感冒，头痛，咳嗽，顿咳，脘腹冷痛，伤食吐泻，寒瘀痛经，产后瘀滞腹痛，风湿痹痛，跌打肿痛，阴疽不消，湿疹，蛇虫咬伤。

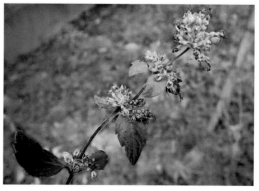

防风草 （土防风、野苏、土藿香、落马衣）

来　　源：唇形科植物广防风 *Epimeredi indica* (L.) Rothm. 的干燥地上部分。生于热带及南亚热带地区的林缘或路旁。产于广东、广西等地。

识别要点：多分枝，密被白色短柔毛。叶缘有不规则的齿状突起，上面被短伏毛，下面被白色绒毛。花冠淡紫色。小坚果圆球形，黑色。

性味归经：辛，苦，平。归肺、肝经。

功能主治：祛风湿，消疮毒。用于感冒发热，风湿痹痛。

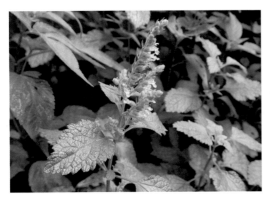

薄荷 （蕃荷叶、苏薄荷、土薄荷）

来　　源：唇形科植物薄荷 *Mentha haplocalyx* Briq. 的干燥地上部分。生于河边、沟边、路边、小溪边及山野湿地。我国南北均产，尤以江苏产者为佳。

识别要点：茎四棱形。搓揉叶片具有显著清凉气味。轮伞花序腋生，轮廓球形，花冠淡紫色。卵球形小坚果黄褐色，具小凹点。

性味归经：辛，凉。归肺、肝经。

功能主治：疏散风热，清利头目，利咽，透疹，疏肝行气。用于风热感冒，风温初起，头痛，目赤，喉痹，口疮，风疹，麻疹，胸胁胀闷。

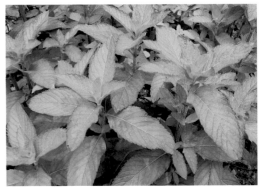

留兰香 （香花菜、南薄荷、绿薄荷）

来　　源：唇形科植物留兰香 *Mentha spicata* L. 的全草。原产欧洲，世界各地广泛栽培。广东、云南等地有栽培。

识别要点：多年生芳香性草本。叶近无柄，有明显的皱纹，叶脉在上面深凹入。轮伞花序密集成顶生的穗状花序，花冠淡紫色。

性味归经：辛，微温。归肺、胃经。

功能主治：解表，和中，理气。用于感冒，咳嗽，头痛，咽痛，目赤，鼻衄，胃痛，腹胀。

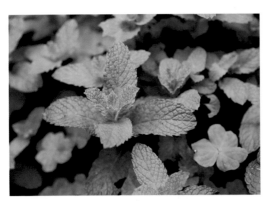

印度薄荷 （到手香）

来　　源：唇形科植物番柠檬草 *Coleus amboinicus* Lour. 的全草。原产于印度，广东民间有种植。

识别要点：多年生芳香性草本。全体具粗糙毛茸。叶片表面皱纹明显，叶缘有粗齿，叶脉在上面深凹入。气香特异。

性味归经：甘、辛，微温。归肺经。

功能主治：疏风化痰，宣肺止咳。用于外感风寒，咳嗽，痰喘。

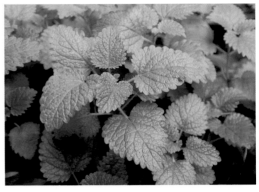

石荠苧 （粗糙荠苧、土荆芥、沙虫药）

来　源：唇形科植物石荠苧 *Mosla scaber* (Thunb.) C. Y. Wu et H. W. Li的全草。生于丘陵山坡，村边，路旁或旷地上。分布辽宁、江苏、浙江、福建、江西、湖南、湖北、广西、等省区。

识别要点：茎多分枝，四棱形。叶下面密布凹陷腺点，近无毛。花粉红色，里面基部有毛环。小坚果黄褐色，具网状雕纹。

性味归经：辛、苦，凉。归肺、胃、肝经。

功能主治：疏风解表，清暑除湿，解毒止痒。用于感冒头痛，咳嗽，中暑，暑湿泄泻，热毒泻痢，痔血，血崩，热痱，风疹，湿疹，脚癣，虫蛇咬伤。

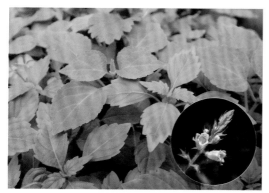

九层塔 （千层塔、零陵香）

来　源：唇形科植物罗勒 *Ochmum basilicum* L.的干燥全草。野生于村旁、路旁，亦有栽培。

识别要点：全株芳香，有清凉感。茎常带红或紫色。单叶对生，下表面具腺点。花冠淡紫色或白色。小坚果褐色。

性味归经：辛、甘，温。

功能主治：疏风解表，化湿消食，消肿止痛。用于外感风寒，胸闷不舒，胃肠气胀，消化不良，风湿痉挛，闭经，跌打损伤，蛇伤，湿疹，皮炎。

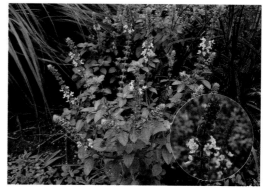

紫苏叶 （赤苏、红紫苏、苏叶）

来　源：唇形科植物紫苏 *Perilla frutescens* (L.) Britt.的干燥叶或嫩枝。全国各地广泛栽培，主产于湖北、河南、广东、浙江等地。

识别要点：茎钝四棱形，密被长柔毛。叶两面绿色或紫色，或仅下面紫色。花冠白色或紫红色。小坚果近球形，具网纹。

性味归经：辛，温。归肺、脾经。

功能主治：解表散寒，行气和胃。用于风寒感冒，咳嗽呕恶，妊娠呕吐，鱼蟹中毒。

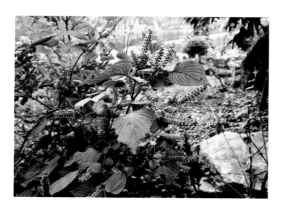

鸡冠紫苏叶 （皱叶紫苏、回回苏）

来　源：唇形科植物鸡冠紫苏 *Perilla frutescens* (L.)Britt. var. *crispa* (Thunb.)Decne.的全草。我国及日本各地栽培，云南大理、丽江一带也有栽培。

识别要点：茎绿色或紫色，圆角四方形。叶片紫红色，叶缘具狭而深的锯齿。

性味归经：辛，温。归肺、脾经。

功能主治：解表散寒，行气和胃。用于风寒感冒，咳嗽呕恶，妊娠呕吐，鱼蟹中毒。

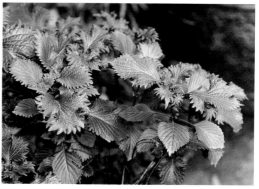

白苏叶 (野苏麻)

来　源： 唇形科植物白苏 *Perilla frutescens*（L.）Britt. 的干燥叶。我国南北各地均有栽培。也有野生于村边、路旁或山坡。

识别要点： 茎四棱形，叶对生，两面均为绿色，下面脉上被柔毛。轮伞花序偏向一侧，花萼钟状，有黄色腺点，花紫红色至白色。

性味归经： 辛，温；有小毒。归肺、脾经。

功能主治： 疏风宣肺，理气消食，解鱼蟹毒。用于感冒风寒，咳嗽气喘，食积不化，脘腹胀闷，吐泻，冷痢，中鱼蟹毒，蛇虫咬伤。

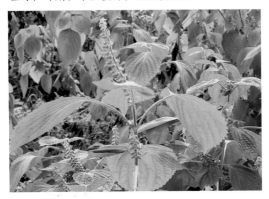

荆芥 (荆芥穗、芥穗、黑荆芥)

来　源： 唇形科植物荆芥 *Schizonepeta tenuifolia* Brig. 的干燥地上部分。生于灌丛或宅旁。分布于新疆、甘肃、陕西、河南、山西、山东、湖北、四川、云南等省区。

识别要点： 全株被短柔毛，茎直立，四棱形，基部稍带紫色。叶对生，羽状深裂，茎基部的叶裂片5，裂片线形或披针形，全缘，下面具凹陷腺点，穗状轮伞花序，多密集于枝端，花冠淡紫色，2唇形。小坚果4，卵形或椭圆形，棕色。

性味归经： 辛，微温。归肺、肝经。

功能主治： 解表散风，透疹，消疮。用于感冒，头痛，麻疹，风疹，疮疡初起。

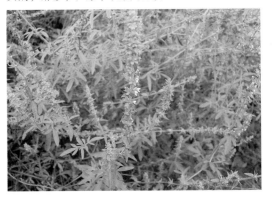

姜花 (土姜活、路边姜、蝴蝶花)

来　源： 姜科植物姜花 *Hedychium coronarium* Koen. 的干燥根茎。生于山沟，林间阴湿处。野生或栽培。产于四川、云南、广西、广东、湖南和台湾等地。

识别要点： 叶2列，无柄。穗状花序顶生，花芬芳，白色，花冠管纤细，列片3枚，披针形，后方的1枚兜状。蒴果球形。

性味归经： 辛，温。归肺、胃、肝经。

功能主治： 祛风散寒，温经止痛。用于风寒表证，头痛身痛，风湿痹痛，脘腹冷痛，跌打损伤。

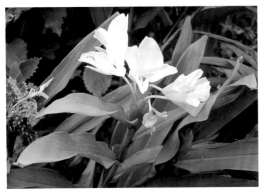

生姜 (姜根、勾装指)

来　源： 姜科植物姜 *Zingiber officinale* Rosc. 的新鲜根茎。原产于热带亚洲。我国有栽培。

识别要点： 根茎多分枝，气芳香，味辛辣。叶片披针形，无毛，无柄，揉之有姜香气。穗状花序球果状。

性味归经： 辛，微温。归肺、脾、胃经。

功能主治： 解表散寒，温中止呕，化痰止咳，解鱼蟹毒。用于风寒感冒，胃寒呕吐，寒痰咳嗽，鱼蟹中毒。

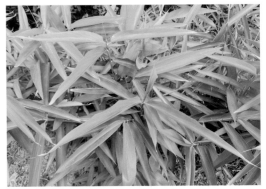

柊叶 <small>(冬叶、粽叶、粽粑叶)</small>

来　源： 竹芋科植物柊叶 *Phrynium capitatum* Willd 的全草。生于山地密林中及山谷阴湿处。分布于广东、广西、云南等地。

识别要点： 叶基生，两面均无毛。头状花序直径约5厘米，无柄，苞片紫红色，顶端初急尖，后呈纤维状。

性味归经： 甘、淡、微寒。归肺、胃、大肠经。

功能主治： 清热解毒，凉血止血，利尿。用于感冒发热，音哑，口疮，热毒泻痢，吐血，衄血，血崩，小便不利，酒醉。

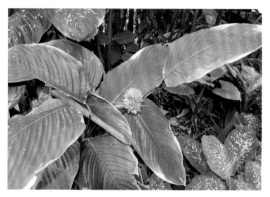

细香葱 <small>(香葱、四季葱、红葱头)</small>

来　源： 百合科植物细香葱 *Allium ascalonicum* L. 的新鲜鳞茎。生于燥湿的草地，河谷、山坡或草甸。我国南方地区广为栽培。

识别要点： 鳞茎聚生，矩圆状卵形。叶为中空的圆筒状，深绿色，略带白粉。有浓烈的香味。

性味归经： 辛，温。归肺、胃经。

功能主治： 解表，通阳，解毒。用于感冒风寒，阴寒腹痛，二便不通，泻痢，痈疽肿毒，跌打肿痛。

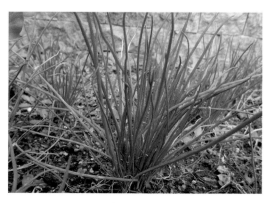

葱白 <small>(大葱、葱白头、香葱白)</small>

来　源： 百合科植物葱 *Allium fistulosum* L. 的鳞茎。全国各地广泛栽培。世界各地亦栽培。生于田园。

识别要点： 鳞茎聚生，外皮红褐色、紫红色至黄白色。叶中空，顶端渐尖。气味清香，微辣。

性味归经： 辛，温。归肺、胃经。

功能主治： 发表，通阳，解毒，杀虫。用于感冒风寒，阴寒腹痛，二便不通，泻痢，疮痈肿痛，虫积腹痛。

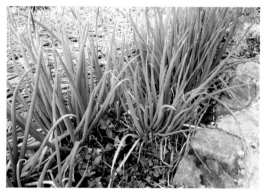

水葫芦 <small>(大水萍、水浮莲、浮水莲)</small>

来　源： 雨久花科植物凤眼莲 *Eichhornia crassipes* (Mart.) Solms 的根或全草。生于水塘、沟渠及稻田中。分布于我国长江、黄河流域及华南各地。

识别要点： 茎叶悬垂于水面。叶基生，莲座状，叶柄中部膨胀成囊状，内有气室。穗状花序，花被片蓝紫色，中心有一黄斑。

性味归经： 辛，淡，寒。归肺、膀胱经。

功能主治： 疏散风热，利水通淋，清热解毒。用于风热感冒，水肿，热淋，石淋，风疹，湿疮，疖肿。

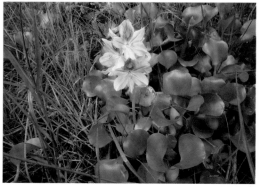

大浮萍 （水浮莲、大叶萍、猪姆莲）

来　源：天南星科植物大薸 *Pistia stratiotes* L. 的干燥全草。生于热带地区淡水池塘、沟渠及水田中。分布于福建，台湾，广东等地。

识别要点：叶莲座状排列，叶片倒卵状楔形至长圆形，顶端截平或浑圆，基部厚，两面密被短柔毛。佛焰苞叶状，白色，生于叶腋内。

性味归经：辛，寒。归肺、脾、肝经。

功能主治：疏风透疹，利尿除湿，凉血活血。用于丹毒，水臌，跌打损伤，无名肿毒，感冒发热，皮肤湿疹。孕妇及非实热实邪者禁用。

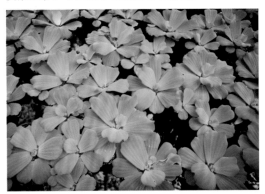

浮萍 （水浮萍、青萍）

来　源：浮萍科植物浮萍 *Lemna minor* L. 的干燥全草。生于湖沼、池塘或水田中。我国各地均有分布。

识别要点：漂浮植物。叶状体对称，表面绿色，叶脉不明显，背面黄色，全缘，叶状体背面一侧具囊。

性味归经：辛，凉。

功能主治：疏风发汗，透疹，利尿。

主治：风热感冒，麻疹不透，荨麻疹，水肿。

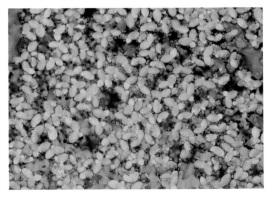

露兜簕 （假菠萝、簕菠萝、山菠萝）

来　源：露兜树科植物露兜树 *Pandanus tectorius* Sol. 的干燥根及根茎。生于村边、路旁、山谷、溪边及滨海地区。分布于福建、广东、台湾、广西、海南等地。

识别要点：灌木或小乔木，枝干常具气生根。叶簇生于枝顶，革质，带状，边缘和背面中脉上有锐刺。

性味归经：辛、淡、凉。归肝、肾经。

功能主治：发汗解表，清热利湿，行气止痛。用于感冒发热，湿热黄疸，腹水臌胀，水肿尿少，热淋，石淋，目赤肿痛，风湿痹痛，疝气痛，跌打损伤。

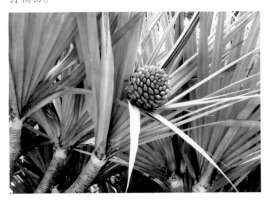

三荚草 （三星草、金钮子、无头厚香）

来　源：莎草科植物水蜈蚣 *Kyllinga breviflolia* Rottb. 的干燥全草。生于山坡荒地、路旁草丛中、田边、溪边、海边沙滩。分布于我国大部分地区。

识别要点：根状茎形似蜈蚣。秆成列散生于节上，纤弱，扁三棱形，平滑。叶片窄线形，平张，上部边缘和背面中肋上具细刺。

性味归经：辛、微苦、甘，平。归肺、肝经。

功能主治：疏风解毒，清热利湿，活血解毒。用于感冒发热头痛，肺热咳嗽，百日咳，疟疾，湿热黄疸；热毒泻痢，膏淋，风湿痹痛，疮疡肿毒，皮肤瘙痒，跌打损伤，毒蛇咬伤。

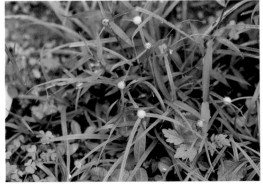

二、清热药

石上柏（山扁柏、水柏枝、地侧柏）

来　　源：卷柏科植物深绿卷柏*Selaginella doederleinii* Hieron.的干燥全草。生于林下。分布于安徽、福建、广东、广西、湖南、海南等地。

识别要点：草本多回羽状分枝，分枝处常有根托。叶二型，侧叶长圆形，在小枝上呈覆瓦状排列，能育叶卵状三角形。孢子囊穗常双生于枝顶。

性味归经：甘、微苦、涩，凉。归肺、肝经。

功能主治：清热解毒，祛风除湿，抗肿瘤。用于咽喉肿痛，目赤肿痛，肺热咳嗽，乳痈，湿热黄疸，风湿痹痛，外伤出血。

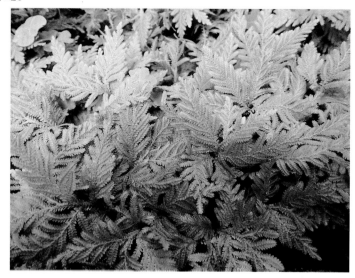

江南卷柏（异叶卷柏、地柏、石柏）

来　　源：卷柏科植物江南卷柏*Selaginella moellendorffii* Hieron.的全草。生于低海拔的森林中的沟边或石上。分布长江以南地区。

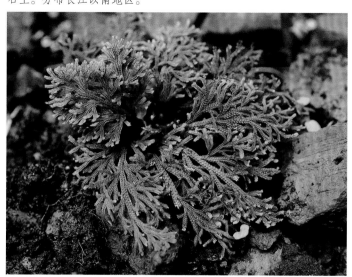

识别要点：根多分叉。纸质叶交互排列，二形，侧叶不对称，孢子囊穗紧密，四棱柱形，单生于小枝末端。

性味归经：微甘，平。归肝、心经。

功能主治：清热利尿，活血消肿，止血凉血。用于创伤出血，肌衄，血崩，黄疸，淋病等。

土木贼 （木贼草、笔筒草、土麻黄）

来　　源：木贼科植物节节草 *Equisetum ramosissimum* Desf. 的干燥地上部分。生于林下湿地、山谷溪边、沟旁及杂草地。分布几遍全国。

识别要点：茎直立，灰绿色，具有棱脊多条，基部被残叶鞘，上部分枝。茎生叶与基生叶同形，无柄，抱茎。叶退化成鞘；鞘长宽几乎相等或长略大于宽，鞘基有一黑色环纹，鞘齿褐色，孢子囊穗长圆形。

性味归经：甘、苦，平。归心、肝、胃、膀胱经。

功能主治：清肝明目，止血，利尿通淋。用于风热感冒，咳嗽，目赤肿痛，目生云翳，鼻衄，尿血，肠风下血，淋证，黄疸，带下，骨折。

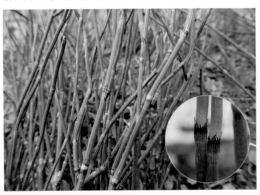

紫萁贯众 （贯众）

来　　源：紫萁科植物紫萁 *Osmunda japonica* Thunb. 的干燥根茎和叶柄残基。生于林下或溪边的酸性土壤上。分布我国温暖地带及亚热带最常见的一种蕨类。

识别要点：叶丛生，二型，营养叶三角状阔卵形，边缘有细锯齿、叶脉叉状分离；孢子叶的小羽片极狭，卷缩成线形，沿主脉两侧密生孢子囊。

性味归经：苦，微寒；有小毒。归肺、胃、肝经。

功能主治：清热解毒，止血，杀虫。用于疫毒感冒，热毒泻痢，痈疮肿毒，吐血，衄血，便血，崩漏，虫积腹痛。

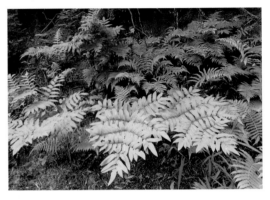

华南紫萁 （贯众、贯仲、鲁萁）

来　　源：紫萁科植物华南紫萁 *Osmunda vachellii* Hook. 的干燥根茎。生于草坡上和溪边阴处酸性土上。分布于广东、广西、福建、云南等地。

识别要点：叶簇生于顶部，叶片一回羽状分裂，羽片以关节着生于叶轴上，叶脉粗健，两面明显，叶边稍下卷。生孢子囊羽片紧缩为线形。

性味归经：苦、微涩，凉；有小毒。归肺、肝、膀胱经。

功能主治：杀虫，清热，解毒，凉血，止血。用于风热感冒，湿热斑疹，吐血，衄血，肠风便血，血痢，血崩，带下。孕妇慎用。

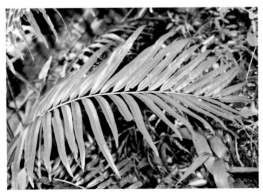

乌蕨 （孔雀尾、大金花草、乌韭）

来　　源：鳞毛蕨科植物乌蕨 *Sphenomeris chinensis* （L.）Maxon 的干燥全草。生于林下或灌丛阴湿地。分布于浙江、广东、云南等地。

识别要点：叶近生，叶柄禾秆色至褐禾秆色，有光泽，叶片披针形，4回羽状，叶坚草质，通体光滑。孢子囊群边缘着生，每裂片上一枚或二枚。

性味归经：微苦，寒。归肝、肺、大肠经。

功能主治：清热解毒，祛暑利湿，凉血止血。用于感冒发热，咳嗽，咽喉肿痛，中暑发痧，湿热黄疸，湿热泄泻，湿热带下，湿疹，痈疮肿毒，痄腮，口疮，吐血，尿血，便血，创伤出血，水火烫伤，蛇虫咬伤。

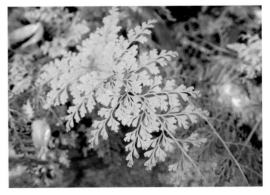

半边旗 (半边莲、单边蕨、半边风)

来　　源：凤尾蕨科植物半边旗 *Pteris semipinnata* L.的干燥全草。生于阴湿地。分布于我国华东、华南等地区。

识别要点：叶簇生，叶柄长连同叶轴均为栗红色，叶片二回半边深裂，先端尾状，篦齿状，侧脉明显，斜上，小脉通常伸达锯齿的基部。

性味归经：辛，微寒。归肝、大肠经。

功能主治：清热利湿，凉血止血，解毒消肿。用于湿热泄泻，热毒泻痢，湿热黄疸，血热吐血，痔疮出血，外伤出血，目赤肿痛，牙痛，跌打肿痛，疔疮肿毒，皮肤瘙痒，虫蛇咬伤。

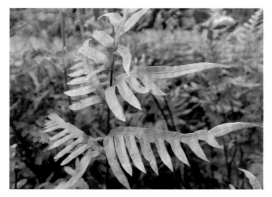

铁线蕨 (猪毛七、猪鬃草、铁线草)

来　　源：铁线蕨科植物铁线蕨 *Adiantun capillusveneris* L.的干燥全草。生于水溪旁和滴水岩壁上。分布于广东、广西、四川、甘肃等地。

识别要点：叶柄纤细，栗黑色，有光泽，中部以上叶片奇数羽状，顶生小羽片扇形，基部为狭楔形，孢子囊群横生于能育的末回小羽片的上缘。

性味归经：苦，凉。归肺、脾经。

功能主治：清热解毒，利水通淋。用于感冒发热，肺热咳嗽，湿热泄泻，痢疾，淋浊，带下，乳痈，瘰疬，疔毒，毒蛇咬伤。

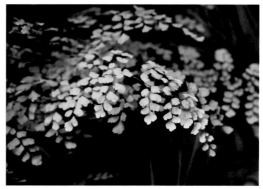

扇叶铁线蕨 (过坛龙、黑骨芒、铁线草)

来　　源：铁线蕨科植物扇叶铁线蕨 *Adiantum flabellulatum* L.的干燥全草或根。生于酸性红、黄壤上。分布于广东、贵州、四川、云南等地。

识别要点：叶柄紫黑色，有光泽，叶片2～3回不对称的二叉分枝，通常中央的羽片较长，叶脉多回二歧分叉，两面均明显。囊群盖半圆形或长圆形。

性味归经：辛，苦，凉。归肺、肝、大肠经。

功能主治：清热解毒，利湿消肿。用于感冒发热，泄泻，痢疾，石淋，肝炎。

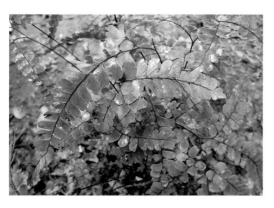

假鞭叶铁线蕨 (铁线草)

来　　源：铁线蕨科植物假鞭叶铁线蕨 *Adiantum malesianum* Ghatak 的全草。生于山坡灌丛下岩石上或石缝中。分布于广东、广西、海南、贵州、四川等省区。

识别要点：叶簇生，基部被同形棕色鳞片。一回羽状叶片有羽片约25对，无柄，平展，互一或近对生，相距约1厘米，基部一对羽片不缩小。叶脉多回二歧分叉，下面不明显，上表面显著隆起。孢子囊群每羽片5～12枚。

性味归经：苦，凉。归肝、膀胱经。

功能主治：清热解毒，利水通淋。用于淋证，水肿，乳痈，疮毒。

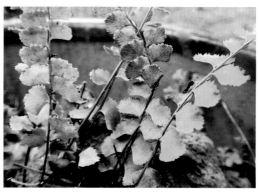

水蕨（水柏、水扁柏、龙须菜）

来　　源：水蕨科植物水蕨*Ceratopteris thalictroides*（L.）Brongn 的全草。生于池沼、水田或水沟的淤泥中。分布于广东、广西、云南等地。

识别要点：叶簇生，二型：不育叶较小，能育叶较大，孢子囊沿能育叶的裂片主脉两侧的网眼着生，稀疏，棕色，幼时为连续不断的反卷叶缘所覆盖。

性味归经：甘、苦，寒。归脾、胃、大肠经。

功能主治：消积、散瘀、解毒、止血。用于腹中痞块，痢疾，小儿胎毒，疮疖，跌打损伤，外伤出血。

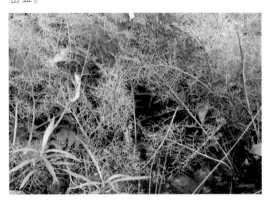

乌毛蕨贯众（贯众、龙船蕨、黑狗脊）

来　　源：乌毛蕨科植物乌毛蕨*Blechnum orientale* L.的干燥根茎及叶柄残基。生于阴湿水沟旁及疏林下。分布于广东、广西、四川、浙江等地。

识别要点：叶簇生于根状茎顶端，革质叶片一回羽状，羽片多数，叶主脉两面隆起，孢子囊群线形，连续，紧靠主脉两侧，与主脉平行。

性味归经：苦，凉。归肝、胃经。

功能主治：清热解毒，凉血止血，驱虫。用于风热感冒，湿热斑疹，吐血，衄血，肠风便血，血痢，血崩，带下，驱绦虫、蛲虫等。

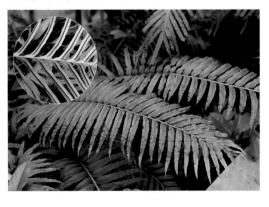

华南毛蕨（金星蕨、密毛小毛蕨、大风寒）

来　　源：金星蕨科植物华南毛蕨*Cyclosorus parasiticus*（L.）Forwell.的全草。生于山谷密林下或溪边湿地。分布于福建、台湾、广东、海南、湖南、江西、重庆、广西、云南等地。

识别要点：叶柄基部有深棕色鳞片，叶脉两面可见，下面沿叶轴、羽轴及叶脉密生具隔的针状毛，脉上有橙红色腺体。圆形孢子囊群生侧脉中部以上。

性味归经：辛，微苦，平。归肺、肝、大肠经。

功能主治：清热除湿。用于风湿痹痛，感冒，痢疾。

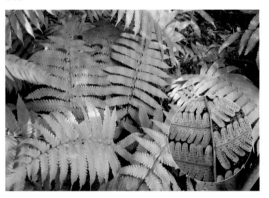

苏铁蕨贯众（贯众、贯仲、凤尾草）

来　　源：乌毛蕨科植物苏铁蕨*Brainea insignis*（Hook.）J. Sm.的干燥根茎。生于山坡向阳的地方。分布于广东、广西、海南、云南等地。

识别要点：叶簇生于主轴的顶部，叶片椭圆披针形，一回羽状，羽片30～50对，羽片基部略覆盖叶轴，孢子囊群成熟时满布于主脉两侧。

性味归经：苦、涩，微寒。归肝、胃经。

功能主治：清热解毒，止血，杀虫。用于风热感冒，湿热斑疹，痄腮，血痢肠风便血，血崩带下，产后血气胀痛，虫积腹痛，热毒疮疡。

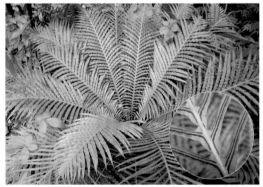

狗脊贯众 (贯众、大贯众、贯仲)

来　　源：乌毛蕨科植物狗脊蕨 *Woodwardia japonica*（L.f.）Sm. 的根茎。生于疏林下。分布于浙江、广东、广西、四川、贵州、云南等地。

识别要点：叶簇生，叶柄褐色，被多数鳞片，叶片厚纸质，二回羽裂，裂片三角形或三角状矩圆形。孢子囊群长形，生于主脉两侧对称的网脉上。

性味归经：苦、凉；有小毒。归肺、肝、大肠经。

功能主治：清热解毒，止血，杀虫。用于时疫感冒，风热头痛，恶疮痈肿，湿毒发斑，崩漏下血，痢疾，便血，虫积腹痛。

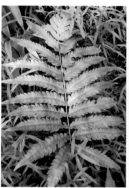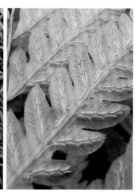

刺齿贯众 (大公鸡头)

来　　源：鳞毛蕨科植物刺齿贯众 *Cyrtomium caryotideum*（Wall. ex Hook. & Grev.）Presl 的干燥根茎。生于石灰土壤。分布于陕西、广东等地。

识别要点：叶簇生于根茎顶端，叶片羽状全裂或深裂，侧生羽片3～7对，羽片互生且无柄。棕色囊群遍布羽片背面，囊群盖圆形，盾状。

性味归经：苦，微寒；有小毒。归肺、肝、膀胱经。

功能主治：清热解毒，活血散瘀，利水消肿。用于疔疮痈肿，瘰疬，虫蛇咬伤，崩漏带下，水肿，跌打损伤，蛔积。预防时疫感冒，麻疹。

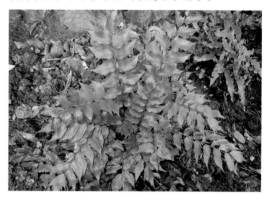

贯众 (小贯众、小金鸡尾、鸡公头)

来　　源：鳞毛蕨科植物贯众 *Cyrtomium fortunei* J.Sm. 的根茎。生于山谷水沟边或坑穴内。分布于我国华北、西北及长江以南各地。

识别要点：叶簇生于根茎顶端，叶柄基部以上直达叶轴密生棕色条形至钻形狭鳞片，叶片二回羽状全裂或深裂，羽片无柄，棕色囊群盖肾形或圆肾形。

性味归经：苦、涩、微寒；有小毒。

功能主治：清热平肝，解毒杀虫，止血。归肺、肝、大肠经。

功能主治：清热解毒，凉血祛瘀，杀虫。用于时疫感冒，温毒斑疹，乳痈，瘰疬，痢疾，黄疸，吐血，便血，崩漏，痔血，带下，跌打损伤，肠道寄生虫病。

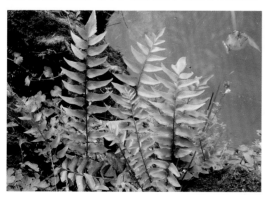

下延沙皮蕨 (沙皮蕨、五指蕨)

来　　源：三叉蕨科植物沙皮蕨 *Hemigramma decurrens*（Hook.）Copel. 的根茎。生于密林下阴湿处或岩石上。分布于台湾、广东等地。

识别要点：坚纸质叶簇生，叶轴及羽轴暗禾秆色，上面稍凹下，两面均光滑。孢子囊群沿叶脉网眼着生，成熟时满布能育叶下面，囊群盖缺。

性味归经：苦，寒。归大肠经。

功能主治：清热解毒。用于热毒泻痢。

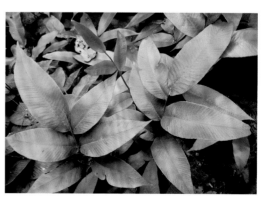

下延三叉蕨（独莲、一匹莲、有柄三叉蕨）

来　　源：三叉蕨科植物下延三叉蕨 *Tectaria decurrens*（Presl）Copel. 的全草。产于台湾、福建。

识别要点：叶片奇数一回羽裂，基部稍狭并与叶轴合生，基部一对裂片通常分叉，叶脉联成近六角形网眼。圆形孢子囊群在叶片上面形成凸出的斑点。

性味归经：甘，寒。归心经。

功能主治：清热解毒。用于疔疮痈肿。

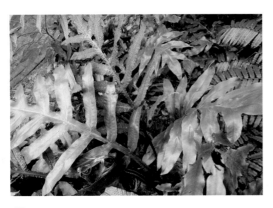

苹（四叶草、十字草、田字草）

来　　源：苹科植物苹 *Marsilea quadrifolia* L. 的干燥全草。多生于水田或沟塘中。分布华中，华南和西南各省区。

识别要点：叶片由4片倒三角形的草质小叶组成，呈十字形，叶脉从小叶基部向上呈放射状分叉。孢子果双生或单生于短柄上，长椭圆形。

性味归经：苦、涩、寒；有毒。归心、肝经。

功能主治：抗癌。用于恶性淋巴瘤，白血病，肺癌，胃癌，食管癌，直肠癌等。

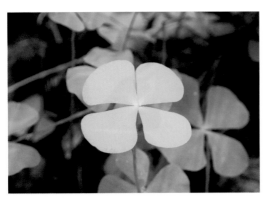

抱树莲（飞蓬草、瓜子菜、抱石莲）

来　　源：水龙骨科植物抱树莲 *Drymoglossum piloselloides*（L.）C. Presl 的全草。附生于疏阴的树干上。分布于广东、广西。

识别要点：叶二型，无柄或能育叶具短柄。不育叶近圆形，顶端阔圆形，基部渐狭，肉质，平滑；能育叶条形。孢子囊群线形，贴近叶缘成带状分布。

性味归经：甘、淡，凉。归肝、肺经。

功能主治：清热解毒，消肿散结，凉血止血。用于湿热黄疸，目赤肿痛，脓耳，痄腮，瘰疬，疥癣，肺痨，咳嗽咯血，血崩，跌打损伤。

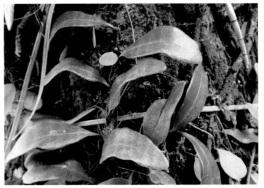

三尖杉（头形杉、血榧）

来　　源：三尖杉科植物三尖杉 *Cephalotaxus fortunei* Hook. 的枝叶。生于针阔叶树混交林中。分布于浙江、四川、云南、贵州、广东等地。

识别要点：叶排成两列，披针状条形，上面深绿色，中脉隆起，下面气孔带白色。种子椭圆状卵形，假种皮成熟时紫色或红紫色，顶端有小尖头。

性味归经：苦、涩，寒。

功能主治：抗癌。

主　　治：恶性淋巴瘤，白血病，肺癌，胃癌，食管癌，直肠癌等。

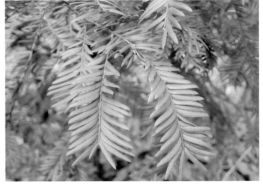

鹰爪（鹰爪、鹰爪兰）

来　　源： 番荔枝科植物鹰爪 *Artabotrys hexapetalus* (L. f) Bhandari. 的根及果实。分布于浙江、台湾、福建、江西、广东、广西、云南等地。

识别要点： 叶纸质，顶端渐尖或急尖，基部楔形，两面无毛。花淡绿色或淡黄色，芳香，萼片绿色，近基部收缩。果实卵圆形，数个群集于果托上。

性味归经： 苦，寒。归肝经。

功能主治： 抗疟。用于疟疾。外用适量鲜品捣烂敷患处，治头、颈部瘰疬，痰核。

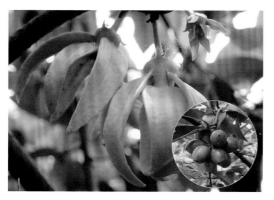

牡丹皮（牡丹根皮、丹皮、粉丹皮）

来　　源： 毛茛科植物牡丹 *Paeonia suffruticosa* Andr. 的干燥根皮。生于向阳及土壤肥沃处。分布于安徽、四川、陕西、山东、甘肃、贵州等地。

识别要点： 叶通常为二回三出复叶，背面淡绿色，有时具白粉。花单生枝顶，玫瑰色、红紫色、粉红色至白色。蓇葖果密生黄褐色硬毛。

性味归经： 苦、辛，微寒。归心、肝、肾经。

功能主治： 清热凉血，活血化瘀。用于热入营血，温毒发斑，吐血衄血，夜热早凉，无汗骨蒸，经闭痛经，跌扑伤痛，痈肿疮毒。

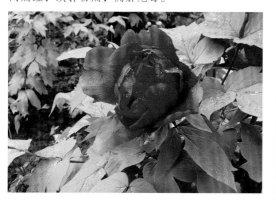

潺槁树（厚皮楠、楠木根、香胶木）

来　　源： 樟科植物潺槁树 *Litsea glutinosa* (Lour.) C.B.Rob. 的干燥根或根皮。生于山地林缘、溪旁、疏林或灌丛中。分布于广东、云南等地。

识别要点： 顶芽卵圆形，鳞片外面被灰黄色绒毛。革质叶互生，先端钝圆，基部楔形。伞形花序生于小枝上部叶腋。果实球形，先端略增大。

性味归经： 甘、苦、涩，微寒。归肺经。

功能主治： 清热解毒，利湿消肿，收敛止血。用于疮疖痈肿，湿热泄泻，水肿。外用治疮疡肿毒，痄腮，跌打扭伤。

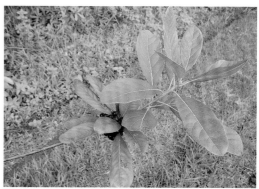

石龙芮（鸭巴掌、野堇菜、野芹菜）

来　　源： 毛茛科植物石龙芮 *Ranumculus sceleratus* L. 的全草。生于河边及平原湿地。全国各地均有分布。

识别要点： 基生叶片肾状圆形，茎生叶上部叶较小，3全裂，裂片顶端钝圆，基部扩大成膜质宽鞘抱茎。聚伞花序有多数小花，花瓣5，基部有短爪。

性味归经： 苦、辛，寒；有毒。归心、肺经。

功能主治： 清热解毒，消肿散结，止痛，截疟。用于痈疖肿毒，毒蛇咬伤，痰核瘰疬，风湿痹痛，牙痛，疟疾。

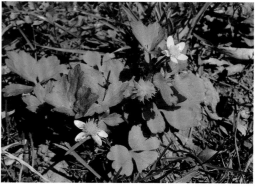

莲子心 (莲心、莲米心、莲子芯)

来　　源：睡莲科植物莲 *Nelumbo nucifera* Gaertn. 的成熟种子中的干燥幼叶及胚根。栽培或野生于池塘、水田中。分布于我国南北各地。

识别要点：根状茎肥厚，节间膨大，内有多数纵行通气孔道。叶圆形，盾状，叶柄中空，外面散生小刺。花瓣粉红色或白色。坚果椭圆形或卵形。

性味归经：苦，寒。归心、肾经。

功能主治：清心安神，交通心肾，涩精止血。用于热入心包，神昏谵语，心肾不交，失眠遗精，血热吐血。

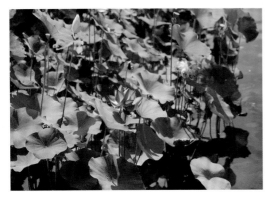

莲藕 (藕、大藕、生藕)

来　　源：睡莲科植物莲 *Nelumbo nucifera* Gaertn. 的肥大根茎。栽培或野生于池塘、水田中。分布于我国南北各地。

识别要点：根状茎肥厚，节间膨大，内有多数纵行通气孔道。叶圆形，盾状，叶柄中空，外面散生小刺。花瓣粉红色或白色。坚果椭圆形或卵形。

性味归经：甘，寒。归心、肝、脾、胃经。

功能主治：止渴除烦，凉血，止血。用于清热生津，凉血，散瘀，止血。用于热病烦渴，吐衄，下血。

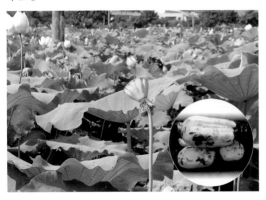

荷叶 (莲叶、藕叶)

来　　源：睡莲科植物莲 *Nelumbo nucifera* Gaertn. 的干燥叶。栽培或野生于池塘、水田中。分布于我国南北各地。

识别要点：叶片类圆盾形，全缘或稍成波状，上表面深绿色，较粗糙，下表面有粗脉21～22条，自中心向四周射出，叶柄中空，外面散生小刺。

性味归经：苦，平。归肝、脾、胃经。

功能主治：清暑化湿，升发清阳，凉血止血。用于暑热烦渴，暑湿泄泻，脾虚泄泻，血热吐衄，便血崩漏。

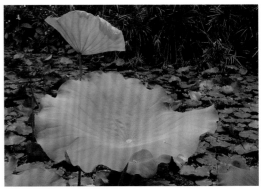

三颗针 (小檗、土黄莲、刺黄柏)

来　　源：小檗科植物庐山小檗 *Berberis virgetorum* Schneid. 的干燥根。生于山坡、山地灌丛中、河边或村旁。分布于江西、广东、贵州等地。

识别要点：茎具三分叉刺，粗壮，淡黄色。叶坚纸质，边缘具刺齿。黄色花2～5朵簇生，花瓣卵状椭圆形，其部缢缩呈爪。浆果红色，卵状长圆形。

性味归经：苦，寒；有毒。归肝、胃、大肠经。

功能主治：清热燥湿，泻火解毒。用于湿热泻痢，黄疸，湿疹，咽喉目赤，聤耳流脓，痈肿疮毒。

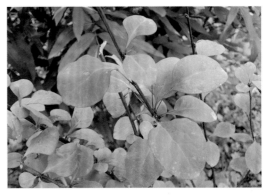

六角莲（独脚莲、独角莲、一朵云）

来　源：小檗科植物六角莲 *Dysosma pleiantha*（Hance）Woods.的干燥根茎和根。常生于山谷林下阴湿处。分布于广东、广西、福建、台湾等地。

识别要点：叶近纸质，盾状，5～9浅裂，具光泽，背面淡黄绿色，两面无毛，边缘具细刺齿。花冠6～9枚，紫红色，下垂。长圆形浆果紫黑色。

性味归经：苦、辛，微寒；有小毒。归肺、肝经。

功能主治：清热解毒，化痰散结，活血消肿。用于咽喉肿痛，痈疮肿毒，瘰疬，瘿瘤，痄腮，乳痈，跌打损伤，毒蛇咬伤。

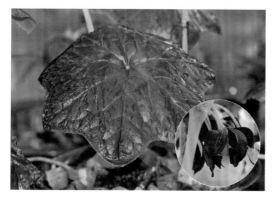

八角莲（鬼臼、八角金盘、一把伞）

来　源：小檗科植物八角莲 *Dysosma versipellis*（Hance）M. Cheng的干燥根状茎。生于山坡林下阴湿处。分布于广东、广西、四川、云南等地。

识别要点：茎生叶2枚，薄纸质，盾状，近圆形，叶脉明显隆起，边缘具细齿。花深红色，5～8朵簇生于离叶基部不远处，下垂。浆果椭圆形。

性味归经：苦、辛，微寒；有小毒。归肺、肝经。

功能主治：清热解毒，化痰散结，祛瘀消肿。用于痈肿疔疮，瘰疬，咽喉肿痛，跌打损伤，毒蛇咬伤。

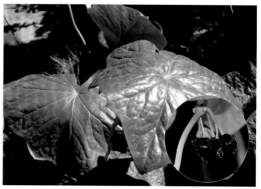

功劳叶（十大功劳叶、木黄莲、土黄柏）

来　源：小檗科植物阔叶十大功劳 *Mahonia bealei*（Fart.）Carr.的干燥叶。生于丘陵地林下、石山或树旁。分布于广西、广东、贵州、四川、湖南等省区。

识别要点：叶上面暗灰绿色，背面被白霜，叶脉不显，小叶厚革质。总状花序直立，通常3～9个簇生，花黄色。卵形浆果深蓝色，被白粉。

性味归经：苦，凉。归肝、肾经。

功能主治：清清热补虚，止咳化痰。用于肺痨咳血，骨蒸潮热，头晕耳鸣，腰酸腿痛，心烦，目赤，感冒，湿疹。

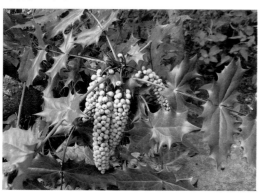

功劳木/阔叶十大功劳（十大功劳、土黄莲、土黄柏）

来　源：小檗科植物阔叶十大功劳 *Mahonia bealei*（Fort.）Carr.的干燥茎。生于阔叶林、路旁或灌丛中。分布于浙江、广东、四川等地。

识别要点：叶上面暗灰绿色，背面被白霜，叶脉不显，小叶厚革质。总状花序直立，通常3～9个簇生，花黄色。卵形浆果深蓝色，被白粉。

性味归经：苦，寒。归肝、胃、大肠经。

功能主治：清热燥湿，泻火解毒。用于湿热泻痢，黄疸尿赤，目赤肿痛，胃火牙痛，疮疖痈肿。

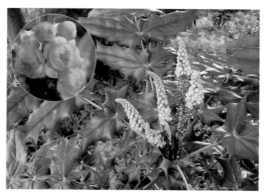

功劳木/细叶十大功劳（十大功劳、土黄连、土黄柏）

来　　源： 小檗科植物细叶十大功劳 *Mahonia fortunei*（Lindl.）Fedde 的干燥茎。生于阔叶林、路旁或灌丛中。分布于浙江、广东、四川等地。

识别要点： 羽状复叶具小叶5～9，小叶片披针形，有刺。总状花序直立，4～8个簇生，花瓣黄色，6枚，2轮。浆果球形，蓝黑色，有白粉。

性味归经： 苦，寒。归肝、胃、大肠经。

功能主治： 清热燥湿，泻火解毒。用于湿热泻痢，黄疸尿赤，目赤肿痛，胃火牙痛，疮疖痈肿。

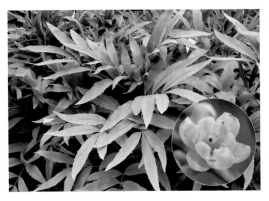

北江十大功劳（土黄莲）

来　　源： 小檗科植物北江十大功劳 *Mahonia fordii* Schneid. 的根、茎。生于山地矮林中。分布于广东、广西、湖北、湖南、贵州、四川等省区。

识别要点： 羽状复叶具小叶7～15，厚革质，先端渐尖成刺齿，边缘反卷，每侧有2～7枚大刺齿。总状花序粗壮，丛生于枝顶。浆果蓝黑色，有白粉。

性味归经： 苦，寒。归肺、脾经。

功能主治： 清热解毒。用于肺热咳喘，热毒咽喉肿痛，肺痨，热毒泻痢，湿热泄泻，湿热黄疸。

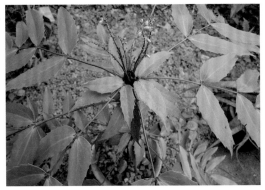

沈氏十大功劳（黄柏、土黄柏、黄连木）

来　　源： 小檗科植物沈氏十大功劳 *Mahonia shenii* W. Y. Chun 的干燥根、茎。生于常绿落叶阔叶混交林及灌丛中。分布于广东、广西、湖南等地。

识别要点： 羽状复叶具小叶2～5对，小叶无柄或近无柄，边缘每边具5～10刺齿。总状花序4～10个簇生，花黄色，浆果紫黑色，被白粉。

性味归经： 苦，寒。归心、胃经。

功能主治： 清热燥湿，泻火解毒。用于湿热黄疸，热毒泻痢，天行赤眼，水火烫伤。可作黄连代用品。

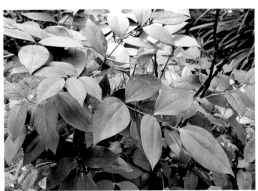

大血藤（红皮藤、红血藤、大血通）

来　　源： 木通科植物大血藤 *Sargentodoxa cuneata*（Oliv.）Rehde. et Wils. 的干燥藤茎。生于山坡灌丛。分布于陕西、四川、贵州、广东等地。

识别要点： 三出复叶，小叶革质，顶生小叶倒卵圆形。总状花序雄花与雌花同序或异序。浆果近球形，成熟时黑蓝色。

性味归经： 苦，平。归大肠、肝经。

功能主治： 清热解毒，活血，祛风止痛。用于肠痈腹痛，热毒疮疡，经闭痛经，跌扑肿痛，风湿痹痛。

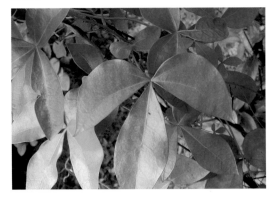

毛叶轮环藤（银不换、金线风、猪肠换）

来　　源：防己科植物毛叶轮环藤 Cyclea barbata（Wall.）Miers 的根及茎。生于山谷林中或林缘和村边的灌木上。分布于海南、广东等地。

识别要点：缠绕草质茎藤纤细，嫩枝被毛。叶盾状着生，两面被柔毛。核果初被硬毛，成熟时近无毛，骨质的内果皮背部两侧各有2行疣状小突起。

性味归经：苦，寒。归肺、肝、膀胱经。

功能主治：清热解毒，散瘀止痛，利尿通淋。用于风热感冒，咽喉肿痛，乳蛾，牙痛，胃痛，腹痛，湿热泄泻，疟疾，小便淋痛，跌打肿痛。

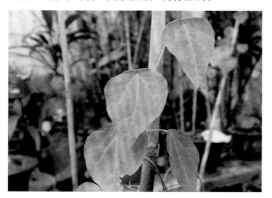

北豆根（磨石豆根、黄根、黄条香）

来　　源：防己科植物蝙蝠葛 Menispermum dauricum DC. 的干燥根茎。生于路边灌丛或疏林中。分布于我国东北部、北部和东部。

识别要点：多年生缠绕藤本。叶纸质或膜质，轮廓常为心状扁圆形，边缘有3～9角，下面有白粉，掌状脉9～12条。花黄绿色，核果球形，紫黑色。

性味归经：苦，寒；有小毒。归肺、胃、大肠经。

功能主治：清热解毒，祛风止痛。用于咽喉肿痛，热毒泻痢，风湿痹痛。

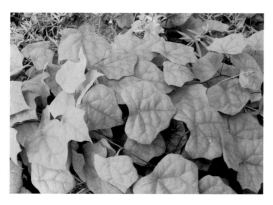

粉叶轮环藤（金线风、百解藤、金锁匙）

来　　源：防己科植物粉叶轮环藤 Cyclea hypoglauca（Schauer）Diels 的干燥根。生于林中或灌丛中。分布我国西南部、南部至东南部。

识别要点：叶肾形至圆形，先端宽圆形或微缺，基部阔心形，叶背面被贴生短柔毛，具长叶柄。花单生叶腋，钟状花冠黄色，深5裂。蒴果近球形。

性味归经：苦，寒。归肺、肝、膀胱经。

功能主治：清热解毒，祛风止痛，利水通淋。用于风热感冒，咳嗽，咽喉肿痛，风火牙痛，热毒泻痢，热淋，石淋，风湿痹痛，疮疡肿毒，虫蛇咬伤。

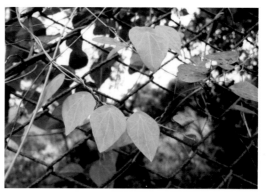

金线吊乌龟（白药子、山乌龟、独脚乌桕）

来　　源：防己科植物金线吊乌龟 Stephania cepharantha Hayata 的干燥块根。生于村边、旷野、林缘的石缝或石砾中。分布广泛。

识别要点：块根肥厚呈不规则块状。纸质叶盾状着生，叶片先端钝圆，下面粉白色，掌状脉5～9条。花雌雄异株，花冠淡绿色。核果紫红色。

性味归经：苦、辛，微寒。归肺、脾、肾经。

功能主治：清热解毒，消痰散结，凉血止血。用于咽痛喉痹，疖腮，瘰疬痰核，血热吐血，衄血。外用治金创出血，热毒痈肿。

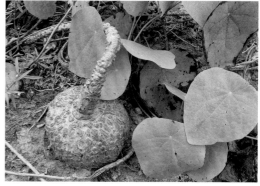

血散薯（一滴血、石蟾薯、山乌龟）

来　　源：防己科植物血散薯 *Stephania dielsiana* Y.C.Wu 的干燥块根。生于林中，林缘或溪边多石砾的地方。分布于广东、广西、贵州、湖南等地。

识别要点：块根长圆纺锤形，常露于地面，外皮褐色，有疣状小乳突。茎带紫红色，枝和叶折断有红色液汁流出。叶阔三角状卵形，于叶柄基部处盾状着生，纸质。

性味归经：苦、辛，寒。归肺、脾经。

功能主治：清热解毒，散瘀止痛。用于肺热咳嗽，热毒咽喉肿痛，疮痈肿毒，热毒泻痢，胃痛，牙痛，跌打损伤。

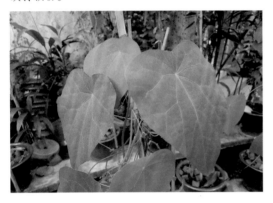

地不容（山乌龟、金不换、地芙蓉）

来　　源：防己科植物地不容 *Stephania epigaea* H. S. Lo 的块根。生于山地灌木丛中，林缘或石缝等处。分布于云南东部、中部和西部，四川西部和南部以及贵州等地。

识别要点：全株无毛。块根硕大，扁球形。叶盾状着生。花序腋生，稍肉质，紫红色而有白粉，花瓣3枚，紫色或橙色而具有紫色斑纹。

性味归经：苦，寒；有毒。归肺、胃、肝经。

功能主治：涌吐痰食，截疟，解疮毒。用于疟疾，食积腹痛，痈肿疔疮。

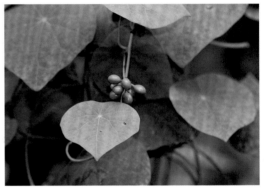

海南地不容（海南金不换）

来　　源：防己科植物海南地不容 *Stephania hainanensis* H. S. Lo & Y. Tsoong 的干燥块根。生于山谷疏林、灌丛、旷野。分布海南、广西、贵州、云南、四川等省区。

识别要点：枝、叶含淡黄色或白色液汁。叶薄纸质，三角状圆形，掌状脉通常10～11条，网状小脉上有清晰的小乳突。花瓣橙黄色，核果红色。

性味归经：苦，寒。归胃、肝经。

功能主治：止痛，解毒消肿。用于胃脘痛，牙痛，热毒泻痢，跌打肿痛。

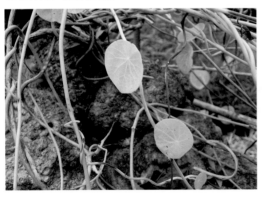

千金藤（金线吊乌龟、野桃草、金丝荷叶）

来　　源：防己科植物千金藤 *Stephania japonica* (Thunb.) Miers 的干燥根及藤茎。生于村边或旷野灌丛中。分布于河南、福建等地。

识别要点：全株无毛。叶纸质或坚纸质，通常三角状阔卵形，顶端有小凸尖，基部通常微圆，下面粉白，掌状脉10～11条，花序腋生，密集呈头状。

性味归经：苦、辛，寒。归肺、脾、大肠经。

功能主治：清热解毒，祛风止痛，利水消肿。用于咽喉肿痛，痈肿疮疖，风湿痹痛，胃痛，脚气水肿，毒蛇咬伤。

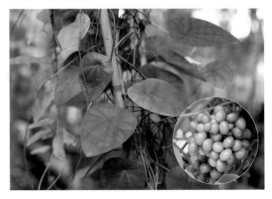

粪箕笃 <small>（七厘藤、犁壁藤、圆叶千金藤）</small>

来　　源：防己科植物粪箕笃 *Stephania longa* Lour. 的干燥全草。生于灌丛或林缘。分布于云南、广西、广东、海南、福建和台湾等地。

识别要点：草质藤本，纸质叶三角状卵形，掌状脉10～11条，叶柄基部常扭曲。复伞形聚伞花序腋生，花瓣绿黄色。核果红色。

性味归经：苦，寒。归肝、胆、大肠经。

功能主治：清热解毒，利水消肿，祛风活络。用于喉痹，聤耳，热毒泻痢，肠痈，湿热黄疸，小便淋痛，水肿，风湿痹痛，疮痈肿毒，虫蛇咬伤。

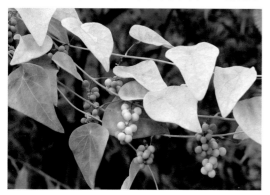

鱼腥草 <small>（狗贴耳、折耳根、臭菜）</small>

来　　源：三白草科植物蕺菜 *Houttuynia cordata* Thunb. 的新鲜全草或干燥地上部分。生于潮湿地。分布于我国中部、东南至西南各地。

识别要点：全株具鱼腥味。茎下部伏地，上部直立。薄纸质叶心形，背面常呈紫红色，穗状花序生于茎顶，基部有白色花瓣状苞片。

性味归经：辛，微寒。归肺经。

功能主治：清热解毒，消痈排脓，利尿通淋。用于肺痈吐脓，痰热喘咳，热痢，热淋，痈肿疮毒。

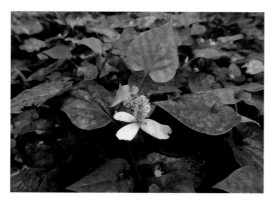

金果榄 <small>（金苦榄、金古榄、地苦胆）</small>

来　　源：防己科植物青牛胆 *Tinospora sagittata* (Oliv.) Gagnep. 的干燥块根。生于灌木林下石隙间。分布于湖北、湖南、陕西、云南、贵州等地。

识别要点：叶纸质，披针状箭形，掌状脉5条，连同网脉均在下面凸起。花序腋生，常数个簇生。核果近球形，红色。

性味归经：苦，寒。归肺、大肠经。

功能主治：清热解毒，利咽，止痛。用于咽喉肿痛，痈疽疔毒，泄泻，痢疾，脘腹疼痛。

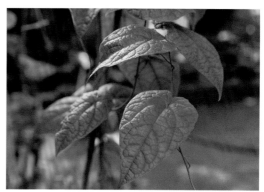

三白草 <small>（五路叶白、塘边藕、白水鸡）</small>

来　　源：三白草科植物三白草 *Saururus chinensis* (Lour.) Baill. 的干燥地上部分。生于潮湿地及近水处。主产于江苏、安徽、江西等地。

识别要点：叶纸质，密生腺点，两面均无毛，茎顶端的2～3片于花期常为白色，呈花瓣状。花序白色。果近球形，表面多疣状凸起。

性味归经：甘，辛，寒。归肺、膀胱经。

功能主治：利尿消肿，清热解毒。用于水肿，小便不利，淋沥涩痛，带下；外治疮疡肿毒，湿疹。

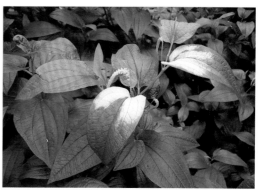

肿节风（九节茶、鸡爪兰、接骨莲）

来　　源：金粟兰科植物草珊瑚 Sarcandra glabra (Thunb.) Nakai 的干燥全草。常生于常绿阔叶林下阴湿处或沟谷边。分布于广东、浙江、福建、台湾、广西、海南等地。

识别要点：茎与枝均有膨大的节。叶草质，边缘具粗锐锯齿，齿尖有一腺体，两面均无毛。穗状花序顶生，花黄绿色。核果球形，熟时亮红色。

性味归经：苦、辛，平。归心、肝经。

功能主治：清热凉血，活血消斑，祛风通络。用于血热发斑发疹，风湿痹痛，跌打损伤。

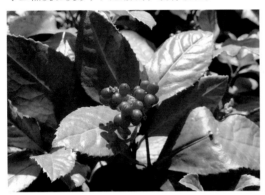

白屈菜（土黄莲、山黄莲、断肠草）

来　　源：罂粟科植物白屈菜 Chelidonium majus L. 的干燥全草。生于山坡或山谷林边草地。分布于我国东北、江苏、山东等地。

识别要点：叶片羽状全裂，背面具白粉，叶柄基部扩大成鞘。花芽卵圆形，黄色花瓣倒卵形。蒴果狭圆柱形。种子卵形，具光泽及蜂窝状小格。

性味归经：苦，凉；有毒。归肺、胃经。

功能主治：解痉止痛，止咳平喘。用于胃脘挛痛，咳嗽气喘，百日咳。

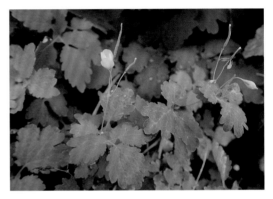

血水草（水黄连、鸡爪连、马蹄草）

来　　源：罂粟科植物血水草 Eomecon chionantha Hamce 的全草。生于林下，沟边等阴处。分布于四川，贵州，广西，湖北，湖南，江西，福建等地。

识别要点：全草具红黄色液汁。叶全部基生，叶片心形或心状肾形，掌状脉5～7条，网脉细，明显。花葶灰绿色略带紫红色，花瓣白色。

性味归经：苦，寒。有小毒。归肝、肾经。

功能主治：清热解毒，活血止痛。用于目赤肿痛，咽喉肿痛，口疮，疔疮肿毒，癣疮湿疹，跌打损伤，腰痛，毒蛇咬伤。

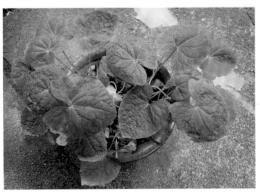

鱼木（鹅脚木叶、龙头花、苦洞树）

来　　源：白花菜科植物树头菜 Crateva uniloculoris Buch. – Ham. 的叶。生于沟谷或平地、低山水旁或石山密林中。分布于台湾、广东、广西、四川等地。

识别要点：小叶质地薄而坚实，两面稍异色，基部两侧不对称，叶柄有腺体。花序有花10～15朵，花冠黄白色相间。果球形至椭圆形，红色。

性味归经：苦，寒。归胃、肝经。

功能主治：清热解毒，健胃。用于斑痧发热，胃痛，风湿痹痛，烂疮，虫蛇咬伤。

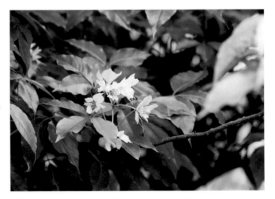

板蓝根 （北板蓝根、大青根、蓝靛根）

来　　源：十字花科植物菘蓝 *Isatis indigatica* Fort. 的干燥根。多为栽培。分布全国各地，主产于河北、江苏、安徽等地。

识别要点：基生叶莲座状，茎生叶长渐小，先端钝尖，基部箭形，半抱茎。花小，花萼绿色；花瓣黄色。短角果长圆形，扁平翅状，具中肋。

性味归经：苦，寒。归心、胃经。

功能主治：清热解毒，凉血利咽。用于瘟疫时毒，发热咽痛，温毒发斑，痄腮，烂喉丹痧，大头瘟疫，丹毒，痈肿。

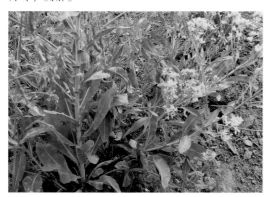

大青叶 （菘蓝叶、蓝靛叶、板蓝根）

来　　源：十字花科植物菘蓝 *Isatis indigotica* Fort. 的干燥叶。多为栽培。分布全国各地，主产于河北、江苏、安徽等地。

识别要点：基生叶较大，具柄，茎生叶长渐小，先端钝尖，基部箭形，半抱茎。花小，花萼绿色；花瓣黄白色。角果长圆形，扁平翅状，具中肋。

性味归经：苦，寒。归心、胃经。

功能主治：清热解毒，凉血消斑。用于温病高热，神昏，发斑发疹，痄腮，喉痹，丹毒，痈肿。

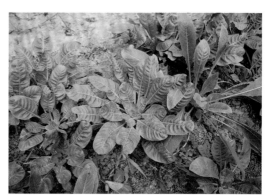

青黛 （青黛粉、靛沫、蓝靛）

来　　源：爵床科植物马蓝 *Baphicacanthus cusia* (Nees)Bremek. 的叶或茎叶经加工制得的干燥粉末团块或颗粒，生于阴湿地方。分布于浙江、广东等地。

识别要点：基生叶较大，具柄，茎生叶长渐小，基部箭形，半抱茎。花小，花瓣黄白色，顶端近平截，具短爪。长角果长圆形，扁平翅状，具中肋。

性味归经：咸，寒。归肝经。

功能主治：清热解毒，凉血消斑，泻火定惊。主治温毒发斑，血热吐衄，胸痛咳血，口疮，痄腮，喉痹，小儿惊痫。

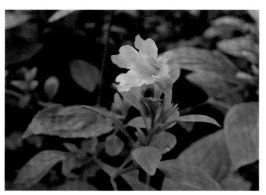

蔓茎堇菜 （匍匐堇、白花散血草、白花耳钩草）

来　　源：堇菜科植物蔓茎堇菜 *Viola diffusa* Ging. 的全草。生于山地林下、林缘、草坡、溪谷。分布于浙江、台湾、四川、云南、西藏等地。

识别要点：全体被白色柔毛。基生叶呈莲座状，叶基部心形，明显下延于叶柄，边缘具钝齿及缘毛。花白色或浅紫色，花瓣有距。蒴果常具宿存花柱。

性味归经：苦、微辛，寒。归肺、肝经。

功能主治：清热解毒，消肿排脓。用于湿热黄疸，百日咳，目赤肿痛，肋痛，胸痛。外用治缠腰火丹，痈疖，毒蛇咬伤，跌打损伤。

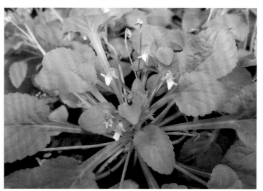

长萼堇菜 (堇菜地丁、犁头草、金铧头草)

来　源：堇菜科植物长萼堇菜 *Viola inconspicua* Bl. 的干燥全草。生于林缘、山坡草地、田边及溪旁。分布于陕西、江苏、湖南、广东、海南、广西、云南等地。

识别要点：叶呈莲座状基生。叶片三角状卵形或戟形，基部稍下延于叶柄成狭翅，叶缘具圆锯齿。花淡紫色，有暗色条纹。蒴果长圆形，种子深绿色。

性味归经：苦、微辛，寒。归肝、脾经。

功能主治：清热解毒，凉血消肿，化瘀排脓。用于痈疽肿毒，乳痈，肠痈下血，附骨疽，湿热黄疸，目赤肿痛，瘰疬，外伤出血，虫蛇咬伤。

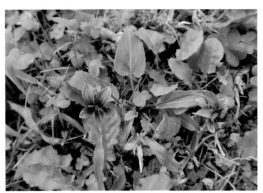

堇菜 (犁头草、罐嘴菜)

来　源：堇菜科植物堇菜 *Viola verecunda* A. Gray 的全草。生于湿草地、山坡草丛、灌丛。分布于吉林、辽宁、湖南、广东、云南等地。

识别要点：叶多数，基生，叶片卵形、先端尖，基部心形，边缘有圆钝齿。花淡紫色，花梗不高出叶片。蒴果椭圆形。

性味归经：微苦，寒。归肺、肝经。

功能主治：清热解毒，活血散瘀。用于肺热咯血，产后瘀血作痛。外用治疗疮痈疽，乳痈，毒蛇咬伤，外伤出血。

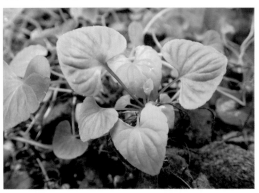

紫花地丁 (地丁、金剪刀、堇菜地丁)

来　源：堇菜科植物紫花地丁 *Viola yedoensis* Makin. 的干燥全草。生于路边、林缘、灌木丛、荒地田埂阴湿及水沟边。我国各地均有分布。主产于江苏、浙江等地。

识别要点：叶基生，莲座状，叶片基部截形或楔形，叶柄上部具极狭的翅，花紫堇色或淡紫色，喉部有紫色条纹。蒴果长圆形，种子卵球形，淡黄色。

性味归经：苦、辛，寒。归心、肝经。

功能主治：清热解毒，凉血消肿。用于疔疮肿毒，痈疽发背，丹毒，毒蛇咬伤。

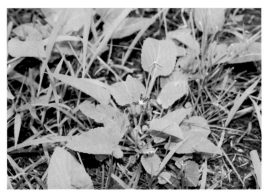

台湾景天 (台湾佛甲草、白猪母乳、石板菜)

来　源：景天科植物台湾景天 *Sedum formosanum* N.E.Brown 的全草。生长在石壁及较湿之地。

识别要点：上部叶近生，枝顶二歧分枝。叶长匙形，基部渐狭，入于假柄。聚伞花序，花瓣4～5，不等长，蓇葖呈星芒状排列，被乳头状突起，褐色。

性味归经：甘、涩，凉。归肺、胃、大肠经。

功能主治：清热凉血，行气止痛，生津止渴。用于咽喉肿痛，齿漏，热毒泻痢，食积腹痛，痈疽，消渴。

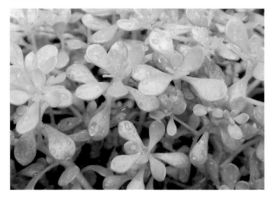

洋吊钟（肉吊钟、落地生根）

来　　源：景天科植物洋吊钟 *Kalanchoe tubifolra* (Harvey)Hamet的茎、叶。原产非洲东部群岛。我国广东、海南、香港、澳门有栽培。

识别要点：多肉茎单支直立。叶轮生，圆棒状，厚肉质，先端有1～4对刺状物。聚伞花序顶生，花冠下垂，圆筒状，萼片4枚，花冠裂片4。

性味归经：苦、酸、寒。归肺、肾经。

功能主治：清热解毒，凉血止血。用于肺热咳嗽，吐血，咽喉肿痛，疔疮痈肿，乳痈，乳岩，丹毒，外伤出血，跌打损伤，水火烫伤。

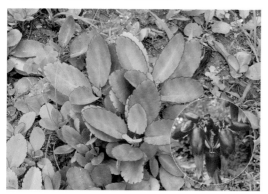

珠芽景天（珠牙、狗牙菜、马尿花）

来　　源：景天科植物珠芽景天 *Sedum bulbiferum* Makino的干燥全草。生于低山、平地树荫下。分布于广西、广东、福建、四川、湖北、江苏。

识别要点：茎上部叶匙状倒披针形，顶端尖或钝，基部有短距，上部常有乳头状突起，腋间常有小球形珠芽。花黄色。蓇葖成熟后呈星芒状排列。

性味归经：甘、寒。归肺、肝经。

功能主治：清热解毒，消肿。用于热毒咽喉肿痛，目赤肿痛，乳痈，湿热黄疸，漆疮。

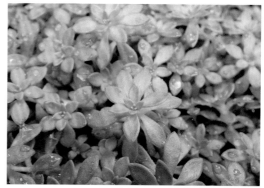

凹叶景天（豆瓣草、狗牙瓣、水佛甲）

来　　源：景天科植物凹叶景天 *Sedum emarginatum* Migo的干燥全草。生于山坡阴湿处。分布于云南、四川、湖北、湖南、江苏、甘肃、陕西。

识别要点：茎细弱，对生叶匙状倒卵形至宽卵形，先端有微缺，基部渐狭，有短距。聚伞状花序顶生，花冠黄色。蓇葖略叉开，腹面有浅囊状隆起。

性味归经：微酸、淡、凉。归肺、胃、肝经。

功能主治：清热解毒，凉血止血，止痛。用于吐血，衄血，便血，月经过多，黄疸，痈疖疔疮，缠腰火丹，跌打损伤。

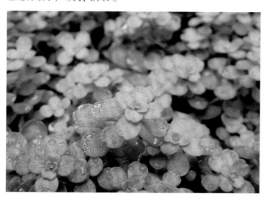

轮叶景天（还魂草、胡豆七）

来　　源：景天科植物轮叶八宝 *Hylotelephium verticillatum* (L.) H. Ohba的全草。生于山坡草丛中或沟边阴湿处。分布于吉林、辽宁、河北、贵州、四川等地。

识别要点：叶3枚轮生，叶片先端钝圆且密具乳突，基部渐狭并具距，两面绿色，常有褐色斑点。花瓣5片，黄色。蓇葖卵状长圆形，密具钝乳突。

性味归经：苦、凉。归心、肝经。

功能主治：活血化瘀，解毒消肿。用于劳伤腰痛，金创出血，无名肿毒，蛇虫咬伤。

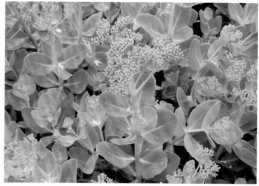

佛甲草（指甲草、鼠牙半支、午时花）

来　　源：景天科植物佛甲草*Sedum lineare* Thunb. 的干燥全草。生于低山或平地草坡上。分布于云南、四川、贵州、广东、湖南、安徽、江苏、浙江、福建、江西等地。

识别要点：3叶轮生，少有4叶轮生，叶线形，基部无柄，有短距。花序聚伞状，顶生，花瓣5，黄色，披针形。蓇葖略叉开，花柱短，种子小。

性味归经：甘、淡、寒。归心、肺、肝、脾经。

功能主治：清热解毒，利湿，止血。用于咽喉肿痛，目赤肿痛，口舌生疮，痈肿疔疮，丹毒，缠腰火丹，湿热黄疸，湿热泻痢，便血，崩漏，外伤出血，扁瘊，水火烫伤，毒蛇咬伤。

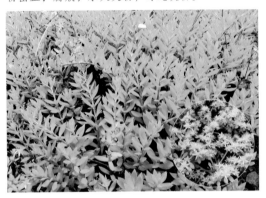

马齿苋（瓜子菜、酸味菜、马舌菜）

来　·　源：马齿苋科植物马齿苋*Portulaca oleracea* L.的干燥地上部分。常生于田间、菜地、住宅附近旷地和路旁。分布于全国大部分地区。

识别要点：茎多分枝，紫红色。叶片扁平，肥厚，顶端圆钝或微凹。花常3～5朵簇生枝端，花瓣5枚，黄色。蒴果卵球形，盖裂，细小种子黑褐色。

性味归经：酸、寒。归肝、大肠经。

功能主治：清热解毒，凉血止血，止痢。用于热毒血痢，痈肿疔疮，湿疹，丹毒，蛇虫咬伤，便血，痔血，崩漏下血。

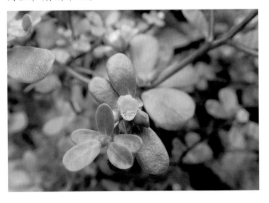

石莲花（观音石莲果、风车草、岩莲花）

来　　源：景天科植物石莲*Sinocrassula indica*（Decne）A. Berger的干燥全草。生于山野阴湿岩石缝。分布于贵州及西南、华南各地。

识别要点：叶莲座状基生，叶片匙状长圆形，肥厚，先部渐尖或突尖。花序圆锥状或近伞房状，具5～12花，花瓣5，红色，披针形至卵形，先端常反折。

性味归经：甘、酸、平。归肺、胃经。

功能主治：清热解毒，润肺止咳，止血。用于肺燥咳嗽，衄血，吐血，咯血，痔疮，跌打损伤。

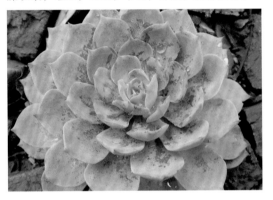

午时花（太阳花、松叶牡丹、土红花）

来　　源：马齿苋科植物大花马齿苋*Portulaca grandiflora* Hook.的干燥全草。原产巴西。我国各地广泛栽培。

识别要点：叶条状披针形，边缘有钝锯齿。花1～2朵生于叶腋，萼片5枚，外面被星状柔毛及刚毛，花瓣5片，红色。蒴果近圆球形，密被毛茸。

性味归经：淡、微苦、寒。归经未知。

功能主治：清热解毒，散瘀止血。用于咽喉肿痛，疮疖，湿疹，跌打肿痛，烫火伤，外伤出血。孕妇禁服。

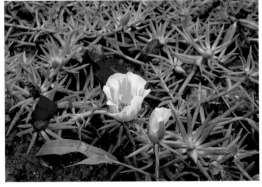

金荞麦 （天荞麦、野荞麦、苦荞麦）

来　　源：蓼科植物金荞麦 *Fagopyrum dibotrys* （ D. Don ）Hara 的干燥根茎。生于山谷湿地、山坡灌丛。分布于华东、华中、华南及西南等地。

识别要点：叶三角形，顶端渐尖，基部近戟形，全缘，两面具乳头状突起或被柔毛，托叶鞘筒状，膜质，褐色，花被5深裂，白色，瘦果具3棱。

性味归经：微辛，涩，凉。归肺经。

功能主治：清热解毒，排脓祛瘀。用于肺痈吐脓，肺热咳嗽，乳蛾肿痛。

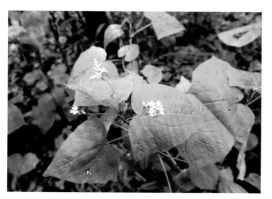

蓼大青叶 （蓼蓝叶）

来　　源：蓼科植物蓼蓝 *Polygonum tinctorium* Ait. 的干燥叶。多栽培或半野生状态，我国南北各地均有分布或栽培。

识别要点：叶卵形或宽椭圆形，具缘毛，托叶鞘膜质，被伏毛，顶端截形，具长缘毛。总状花序呈穗状，花被5深裂，淡红色。瘦果具3棱。

性味归经：苦，寒。归心、胃经。

功能主治：清热解毒，凉血消斑。用于温病发热，发斑发疹，肺热喘咳，喉痹，痄腮，丹毒，痈肿。

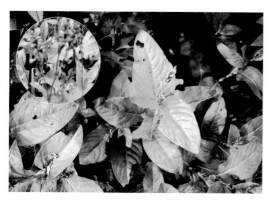

柳叶蓼 （辣蓼、大马蓼）

来　　源：蓼科植物柳叶蓼 *Polygonum lapathifoium* L. var. *salicifolium* Sibth. 的干燥全草。生于路旁、荒地或沟边湿地。分布于我国南北各地。

识别要点：茎节部膨大。叶披针形，上面绿色，常有一个大的黑褐色新月形斑点，总状花序呈穗状，花被淡红色或白色，瘦果宽卵形，双凹，黑褐色。

性味归经：辛，温。归脾、肝经。

功能主治：解毒，健脾，化湿，活血，截疟。用于疮疡痈肿，暑湿腹泻，热毒泻痢，小儿疳积，跌打伤痛，疟疾。

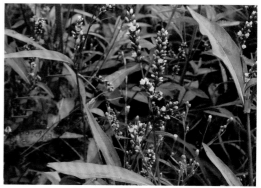

鱼蓼 （大马蓼、水辣蓼、水蓼）

来　　源：蓼科植物酸模叶蓼 *Polygonum lapathifolium* L. 的全草。生于荒地或沟边湿地。分布于我国南北各地。

识别要点：茎直立，无毛，节部膨大。叶片披针形，叶柄短，托叶鞘淡褐色，无毛。总状花序呈穗状，顶生或腋生，花紧密，花序梗被腺体，苞片淡红色或白色。

性味归经：辛，苦，微温。归脾、胃、大肠经。

功能主治：行滞化湿，散瘀止血，祛风止痒，解毒。用于湿滞内阻，脘闷腹痛，泄泻下痢，小儿疳积，崩漏，血滞经闭经痛，跌打损伤，风湿痹痛，便血，外伤出血，皮肤瘙痒，湿疹，足癣，痈肿，毒蛇咬伤。

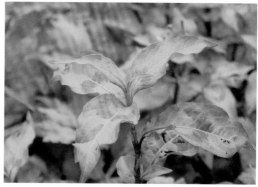

空心莲子草 <small>(过塘蛇、空心苋、水花生)</small>

来　　源：苋科植物空心莲子草*Alternanthera philoxeroides*（Mart.）Griseb.的全草。生于池沼、水沟内。分布于浙江、江西、湖南、福建、等地。

识别要点：茎基部匍匐，幼茎及叶腋有白色或锈色柔毛，中空。叶片矩圆状倒卵形，全缘。花密集成头状花序，单生在叶腋。

性味归经：苦、甘，寒。归肺、心、肝、膀胱经。

功能主治：清热凉血，解毒，利尿。用于咳血，尿血，感冒发热，麻疹，暑温，黄疸，淋浊，湿疹，痈肿疔疮，毒蛇咬伤。

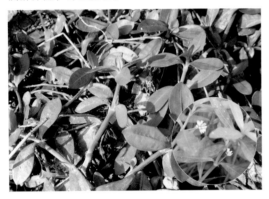

虾钳草 <small>(满天星、节节花、小白花草)</small>

来　　源：苋科植物虾钳*Alternanthera sessilis*（L.）R. Br. ex Dc.的全草。生于水沟、田边潮湿处。分布于安徽、江苏、贵州、广东、广西。

识别要点：茎节处有一行横生柔毛。叶片形态多变，多为条状披针形。头状花序1~4个腋生，花白色。胞果倒卵形，侧扁，翅状深棕色。

性味归经：甘，寒。归心、胃、小肠经。

功能主治：清热解毒，凉血散瘀，除湿通淋。用于咳血，吐血，便血，湿热黄疸，热毒泻痢，湿热泄泻；牙龈肿痛，咽喉肿痛，肠痈，乳痈，痄腮，痈疽肿毒，湿疹，淋症，跌打损伤，毒蛇咬伤。

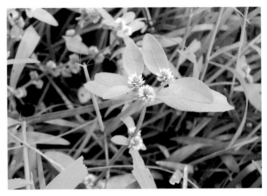

刺苋菜 <small>(假苋菜、白苋菜、簕苋)</small>

来　　源：苋科植物刺苋*Amaranthus spinosus* L.的干燥全草或根。生于荒野草或园圃。分布于陕西、贵州、广西、广东、福建、台湾等地。

识别要点：茎多分枝。叶片菱状卵形或卵状披针形，叶柄旁有2刺。圆锥花序腋生及顶生，花被片绿色，顶端具凸尖，边缘透明。胞果矩圆形。

性味归经：甘、淡，微寒。归胃、脾、大肠经。

功能主治：清热利湿，解毒消肿，凉血止血。用于湿热泄泻，痢疾，白带，血热吐血，便血，水气浮肿，瘰疬，喉痛。外用治毒蛇咬伤，湿疹，痔疮出血。

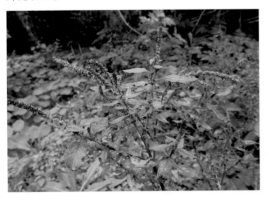

野苋菜 <small>(皱果苋)</small>

来　　源：苋科植物野苋菜*Amaranthus viridis* L.的全草或根。生于杂草地上或田野间。分布于我国华北、华东等地区。

识别要点：茎直立或伏卧。叶全缘，有柄。花单性或杂性，花簇生于叶腋，或组成腋生或顶生的穗状花序。胞果卵球形，种子扁球形，黑色或褐色，平滑有光泽。

性味归经：甘，微寒。归大肠、小肠经。

功能主治：清热解毒，利尿。用于热毒泻痢，湿热泄泻，疔疮肿毒，虫蛇咬伤，小便不利，水肿。

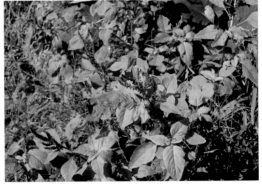

苋（苋菜、雁来红、人苋）

来　　源：苋科植物苋 *Amaranthus tricolor* L. 的茎叶。有时为半野生。原产印度，现全国各地均有栽培。

识别要点：茎粗壮，常分枝。苋叶片绿色或常成红色。花簇腋生，成下垂的穗状花序，花被片矩圆形，绿色或黄绿色，顶端有1长芒尖。

性味归经：甘，微寒。归大肠、小肠经。

功能主治：清热解毒，通利二便。用于热毒泻痢，二便不通，蛇虫咬伤，疮毒。

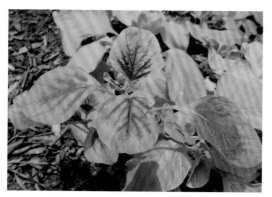

血苋（红苋菜、红木耳。红叶苋）

来　　源：苋科植物血苋 *Iresine herbstii* Hooker ex Lindl. 的全草。原产南美洲。我国江苏、广东、广西、云南有栽培。

识别要点：茎常带红色，具纵棱。叶片紫红色，顶端凹缺或2浅裂，具淡色中脉及5～6对弧状侧脉。腋生圆锥花序由多数穗状花序形成。

性味归经：苦，微甘，凉。归肺、肝、大肠经。

功能主治：清热解毒，调经止血。用于热毒泻痢，湿热泄泻，痛经，月经不调，血崩，吐血，衄血，咳血，创伤出血。

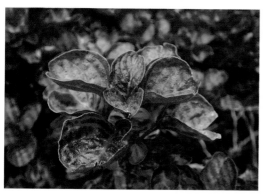

青葙子（牛尾花子、狗尾巴子、草决明）

来　　源：苋科植物青葙 *Celosia argentea* L. 的干燥成熟种子。生于荒野路旁、山沟、河滩等疏松土壤上。我国大部分地区有野生或栽培。

识别要点：茎多分枝。花多数，密生在茎和枝端形成塔状或圆柱状穗状花序。胞果卵状，包在宿存花被片内，上部作帽状脱落，种子圆形，黑色光亮。

性味归经：苦，微寒。归肝经。

功能主治：清肝泻火，明目退翳。用于肝热目赤，目生翳膜，视物昏花，肝火眩晕。本品有扩散瞳孔作用，青光眼患者禁用。

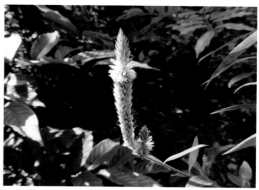

天竺葵（洋绣球、石腊红、月月红）

来　　源：牻牛儿苗科植物天竺葵 *Pelargonium hartorum* L. H. Bailey 的花。原产非洲南部。我国各地均有栽培。

识别要点：叶互生，圆形叶片常掌状浅裂或羽状浅裂并多有锯齿，具长柄。花聚集成伞状，颜色多样，红色、桃红色、玫瑰色、白色或混合色。

性味归经：苦，涩，凉。归肾经。

功能主治：清热解毒。用于脓耳，痈疮，痔疮，乳腺炎。

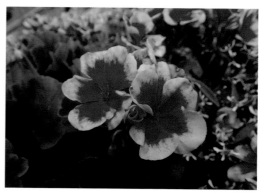

阳桃（三蔸、五棱果、杨桃）

来　　源：酢浆草科植物阳桃*Averrhoa carambola* L.的果实。生于路旁、疏林或庭园中。广东、广西、福建、台湾、云南有栽培。

识别要点：奇数羽状复叶小叶5～13片，卵形或椭圆形，基部一侧偏斜。花数朵组成聚伞花序，花瓣背面淡紫红色，果实具5棱，淡绿色或蜡黄色。

性味归经：酸、甘，寒。归肺、胃经。

功能主治：清热生津，利水通淋，解酒。用于风热咳嗽，咽痛，烦渴，口疮，牙痛，石淋，疟母，酒毒。

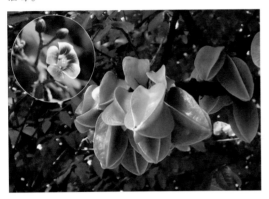

金莲花（旱金莲、旱荷花、荷叶莲）

来　　源：旱金莲科植物金莲花*Tropaeolum majus* L.的干燥全草。原产南美洲，我国各地庭园有栽培。

识别要点：叶互生；叶柄向上扭曲，盾状着生于叶片的近中心处，叶片圆形，有主脉9条．由叶柄着生处向四面放射。花多橘红色。果扁球形。

性味归经：辛、酸，凉。归肝经。

功能主治：清热解毒。用于目赤肿痛，痈疖肿毒。

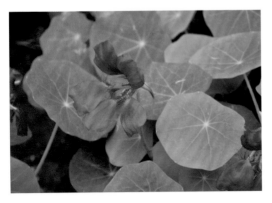

红花酢酱草（铜锤草、酸味草、三夹莲）

来　　源：酢浆草科红花酢浆草*Oxalis corymbosa* DC.的全草。原产于南美巴西。现我国广泛分布。

识别要点：全株被白色纤细毛。叶基生，具长柄，3枚小叶掌状着生倒心形。花茎基部抽出，伞形花序，稍高出叶面。花深玫瑰色带纵条。

性味归经：酸，寒。归肝、大肠经。

功能主治：清热解毒，清热利湿，散瘀消肿。用于咽喉肿痛，湿热泄泻，热毒泻痢，水肿，淋浊，月经不调，白带过多，痔疮，痈肿疮疖，水火烫伤，跌打损伤，毒蛇咬伤。

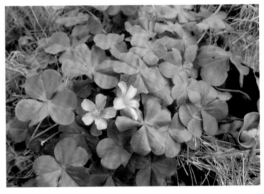

紫薇花（红槐花、百日红）

来　　源：千屈菜科植物紫薇*Lagerstroemia indica* L.的花。生于肥沃湿润的土壤，耐半阴。分布于广东、广西、湖南、福建、四川、云南、贵州等省区。

识别要点：树皮灰色光滑。纸质叶侧脉3～7对。花色玫红、深粉红、淡红色或紫色、白色，花瓣6，皱缩，具长爪。蒴果椭圆状球形，种子有翅。

性味归经：苦、微酸，寒。归心、肝经。

功能主治：清热解毒，活血止血。用于疮疖痈疽，小儿胎毒，疥癣，血崩，带下，肺痨咳血，小儿惊风。

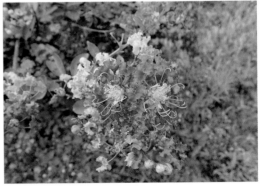

过塘蛇（假蒌菜、过沟藤、过江龙）

来　　源：柳叶菜科植物水龙 *Jussiaea repens* L. 的干燥全草。生于水塘边，水田，浅水池或沟渠中。产于广东、广西、四川、福建等地。

识别要点：浮水茎节上常簇生纺锤状白色海绵状浮器。叶倒卵形。花单生于叶腋，花瓣乳白色，基部淡黄色。蒴果淡褐色，圆柱状。

性味归经：苦、甘、淡，寒。归肺、肝、膀胱经。

功能主治：清热，解毒，利尿。用于感暑发热，咽喉肿痛，燥热咳嗽，高热烦渴，口疮，风火牙痛，麻疹，痄腮，丹毒，痈肿疔疮，酒疸，淋浊，跌打损伤，水火烫伤，毒蛇、狂犬咬伤。

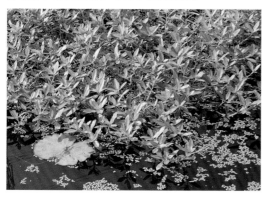

草龙（水红花、水仙桃、田石榴）

来　　源：柳叶菜科植物草龙 *Ludwigia hyssopifolia* (G. Don) Exell 的全草。生于田边、水沟、河滩、塘边、湿草地等。分布于我国南部及东部各省。

识别要点：茎基部木质化，常3或4棱形，多分枝。叶披针形至线形。花腋生，花瓣4，黄色，倒卵形或近椭圆形。蒴果幼时四棱形，熟时圆柱形。

性味归经：辛、苦，凉。归肺、胃、肝经。

功能主治：清热解毒，利尿，凉血止血。用于感冒发热，咽喉肿痛，牙痛，口舌生疮，湿热泻痢，水肿，淋浊，咯血，咳血，吐血，便血，崩漏，痈疮疖肿。

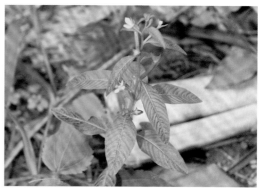

水石榴（田石榴、水丁香）

来　　源：柳叶菜科植物丁香蓼 *Ludwigia prostrate* Roxb. 的全草。生于稻田、河滩，溪谷旁湿处。分布于海南、广西、云南等地。

识别要点：叶革质而具光泽，长椭圆形状披针形，先端渐尖，侧脉背面明显至边缘汇合成一边脉，叶肉具透明点。顶生花绿白色。核果状浆果淡黄色。

性味归经：苦，寒。归肺、肝、膀胱经。

功能主治：清热解毒，利尿通淋，化瘀止血。用于肺热咳嗽，咽喉肿痛，目赤肿痛，湿热泻痢，湿热黄疸，淋浊，水肿，带下，吐血，尿血，肠风便血，疔肿，疥疮，跌打伤肿，外伤出血，蛇虫咬伤。

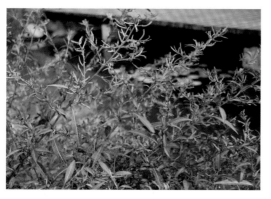

菱角（水菱、风菱、水栗）

来　　源：菱科植物菱 *Trapa bicornis* Osbeck. 的果实。生于池塘静水中。分布于江苏、浙江、江西、福建、湖北、湖南、广东、台湾等地。

识别要点：一年生草本水生植物。叶浮在水上，叶片广菱形，表面深亮绿色，光滑无毛，背面绿色或紫红色，密被淡黄褐色短毛，边缘中上部具凹形的浅齿，叶柄中上部膨大成海绵质气囊。坚果具水平开展的2肩角，幼时紫红色，成熟时紫黑色。

性味归经：甘，凉。归脾、胃经。

功能主治：清暑解热，除烦止渴，健脾益胃，解酒毒。用于脾虚泄泻，暑热烦渴，饮酒过度。

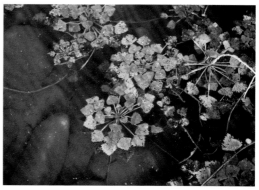

金鱼藻 （松藻、细草、藻）

来　　源：小二仙草科穗状狐尾草 *Myriophyllum Spicatum* L.的全草。常生于池塘或河川中。全国各地均有。

识别要点：沉水茎细柔，多分枝。叶常5片轮生，丝状全裂，叶柄极短或不存在。花雌雄同株，常4朵轮生，雄花花瓣4枚，粉红色。雌花花瓣缺。

性味归经：甘、淡，凉。归肺、胃、膀胱经。

功能主治：凉血止血，清热利水。用于血热吐血、咳血，热淋涩痛。

了哥王 （地棉皮、山雁皮）

来　　源：瑞香科植物了哥王 *Wikstroemia indica* （L.）C. A. Mey.的干燥根或根皮。生于山坡、丘陵、旷野、灌木丛中。分布于广东、广西、云南等地。

识别要点：对生叶纸质至近革质，侧脉细密。花黄绿色，数朵组成顶生头状总状花序。果椭圆形，成熟时红色至暗紫色。

性味归经：苦，寒；有毒。归肺、胃经。

功能主治：清热解毒，散结逐水。用于肺热咳嗽，痄腮，瘰疬，风湿痹痛，疮疖肿毒，水肿腹胀。

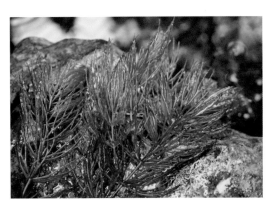

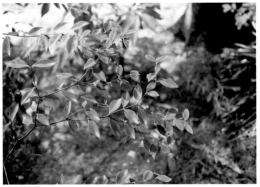

五桠果 （西湿阿地、小花五桠果、大叶山枇杷）

来　　源：五桠果科植物五桠果 *Dillenia indica* L.的根。分布于云南、广东、海南。东南亚国家有栽培。

识别要点：嫩枝粗壮，有褐色柔毛。叶薄革质，矩圆形或倒卵状矩圆形。花单生于枝顶叶腋内，花瓣白色，倒卵形。果实圆球形，宿存萼片肥厚。

性味归经：酸、涩，平。归心、大肠经。

功能主治：收敛，解毒。用于热毒泻痢。

大风子 （大枫子、麻风子、驱虫大风子）

来　　源：大风子科植物泰国大风子 *Hydnocarpus anthelmintica* Pierre ex Laness的种子。生于山地疏林的半荫处及石灰岩林中。原产东南亚各国。我国广东、广西、云南、海南、台湾等地有引种栽培。

识别要点：叶薄革质，卵状披针形或卵状长圆形，网脉细密明显，雌花单生或2朵簇生，黄绿色或红色，芳香。浆果球形，外果皮木质，种子多数。

性味归经：辛，热；有毒。归肺、心经。

功能主治：祛风燥湿，攻毒杀虫。用于麻风，疥癣，杨梅疮。阴虚血热者忌用。

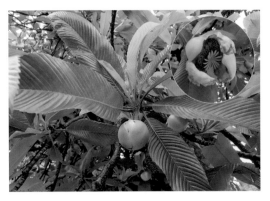

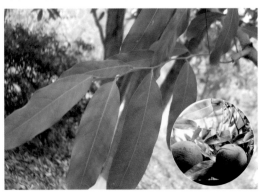

红花天料木 (母生)

来　　源：天料木科植物红花天料木 *Homalium hainanense* Gagnep. 的叶。生于低海拔至中海拔的山谷密林或疏林中。分布广东、海南等地。

识别要点：乔木。树皮灰色，不裂，叶片革质，基部楔形或宽楔形，两面无毛。花冠外面淡红色，内面白色，多数，3～4朵簇生而排成总状，总状花序长5～15厘米。

性味归经：微涩，凉。归心经。

功能主治：清热消肿。外洗治毒疮。

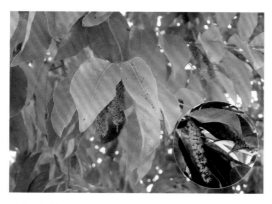

三角叶西番莲 (三角番莲、小果西番莲、栓皮西香莲)

来　　源：西番莲科植物三角叶西番莲 *Pussiflora suberosa* L. 的全草。生于路旁多湿处。

识别要点：叶互生，具短柄，先端三裂，中央裂片较长，卷须自叶腋处长出。花朵成对生于叶腋，花冠浅绿色，副花冠线状。浆果椭圆形，黑紫色。

性味归经：甘、淡，平。归肺、心经。

功能主治：清热解毒。用于肺热咳嗽，疗疮肿毒。

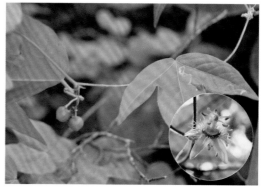

西瓜皮 (西瓜翠衣、西瓜翠、西瓜青)

来　　源：葫芦科植物西瓜 *Citrullus lanatus* (Thunb.) Mansf 的干燥外层果皮。我国各地均有栽培。以新疆、甘肃兰州、山东德州、江苏溧阳等地为主产区。

识别要点：匍匐茎有卷须2歧。叶两面均为淡绿色。雌雄花单生于叶腋，花冠呈漏斗状，外面绿色，被柔毛，瓠果椭圆形，表面具深浅相间的条纹。

性味归经：甘、淡，微寒。归心、胃经。

功能主治：清热解暑，生津止渴，利尿。用于暑热烦渴，小便不利，口舌生疮。

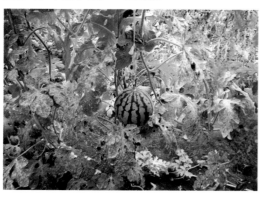

黄瓜 (王瓜、胡瓜、青瓜)

来　　源：葫芦科植物黄瓜 *Cucumis sativus* L. 的果实。原产印度。我国各地均有栽培。

识别要点：攀援茎上卷须不分歧。膜质叶片宽卵状心形，两面粗糙。雌雄花同株，雄花常数朵在叶腋簇生近圆筒状，雌花常单生，花冠黄白色。

性味归经：甘，凉。归肺、脾、胃经。

功能主治：清热，利水，解毒。用于热病口渴，小便短赤，水肿尿少，水火烫伤，汗斑，痈疽肿毒。

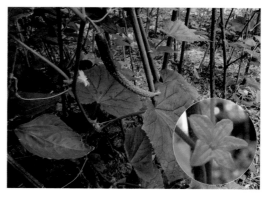

粤丝瓜 (棱角丝瓜、广东丝瓜、丝瓜)

来　　源：葫芦科植物粤丝瓜 *Luffa acutangula* (L.) Roxb. 的果实。我国南部各地普遍栽培。

识别要点：茎须粗壮，具棱。叶掌状，先端浅裂。花黄色。果实圆柱状或棍棒状，表面绿色，有明显的棱角和皱纹。

性味归经：甘，凉。归肺、肝、胃、大肠经。

功能主治：除烦止渴，清热化痰，凉血解毒。用于热病身热烦渴，痰喘咳嗽，肠风下血，痔疮出血，血淋，崩漏，痈疽疮疡，无名肿毒，乳汁不通，水肿。

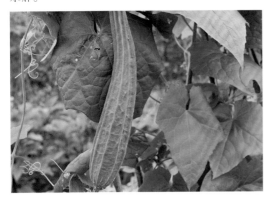

苦瓜 (凉瓜、锦荔枝、红姑娘)

来　　源：葫芦科植物苦瓜 *Momordica charantia* L. 的干燥近成熟果实。生于光照充足的地方。我国南北均有栽培。

识别要点：茎卷须不分歧。叶片膜质，叶脉掌状。雌雄花同株，花冠黄色。果实纺缍形或圆柱形，表面多瘤皱，成熟后橙黄色，种子长圆形。

性味归经：苦，寒。归心、脾、胃、肝经。

功能主治：消暑清热，清肝明目，解毒，健胃。用于热病烦渴引饮，中暑，痢疾，赤眼疼痛，痈肿丹毒，恶疮。

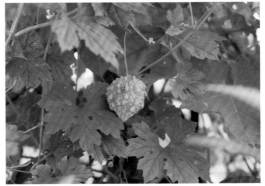

天花粉 (栝楼根)

来　　源：葫芦科植物栝楼 *Trichosanthes kirilowii* Maxim. 的干燥根。生于山坡林下、灌丛中。分布于辽宁、陕西、甘肃、四川、贵州、云南等地。

识别要点：攀援茎多分枝，被白色柔毛。叶片纸质，常3～5分裂，基出掌状脉5条，卷须3～7歧。雌雄花异株，花冠白色，果实椭圆形或圆形。

性味归经：甘，微苦，微寒。归肺、胃经。

功能主治：清热泻火，生津止渴，消肿排脓。用于热病烦渴，肺热燥咳，内热消渴，疮疡肿毒。

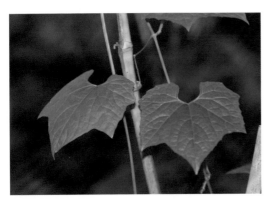

土白蔹 (老鼠拉冬瓜，老鼠瓜，广东白蔹)

来　　源：葫芦科植物马㼎儿 *Zehneria indica* (Lour.) Keraudren 的干燥块根。生于林中阴湿处及灌丛中。分布于四川、湖北、安徽、广东等地。

识别要点：柔弱草质藤茎上卷须不分叉。薄纸质叶三角状卵形。花冠白色或淡黄色，裂片5枚。果卵形或椭圆形，成熟后红色或橘红色。

性味归经：甘，苦，凉。归肺、肝、脾经。

功能主治：清热解毒，散结消肿，祛痰利湿。用于痈疮肿毒，痰核瘰疬，咽喉肿痛，痄腮，石淋，小便不利，湿疹，目赤黄疸，痔漏，脱肛，外伤出血，毒蛇咬伤。

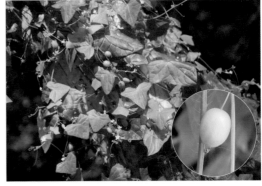

裂叶秋海棠（岩红、红孩儿）

来　　源：秋海棠科植物秋海棠*Begonia palmata* D. Don.的干燥全草。生于山地林下或阴湿的岩石上。

识别要点：茎和叶柄均密被锈褐色绒毛；叶片变化较大，通常斜卵形，裂片宽三角形。花玫瑰色或白色，花被片外面密被混合毛。

性味归经：酸、辛、微寒。归肺、肝经。

功能主治：清热解毒，散瘀消肿，杀虫。用于肺热咳嗽，咽痛肿痛，疮痈肿毒，毒蛇咬伤，跌打瘀痛，皮癣。

蚬肉秋海棠（四季秋海棠、玻璃翠）

来　　源：秋海棠科植物蚬肉秋海棠*Begonia semperflorens* Link & Otto的花、叶。原产巴西。我国广东、福建、海南等地均有栽培。

识别要点：茎肉质，无毛，基部多分枝，绿色或淡红色。叶边缘有锯齿和睫毛，两面光亮，主脉常微红。花淡红或带白色。蒴果绿色，有红色的翅。

性味归经：酸、涩、凉。归心经。

功能主治：清热解毒。用于疮疖，虫蛇咬伤。

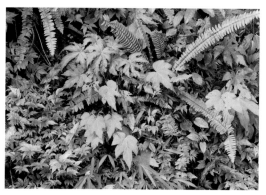
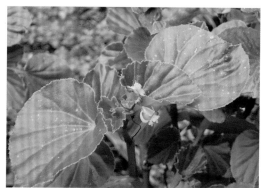

仙人球（仙人拳、刺球、天鹅蛋）

来　　源：仙人掌科植物仙人球*Echinopsis multiplex* Pfeiff. et Otto的茎。原产巴西。我国各地园圃或温室有栽培。

识别要点：多年生常绿肉质草本。茎球形，椭圆形或倒卵形，有纵棱12～14条，棱上有丛生的针刺，每丛常6～10枚，刺长短不一，呈辐射状，刺丛内着生密集的白绒毛。花大，粉红色。浆果球形或卵形，无刺。

性味归经：甘、平。归肺、胃经。

功能主治：清热止咳。凉血解毒，消肿止痛。用于肺热咳嗽，痰中带血，衄血，吐血，胃痛，痈肿，水火烫伤，蛇虫咬伤。

仙人掌（观音掌、神仙掌、山巴掌）

来　　源：仙人掌科植物胭脂掌*Opuntia cochinellifera* (L.) Mill.的茎。原产美洲，我国南方沿海地区均有栽培，常用见于沿海干旱的沙滩或旷地上。

识别要点：上部分枝倒卵形或近圆形，每小窠具3～10黄色尖刺。萼状花被片黄色，具绿色中肋。浆果倒卵球形，顶端凹陷，基部多少狭缩成柄状。

性味归经：苦，寒。归心、肺、胃经。

功能主治：清热解毒，散瘀消肿，凉血止血，清肺止咳。用于胃痛，痞块，热毒泻痢，喉痛；肺热咳嗽，肺痨咯血，吐血，痔血，疮疡疔疖，乳痈，痄腮，癣疾，蛇虫咬伤，水火烫伤，冻伤。

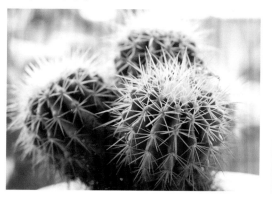
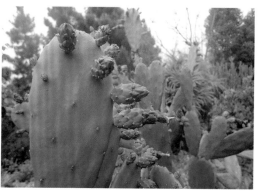

蟹爪兰 （锦上添花、蟹爪、螃蟹兰）

来　　源：仙人掌科植物蟹爪兰 *Schlumbergera truncata*（Haw.）Moran 的全草。全国各地公园常有栽培。

识别要点：呈灌木状，无叶。茎无刺，常悬垂，幼茎及分枝均扁平，每一节间矩圆形至倒卵形。花单生于枝顶，玫瑰红色，两侧对称。梨形浆果红色。

性味归经：苦，寒。归心经。

功能主治：清热解毒，散瘀消肿。用于痄腮，疮疡肿毒。

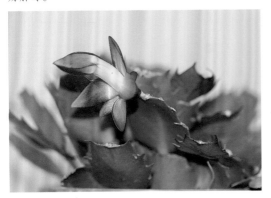

金花茶 （山茶花、大叶茶）

来　　源：山茶科植物金花茶 *Camellia nitidissima* Chi 的干燥叶。生于低海拔丘陵台地。分布于广西、广东等地。

识别要点：叶革质，上面深绿色，发亮，下面有黑腺点。花黄色，单生叶腋，花瓣8～12片，近圆形，基部略相连生，边缘有睫毛。蒴果扁三角球形。

功能主治：清热解毒，利尿消肿。用于咽喉炎，痢疾，肾炎，水肿，尿路感染，黄疸型肝炎，肝硬化腹水，高血压，疮疡，预防肿瘤。

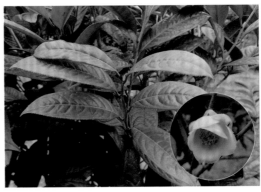

油茶根 （油茶树）

来　　源：山茶科植物油茶 *Camellia olefera* Ahe 的干燥根。生于山地。分布于广东、广西等地。

识别要点：叶革质，上表面深绿色，发亮，下面浅绿色，边缘有细锯齿。花顶生，近于无柄，花瓣白色，花药黄色。果实球形或卵圆形。

性味归经：苦，平；有小毒。归肺、肝、胃经。

功能主治：清热解毒，理气止痛，活血消肿。用于咽喉肿痛，胃痛，牙痛，跌打伤痛，水火烫伤。

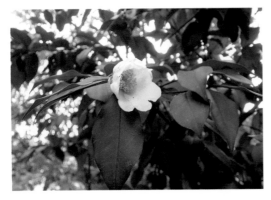

米碎花 （虾辣眼、岗茶、华柃）

来　　源：山茶科植物米碎花 *Eurya chinensis* R. Br. 的根。生于低山丘陵山坡灌丛路边或溪边河沟谷灌丛中。分布于江西、福建、广东、广西等地。

识别要点：嫩枝圆柱形，密被黄褐色披散柔毛。叶革质或薄革质，披针形或披针状长圆形。花簇生于叶腋，花瓣5，白色，果实圆球形，成熟时黑色。

性味归经：苦，凉。归心经。

功能主治：清热解毒，敛疮。用于疮疡肿毒，水火烫伤。

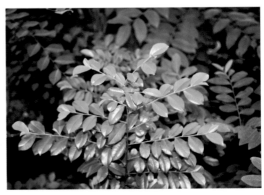

木荷（木艾树、荷树、荷木）

来　源：山茶科植物木荷 *Schima superba* Gardn & Champ. 的根皮。生于荒山灌丛及山地雨林。分布于浙江、福建、台湾、江西、湖南、广东、海南、广西、贵州等地。

识别要点：叶椭圆形，革质，叶脉两面明显，边缘有钝齿。花生于枝顶叶腋，白色，花瓣最外1片风帽状。

性味归经：辛，温；有毒。归脾经。

功能主治：攻毒，消肿。用于疔疮，无名肿毒。

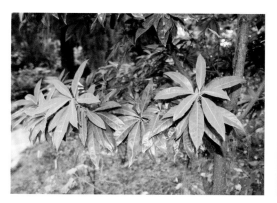

毛花猕猴桃（毛花杨桃、毛冬瓜、毛花杨桃）

来　源：猕猴桃科植物毛花猕猴桃 *Actinidia eriantha* Benth 的根。生于山地林缘、溪边、路旁或灌丛中。分布于浙江、广东、江西、福建、湖南、广西、贵州等省区。

识别要点：大型落叶藤本，小枝、叶柄、花序和萼片密被乳白色或淡污黄色直展的绒毛或交织压紧的绵毛。叶软纸质，卵形至阔卵形，边缘具硬尖小齿。花瓣顶端和边缘橙黄色，中央和基部桃红色，雄蕊极多。

性味归经：微辛，寒。归肝、胃经。

功能主治：解毒消肿，抗癌。用于痈疽疮疖，胃癌，乳癌，食道癌。

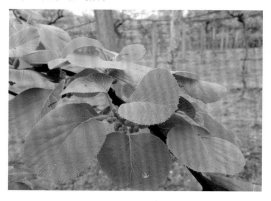

猕猴桃（猕猴梨、藤梨、山洋桃）

来　源：猕猴桃科植物中华猕猴桃 *Actinidia chinensis* Planch. 的干燥成熟果实。常生于林缘或灌木丛中。分布于我国中部、东部和南部各地。

识别要点：叶纸质，背面苍绿色，密被灰白色或淡褐色星状绒毛。花初放时白色，后渐变淡黄色，有香气。果实圆柱形，黄褐色，密被茸毛。

性味归经：酸、甘，微寒。归肾、脾、胃、胆经。

功能主治：解热，止渴，健胃，通淋。用于烦热口渴，消渴，肺热干咳，食滞，湿热黄疸，石淋，痔疮。

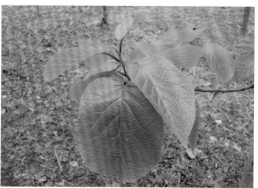

水东哥（水枇杷、水牛奶、米花树）

来　源：猕猴桃科植物水东哥 *Saurauia tristyla* DC. 的根，树皮，叶。生于丘陵、低山山地林下和灌丛中。分布于广东、广西、云南、贵州等地。

识别要点：叶纸质或薄革质，倒卵状椭圆形，两面中、侧脉具钻状刺毛或爪甲状鳞片。花1~4枚簇生于叶腋，花粉红色或白色。果实白色或淡黄色。

性味归经：微苦，凉。归肺经。

功能主治：清热解毒，生肌止痛，疏风止咳。用于风热咳嗽，风火牙痛，麻疹发热，热淋，白浊，白带，疮疖痈肿，流注；水火烫伤。

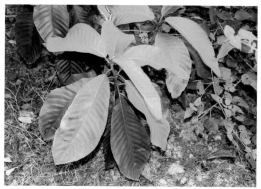

水翁花 （水雍花、水榕花、水翁仔）

来　　源：桃金娘科植物水翁 *Cleistocalyx operculatus* (Roxb.) Merr. & Perry 的干燥幼嫩花蕾。生于河道两岸水边。分布于广东、海南、福建等地。

识别要点：叶对生，薄革质，两面有众多透明腺点；网脉明显。圆锥花序生于无叶的老枝上，花2~3朵簇生；花蕾卵形，萼管半球形，浆果紫黑色。

性味归经：苦，寒。归脾、胃经。

功能主治：清热解暑，祛湿消滞。用于感冒发热，头痛，腹胀，呕吐，泄泻。

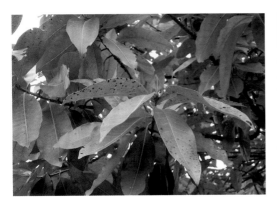

大叶桉 （有加利树叶、大叶有加利、桉树）

来　　源：桃金娘科植物大叶桉 *Eucalyptus robusta* Smith 的干燥幼小枝叶。生于海岸附近的土壤。原产澳大利亚。我国华南各地及四川、云南有栽种。

识别要点：单叶革质，两面有透明腺点，揉之有香气。白色花4~12朵排成腋生或侧生的伞状花序，萼管窄陀螺形或稍呈壶状，蒴果呈倒卵状椭圆形。

性味归经：辛、苦，微寒。归肺、大肠经。

功能主治：清热解毒，祛风止痒。用于四时感冒，发热头痛，全身骨痛，湿热泻痢，外用湿疹，脚癣，皮肤瘙痒。

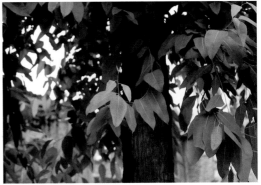

窿缘桉 （细叶桉、小叶桉、风吹柳）

来　　源：桃金娘科植物窿缘桉 *Eucalyptus exserta* F. Muell. 的叶。原产于澳大利亚。我国广东、广西、福建有栽培。

识别要点：叶狭披针形，稍呈镰状而渐尖，侧脉多数。花3~8朵组成腋生的伞形花序，萼筒半球形。蒴果近球形，果缘阔而高，突起，几成圆锥状。

性味归经：辛、微苦，平。归肺、脾、肝经。

功能主治：宣肺发表，理气活血，解毒杀虫。用于感冒发热，咳喘痰嗽，泄泻下痢，脘腹胀痛，稻瘟病，跌打损伤，疮疡，丹毒，乳痈，疥癣痒疮。

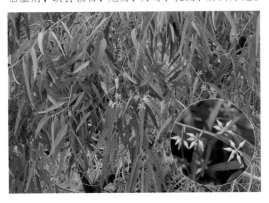

巴西野牡丹 （铺地莲）

来　　源：野牡丹科植物巴西野牡丹 *Tibouchina semidecandra* Cogn. 的全草。生于山坡或田边矮草丛中。分布于贵州、广西、广东、福建、台湾等地。

识别要点：茎枝红褐色。叶革质，披针状卵形，全缘，叶表面光滑，无毛，5条基出脉。有花3~5朵，花瓣紫色，雄蕊白色且上曲。蒴果坛状球形。

性味归经：辛、微苦，凉。归心经。

功能主治：消肿解毒。外洗治毒蛇咬伤，伤口溃疡。

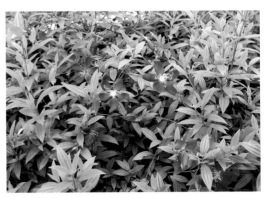

西青果（藏青果、西藏青果、西藏橄榄）

来　　源：使君子科植物诃子 *Terminadlia chebula* Retz. 的干燥幼果。生于疏林中，常成片生长。分布于广东、云南、和广西。

识别要点：叶椭圆形，叶柄粗壮，顶端有2个腺体。穗状花序生于枝顶或叶腋，花黄色，萼杯状，先端5裂。核果倒卵形，幼时绿色，熟时黄褐色。

性味归经：苦、酸、涩、平。归肺、大肠经。

功能主治：清热生津，解毒。用于阴虚白喉。

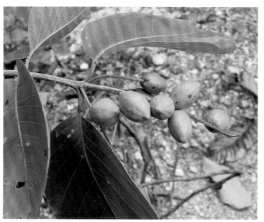

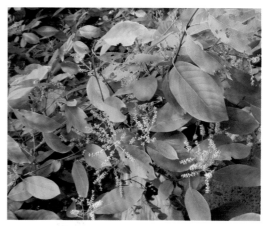

黄牛茶（黄芽木、狗牙茶、黄牛木叶）

来　　源：藤黄科物黄牛木 *Cratoxylon cochinense*（Lour.）Bl. 的干燥嫩叶。生于丘陵或山地灌丛中。分布于广东、广西、及云南南部。

识别要点：树皮灰黄色，平滑。叶片坚纸质，下面粉绿色，有透明腺点及黑点。花瓣粉红色，倒卵形，脉间有黑腺纹，蒴果椭圆形，种子一侧具翅。

性味归经：甘、淡、微寒。归肺、胃、大肠经。

功能主治：清热解毒，化湿消滞，祛瘀消肿。用于风热感冒，中暑发热，暑热烦渴，湿热泄泻，湿热黄疸，痈肿疮疖，跌打损伤。

金丝桃根（五心花、童贵花、土连翘）

来　　源：藤黄科植物金丝桃 *Hypericum chinensis* L. 的干燥根。生于山坡、路旁或灌丛中。分布于河北、陕西、山东、江苏、湖南、广东等地。

识别要点：茎红色。叶对生，无柄或具短柄，叶片倒披针形，有小点状腺体。花瓣金黄色至柠檬黄色，开展。蒴果宽卵球形。

性味归经：苦、微寒。归心、肝经。

功能主治：清热解毒，祛风除湿，散瘀止痛。用于黄疸，积聚，咽喉肿痛，目赤肿痛，疮疖肿毒，虫蛇咬伤，风湿痹痛，跌打损伤。

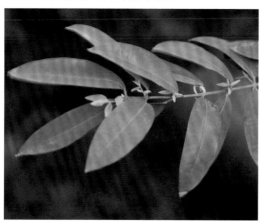

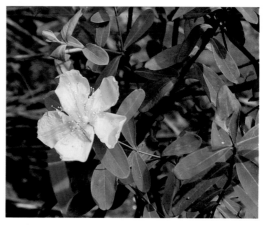

黄葵 (黄蜀葵、假棉花、黄棉花)

来　源：锦葵科植物黄葵 *Abelmoschus moschatus* (L.)Medic.的干燥全株。生于平原或山坡灌丛中。分布于台湾、广东、广西、江西、云南等地。

识别要点：叶常掌状5~7深裂。花单生于叶腋间，花萼佛焰苞状，5裂，花黄色，内面基部暗紫色。蒴果长圆形，顶端尖，被黄色长硬毛，种子肾形，具香味。

性味归经：微甘，寒。归心、肺经。

功能主治：清热解毒，下乳通便。用于高热不退，肺热咳嗽，热毒泻痢，大便秘结，产后乳汁不通，骨折，痈疮脓肿，无名肿毒，水火烫伤。

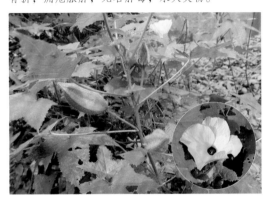

木芙蓉叶 (芙蓉叶、芙蓉花叶、三变花叶)

来　源：锦葵科植物木芙蓉 *Hibiscus mutabilis* L.的干燥叶。分布于陕西、浙江、广东、湖南、贵州等地。

识别要点：叶宽卵形至圆卵形或心形，常5~7裂，裂片三角形。花单生于枝端叶腋间，花初开时白色或淡红色，后变深红色。蒴果扁球形，果爿5。

性味归经：辛，平。归肺、肝经。

功能主治：凉血，解毒，消肿，止痛。治痈疽掀肿，缠身蛇丹，烫伤，目赤肿痛，跌打损伤。

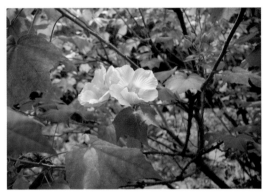

扶桑叶 (朱槿、大红花、佛桑)

来　源：锦葵科植物扶桑 *Hibiscus rosa-sinensis* L.的叶。广东、云南、台湾、福建、广西、四川等地有栽培。

识别要点：叶片阔卵形或狭卵形，边缘具粗齿或缺刻，两面除背面沿脉上有少许疏毛外均无毛。花单生，常下垂，花冠玫瑰红或淡红、淡黄等色。

性味归经：甘、淡，平。归心、肝经。

功能主治：清热解毒，利湿。用于疔疮痈疽，疳腮，乳痈，白带，淋浊。

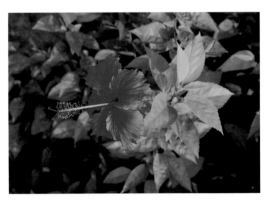

黄槿 (海麻、海南木)

来　源：锦葵科植物黄槿 *Hibiscus tiliaceus* L.的叶、花、树皮。生于沿海岸的平地及港湾或湖水能到达的河涌堤岸上。分布于广东、广西、海南、云南、福建、台湾。

识别要点：叶革质，下面密被灰白色星状柔毛。花序顶生或腋生，花冠钟形，黄色，内面基部暗紫色，外面密被黄色星状柔毛。蒴果卵圆形，被绒毛。

性味归经：甘、淡，微寒。归肺经。

功能主治：清肺止咳；解毒消肿。用于肺热咳嗽，疮疖痈肿，木薯中毒。

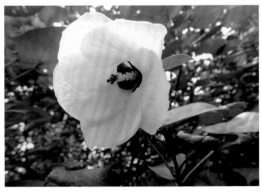

白背黄花稔 (黄花猛根、黄花母根、黄花母)

来　　源：锦葵科植物白背黄花稔*Sida rhombifolia* L.的干燥根。生于村边、路旁、荒野或空旷草地上。分布于广东、广西、湖南、福建等地。

识别要点：分枝多，常被星状绵毛。叶边缘具锯齿，下面被灰白色星状柔毛。花单生于叶腋，萼杯形，裂片5，花黄色。果半球形，顶端具2短芒。

性味归经：甘、辛、微寒。

功能主治：清热利湿，凉血止血，消肿排脓。

主　　治：外感风热，湿热泄泻，痢疾，黄疸，咽喉肿痛，肠风下血，肺痨咳血。外用治外伤出血。

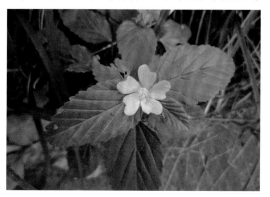

地桃花根 (刺头婆根、痴头婆根、野棉花根)

来　　源：锦葵科植物肖梵天花*Urena lobata* L.的干燥根。生于干热的空旷地、草坡或疏林下。分布于我国长江以南各地。

识别要点：茎下部的叶近圆形，先端浅3裂。花腋生，淡红色，花瓣5，倒卵形，外面被星状柔毛。果扁球形，分果片被星状短柔毛和锚状刺。

性味归经：甘、辛、凉。归肺、脾经。

功能主治：清热解毒，祛风利湿，活血消种。用于风热感冒，喉痹，乳痈，热毒泻痢，湿热泄泻，热淋，石淋，带下，月经不调，风湿痹痛，跌打肿痛，疮疖，毒蛇咬伤。

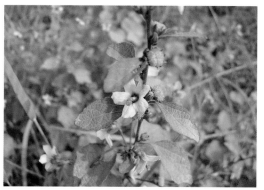

人苋 (含珠草、蚌壳草、海蚌含珠)

来　　源：大戟科植物铁苋菜*Acalypha australis* L.的干燥全草。生于平原或山坡较湿润耕地和空旷草地。我国除西部高原或干燥地区外均有分布。

识别要点：叶互生，边缘有钝齿。花单性，雌雄同株，雄花序极短，生于极小的苞片内，雌花序生于叶状苞片内，苞片开展时肾形，合时如蚌。

性味归经：苦、涩，微寒。归心、肺、大肠经。

功能主治：清热解毒，凉血止血。用于热毒泻痢，湿热泄泻，咳嗽吐血，便血，崩漏，创伤出血，湿疹。

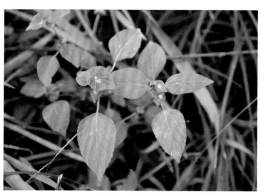

大沙叶 (银柴)

来　　源：大戟科植物大沙叶*Aporusa dioica* (Roxb.) Muell.-Arg.的叶。生于海拔1000米以下山地疏林、林缘或山坡灌木丛中。分布于广东、海南、广西、云南等地。

识别要点：叶片革质，叶柄顶端两侧各具1个小腺体。雄花萼片通常4，长卵形；雌花萼片4～6，三角形，边缘有睫毛。椭圆状蒴果被柔毛。

性味归经：苦，微寒。归心经。

功能主治：清热解毒。用于痈疮肿毒。

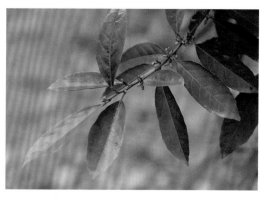

红背叶 <small>（红背娘、红罗裙、红帽顶）</small>

来　　源：大戟科植物红背山麻杆 *Alchornea trewioides*（Benth.）Muell.-Arg. 的干燥根、叶。生于山地矮灌丛中。分布于福建、广东等地。

识别要点：叶薄纸质，顶端急尖或渐尖，基部浅心形或近截平，边缘疏生具腺小齿，下面浅红色，基部具斑状腺体4个。蒴果球形，具3圆棱。

性味归经：甘，微寒。归肺、大肠、膀胱经。

功能主治：清热利湿，凉血解毒，杀虫止痒。用于热毒泻痢，湿热泄泻，热淋，石淋，血尿，崩漏，带下，风疹，湿疹，疥癣，褥疮。

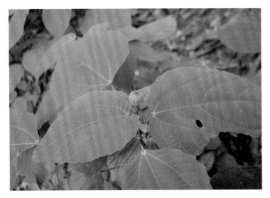

五月茶 <small>（五味叶、五味菜、酸味树）</small>

来　　源：大戟科植物五月茶 *Antidesma bunius*（L.）Spreng. 的叶。生于山地疏林。分布于江西、福建、湖南、广东、海南、广西、贵州、云南、西藏等地。

识别要点：全株大多无毛。叶片纸质，长椭圆形，顶端急尖至圆，有短尖头。雄花序为顶生的穗状花序，雌花花萼和花盘与雄花的相同。核果红色。

性味归经：酸，平。归肺、肾经。

功能主治：健脾，生津，活血，解毒。用于食少泄泻，津伤口渴，跌打损伤，痈肿疮毒。

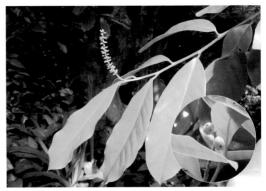

山地五月茶 <small>（田边木、圆叶早籽）</small>

来　　源：大戟科植物山地五月茶 *Antidesma montanum* Bl. 的叶。生于海拔700～1500米山地密林中。分布于广东、海南、广西、贵州、云南和西藏等地。

识别要点：叶片纸质，椭圆形、长圆形，顶端具长或短的尾状尖，或渐尖有小尖头，基部急尖或钝，侧脉每边7～9条，在叶面扁平，在叶背凸起。总状花序顶生或腋生。核果卵圆形。

性味归经：辛，温。归肝经。

功能主治：拔脓止痒。用于小儿头疮。

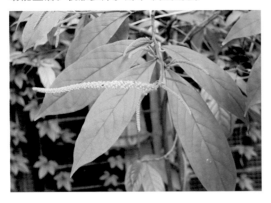

黑面神 <small>（黑面叶、鬼画符）</small>

来　　源：大戟科植物黑面神 *Breynia fruticosa*（L.）Hook. f. 的干燥嫩枝叶。散生于山坡、平地旷野灌木丛中。分布于浙江、福建、广东、海南、云南等地。

识别要点：叶片革质，下面粉绿色。花单生或2～4朵簇生于叶腋内，萼片结果时约增大1倍，上部辐射张开呈盘状。蒴果圆球状。

性味归经：微苦，微寒；有小毒。归肝、大肠经。

功能主治：清热解毒，散瘀止痛，收敛止痒。用于瘰疬发热，头痛，急性胃肠炎，扁桃体炎，产后宫缩痛，功能性子宫出血，毒疮痈肿，漆毒。

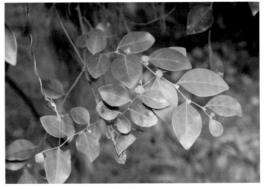

补锅树 （扑子树、逼迫子、土密藤）

来　　源：大戟科植物土密树 *Bridelia tomentosa* Bl. 的干燥带幼枝叶花。生于山地疏林中或平原灌木林中。分布于福建、台湾、广东、海南、广西和云南等地。

识别要点：嫩枝披黄褐色柔毛。叶长圆形或长椭圆形，大小不等。花小，黄绿色，单性，雌雄异株或同株。果近球形，熟时蓝黑色。

性味归经：微苦，微寒。归心经。

功能主治：清热解毒。用于狂犬咬伤。外用治疗疮肿痛。

洒金榕 （变叶木）

来　　源：大戟科植物洒金榕 *Codiaeum variegatum* （L.）A.-Juss. 的叶。原产印度尼西亚（爪哇）至澳大利亚。我国南部各省区均栽培。

识别要点：枝条有明显叶痕。叶薄革质，形状大小变异大，有时由长的中脉把叶片间断成上下两片。两面有时在绿色叶片上散生黄色斑点。

性味归经：苦，寒；有毒。归肺、肝经。

功能主治：散瘀消肿，清热理肺。用于跌打肿痛，肺热咳嗽。

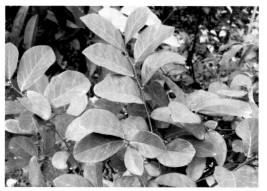

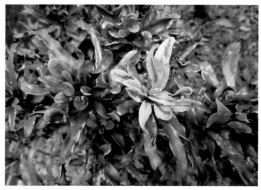

飞扬草 （大乳汁草、奶子草、天泡草）

来　　源：大戟科植物飞扬草 *Euphorbia hirta* L. 的干燥全草。生于路旁、草丛、灌丛及山坡。分布于江西、广东、广西、贵州、云南等地。

识别要点：茎表面黄褐色或浅棕红色，断面中空，地上部分被长粗毛。叶对生，有3条较明显的叶脉。聚伞花序密集成头状，腋生。蒴果卵状三棱形。

性味归经：辛、酸，凉；有小毒。归肺、膀胱、大肠经。

功能主治：清热解毒，利湿止痒，通乳。用于肺痈，乳痈，疔疮肿毒，牙疳，痢疾，泄泻，热淋，血尿，湿疹，脚癣，皮肤瘙痒，产后少乳。孕妇慎用。

小飞扬 （细叶飞扬草、痢疾草、乳汁草）

来　　源：大戟科植物千根草 *Euphorbia thymifolia* L. 的干燥全草。生于园地、路边或山坡草地。分布于广东、海南、广西、福建、台湾等地。

识别要点：草本含白色乳汁。茎多分枝，常红色。叶对生，先端钝，基部偏斜而截头状。杯状花序单生或少数聚伞状排列于叶腋。蒴果卵状三棱形。

性味归经：酸，涩，微寒。归肺、大肠经。

功能主治：清热利湿，祛风止痒，止血。用于湿热泻痢，痔疮出血。外用治湿疹，皮肤瘙痒。

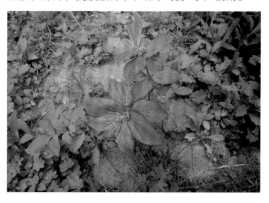

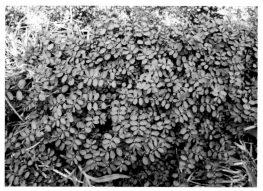

地锦草 （奶浆草、奶疳草）

来　　源：大戟科植物地锦 *Euphorbia humifusa* Willd.的干燥全草。生于平原荒地，路边，田间，分布全国各地。

识别要点：茎表面紫红色，断面中空。单叶对生，具淡红色短柄或几无柄，先端钝圆，基部偏斜，边缘具小锯齿或呈微波状。杯状聚伞花序腋生。

性味归经：辛，平。归肝、大肠经。

功能主治：清热解毒，凉血止血，利湿退黄。用于痢疾，泄泻，咯血，尿血，便血，崩漏，疮疖痈肿，湿热黄疸。

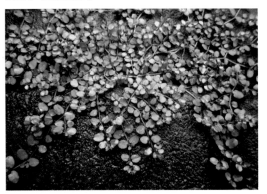

绿玉树 （绿珊瑚、青珊瑚、铁树）

来　　源：大戟科植物绿玉树 *Euphorbia tirucalli* L.的全株。原产非洲南部。我国南方各地庭园有栽培。

识别要点：小枝肉质，具丰富乳汁。叶长圆状线形，稀疏生于当年生嫩枝上，由茎行使光合功能主治，故常呈无叶状态。

性味归经：辛、微酸，凉；有毒。归肝经。

功能主治：催乳，杀虫，解毒。用于产后乳少，癣疮，关节肿痛。

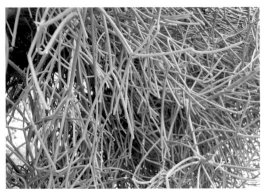

漆大姑 （漆大伯、杨漆姑婆）

来　　源：大戟科植物毛果算盘子 *Glochidion eriocarpum* Champ.ex Benth.的地上部分。生于山谷灌木丛中或林缘。分布于广东、广西等地。

识别要点：枝叶密被淡黄色长柔毛，网脉明显。花淡黄绿色，单性同株，雄花2～4朵簇生于叶腋，雌花单生于小枝上部叶腋内。蒴果扁球形被柔毛。

性味归经：微苦、涩，平。归脾、胃、大肠经。

功能主治：清热利湿，解毒止痒。用于生漆过敏，水田皮炎，皮肤瘙痒，荨麻疹，湿疹，剥脱性皮炎，跌打损伤。

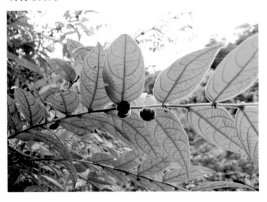

算盘子 （算盘珠、馒头果）

来　　源：大戟科植物算盘子 *Glochidion puberum* （L.）Hutch的根、叶。生于山坡、山谷灌木丛中或林缘。分布于江苏、福建、广东、云南等地。

识别要点：叶片纸质，下面粉绿色；网脉明显。花2～5朵簇生于叶腋内，雄花束常着生于小枝下部，雌花束则在上部。蒴果扁球状，成熟时红色。

性味归经：微苦、涩，凉。归肾经。

功能主治：清热利湿，祛风活络。用于感冒发热，咽喉肿痛，疟疾，湿热泻痢，食滞腹胀，风湿痹痛，跌打损伤，白带，痛经。

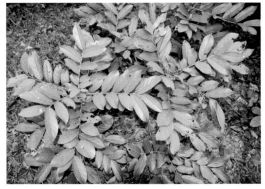

佛肚树（独脚莲）

来　　源：大戟科植物佛肚树 *Jatropha podagrica* Hook. 的叶。原产美洲中部。我国福建、广东、广西、云南有栽培。

识别要点：茎基部通常膨大呈瓶状，叶痕大且明显。叶盾状着生，轮廓近圆形至阔椭圆形。花序顶生，红色。蒴果椭圆状。

性味归经：苦、涩、寒。归心经。

功能主治：拔毒消肿，止痛。用于无名肿毒，疮痈。

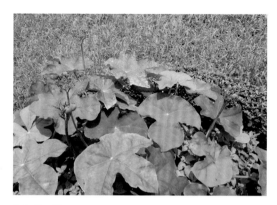

扭曲草（百足草、玉带根）

来　　源：大戟科植物红雀珊瑚 *Pedilanthus tithymaloides*（L.）Poir. 的干燥全草。分布于热带美洲。我国云南、广西、及广东南部有栽培。

识别要点：肉质茎常呈"之"字形弯曲生长，含白色乳汁。叶革质，中脉突出在下面呈龙骨状。杯状花序顶生，总苞鲜红色，花形似鸟喙。

性味归经：酸、微涩、寒；有小毒。归心、肝经。

功能主治：清热解毒，散瘀消肿，止血生肌。用于疮疡肿毒，疥癣，跌打肿痛，骨折，外伤出血。

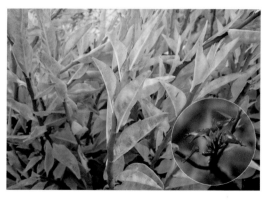

白背叶（野桐、白背木、白帽顶）

来　　源：大戟科植物白背叶 *Mallotus apelta*（Lour.）Muell.-Arg. 的干燥叶。生于山坡或山谷灌丛中。分布于云南、广西、广东等地。

识别要点：枝叶和花序均密被淡黄色星状柔毛和散生橙黄色颗粒状腺体。叶互生，基出脉5条，基部近叶柄处有褐色斑状腺体2个。蒴果近球形。

性味归经：微苦、涩、平。归脾、肾、膀胱经。

功能主治：清热，利湿，止痛，解毒，止血。用于淋浊，胃痛，口疮，痔疮，溃疡，跌打损伤，蛇咬伤，外伤出血。

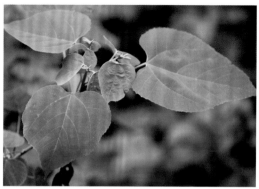

越南叶下珠（乌蝇翼、牙脓草）

来　　源：大戟科植物越南叶下珠 *Phyllanthus cochinchinensis* Spreng. 的根、枝叶。生于旷野、山坡灌丛、山谷疏林下或林缘。分布于福建、广东、海南、广西、四川、云南、西藏等地。

识别要点：叶互生，革质，中脉两面稍凸起，侧脉不明显。蒴果成熟后裂成3个2瓣裂的分果爿。外种皮膜质，橙红色，易剥落，上面密被凸起的腺点。

性味归经：甘、淡、微涩、凉。归肺、胃经。

功能主治：清热解毒，消肿止痛。用于牙龈脓肿，哮喘。

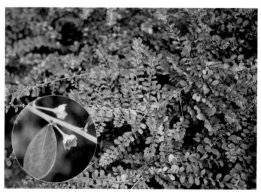

余甘子 (油甘子、油柑果、滇橄榄)

来　　源：大戟科植物余甘子 *Phyllanthus emblica* L.的干燥成熟果实。生于山地疏林、灌木丛中或山坡向阳处。分布于江西、广东、海南、广西、贵州等地。

识别要点：叶片纸质，二列，线状长圆形，下面浅绿色，多朵雄花和1朵雌花组成腋生的聚伞花序。蒴果圆球形，外果皮肉质，绿白色或淡黄白色。

性味归经：甘、酸、涩，凉。归肺、胃经。

功能主治：清热凉血，消食健胃，生津止咳。用于血热血瘀，消化不良，腹胀，咳嗽，喉痛，口干。

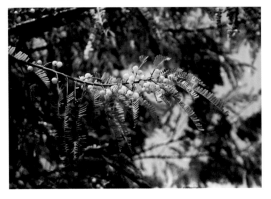

鲜余甘子 (油甘子、油柑子、滇橄榄)

来　　源：大戟科植物余甘子 *Phyllanthus emblica* L.的新鲜近成熟果实。生于山地疏林、灌木丛中或山坡向阳处。分布于江西广东、海南、广西、贵州等地国。

识别要点：叶片纸质，二列，线状长圆形，下面浅绿色，多朵雄花和1朵雌花组成腋生的聚伞花序。蒴果圆球形，外果皮肉质，绿白色或淡黄白色。

性味归经：甘、酸、涩，凉。归肺、胃经。

功能主治：清热凉血，消食健胃，生津止咳。用于脘腹胀满，肺热咳嗽，喉疼，口干。

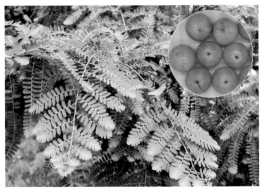

牛耳枫 (老虎耳、岭南虎皮楠、牛耳铃)

来　　源：虎皮楠科植物牛耳枫 *Daphniphyllum calycinum* Benth.的干燥带叶茎枝。生于疏林或灌丛中。分布于广西、广东、福建、江西等地。

识别要点：叶纸质，先端具短尖头，全缘，略反卷。总状花序腋生，果实卵圆形，较小，被白粉，具小疣状突起，先端宿存柱头，基部具宿萼。

性味归经：辛、甘，凉；有小毒。归经未知。

功能主治：清热解毒，祛风活血，止痛消肿。

主　　治：风湿骨痛，疮疡肿毒，跌打骨折，毒蛇咬伤。孕妇禁用。

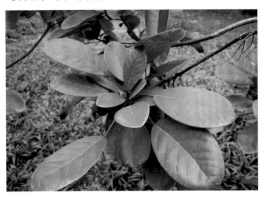

绣球 (粉团花、紫阳花、绣球花)

来　　源：绣球科植物绣球 *Hydrangea macrophylla* (Thunb.) Ser.的全株。生于山谷溪旁或山顶疏林中。我国各地栽培，变种较多。

识别要点：小枝粗壮，皮孔明显。叶大而稍厚，对生。花大型，由许多不孕花组成顶生伞房花序。花色多变，初时白色，渐转蓝色或粉红色。

性味归经：苦、微辛，寒；有小毒。归心、胆经。

功能主治：清热，抗疟。用于疟疾，心热惊悸，烦躁。

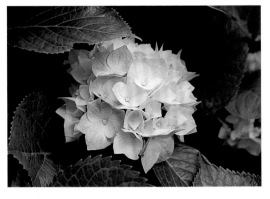

蛇莓 （野杨梅、地莓、蛇含草）

来　源: 蔷薇科植物蛇莓 *Duchesnea indica*（Andr.）. Focke的干燥全草。生于山坡、路旁及杂草间。分布于辽宁、河北、河南、福建、广东等地。

识别要点: 匍匐茎多数，小叶片两面皆有柔毛。花单生于叶腋，花瓣倒卵形，黄色，花托在果期膨大，海绵质，鲜红色，有光泽。瘦果卵形。

性味归经: 甘、苦，寒。归肺、肝、大肠经。

功能主治: 清热解毒，散瘀消肿，凉血止血。用于外感风热咳嗽，小儿高热惊风，咽喉肿痛，目赤肿痛，热毒泻痢，湿疹黄疸，痈肿疔疮，口疮，痄腮，吐血，崩漏，月经不调，跌打肿痛，蛇虫咬伤，水火烫伤。

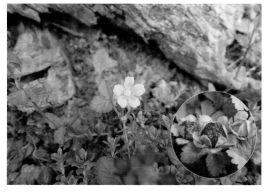

茅莓根 （红梅消、蛇泡筋、三月泡）

来　源: 蔷薇科植物茅莓 *Rubus parvifolius* L.的干燥根。生于向阳的山坡，路旁，分布于河北，山西，陕西，四川及我国中南地区和华东各省。

识别要点: 枝被柔毛和稀疏钩状皮刺。小叶3枚，下面密被灰白色绒毛，边缘有不整齐粗锯齿。花粉红至紫红色，基部具爪。卵球形果实红色。

性味归经: 甘、苦，微寒。归肺、肝、大肠、膀胱经。

功能主治: 清热解毒，祛风利湿，活血凉血。用于感冒发热，咽喉肿痛，风湿痹痛，湿热黄疸，湿热泄泻，热毒泻痢，水肿，热淋，石淋，咳血，吐血，崩漏，跌打损伤，疮痈肿毒，痄腮，瘰疬，湿疹，皮肤瘙痒。孕妇禁用。

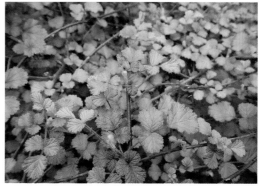

黄蔷薇 （红眼刺）

来　源: 蔷薇科植物黄蔷薇 *Rosa hugonis* Hemsl. 的果实。生于海拔1000米左右的山坡丛林。分布于陕西，甘肃，青海，宁夏和内蒙古等区。

识别要点: 小枝皮刺扁平，常混生细密针刺。小叶5～13。花单生于叶腋，花瓣黄色，先端微凹。果实扁球形紫红色至黑褐色，萼片宿存反折。

性味归经: 甘，平。归肺、肝经。

功能主治: 清热解毒，活血止血。用于暑热吐血，暑热烦渴，热毒泻痢，疟疾，痈疖，月经不调。

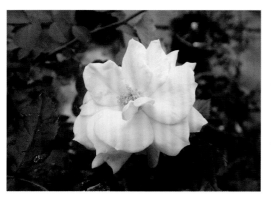

大叶相思 （耳叶相思）

来　源: 含羞草科植物大叶相思 *Acacia auriculiformis* A. Cunn ex Benth.的心材水煎液浸膏。原产澳大利亚北部和新西兰。我国广东、广西、福建引种。

识别要点: 幼苗具二回羽状复叶，幼苗第4片真叶后小叶退化，叶柄呈叶状，变态叶披针形、革质，平行脉3～6条。穗状花序，黄色，腋生，花瓣匙形。荚果初始平直，成熟时扭曲成圆环状，荚果成熟时旋卷，果瓣木质，结种处略膨大。种子椭圆形，黑色，有光泽。

性味归经: 苦，涩，微寒。

功能主治: 清热，生津，化痰，敛疮，生肌。用于水泻，肠黏膜炎，口腔破溃，湿疹，咳嗽，刀伤出血。

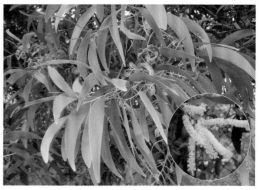

台湾相思 (相思树、台湾柳)

来　　源：含羞草科植物台湾相思 *Acacia confusa* Merr. 的枝叶。生于山坡，路旁或栽培作行道树。分布于台湾、福建、广东、广西、云南等地。

识别要点：苗期的羽状复叶长大后小叶退化，叶柄变为革质叶状柄并呈弯镰状。头状花序球形簇生叶腋，花金黄色。荚果扁平，于种子间微缢缩。

性味归经：甘、淡、平。归心经。

功能主治：去腐生肌。外用治烂疮。

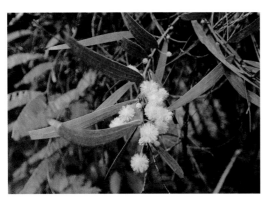

亮叶猴耳环 (亮叶围涎豆、三角果、尿桶弓)

来　　源：含羞草科植物亮叶猴耳环 *Archidendron lucidum* (Benth.) Nielsen. 的干燥叶。生于疏、密林中或林缘灌木丛中。分布于浙江、台湾、福建、广东、广西、云南、四川等地。

识别要点：叶柄基部、每对羽片下和小叶片下的叶轴上均有圆形而凹陷的腺体，小叶基部略偏斜，上面亮深绿色。花白色。荚果旋卷成环状。

性味归经：微苦、涩、微寒。归脾、胃、肝经。

功能主治：清热解毒，凉血消肿，止泻。用于乳蛾，胃痛，湿热泄泻。外用治水火烫伤，疮痈疥肿。

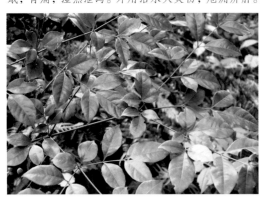

猴耳环 (围涎豆、蛟龙木、落地金钱)

来　　源：含羞草科植物猴耳环 *Archidendron clypearia* (Jack.) Nielsen 的干燥叶，生于林中。分布于浙江、福建、台湾、广东、广西、云南等地。

识别要点：小枝有明显的棱角，密被黄褐色绒毛。二回羽状复叶有小叶10～12对，小叶革质，斜菱形，顶部的最大。花冠白色或淡黄色。荚果旋卷。

性味归经：微苦、涩、微寒。归脾、胃、肝经。

功能主治：清热解毒，凉血消肿，止泻。用于乳蛾，胃痛，湿热泄泻。外用治水火烫伤，疮痈疥肿。

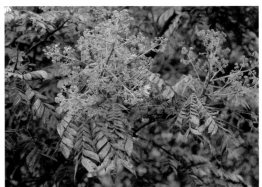

羊蹄甲 (紫花羊蹄甲、红花羊蹄甲)

来　　源：苏木科植物羊蹄甲 *Bauhinia purpurea* L. 的树皮、根及花。分布于我国南部；中南半岛、印度，斯里兰卡也有分布。

识别要点：近圆形叶硬纸质，先端2裂。花蕾纺锤形，具4～5棱或狭翅，萼佛焰苞状，花瓣紫红色或淡红色，能育雄蕊3枚。荚果带状，扁平似镰状，木质果瓣扭曲将种子弹出。

性味归经：苦，寒。归心经。

功能主治：清热解毒，收敛。用于水火烫伤，痈疮肿毒。

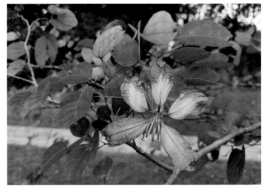

望江南（毒扁豆、羊角豆、狗屎豆）

来　　源：苏木科植物望江南 *Cassia occidentalis* L. 的干燥带叶茎枝。生于河边滩地、旷野或疏林中。分布于我国东南部、西南部各地。

识别要点：羽状复叶有小叶 4～5 对，叶柄近基部有大而带褐色、圆锥形的腺体 1 枚。花瓣黄色。荚果带状镰形，褐色，压扁，种子间有薄隔膜。

性味归经：苦，寒。归肺、肝、胃经。

功能主治：清肺止咳，清肝明目，通利二便，解毒消肿。用于肺热咳嗽气喘，肝阳上亢，头痛目赤，血淋，大便秘结，痈肿疮毒，蛇虫咬伤。

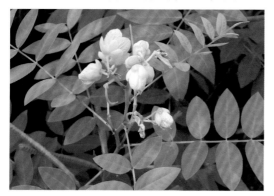

望江南子（假决明子、江南豆、水爪豆）

来　　源：苏木科植物望江南 *Cassia occidentalis* L. 的干燥种子。生于河边滩地，旷野或疏林中。分布于我国东南部，南部及西南各地。

识别要点：羽状复叶有小叶 4～5 对，叶柄近基部有大而带褐色、圆锥形的腺体 1 枚。花瓣黄色。荚果带状镰形，褐色，压扁，种子间有薄隔膜。

性　　味：甘、苦，凉；有毒。

功　　能：清肝明目，健胃，通便，解毒。

主　　治：目赤肿痛，头晕头胀，消化不良，胃痛，腹痛，痢疾，便秘。

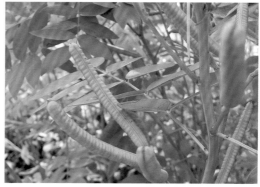

决明子（草决明、马蹄决明）

来　　源：苏木科植物决明 *Cassia obtusifolia* L. 的干燥成熟的种子。生于山坡、旷野及河滩沙地。分布于我国长江以南各地。

识别要点：羽状复叶有小叶 3 对，叶轴上每对小叶间有棒状的腺体 1 枚。花腋生，通常 2 朵聚生，花瓣黄色。荚果近四棱形，种子菱形，光亮。

性味归经：甘、苦、咸，微寒。归肝、大肠经。

功能主治：清热明目，润肠通便。用于目赤涩痛，羞明多泪，头痛眩晕，目暗不明，大便秘结。

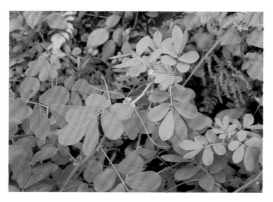

酸豆（酸角、罗晃子、罗望子）

来　　源：苏木科植物酸豆 *Tamarindus indica* L. 的干燥果实。生于村边，路旁和河流出口附近的滩涂上。分布于台湾、福建、广东、广西、云南等地。

识别要点：小叶小，长圆形，先端圆钝或微凹，基部圆而偏斜，无毛。花黄色或杂以紫红色条纹。荚果圆柱状长圆形，肿胀，棕褐色，种子褐色。

性味归经：甘、酸，微寒。归心、胃经。

功能主治：清热解暑，和胃消积。用于中暑，食欲不振，小儿疳积，妊娠呕吐，大便秘结。

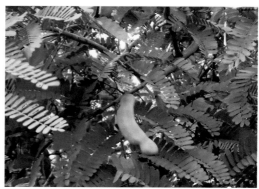

木豆叶 (三叶豆、野黄豆、观音石)

来　　源：蝶形花科植物木豆 *Cajanus cajan*（L.）Millsp. 的干燥叶。原产地印度。我国云南、四川、江西、湖南、广西、广东、海南、浙江、福建、台湾、江苏等地有栽培。

识别要点：小枝有明显纵棱。叶具羽状纸质3小叶，先端渐尖，上面被极短的灰白色短柔毛。花数朵生于花序顶端，花冠黄色。荚果线状长圆形。

性味归经：淡，平；有小毒。归心经。

功能主治：解毒消肿。用于小儿水痘，痈肿疮疖。

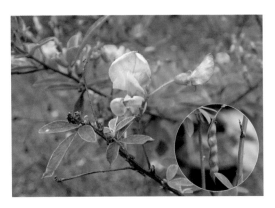

自消容 (大金不换)

来　　源：蝶形花科植物大猪屎豆 *Crotalaria assamica* Benth. 的干燥茎叶。生于山坡路旁及山谷草丛中。分布于广东、广西、贵州、云南等地。

识别要点：叶片倒披针形或长椭圆形，先端具细小短尖，下面被锈色短柔毛。总状花序有花20～30朵，花冠黄色。荚果长圆形，种子20～30颗。

性味归经：淡，微寒；有毒。归肺、脾经。

功能主治：清热解毒，凉血止血，利水消肿。用于小儿头疮，口疮，牙痛，肺热咳嗽咯血，跌打损伤，外伤出血，水肿，热淋，石淋，风湿骨痛。

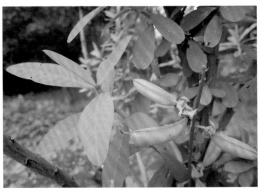

小槐花 (羊带归、山蚂蝗、粘身草)

来　　源：蝶形花科植物小槐花 *Desmodium caudatum*（Thunb.）DC. 的根或全株。生于山坡、路旁草地、沟边、林缘。分布于我国长江以南各地。

识别要点：3出复叶，顶生小叶披针形，侧生小叶较小，叶柄扁。总状花序腋生，花冠蝶形，绿白色。荚果稍弯曲，荚节4～6，矩形。

性味归经：苦，平。归肺、肝、脾经。

功能主治：清热利湿，消积散瘀，消肿止痛，杀虫。用于咳嗽，吐血，风湿腰痛，水肿，小儿疳积，痈疮，溃疡，跌打损伤，湿热泻痢，湿热黄疸，蛔虫病，毒蛇咬伤。

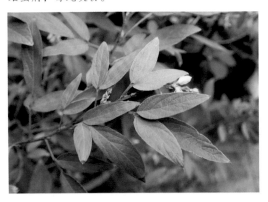

人字草 (夜关门、细花草、莲子草)

来　　源：蝶形花科植物鸡眼草 *Kummerowia strata*（Thunb.）Schindl. 的干燥全草。生于路、山坡、田边、杂草丛中。分布于我国南北各地。

识别要点：复叶互生，披针形小叶2枚，生于叶柄顶端，托叶卵状披针形，基部着生处延生而成一距。花黄色。荚果由2～6个荚节组成，荚节有小刺。

性味归经：甘、辛、微苦，微寒。归肺、胃、肝经。

功能主治：清热解毒，健脾利湿，化瘀止血。用于感冒发热，暑湿吐泻，热毒泻痢，湿热黄疸，小儿疳积，赤白带下，热淋，血淋，咯血，衄血，跌打损伤。

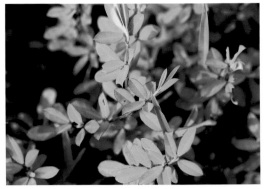

麻大戟 (草大戟、美丽胡枝子根皮)

来　　源：蝶形花科植物美丽胡枝子 *Lespedeza formosa* (Vogel) Koehne 的干燥根皮。生于山坡、路旁及林缘灌丛中。分布于河北、广东等地。

识别要点：多分枝，三出复叶被柔毛。总状花序腋生，花冠红紫色。荚果倒卵形或倒卵状长圆形，表面具网纹且被疏柔毛。

性味归经：苦、微涩，微寒。归肺、胃、肝经。

功能主治：清热凉血，消肿止痛。用于肺热咳血，疮痈疖肿，胃脘灼痛，风湿骨痛。外用治骨折，脱臼肿痛。

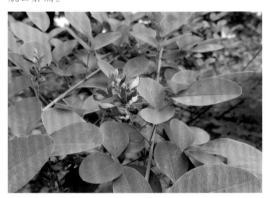

狗爪豆 (黧豆、猫豆)

来　　源：蝶形花科植物狗爪豆 *Mucuna pruriens* var. *utilis* (Well.ex Wight) Baker *ex* Burck 的种子。分布于广东、海南、广西、贵州、湖北、台湾等地。

识别要点：3出复叶，互生，顶生小叶广卵形，侧生小叶基部极偏斜，两面均被白色疏毛。总状花序下垂，花冠深紫色或白色，荚果成熟时黑色。

性味归经：甘、微苦，温；有小毒。归肾经。

功能主治：温肾益气。用于腰脊酸痛。

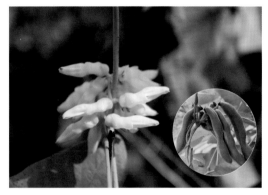

葛花/野葛 (野葛花、葛条花、葛藤花)

来　　源：蝶形花科植物野葛 *Pueraria lobata* (Willd.) Ohwi 的干燥花。生于山地疏林。各地均有分布。

识别要点：全体被黄色长硬毛，有粗大的块根。羽状复叶具3小叶。总状花序中部以上有颇密集的花，花冠紫色。荚果长椭圆形，被褐色长硬毛。

性味归经：甘、平。归脾、胃经。

功能主治：解酒醒脾，解肌退热，生津止渴，止泻治痢。用于伤酒发热烦渴，不思饮食，呕逆吐酸，吐血，肠风下血。

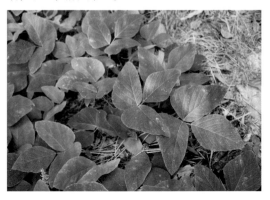

葛花/甘葛藤 (粉葛花、葛条花、葛藤花)

来　　源：蝶形花科植物甘葛藤 *Pueraria thomsonii* Benth. 的干燥花。广东有栽培。

识别要点：羽状复叶具3小叶，小叶柄及总叶柄均密被长硬毛。总状花序腋生，花3朵生于花序轴的每节上，花紫色或粉红。荚果带形，种子红棕色。

性味归经：甘、平。归脾、胃经。

功能主治：解酒醒脾，解肌退热，生津止渴，止泻治痢。用于伤酒发热烦渴，不思饮食，呕逆吐酸，吐血，肠风下血。

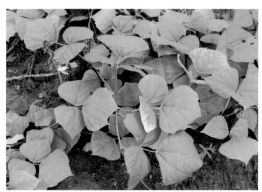

苦参（山槐根、川参、牛参）

来　　源：蝶形花科植物苦参 *Sophora flavescens* Ait. 的干燥根。生于山坡草地、平原、路旁、沙质土壤向阳处。我国各地均有分布。

识别要点：羽状复叶有纸质小叶6~12对。花白色或淡黄白色。荚果呈不明显串珠状，成熟后开裂成4瓣，有种子1~5粒，种子深红褐色或紫褐色。

性味归经：苦，寒。归心、肝、胃、大肠、膀胱经。

功能主治：清热燥湿，杀虫，利尿。用于热痢，便血，黄疸尿闭，赤白带下，阴肿阴痒，湿疹，湿疮，皮肤瘙痒，疥癣麻风；外治滴虫性阴道炎。

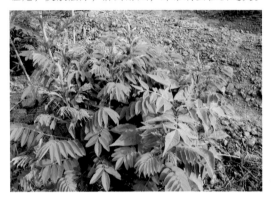

山豆根（广豆根、苦豆根、豆根）

来　　源：蝶形花科植物越南槐 *Sophora tonkinensis* Gagnep. 的干燥根及根茎。生于山地石隙或灌木丛中。分布于广东、广西、贵州等地。

识别要点：羽状复叶有小叶5~9对，革质，下面被紧贴的灰褐色柔毛，总状花序顶生，花冠黄色。荚果串珠状，稍扭曲，种子卵形，黑色。

性味归经：苦，寒；有毒。归肺、胃经。

功能主治：清热解毒，消肿利咽。用于火毒蕴结，乳蛾喉痹，咽喉肿痛，齿龈肿痛，口舌生疮。

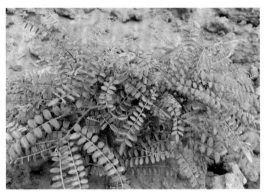

布狗尾（土狗尾、狼尾草、猫公尾）

来　　源：蝶形花科植物长穗猫尾草 *Uraria crinita* (L.) Desv. ex DL. 的干燥全草。生于旷野坡地、路旁灌丛中。分布于福建、江西、广东等地。

识别要点：奇数羽状复叶互生；有长柄，小叶3~7片。总状花序成穗状，先端弯曲，形似"狗尾"，花稠密，花冠蝶形。荚果扭曲重叠，略被短毛。

性味归经：甘、淡，微寒。归脾、大肠经。

功能主治：清热化痰，凉血止血，杀虫消积。用于风热感冒，咳嗽痰多，疟疾，吐血，咯血，尿血，外伤出血，小儿疳积，丝虫病。

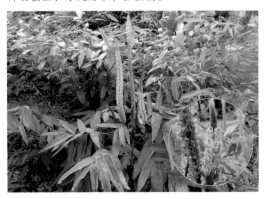

绿豆（青小豆）

来　　源：蝶形花科植物绿豆 *Phaseolus radiatus* L. 的干燥成熟种子。我国南北各地均有栽培。

识别要点：羽状复叶具3小叶，小叶卵形，基部三脉明显。总状花序腋生，有花4至数朵，最多可达25朵。荚果线状圆柱形，平展。

性味归经：甘，凉。归心、胃经。

功能主治：清热解毒，消暑，利水。用于暑热烦渴，丹毒，痈肿，水肿，泻痢，药食中毒。

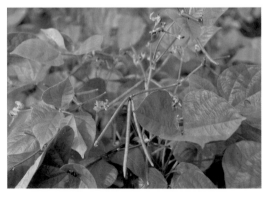

田菁（小野蚂蚱豆、向天蜈蚣）

来　　源：蝶形花科植物田菁 *Sesbania cannabina* (Retz.) Poir. 的根、叶、种子。生于水田、水沟等潮湿低地。分布于海南、江苏、浙江、江西、福建、广西、云南等地。

识别要点：幼枝折断有白色黏液，枝髓粗大充实。羽状复叶，小叶对生，线状长圆形，先端钝至截平，具小尖头。花黄色。荚果细长圆柱形，喙尖。

性味归经：甘，微苦，平。归心、肾、膀胱经。

功能主治：清热凉血，解毒利尿。用于发热，目赤肿痛，消渴，小便淋痛，尿血，毒蛇咬伤。

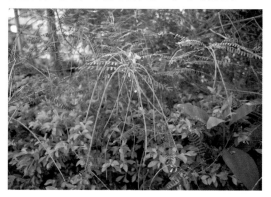

相思藤（土甘草、相思子藤、山甘草）

来　　源：蝶形花科植物相思子 *Abrus precatorius* L. 的干燥茎叶。生于山地疏林。分布于台湾、广东、广西、云南等省区。

识别要点：攀援灌木。枝细弱。偶数羽状复叶互生，小叶8～15对，具短柄，长圆形。总状花序成头状，生在短枝上，花冠淡紫色。荚果黄绿色，革质，长圆形，种子4～6粒，椭圆形，在脐一端黑色，上端朱红色。

性味归经：甘、凉。归肺、脾、肝经。

功能主治：清热解毒，利尿。用于风热感冒，咽喉肿痛，肺热咳嗽，乳痈，疮疖，湿热黄疸。

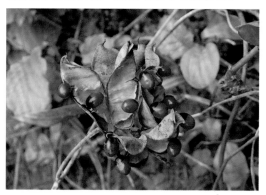

木麻黄（驳骨松、木贼麻黄）

来　　源：木麻黄科植物木麻黄 *Casuarrina equisetifolia* L. 的嫩枝、根。原产大洋洲。我国广西、广东、福建、台湾沿海地区普遍栽培。

识别要点：树皮不规则纵裂，内皮深红色。枝红褐色，有密集的节，最末次分出的小枝纤细，鳞片状叶紧贴。球果状果序椭圆形，两端近截平或钝。

性味归经：微苦、辛，温。归肺、大肠、小肠经。

功能主治：宣肺止咳，行气止痛，温中止泻，利湿。用于感冒发热，咳嗽，疝气，泻痢腹痛，小便不利，脚气肿痛。

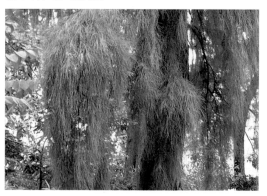

柘树果实（水荔枝、野荔枝、山荔枝）

来　　源：桑科植物柘树 *Maclura tricuspidata* Carriere 的果实，生于阳光充足的荒坡、山地、林缘和溪旁。分布于我国华东、中南以及河北、陕西等地。

识别要点：小枝具棱，有棘刺。叶卵形或菱状卵形。雌雄花序均为球形头状花序，花被片4，肉质，内面有黄色腺体2个。聚花果近球形，橘红色。

性味归经：苦，平。归肝经。

功能主治：清热凉血，舒筋活络。用于跌打损伤。

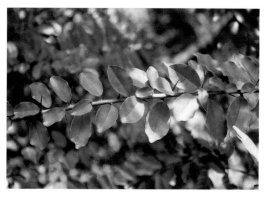

高山榕（高榕、鸡榕、大叶榕、榕须）

来　　源：桑科植物高山榕 *Ficus altissima* Bl. 的气根。散生于中海拔至高海拔的山区林缘或疏林中。分布广东、广西、云南等地。

识别要点：叶厚革质，广卵形至广卵状椭圆形，全缘，两面光滑，托叶厚革质，外面被灰色绢丝状毛。榕果成对腋生，卵圆形，成熟时红色或带黄色。

性味归经：苦，平。归肺、脾、肾经。

功能主治：散风热，祛风湿，活血止痛。用于时行感冒，百日咳，麻疹不透，乳蛾扁，目赤肿痛，痧气腹痛，久痢，胃痛，白带，湿疹，阴痒，风湿骨痛，跌打损伤。

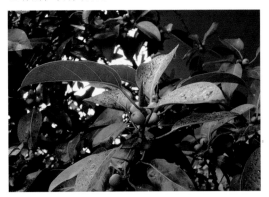

无花果（奶浆果、文仙果、映日果）

来　　源：桑科植物无花果 *Ficus carica* L. 的干燥果实。常栽培在温暖向阳的边角隙地。分布于全国各地。

识别要点：叶厚纸质，表面粗糙，背面密生细小钟乳体及灰色短柔毛。榕果单生叶腋，大而梨形，顶部下陷，成熟时紫红色或黄色。

性味归经：甘，凉。归肺、胃、大肠经。

功能主治：清热生津，健脾开胃，解毒消肿。用于咽喉肿痛，燥咳声嘶，乳汁稀少，肠热便秘，食欲不振，消化不良，痢疾，痈肿，癣疾。

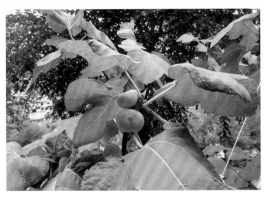

菩提树（印度波树、印度菩提树、思维树）

来　　源：桑科植物菩提树 *Ficus religiosa* L. 的干燥树皮、花。原产印度。分布于我国喜马拉雅山区，广东、广西、云南多为栽培。

识别要点：叶革质，三角状卵形，表面深绿色，光亮，先端骤尖，顶部延伸为尾状，叶柄纤细，有关节。榕果球形至扁球形，成熟时红色，光滑。

性味归经：苦，寒。归胃经。

功能主治：清热止痛，固齿。用于牙痛，牙齿浮动。

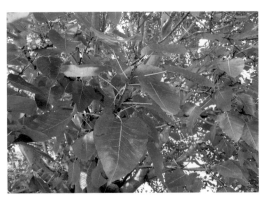

雀榕根（笔管树、雀榕）

来　　源：桑科植物笔管榕 *Ficus superba* Miq. var. *japonica* Miq. 的根。生于低海拔山坡林中或河岸。分布于云南、广东、海南、广西、福建、台湾、浙江等地。

识别要点：有板根或支柱根。叶互生，叶片坚纸质。隐头花序（榕果）单生或成对腋生、或簇生于已落叶的小枝上、近球形、成熟时黄色或紫红色。

性味归经：甘，微苦，平。归心、肝经。

功能主治：清热解毒，除湿止痒。用于乳痈，漆疮，湿疹，鹅口疮。

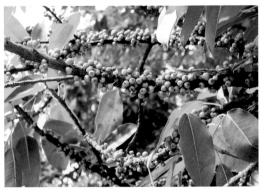

楼梯草（细水麻叶、赤车使者、冷清苎麻）

来　　源：荨麻科植物楼梯草 *Elatostema involucratum* Franch. & Sav 的干燥全草。生于山谷沟边、林中或灌丛中。分布于云南、贵州、广东等地。

识别要点：茎肉质。叶片草质，无柄，斜倒披针状长圆形或斜长圆形，有时稍镰状弯曲，顶端骤尖，基部在狭侧楔形。瘦果卵球形。

性味归经：微苦，微寒。归肺、肝、膀胱经。

功能主治：清热解毒，祛风胜湿，活血止痛。用于肺热咳嗽，附骨疽，大脚风，疮疖，缠腰火丹，湿热黄疸，水肿，淋证，风湿骨痛，跌打肿痛，骨折，牙痛，毒蛇咬伤，水火烫伤。

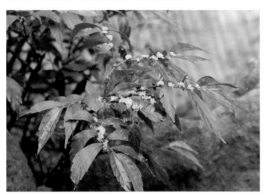

花叶冷水花（白斑叶冷水花、金边山羊血）

来　　源：荨麻科植物花叶冷水花 *Pilea cadierei* Gagnep. & Guill. 的全草。我国各地有栽培。

识别要点：叶上面深绿色，中央有2条间断的白斑，下面淡绿色，钟乳体梭形，基出脉3。雌雄异株，雄花序头状，常成对生于叶腋，花被片4枚。

性味归经：甘、淡，凉。归心、膀胱经。

功能主治：清热解毒，利尿。用于疔疮肿毒，小便不利。

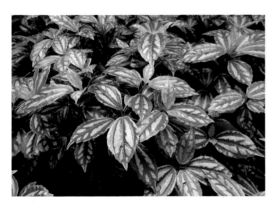

吐烟花（吐烟草、吐团花）

来　　源：荨麻科植物吐烟花 *Pellionia repens* (Lour.) Merr. 的全草。生于山谷林下或石上阴湿处。分布于云南、广东、海南等地。

识别要点：叶具短柄，叶片斜长椭圆形或斜倒卵形，基部在狭侧钝，在宽侧耳形，边缘有波状浅钝齿，上面无毛，半离基三出脉。瘦果有小瘤状突起。

性味归经：甘、微涩，凉。归心、肝、脾经。

功能主治：清热利湿，宁心安神。用于湿热黄疸，臌胀，失眠健忘，臁疮，疮疖肿毒。

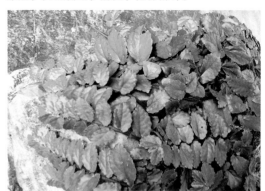

小叶冷水花（透明草、玻璃草）

来　　源：荨麻科植物小叶冷水花 *Pilea microphylla* (L.) Liebm. 的全草。生于石山石缝中及湿墙上。分布于于我国华中、华南、西南各地。广东全省，尤以中部地区常见。

识别要点：茎肉质，多分枝，密布条形钟乳体。叶很小，同对的不等大，倒卵形至匙形。雌雄同株，有时同序，聚伞花序密集成近头状，具梗。

性味归经：淡、涩，凉。归心、肝经。

功能主治：清热解毒，安胎。用于无名肿毒，痈疮疖肿，水火烫伤，胎动不安。

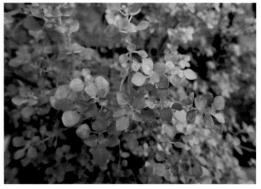

冷水花（长柄冷水麻、水麻叶、甜草）

来　　源：荨麻科植物冷水花*Pilea notata* C.H. Wright 的全草。生于林下或沟旁阴湿处。分布于中南及江苏、安徽、甘肃、台湾等地。

识别要点：匍匐茎肉质。叶纸质，基出脉3条，其侧出的二条弧曲。花雌雄异株，花被片绿黄色，4深裂，瘦果圆卵形，顶端歪斜，熟时绿褐色。

性味归经：淡、微苦，凉。归脾、肝、膀胱经。

功能主治：清热利湿，消肿散结，健脾和胃。用于湿热黄疸，赤白带下，淋浊，尿血，小儿夏季热，疟母，消化不良，跌打损伤。

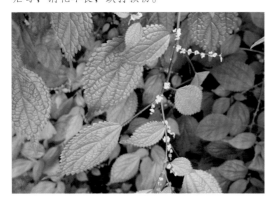

雾水葛（胀风消、地消散、啜脓膏）

来　　源：荨麻科植物雾水葛*Pouzolzia zeylanica*（L.）Benn 的带根全草。生于丘陵或低山的灌丛、沟边或田边。分布于云南、广西、广东、湖北、等地。

识别要点：叶对生，叶片草质，卵形或宽卵形，全缘，侧脉1对。雄花花被狭长圆形，雌花花被菱状卵形，顶端有2小齿。瘦果卵球形，淡黄白色。

性味归经：甘、淡，寒。归心、胃、大肠经。

功能主治：清热解毒，消肿排脓，利水通淋。用于疮疡痈疽，乳痈，风火牙痛，热毒泻痢，湿热泄泻，小便涩痛，白浊。

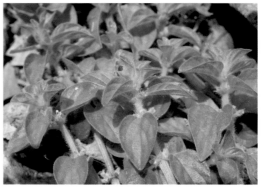

葎草（勒草、割人藤）

来　　源：桑科植物葎草*Humulus scandens*（Lour.）Merr. 的全草。生于村庄附近的土坡上或路旁的绿篱中。几乎分布全国各地。

识别要点：茎和叶柄上有细倒钩。单叶对生，叶片掌状3～7裂，两面有粗糙刚毛。雄花为柔荑花序，雌花为球形穗状花序。聚花果绿色，松球状。

性味归经：甘、苦，寒。归肺、胃、大肠、膀胱经。

功能主治：清热解毒，退热除湿，利尿通淋。用于肺热咳嗽，发热烦渴，骨蒸潮热，热淋涩痛，湿热泻痢，热毒疮疡，皮肤瘙痒。

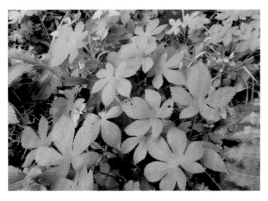

岗梅（白点秤、点称星、称星木）

来　　源：冬青科植物梅叶冬青*Ilex asprella*（Hook. & Arn.）Champ. ex Benth. 的干燥根及茎。生于山地疏林或灌丛中。分布于福建、广东等地。

识别要点：长枝栗褐色，具淡色皮孔。膜质叶在长枝上互生，在缩短枝上簇生枝顶。花冠白色，辐状。果球形，熟时变黑色。

性味归经：苦、微甘，凉。归肺、脾、胃经。

功能主治：清热解毒，生津止渴，利咽消肿，散瘀止痛。用于感冒发热，肺热咳嗽，热病津伤口渴，咽喉肿痛，跌打瘀痛。治跌打损伤可内服并外敷。

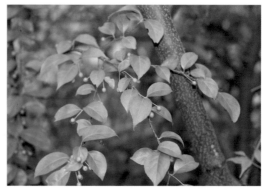

四季青 (万年枝、红冬青)

来　　源：冬青科植物冬青 *Ilex chinensis* Sims 的干燥叶。生于山坡常绿阔叶林中和林缘。分布于江苏、湖北、湖南、广东、广西、云南等地。

识别要点：叶互生，革质，先端渐尖，基部楔形，边缘疏生浅锯齿，冬季变紫红色。花单性，雌雄异株，花瓣4，淡紫色。核果椭圆形，熟时红色。

性味归经：苦、涩，凉。归肺、大肠、膀胱经。

功能主治：清热解毒，消肿祛瘀。用于肺热咳嗽，咽喉肿痛，痢疾，胁痛，热淋；外治烧烫伤，皮肤溃疡。

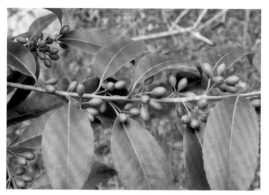

苦丁茶 (菠萝树、大叶茶、苦灯茶)

来　　源：冬青科植物扣树 *Ilex kaushue* S. Y. Hu. 的干燥叶。生于沟谷或山坡疏林中。分布于广东、广西、海南、湖南、湖北等地。

识别要点：枝条具明显隆起、阔三角形或半圆形的叶痕。叶片厚革质，边缘具疏锯齿，齿尖黑色。花淡黄绿色，4基数。果球形，成熟时红色。

性味归经：苦，甘，寒。归肺、肝、胃经。

功能主治：疏风清热，除烦止渴，消食化痰。用于热病烦渴，风热头痛，牙痛，目赤，聍耳流脓，湿热痢疾，食滞有痰。

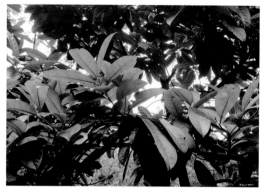

毛冬青 (毛楝子、茶叶冬青、细叶冬青)

来　　源：冬青科植物毛冬青 *Ilex pubescens* Hook. & Arn. 的干燥根及茎。生于山坡疏林和灌木丛。分布于广东、海南、广西等地。

识别要点：小枝密被长硬毛，具纵棱脊。叶片纸质或膜质，两面被长硬毛，背面沿主脉更密。花粉红色，花瓣4～6枚。果球形，成熟后红色。

性味归经：苦、涩，寒。归肺、心经。

功能主治：清热解毒，活血通络，止咳平喘。用于风热感冒，肺热咳喘，咽喉肿痛，乳蛾，牙龈肿痛，丹毒，胸痹心痛，中风偏瘫，痃疽，水火烫伤。

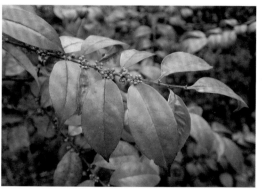

救必应 (冬青仔、龙胆仔、熊胆木)

来　　源：冬青科植物铁冬青 *Ilex rotunda* Thunb. 的干燥树皮。生于山谷、溪边的疏林中或丘陵地带。分布于广东、海南、江苏、浙江、台湾等。

识别要点：叶片薄革质或纸质，全缘，稍反卷，叶柄顶端具叶片下延的狭翅。花绿白色，4基数，花冠辐状。果近球形，成熟时红色，宿存花萼平展。

性味归经：苦，寒。归肺、胃、大肠、肝经。

功能主治：清热解毒，利湿止痛。用于暑湿发热，咽喉肿痛，湿热泻痢，脘腹胀痛，风湿痹痛，湿疹，疮疖，跌打损伤。

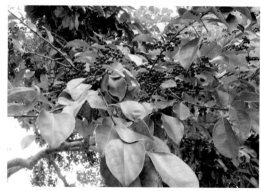

黄药 （长叶鼠李、长叶冻绿、黎辣根）

来　源：鼠李科植物黄药 *Rhamnus crenata* Sieb. & Zucc. 的根或根皮。生于山地林下或灌丛中。分布于陕西、河南、安徽、江苏、浙江、江西、福建、台湾、广东、广西、湖南、云南等地。

识别要点：叶片薄纸质，同对叶常不同形，叶柄也不等长。圆锥状聚伞花序顶生，密生茸毛，花冠淡黄色，4裂近二唇形。核果卵球形。

性味归经：苦，平；有毒。归肝经。

功能主治：清热解毒，利湿杀虫。用于疥疮、癣癞，疔疮，湿疹，脓疱疮，麻风，蛔虫病。

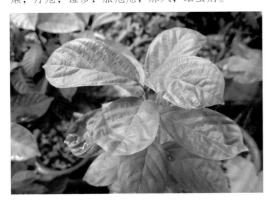

台湾青枣 （滇枣阳市、滇刺枣）

来　源：鼠李科植物台湾青枣 *Ziziphus mauritiana* Lam. 的树皮。生于山坡、丘陵、河边湿林中或灌丛中。分布于云南、四川、广东、广西等地。

识别要点：老枝紫红色，有2个托叶刺。叶纸质，下面被黄色或灰白色绒毛。花瓣矩圆状匙形，基部具爪。核果矩圆形或球形。

性味归经：苦，凉。归心经。

功能主治：解毒生肌。用于水火烫伤。

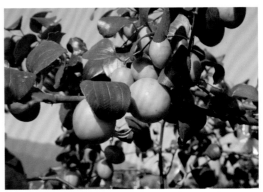

乌蔹莓 （五叶莓、五叶藤、五龙草）

来　源：葡萄科植物乌蔹莓 *Cayratia japonica* (Thunb.) Gagnep 的全草或根。生于山谷林中或山坡灌丛。分布于陕西、河南、广东、云南等地。

识别要点：草质藤本卷须2～3叉分枝，与叶对生。鸟足状复叶互生。花序腋生，花瓣4，三角状卵圆形。果实近球形，黑褐色。

性味归经：苦、酸，寒。归心、肝、胃经。

功能主治：清热利湿，解毒消肿。用于热毒痈肿，疔疮，丹毒，咽喉肿痛，蛇虫咬伤，水火烫伤，风湿痹痛，黄疸，泻痢，白浊，尿血。

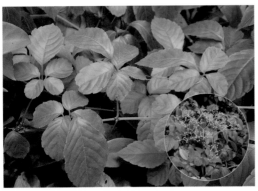

白粉藤 （白薯藤、山葫芦）

来　源：葡萄科植物白粉藤 *Cissus repens* Lam. 的干燥藤叶。生于海拔100～1800米的山谷疏林或山坡灌丛。分布于广东、广西、贵州、云南等地。

识别要点：草质藤茎有纵棱，常被白粉，卷须2叉分枝。叶心状卵圆形，基出脉3～5，网脉不明显。果实倒卵圆形，有倒卵圆形种子1粒。

性味归经：苦，寒。归肝、脾经。

功能主治：清热利湿，解毒消肿。用于湿热泻痢，痈肿疔疮，湿疹瘙痒，毒蛇咬伤。

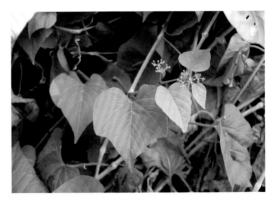

三叶青 <small>(骨碎藤、三叶扁藤、蛇附子)</small>

来　　源： 葡萄科植物三叶崖爬藤 *Tetrastigma hemsleyanum* Diels et Gilg. 的全株。生于山坡灌丛中。分布于江苏、浙江、广东等地。

识别要点： 草质藤本的卷须不分枝，相隔2节间断与叶对生。叶为3小叶，小叶披针形，侧生小叶基部不对称。花序腋生，比叶柄短、下部有节。果实倒卵球形。

性味归经： 苦、辛，凉。归肺、心、肝、肾经。

功能主治： 清热解毒，活血祛风。用于高热惊厥，肺热咳喘，咽痛，瘰疬，黄疸，水肿，月经不调，风湿痹痛，跌打损伤，痈疔疮疖，湿疹，毒蛇咬伤。

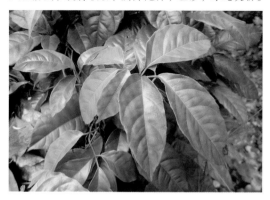

山葡萄 <small>(野葡萄、乌葡萄、山蒲桃)</small>

来　　源： 葡萄科植物蘡奥 *Vitis adstricta* Hance 的干燥茎和叶。生于山谷林中、灌丛、沟边或田埂。分布于河北、广东、广西、四川、云南等地。

识别要点： 木质藤本赤褐色，节上卷须2～3分枝。叶互生，基部心形，边缘有粗锯齿，基生脉5出。圆锥花序与叶对生，小花黄绿色。浆果圆球形。

性味归经： 甘、淡，凉。归心、肾经。

功能主治： 清热利湿，解毒消肿，凉血止血。用于淋证，痢疾，哕逆，风湿痹痛，跌打损伤，瘰疬，湿疹，疮痈肿毒，崩漏，血淋，外伤出血。

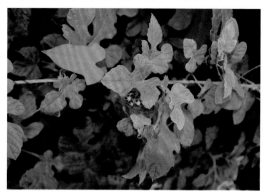

假葡萄叶 <small>(假葡萄、野葡萄、山葡萄)</small>

来　　源： 葡萄科植物蛇葡萄 *Ampelopsis sinica* (Miq.) W. T. Wang 的干燥叶。生于山谷疏林或灌丛中。分布于我国中南及西南地区。

识别要点： 木质藤本上卷须2叉分枝。叶片卵圆形，不分裂或上部微3浅裂，基部心形，两面均无毛，基出脉5。果实近球圆形，有种子2～4颗。

性味归经： 甘、苦，凉；有小毒。归肺、肝、大肠经。

功能主治： 清热解毒，消肿止痛。用于慢性肾炎，小便不利，中耳炎，烧烫伤，跌打肿痛，痈疮肿毒，腮腺炎，疮疡，外伤出血。

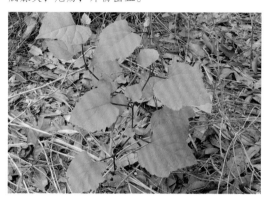

黄皮叶 <small>(油皮、油梅)</small>

来　　源： 芸香科植物黄皮 *Clausena lansium* (Lour.) Skeels 的干燥叶。生于山坡、沟边的杂木林中，也有栽培。分布于浙江、江西、广东等地。

识别要点： 全株多处散生甚多明显凸起的细油点且密被短直毛。复叶有小叶5～11片，小叶两侧不对称。果椭圆形或阔卵形，暗黄色，果肉乳白色，半透明。

性味归经： 辛、苦，凉。归肺经。

功能主治： 疏风解表，除痰行气。用于感冒发热，流脑，咳嗽哮喘，气胀腹痛，小便不利，热毒疥癣。

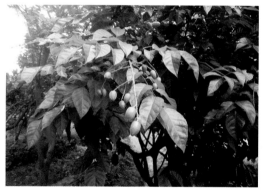

三丫苦（三桠苦、三枝枪、三叉虎）

来　　源：芸香科植物三叉苦 *Melicope pteleifolia* (Champ. ex Benth.) T. G. Hartley 的干燥茎及带叶嫩枝。生于溪边的疏林中。分布于广东等地。

识别要点：指状复叶有小叶3片，矩圆形或长椭圆形，纸质，基部渐狭而成一短柄，全缘。圆锥花序腋生，花瓣4枚，黄色。圆形种子黑色，有光泽。

性味归经：苦，寒。归肝、肺、胃经。

功能主治：清热解毒，行气止痛，燥湿止痒。用于热病高热不退，咽喉肿痛，热毒疮肿，风湿痹痛，湿火骨痛，胃脘痛，跌打肿痛。外用治皮肤湿热疮疹，皮肤瘙痒，痔疮。

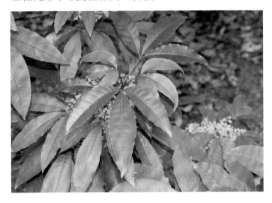

臭草（臭艾、香草、狗屎灵香）

来　　源：芸香科植物芸香 *Ruta graveolens* L. 的全草。栽培植物，我国南部常见，长江以北则栽培于温室。

识别要点：全株有浓烈特殊气味。叶二至三回羽状复叶，末回小羽裂片狭长圆形，灰绿色。花金黄色，蒴果顶端开裂，果皮有油点，种子肾形。

性味归经：辛、微苦，寒。归肺、心、肝经。

功能主治：清热解毒，清暑去湿，凉血散瘀。用于暑湿发热，小儿高热惊风，热毒疮疡，痛经闭经，跌打损伤，湿疹瘙痒，蛇虫咬伤。

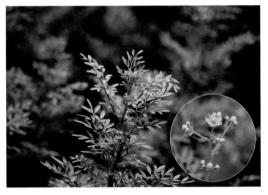

椿皮（红椿、臭椿皮、椿白皮）

来　　源：苦木科植物臭椿 *Ailanthus altissima* (Mill.) Swingle 的干燥根皮或干皮。我国除黑龙江、吉林、新疆、青海、宁夏、甘肃和海南外，各地均有分布。

识别要点：奇数羽状复叶有小叶13～27，小叶对生，纸质，基部偏斜，两侧各具1或2个粗锯齿，揉之有异味。花淡绿色，花瓣5枚。翅果长椭圆形。

性味归经：苦、涩，寒。归大肠、胃、肝经。

功能主治：清热燥湿，收涩止带，止泻，止血。用于赤白带下，湿热泻痢，久泻久痢，便血，崩漏。

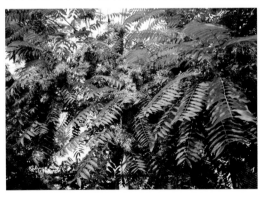

鸦胆子（苦胆子、苦参子、鸦蛋子）

来　　源：苦木科植物鸦胆子 *Brucea javanica* (L.) Merr. 的干燥成熟果实。生长于土壤疏松的海滨地带以及沟边、林缘、灌木丛中。分布于福建、台湾、广东、海南、广西、云南等地。

识别要点：复叶有小叶3～15，小叶边缘有粗齿，两面均被柔毛。花细小，暗紫色。核果1～4枚，长卵形，成熟时灰黑色，种仁含油丰富，味极苦。

性味归经：苦，寒；有小毒。归大肠、肝经。

功能主治：清热解毒，截疟，止痢；外用腐蚀赘疣。用于痢疾，疟疾；外治赘疣，鸡眼。

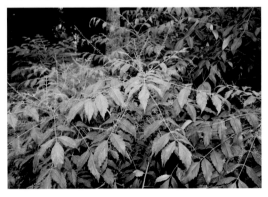

青果（橄榄子、广青果、干青果）

来　　源：橄榄科植物橄榄 *Canarium album* Raeusch. 的干燥成熟果实。栽培于低海拔的杂木林或山上。分布于福建、台湾、广东、四川等地。

识别要点：羽状复叶有小叶3～6对，纸质至革质，长椭圆形。雄花序为聚伞圆锥花序，多花，雌花序为总状花序。果实卵圆形至纺锤形，黄绿色。

性味归经：甘、酸，平。归肺、胃经。

功能主治：清热解毒，利咽，生津。用于咽喉肿痛，咳嗽痰黏，烦热口渴鱼蟹中毒。

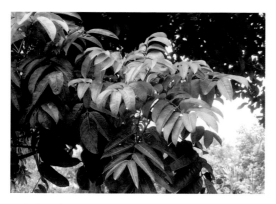

麻楝

来　　源：楝科植物麻楝 *Chukrasia tabularis* A. Juss. 的根皮。生于山地杂木林或疏林中。分布于海南、广东、广西、云南、西藏。越南、印度、尼泊尔、马来半岛也有分布。

识别要点：偶数羽状复叶有小叶10～16枚，小叶互生，纸质，下侧常短于上侧。黄色花有香味。蒴果灰黄色或褐色，椭圆形，表面有淡褐色的小疣点。

性味归经：苦，寒。归肺经。

功能主治：疏风清热。用于感冒发热。

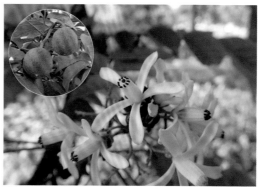

无患子（肥皂果、洗手果、桂圆肥皂）

来　　源：无患子科植物无患子 *Sapindus saponaria* L. 的干燥成熟果实。分布于我国东部、南部、西南部等地。

识别要点：羽状复叶有小叶5～8对，叶片薄纸质，长椭圆状披针形，侧脉纤细而密，近平行。花序顶生，花瓣5枚。果实球形，橙黄色，干时变黑。

性味归经：苦，凉，平；有小毒。归肺、心经。

功能主治：清热，祛痰，消积，杀虫。用于咽喉肿痛，咳喘，食滞，白带，疳积，疮癣，肿毒。

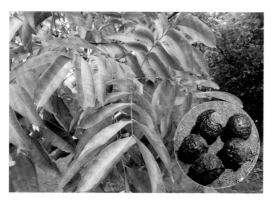

盐肤木（盐霜柏、盐酸木、五倍子树）

来　　源：漆树科植物盐肤木 *Rhus chinensis* Mill. 的干燥根及茎。生于沟谷、溪边或灌丛中。我国除东北、内蒙古和新疆外，各地均有分布。

识别要点：奇数羽状复叶有小叶3～6对，叶轴具叶状翅，小叶自下而上逐渐增大，叶轴和叶柄密被锈色柔毛。花白色。核果球形，成熟时红色。

性味归经：酸、咸，平。归肺、肝经。

功能主治：清热解毒，活血止血，利水消肿。用于感冒发热，咳嗽咯血，风湿痹痛，热毒泻痢，乳痈，癣疮，痔疮出血，小儿疳积，蛔虫腹痛，水肿，毒蛇咬伤。

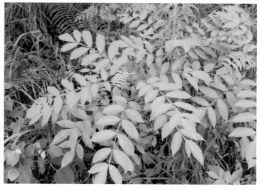

五眼果树皮 （五眼果、广枣树皮、广酸枣）

来　　源：漆树科植物南酸枣 *Choerospondias axillaris*（Roxb.）Burtt. & Hill. 的树皮。生于山坡、丘陵或沟谷林中。分布于安徽、浙江、云南、贵州、广西、广东等省区。

识别要点：奇数羽状复叶有小叶3～6对，卵状披针形。花瓣长圆形，具褐色脉纹。核果椭圆形或倒卵状椭圆形，成熟时黄色，果核顶端具5个小孔。

性味归经：酸、涩、凉。归脾、胃经。

功能主治：清热解毒，祛湿，杀虫。用于疮疡，水火烫伤，阴囊湿疹，热毒泻痢，白带，疥癣。

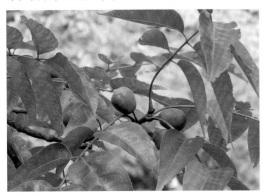

喜树 （水桐树、南京梧桐、旱莲木）

来　　源：蓝果树科植物喜树 *Camptotheca acuminata* Decne. 的干燥成熟果实。生于林边或溪边。分布于湖北、四川、贵州、广东等地。

识别要点：叶纸质，矩圆状卵形。头状花序近球形，顶生或腋生，花瓣5枚，淡绿色。翅果矩圆形，顶端具宿存的花盘，两侧具窄翅，着生成近球形的头状果序。

性味归经：苦、涩、寒；有毒。归脾、胃、肝经。

功能主治：抗癌，清热解毒，散结，破血化瘀。用于食道癌，贲门癌，胃癌，肠癌，肝癌，慢性粒细胞，白血病，绒毛膜上皮癌，恶性葡萄胎，淋巴肉癌。

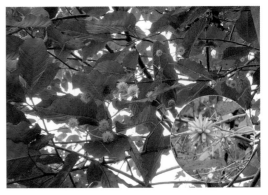

水芹 （河芹、野芹菜、细叶水芹）

来　　源：伞形科植物水芹 *Oenanthe javanica*（Blume）D.C. 的全草。生于浅水低洼地方或池沼、水沟旁。分布于全国各地。

识别要点：基生叶有柄，基部有叶鞘，叶片羽状分裂，末回裂片卵形至菱状披针形，茎上部叶无柄。伞形花序有花20余朵，花白色。果实四角状椭圆形，具隆起的棱。

性味归经：辛、甘、凉。归肺、肝、膀胱经。

功能主治：清热解毒，利尿，止血。用于风热感冒，暴热烦渴，吐泻，浮肿，小便不利，淋痛，尿血，便血，吐血，衄血，崩漏，月经过多，目赤，咽喉肿痛，口疮，牙疳，乳痈，痈疽，瘰疬，痄腮，缠腰火丹，痔疮，跌打损伤。

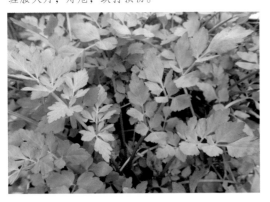

杜鹃花 （映山红、满山红、山石榴）

来　　源：杜鹃花科植物杜鹃 *Rhododendron simsii* Planch 的花。生于山地疏灌丛或松林下。分布于江苏、安徽、广东、广西、四川、云南等地。

识别要点：叶革质，常集生枝端，叶下表面淡白色，密被褐色糙伏毛。花2～3朵簇生枝顶，花冠阔漏斗形，玫瑰红或鲜红色，裂片中具深红色斑点。蒴果卵球形，花萼宿存。

性味归经：甘、酸、平。归肝、脾、肾经。

功能主治：和血，调经，止咳，解疮毒。用于咳嗽，吐血，衄血，崩漏，月经不调，风湿痹痛，痈疖疮毒。

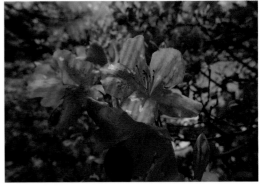

朱砂根 （圆齿紫金牛、大罗伞、铁凉伞）

来　　源：紫金牛科植物朱砂根 *Ardisia crenata* Sims 的干燥根。生于山坡、路边草丛中或灌木林下。分布于我国长江流域以南各地。

识别要点：叶片革质，椭圆状披针形，边缘具波状齿，具明显的边缘腺点，两面无毛。伞形花序侧生，花白色。果实球形，鲜红色，具腺点。

性味归经：微苦、辛、平。归肺、肝经。

功能主治：解毒消肿，活血止痛，祛风除湿。用于咽喉肿痛，风湿痹痛，跌打损伤。

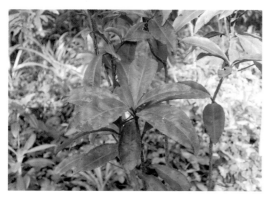

红凉伞 （紫背紫金牛、红色紫金牛、珍珠伞）

来　　源：紫金牛科植物红凉伞 *Ardisia crenata* Sims var. *bicolor* (Walker) C.Y.Wu et C.Chen 的根。生于丘陵山地林下。分布于福建、江西、湖北、湖南、广东、广西、贵州、四川、云南等地。

识别要点：叶互生，边缘皱波状，具圆齿，齿缝间有黑色腺点，两面具点状凸起的腺体，叶片下面或两面均呈紫红色。花淡红色。果球形，鲜红色。

性味归经：苦、辛、平。归肺、肝、肾经。

功能主治：活血止痛，清利咽喉。用于跌打损伤，骨折，风湿痹痛，咳嗽，乳蛾，白喉，咽喉肿痛，丹毒。

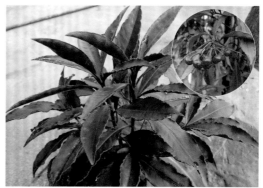

百两金 （沿海紫金牛、八爪金龙、铁雨伞）

来　　源：紫金牛科植物百两金 *Ardisia crispa* (Thunb.) A. DC. 的干燥根。生于山谷、山坡、疏密森下或竹林下。分布于我国长江江域以南各省区。

识别要点：叶片坚纸质，椭圆状披针形，叶缘略波状，具明显的边缘腺点，花瓣白色或粉红色，卵形。果实球形，鲜红色，具腺点。

性味归经：苦、辛、凉。归经未知。

功能主治：清热利咽，祛痰利湿，活血解毒。用于咽喉肿痛，咳嗽咯痰不畅，湿热黄疸，小便淋痛，风湿痹痛，跌打损伤，疔疮，无名肿毒，毒蛇咬伤。

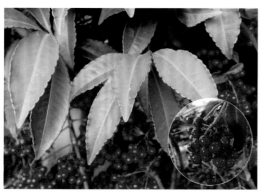

虎舌红 （红毛毡、红云草、红毛走马胎）

来　　源：紫金牛科植物虎舌红 *Ardisia mamillata* Hance 的干燥全草，生于山坡林下或灌木丛中。分布于广西、广东等地。

识别要点：叶簇生于茎顶端，叶片坚纸质，倒卵形至长圆状倒披针形，两面绿色或暗紫红色，被紫红色糙伏毛。花粉红色。果实球形，鲜红色。

性味归经：苦、微辛、微寒。归肺、脾、肝经。

功能主治：清热利湿，凉血止血，散瘀止痛。用于湿热黄疸，热毒泻痢，风湿痹痛，跌打瘀痛，肺痨咳血，血崩，经期腹痛，小儿疳积。

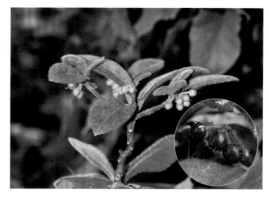

罗伞树 （高脚罗伞、高脚罗伞树、五角紫金牛）

来　　源：紫金牛科植物罗伞树Ardisia quinquegona Bl.的根和叶。生于海拔200～1000米的山坡疏密林中，或林中溪边阴湿处。分布于云南、广西、广东、福建、台湾等地。

识别要点：叶片坚纸质，长圆状披针形，全缘，两面无毛，侧脉极多，连成近缘的边缘脉，无腺点。花白色，广椭圆状卵形。果扁球形，具钝5棱。

性味归经：苦、辛，凉。归经未知。

功能主治：清热解毒，散瘀止痛。用于咽喉肿痛，疮疖痈肿，跌打损伤，风湿痹痛。

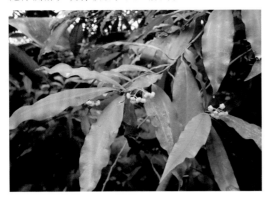

鲫鱼胆 （空心花、嫩肉木、丁药）

来　　源：紫金牛科植物鲫鱼胆 Maesa perlarius （Lour.）Merr.的新鲜或干燥全株。生于山坡、路边的疏林或灌丛湿润的地方。分布于四川、贵州至台湾以南沿海各地。

识别要点：叶片坚纸质，广椭圆状卵形至椭圆形。花多数集聚叶腋，花冠白色，钟形。果实球形，无毛，具脉状腺条纹，宿存萼片达果中部以上。

性味归经：苦，寒；有毒。归肺、肝经。

功能主治：清热明目，杀虫，敛疮。用于砂眼，白喉，消渴，疳疮，阴蚀疮。

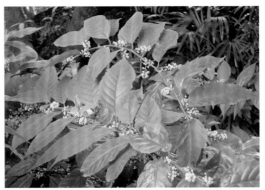

醉鱼草 （毒鱼藤、闹鱼花、药鱼子）

来　　源：马钱科植物醉鱼草Buddleja lindleyana Fort.的全草。生于山地路旁、河边灌木丛中。分布于江苏、安徽、浙江、广东、广西、四川等地。

识别要点：小枝具四棱，棱上略有窄翅，全株多处密被星状短绒毛和腺毛。叶对生，叶片膜质。花紫色，芳香，花冠管弯曲。蒴果长圆状或椭圆状。

性味归经：辛、苦，温；有毒。归肺、大肠经。

功能主治：祛风解毒，杀虫，化骨硬。用于时行感冒，痄腮，痈肿，瘰疬，蛔虫病，钩虫病，诸鱼骨鲠。

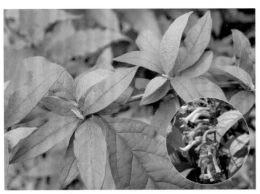

樟叶素馨 （金丝藤）

来　　源：木犀科植物樟叶素馨Jasminum cinnamomifolium Kobuski的干燥根或叶。生于海拔1400米以下的林中、沙地。分布于海南、云南等地。

识别要点：单叶对生，叶纸质或薄革质，椭圆形或狭椭圆形，基出脉5条。高脚碟状花单生，花冠白色。果近球形或椭圆形，黑色。

性味归经：苦，凉。归肺、肝经。

功能主治：清热解毒，接骨疗伤。用于咽喉肿痛，热毒疮疡，跌打损伤，骨折，外伤出血。

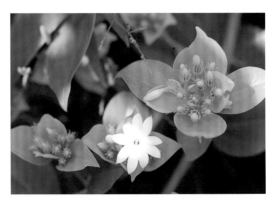

扭肚藤 (假素馨、白花茶、青藤仔)

来　　源：木犀科植物扭肚藤 Jasminum elongatum（Bergius）Willd. 的干燥嫩茎及叶。生于海拔850米以下的灌木丛。分布于广东、海南、云南等地。

识别要点：单叶对生，叶纸质，卵形、狭卵形或卵状披针形，两面被短柔毛。聚伞花序密集，花冠白色，高脚碟状，长圆形或卵圆形果实黑色。

性味归经：微苦，凉。归胃、大肠经。

功能主治：清热解毒，利湿消滞。用于湿热泻痢，食滞脘胀，风湿热痹，瘰疬，疮疥。

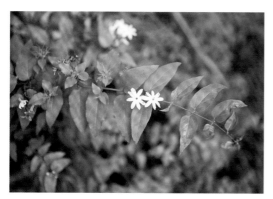

狗牙花 (白狗牙、狮子花、山马茶)

来　　源：夹竹桃科植物狗牙花 Ervatamia divaricata（L.）Burk. cv. Gouyahua 的根、叶。我国南部各地均有栽培。

识别要点：叶坚纸质，椭圆形或椭圆状长圆形，短渐尖，基部楔形，叶面深绿色。聚伞花序腋生，花冠白色，花冠筒长达2厘米。蓇葖果极度外展。

性味归经：酸，凉。归肝、肺经。

功能主治：清热平肝，解毒消肿。用于肝阳上亢，头晕目眩，咽喉肿痛，痈疽疮毒，跌打损伤。

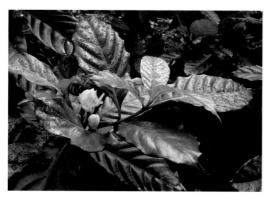

山指甲 (板子茶、蚊子树、苦枕)

来　　源：木犀科植物小蜡树 Ligustrum sinense Lour. 的叶。生于山谷、溪边。分布于广东等地。

识别要点：小枝被细柔毛和糠秕状毛。羽状复叶纸质至薄革质，顶生小叶大。花白色，花梗明显。圆球状核果紫色。

性味归经：苦，寒。归肺、脾、肝经。

功能主治：清热利湿，解毒消肿。用于感冒发热，肺热咳嗽，咽喉肿痛，口舌生疮，湿热黄疸，热毒泻痢，痈肿疮毒，湿疹，跌打损伤，水火烫伤。

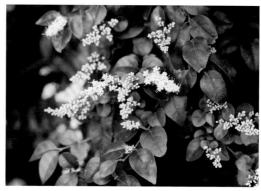

莲生桂子花 (金凤花、芳草花、羊角丽)

来　　源：萝摩科植物马利筋 Asclepias curassavica L. 的干燥全草。生于旷野或村庄附近地方。原产美洲。我国广东、云南、贵州、福建、台湾等省区多为栽培。

识别要点：全株有白色乳汁。叶膜质，披针形，基部楔形而下延至叶柄。聚伞花序有花10～20朵，花冠紫红色。蓇葖果披针形，种子顶端具白色绢质种毛。

性味归经：苦，寒；有毒。归肺、心、肝经。

功能主治：清热解毒，活血止血，消肿止痛。用咽喉肿痛，肺热咳嗽，热淋，月经不调，崩漏，带下，乳痈，痈疮肿毒，湿疹，顽癣，创伤出血。

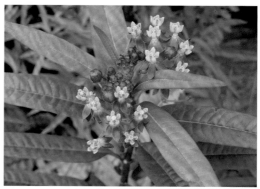

瓜子金 (金瓜核、上树瓜子、石仙桃)

来　　源：萝藦科植物眼树莲 *Dischidia chinensis* Champ.*ex* Benth. 的干燥全草。生于潮湿杂木林中，攀附树上或附生石上。分布于广东和广西。

识别要点：全株含乳汁。藤茎肉质，节上生根。叶肉质，卵状椭圆形。花小，花冠黄白色，坛状，花冠喉部紧缩，加厚。蓇葖果披针状圆柱形。

性味归经：微苦，凉。归肝、胃经。

功能主治：清热凉血，养阴生津。用于高热伤津，口渴引饮，目赤肿痛。

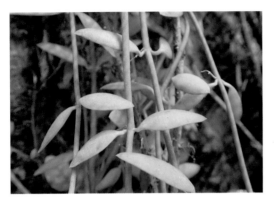

石萝藦 (假了刁竹、水杨柳、南石萝藦)

来　　源：萝藦科植物石萝藦 *Pentasachme caudatum* Wall. *ex* Wight. 的全株。生于丘陵山地疏林下或溪边、石缝、林谷中。分布于我国中南部、西南部和华南等地。

识别要点：叶膜质，中脉两面凸起，侧脉不明显。花序腋生，较叶短，着花4～8朵，花冠白色，裂片狭披针形。蓇葖果双生，圆柱状披针形。

性味归经：苦，凉。归肝经。

功能主治：清热解毒。用于湿热黄疸，风火眼痛。

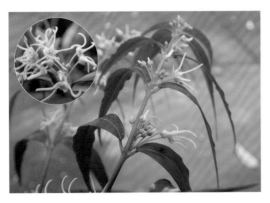

球兰叶 (大叶石仙桃、玉绣球)

来　　源：萝藦科植物球兰 *Hoya carnosa*（L.f.）R.Br. 的干燥叶。生于平原或山地，附生于树上或石上。分布于云南、广东、广西、福建、台湾。

识别要点：攀援灌木，茎节上生气根。叶对生，肉质，侧脉不明显。多数花密聚呈球状，花白色，花瓣五角星状，喉部淡红。蓇葖果线形，光滑。

性味归经：苦，寒；小毒。归肺、心、肝经。

功能主治：清热化痰，消肿止痛，通经下乳。用于温毒时疫，肺热咳嗽，痈肿，子痈，脓耳，乳痈，瘰疬，产后乳少。

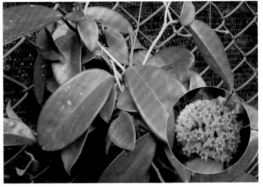

白叶藤 (扛棺回、红藤仔、飞扬藤)

来　　源：萝藦科植物白叶藤 *Cryptolepis sinensis*（Lour.）Merr. 的全草。生于丘陵山地灌木丛中。分布于贵州、云南、广西、广东、台湾等地。

识别要点：藤本具乳汁。叶长圆形，无毛，叶背苍白色；聚伞花序比叶长，花蕾长圆形，顶端尾状渐尖，花冠淡黄色。蓇葖果长披针形或圆柱状。

性味归经：甘，凉；有小毒。归肺、心经。

功能主治：清热解毒，散瘀止痛，止血。用于肺热咳血，肺痨咯血，呕血，痈肿疮毒，疥疮，跌打刀伤，蛇虫咬伤。

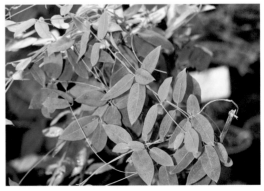

水杨梅 (小叶水团花、水杨柳、水石榴)

来　源：茜草科植物水杨梅 *Adina rubella* Hance 的干燥根。生于溪边、河边、沙滩湿润地。分布于广东、广西、福建、江苏、浙江等地。

识别要点：嫩茎红褐色，具白色皮孔。叶对生，革质。头状花序球形，由多数小花密集而成，花冠管状，5裂，淡紫红色或白色。蒴果成熟时紫红色。

性味归经：甘、淡、平。归肺、肝、脾、大肠经。

功能主治：清热燥湿，化痰止咳，泻火解毒，活血化瘀。用于肺热咳嗽，湿热泻痢，跌打损伤，外用治疖肿，下肢溃疡。

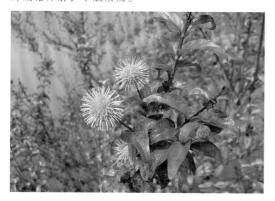

狗骨柴 (三萼木、狗骨仔、青皂树)

来　源：茜草科植物狗骨柴 *Diplospora dubia* (Lindl.) Masam. 的种子。生于山坡、山谷沟边、丘陵、旷野的林中或灌丛中。分布于江苏、安徽、浙江、湖南、广东、海南、四川、云南等地。

识别要点：叶革质，顶端短渐尖、全缘而常稍背卷，两面无毛，托叶下部合生，顶端钻形。花密集成束腋生，花冠白色或黄色。浆果球形，橙红色。

性味归经：苦，凉。归心、肝经。

功能主治：消肿散结，解毒排脓。用于瘰疬，背痛，头疖，跌打损伤。

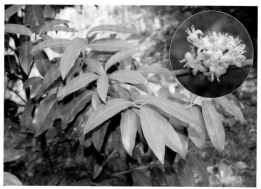

栀子 (黄果子、山栀子、山黄枝、红栀子)

来　源：茜草科植物栀子 *Gardenia jasminoides* Ellis 的干燥成熟果实。生于气候温暖的山坡、林丛。多有栽培。分布于广东、广西、湖南等地。

识别要点：革质叶对生。花芳香，通常单朵生于枝顶，花冠白色或乳黄色，高脚碟状。果卵形，黄色或橙红色，有翅状纵棱5～9条，顶部有宿存萼片。

性味归经：苦，寒。归心、肺、三焦经。

功能主治：泻火除烦，清热利湿，凉血解毒；外用消肿止痛。用于热病心烦，湿热黄疸，淋证涩痛"血热吐衄，目赤肿痛，火毒疮疡；外治扭挫伤痛。

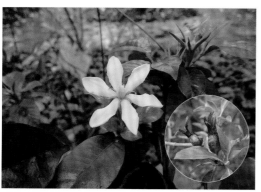

焦栀子 (焦山栀子)

来　源：茜草科植物栀子 *Gardenia jasminoides* Ellis 干燥成熟果实的炮制加工品。生于气候温暖的山坡、林丛。多有栽培。分布于广东、广西、湖南等地。

识别要点：革质叶对生。花芳香，通常单朵生于枝顶，花冠白色或乳黄色，高脚碟状。果卵形，黄色或橙红色，有翅状纵棱5～9条，顶部有宿存萼片。

性味归经：苦，寒。归心、肺、三焦经。

功能主治：凉血止血。用于血热吐血，衄血，尿血，崩漏。

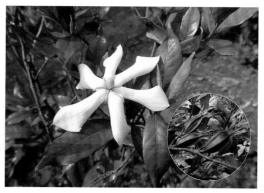

耳草 （苦胆草、鲫鱼胆草、较剪草）

来　源： 茜草科植物耳草 *Hedyotis auricularia* L. 的全草。生于草地和灌木丛中。分布于我国华南等地。

识别要点： 小枝被短硬毛，幼时近方柱形。叶对生，近革质，托叶膜质，被毛，合生成短鞘，裂片刚毛状。花冠白色。果球形，成熟时不开裂。

性味归经： 苦，微寒。归肺、肝经。

功能主治： 清热解毒，凉血消肿。用于感冒发热，肺热咳嗽，咽喉肿痛，肝热目赤，湿热泄泻，热毒泻痢，痔疮出血，崩漏，乳痈，痈疖肿毒，湿疹，跌打损伤，虫蛇咬伤。

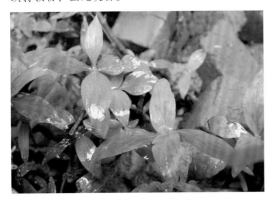

水线草 （伞房花耳草、蛇舌草、水胡椒）

来　源： 茜草科材植物水线草 *Hedyotis corymbosa* （L.）Lam. 的干燥全草。生于水田和田埂或湿润的草地上。分布于广东、广西、海南、福建、浙江、贵州、四川等地。

识别要点： 茎和枝方柱形，分枝多。叶对生，近无柄，膜质，线形。花序腋生，伞房花序式排列，有花2～4朵，花冠白色或粉红色。蒴果膜质，球形。

性味归经： 寒，微苦。归脾、肺经。

功能主治： 清热解毒。用于疟疾，肠痈，肿毒，烫伤。

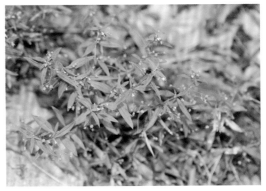

白花蛇舌草 （蛇舌草、蛇草、羊须草）

来　源： 茜草科植物白花蛇舌草 *Hedyotis diffusa* Willd. 的干燥全草。生于水田、田埂和潮湿的旷地上。分布于广东、海南、广西等地。

识别要点： 茎稍扁，从基部分枝。叶对生，无柄，膜质，线形。花单生或双生于叶腋，花冠白色，管形。蒴果膜质，扁球形，成熟时顶部室背开裂。

性味归经： 微苦，微甘，微寒。归心、肝、脾经。

功能主治： 清热解毒，消痈散结，利水消肿。用于咽喉肿痛，肺热喘咳，热淋涩痛，湿热黄疸，毒蛇咬伤，疮肿热痈。

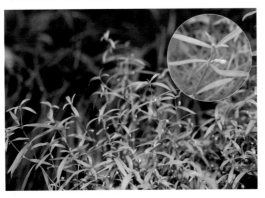

牛白藤 （广花耳草、脓见消、土加藤）

来　源： 茜草科植物牛白藤 *Hedyotis hedyotidea* （DC.）Merr. 的干燥藤茎。生于沟谷灌丛、坡地。分布于广东、广西、云南、贵州、福建、台湾等地。

识别要点： 藤状灌木，触之有粗糙感。叶对生，膜质，托叶顶部截平，有4～6条刺状毛。花序由10～20朵花集聚而成，花冠白色，管形。

性味归经： 微甘，凉。归脾、肝经。

功能主治： 清热解暑，祛风活络，消肿止痛。用于感冒发热，肢体筋骨酸痛，风湿痹痛，跌打损伤。

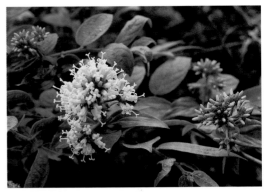

粗叶耳草 (节节花)

来　　源：茜草科植物粗叶耳草 *Hedyotis verticillata* (L.)Lam. 的全草。生于低海拔丘陵地带的草丛、路旁和疏林下。分布于海南、广西、广东、云南、贵州、浙江、香港等地。

识别要点：叶对生，具短柄或无柄，纸质或薄革质，椭圆形或披针形，托叶顶部分裂成数条刺毛。团伞花序腋生，花冠白色，近漏斗形。蒴果卵形。

性味归经：苦，凉。归肺、脾经。

功能主治：清热解毒，消肿止痛。用小儿痿证，风湿痹痛，感冒发热，咽喉肿痛，呕吐腹泻，疔疮疖肿，蛇虫咬伤。

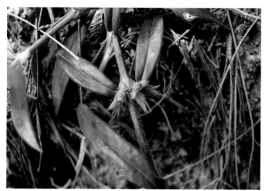

玉叶金花 (山甘草、白蝴蝶、白纸扇)

来　　源：茜草科植物玉叶金花 *Mussaenda pubescens* Ait. f. 的茎叶。生于山坡、林缘灌木丛中。分布于福建、广东、广西、云南、贵州等地。

识别要点：叶对生或轮生，膜质或薄纸质。聚伞花序顶生，密花，花冠黄色，无柄，花萼钟形，裂片4，条形，其中常有1片扩大成白色叶状，阔卵形。

性味归经：甘、微苦，凉。归肺、大肠、膀胱经。

功能主治：清热利湿，解毒消肿。用于中暑发热，咳嗽，咽喉肿痛，湿热泄泻，热毒泻痢，小便不利，水肿，疮疡脓肿，毒蛇咬伤。

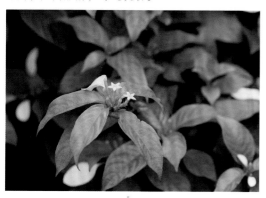

鸡眼藤 (细叶巴戟天、五眼子)

来　　源：茜草科植物百眼藤 *Morinda parvifolia* Benth. 的全株。生于山野灌木丛中。分布于我国南方各地。

识别要点：嫩枝密被短粗毛，老枝稍紫蓝色，具细棱。叶形多变，托叶筒状，干膜质，顶端截平，花冠白色。聚合果近球形，熟时橙红色。

性味归经：甘，凉。归肺经。

功能主治：清热利湿，化痰止咳，散瘀止痛。用于感冒咳嗽，肺热咳嗽，百日咳，食滞腹泻，湿疹，跌打损伤，腰肌劳损。

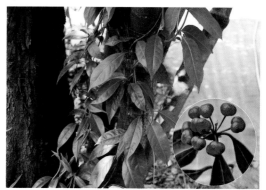

胆木 (乌檀、熊胆树、树黄柏)

来　　源：茜草科植物胆木 *Nauclea officinalis* (Pierre ex pitard)Merr. ex Chun 的干燥木材。生于山地杂木林中。分布广东、海南、广西、云南等地。越南、柬埔寨也有分布。

识别要点：树皮外面灰黄色，剥去皮后由浅黄色逐渐变为棕黄色，味极苦，枝条有白色皮孔。叶对生，近革质。花白色，密集成顶生的头状花序，萼管连成肉质体。果肉质，球形。

性味归经：苦，寒。归肺、大肠经。

功能主治：清热解毒，消肿止痛。用于乳蛾，痢疾，热淋，下肢溃疡，疖肿脓疡，湿疹。

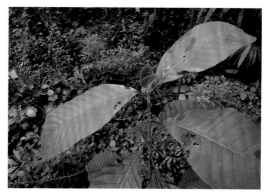

团花 （黄梁木）

来　　源：茜草科植物团花*Neolamarckia cadamba*（Roxb.）Bosser的树皮、叶。生于山谷溪旁或杂木林下。分布于越南、马来西亚，缅甸、印度、斯里兰卡、印度尼西亚。我国广东、广西、云南等地有栽培。

识别要点：全株无毛。叶对生，纸质，上面榄绿色，下面稍苍白。聚伞花序密集，花具香气，花冠白色。果椭圆形，红黄色至红色。

性味归经：苦，寒。归肺、心经。

功能主治：清热。用于高热不退，头晕头痛，失眠，牛皮癣。

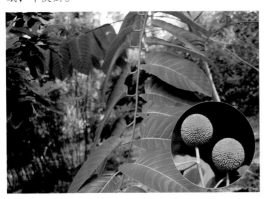

山大颜 （九节、山大刀）

来　　源：茜草科植物九节木*Psychotria asiatica*L.的干燥叶及嫩枝。生于平地、丘陵、山坡、山谷溪边的灌木丛或林中。分布于浙江、福建、台湾、湖南、广东、广西、贵州、云南等地。

识别要点：叶对生，纸质或革质，长圆形、椭圆状长圆形，叶脉在下面凸起，脉腋内常有束毛。花冠白色，花冠裂片呈三角形。核果球形，红色。

性味归经：苦、凉。归经未知。

功能主治：清热解毒，祛风除湿，接骨生肌。用于疮疡肿毒，风湿疼痛，跌打损伤。

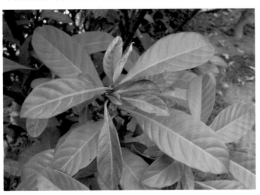

大叶满天星 （大沙叶、茜木）

来　　源：茜草科植物广东大沙叶*Pavetta hongkongensis* Brem.的干燥茎叶。常生于低海拔山地灌木丛中。分布于广东、广西、海南。

识别要点：小枝有棱和明显的节。膜质叶对生，椭圆状披针形，叶上面散生多数突起的小"痣点"。花白色，花冠高脚碟状，管狭圆柱形，核果球形。

性味归经：苦、辛，寒。归心、脾经。

功能主治：清热解暑，活血祛瘀。用于感冒发热，中暑，湿热黄疸，风毒疥癞，跌打损伤。

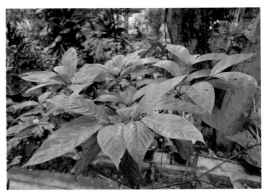

山银花/华南忍冬 （大金银花、土银花、山金银花）

来　　源：忍冬科植物华南忍冬*Lonicera confusa* DC.的干燥花蕾或带初开的花。生于山坡灌木丛或疏林中。分布于广东、广西、云南等地。

识别要点：全株密被灰黄色卷曲短柔毛，小枝淡红褐色。花有香味，双花腋生或于小枝或侧生短枝顶集合成具2~4节的花序，花冠白色，后变黄色。

性味归经：甘，寒。归肺、心、胃经。

功能主治：清热解毒，疏散风热。用于痈肿疔疮，喉痹，丹毒，热毒血痢，风热感冒，温病发热。

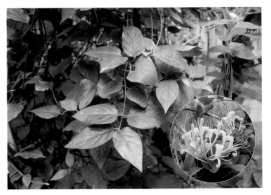

山银花／红腺忍冬 (金银花)

来　　源：忍冬科植物红腺忍冬Lonicera hypoglauca Miq.的干燥花蕾或带初开的花。生于山坡灌木丛或疏林中。分布于广东、广西、云南等地。

识别要点：全株密被弯曲的淡黄褐色短柔毛。叶纸质，下面粉绿色，可见橘黄色腺体。双花单生至多朵集生于侧生短枝上，花冠白色，后变黄色。

性味归经：甘，寒。归肺、心、胃经。

功能主治：清热解毒，疏散风热。用于痈肿疔疮，喉痹，丹毒，热毒血痢，风热感冒，温病发热。

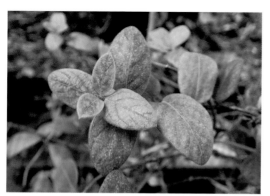

金银花 (怀忍花、南银花、东银花)

来　　源：忍冬科植物忍冬Lonicera japonica Thunb.的干燥花蕾。生于山坡灌丛疏林中及路旁野生和栽培。分布山东，陕西等地区。

识别要点：幼枝红褐色，密被黄褐色毛茸。叶纸质，叶柄密被短柔毛。花冠白色，后变黄色，唇形，筒稍长于唇瓣，雄蕊和花柱均高出花冠。

性味归经：甘，寒。归肺、心、胃经。

功能主治：清热解毒，疏散风热。用于痈肿疔疮，喉痹，丹毒，热毒血痢，风热感冒，温病发热。

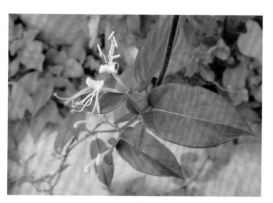

山银花／灰毡毛忍冬 (金银花)

来　　源：忍冬科植物灰毡毛忍冬Lonicera macranthoides Hand.-Mazz.的干燥花蕾或带初开的花。

识别要点：叶革质，下面被灰白色或灰黄色毡毛，可见灰黄色腺体，网脉凸起而呈明显蜂窝状。双花常密集于小枝梢，花冠白色，后变黄色。圆形果实黑色，常有蓝白色粉。

性味归经：甘，寒。归肺、心、胃经。

功能主治：清热解毒，疏散风热。用于痈肿疔疮，喉痹，丹毒，热毒血痢，风热感冒，温病发热。

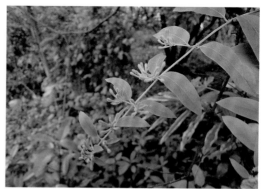

金银花叶 (银花叶、忍冬叶)

来　　源：忍冬科植物忍冬Lonicera japonica Thunb.的干燥叶。生于山坡灌丛疏林中及路旁野生和栽培。分布山东，陕西等地区。

识别要点：幼枝红褐色，密被黄褐色毛茸。叶纸质，叶柄密被短柔毛。花冠白色，后变黄色，唇形，筒稍长于唇瓣，雄蕊和花柱均高出花冠。

性味归经：甘，寒。

功能主治：清热解毒，疏散风热。用于痈肿疔疮，喉痹，丹毒，热毒血痢，风热感冒，温病发热。

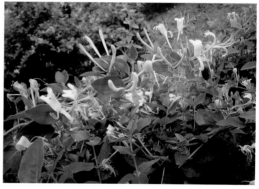

忍冬藤（金银花藤、金银藤、银花藤）

来　源：忍冬科植物忍冬 *Lonicera japonica* Thunb. 的干燥茎枝。生于丘陵、林边、篱旁。多栽培。分布于全国大部分地区。

识别要点：幼枝红褐色，密被黄褐色毛茸。叶纸质，叶柄密被短柔毛。花冠白色，后变黄色，唇形，筒稍长于唇瓣，雄蕊和花柱均高出花冠。

性味归经：甘，寒。归肺、胃经。

功能主治：清热解毒，疏风通络。用于温病发热，热毒血痢，痈肿疮疡，风湿热痹，关节红肿热痛。

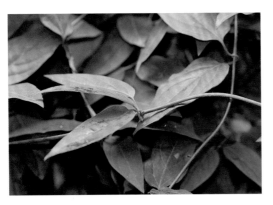

英蒾（酸汤杆、苦柴子）

来　源：忍冬科植物英蒾 *Viburnum diatatum* Thunb. 的枝、叶。生于林下或灌丛中。分布河南、湖北、湖南、广东、广西等地。

识别要点：叶纸质，下表面有黄色小腺点和星状毛，脉腋有簇毛，侧脉5～8对，直达齿端。复伞形式聚伞花序稠密，花冠白色，辐状，花药小，乳白色。果实红色，椭圆状卵圆形，果核扁卵形，有3条浅腹沟和2条浅背沟。

性味归经：酸，微寒。归肺、肝经。

功能主治：清热解毒，疏风解表，活血。用于疔疮发热，风热感冒，产后伤风，跌打骨折。

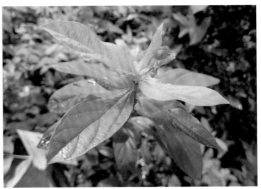

黄花败酱（黄花龙芽、野黄花、黄花草）

来　源：败酱草科植物黄花败酱 *Patrinia scabiosifolia* Fisch. 的干燥带根全草。生于山坡林下及路边，全国各地均有分布。

识别要点：基生叶丛生，不分裂或羽状分裂，边缘具粗锯齿，两面被白色糙毛。花序顶生，花冠钟形，黄色。瘦果长圆形，具3棱。

性味归经：辛，苦，微寒。归大肠、胃、肝经。

功能主治：清热解毒，消痈排脓，散瘀止痛。用于热毒肠痈，肺痈，疮痈，瘀阻腹痛。

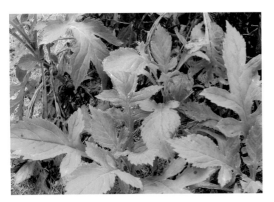

白花败酱（败酱、泽败、马草）

来　源：败酱草科植物白花败酱 *Patrinia villosa* Juss. 的带根全草。生于山坡草地及路旁。分布于我国北部、东部、中南和西南等地。

识别要点：基生叶丛生，叶片卵形，上面鲜绿色，背面绿白色，两面被糙伏毛。花冠钟形，白色。瘦果倒卵形，与宿存增大苞片贴生。

性味归经：辛，苦，微寒。归大肠、胃、肝经。

功能主治：清热解毒，消痈排脓，散瘀止痛。用于热毒肠痈，肺痈，疮痈，瘀阻腹痛。

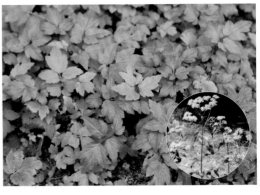

藿香蓟 （胜红蓟、白花草、消炎草）

来　　源：菊科植物藿香蓟 *Ageratum conyzoides* L.的全草。生于山谷、山坡林下。分布于广东等地。

识别要点：全部茎枝淡红色，被白色尘状短柔毛或长绒毛。叶基出三脉，边缘圆锯齿。头状花序生于茎顶，总苞钟状或半球形，花冠淡紫色。

性味归经：辛、苦，凉。归肺、胃、肝经。

功能主治：清热解毒，凉血止血，止痛。用于感冒发热，乳蛾，咽喉肿痛，口舌生疮，咯血、衄血，崩漏，脘腹疼痛，跌打损伤，外伤出血，痈肿疮毒，湿疹瘙痒。

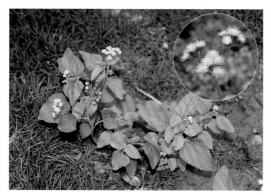

青蒿 （臭蒿、臭青蒿、细叶蒿）

来　　源：菊科植物黄花蒿 *Artemisia annua* L.的干燥地上部分。生于山坡草地、荒地、河岸、路旁、村边。分布于广东等地。

识别要点：植株有清香。叶两面青绿色，基生叶与茎下部叶三回羽状分裂，有长叶柄，花期叶凋谢。头状花序半球形或近半球形，似鱼籽，花淡黄色。

性味归经：苦、辛，寒。归肝、胆经。

功能主治：清虚热，解暑热，除骨蒸，截疟，退黄。用于温邪伤阴，夜热早凉，阴虚发热，骨蒸劳热，暑邪发热，疟疾寒热，湿热黄疸。

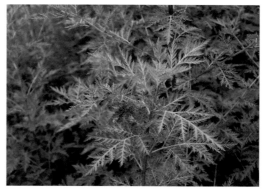

山白菊 （野白菊花、山马兰、三褶脉马兰）

来　　源：菊科植物三褶脉紫菀 *Aster ageratoides* Turcz.的全草。生于林下、林缘、灌丛及山谷湿地。分布于我国东北部、南部至西部等地。

识别要点：中部以上叶片急狭成楔形具宽翅的柄，叶纸质，有离基三出脉。舌状花紫色，浅红色或白色，管状花黄色。瘦果灰褐色，有边肋，被短粗毛。

性味归经：苦、辛，凉。归肺、脾、膀胱经。

功能主治：清热解毒，祛痰止咳，凉血止血。用于感冒发热，肺热咳嗽，乳蛾，湿热黄疸，湿热泻痢，热淋，血热吐血、衄血，痈肿疔毒，蛇虫咬伤。

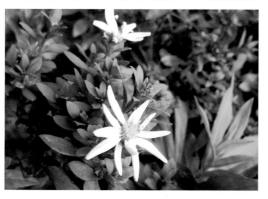

阿魏叶鬼针草 （芳香万寿菊、防蚊、细叶菊）

来　　源：菊科植物阿魏叶鬼针草 *Bidens ferulifolia* (Jacq.) Sweet 原产北美洲。现国内有栽培。

识别要点：全株有浓郁香气。叶二回羽状细裂，小叶披针形。头状花序金黄色，花大，直径约3~5厘米。

性味归经：未知。

功能主治：平肝清热、醒神理气、驱虫防蚊。用于感冒，消化不良，蛇虫咬伤。

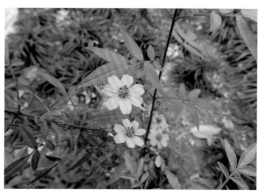

三叶鬼针草 (一包针、鬼菊、黄花雾)

来　　源：菊科植物三叶鬼针草 *Bidens pilosa* L.的干燥全草。生于村旁、路旁、及荒地中。分布于我国华东、华中、华南、西南各地。

识别要点：茎直立，钝四棱形。茎下部叶较小，很少为具小叶的羽状复叶，两侧小叶椭圆形或卵状椭圆形。头状花序直径8～9毫米。总苞基部被短柔毛，条状匙形，上部稍宽。无舌状花，盘花筒状，冠檐5齿裂。瘦果黑色，条形，略扁，具棱，上部具稀疏瘤状突起及刚毛，顶端芒刺3～4枚，具倒刺毛。

性味归经：甘、淡、微寒。归肺、脾、大肠经。

功能主治：疏散风热，清热解毒。用于风热感冒，乳蛾，肠痈，湿热泻痢，湿热黄疸，毒蛇咬伤。外用治疮疖，痔疮。

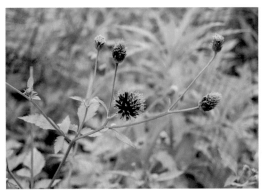

白花鬼针草 (金杯银盏、金盏银盆、盲肠草)

来　　源：菊科植物白花鬼针草 *Bidens pilosa* L. var. *radiata* Sch.-Bip.的干燥全草。生于村旁、路旁及荒地中。分布于我国华东、华中、华南、西南各地。

识别要点：叶片3枚，很少深裂至羽状复叶。头状花序开花时有长梗，舌状花白色，管状花黄褐色。瘦果线形，黑褐色，先端有芒刺，具倒刺毛。

性味归经：甘、微苦，平。归肺、肝经。

功能主治：清热解毒，利湿退黄。用于感冒发热，风湿痹痛，湿热黄疸，痈肿疮疖。

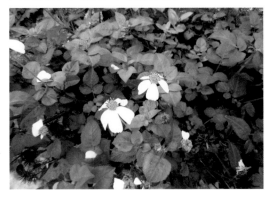

柔毛艾纳香 (毛艾纳香、紫花草、紫色草)

来　　源：菊科植物柔毛艾纳香 *Blumea mollis*（D. Don）Merr.的叶。生于田野或空旷草地。分布于云南、四川、贵州、湖南、广西、江西、广东、浙江、台湾等地。

识别要点：全株多被有白色长柔毛。叶片下面主脉明显凸起，边缘有不规则的密细齿。头状花序3～5个簇生，花紫红色或花冠下半部淡白色。

性味归经：苦，凉。归肺、胃经。

功能主治：清热解毒，清肺止咳。用于肺热咳喘，风热头痛，鼻渊，胸胁痛，口疮，乳痈，小儿疳积。

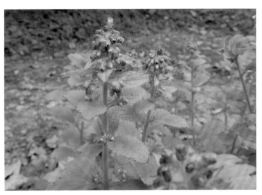

天名精 (野烟、野烟叶、野叶子烟)

来　　源：菊科植物天名精 *Carpesium abrotanoides* L.的根及全草。生于村旁、路边荒地、溪边及林缘。分布于我国华东、华南、华中、西南等地。

识别要点：茎下部叶长椭圆形，基部楔形，叶面粗糙，下面淡绿色，密被短柔毛和腺点，边缘具钝齿，齿端有腺体状胼胝体。头状花序多数。

性味归经：苦、辛，寒。归肺、肝经。

功能主治：清热解毒，祛风杀虫，破瘀止血。用于乳蛾，喉痹，牙痛，疔疮肿毒，痔瘘，皮肤痒疹，急慢惊风，毒蛇咬伤，虫积，血瘕，吐血，衄血，血淋，创伤出血。

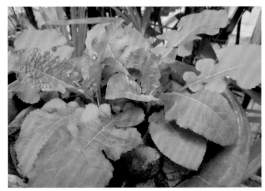

挖耳草 （野烟、野叶子烟、烟袋草）

来　　源：菊科植物烟管头草 *Carpesium cernuum* L. 的全草。生于路边荒地及山坡、沟边。分布于我国东北、华北、华中、华东、华南、西南等地。

识别要点：陆生小草本。叶器生于匍匐枝上，狭线形或线状倒披针形，顶端急尖或钝形。捕虫囊球形，侧扁。花序直立，花冠黄色，蒴果宽椭圆球形。

性味归经：苦，寒。归肺、大肠经。

功能主治：清热解毒，消肿止痛。用于感冒发热，咽喉肿痛，吐泻腹痛，虚劳咳嗽，热毒疮痈，脓耳。

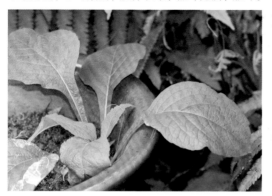

大丽菊 （天竺牡丹、土芍药、大理花）

来　　源：菊科植物大丽花 *Dahlia pinnata* Cav. 的干燥块根。原产墨西哥。我国各地广泛栽培。

识别要点：叶1～3回羽状全裂，下面灰绿色，两面无毛。头状花序大，有长花序梗，舌状花白色、红色或紫色，管状花黄色。

性味归经：辛，甘，平。归肺、胃经。

功能主治：清热解毒，散瘀止痛。用于疟腮，龋齿疼痛，无名肿毒，跌打损伤。

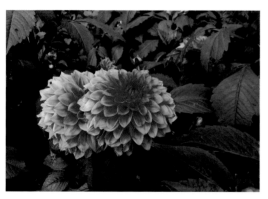

野茼蒿 （革命菜、飞机菜、假茼蒿）

来　　源：菊科植物野茼蒿 *Grassocephalum crepidioides*（Benth）S. Moore 的干燥全草。生于山坡路旁灌丛中。分布于江西，湖北、广东等地。

识别要点：茎有纵条棱。叶膜质，基部楔形，边缘有不规则锯齿或重锯齿。头状花序总苞片1层，等长，花冠红褐色或橙红色。瘦果红色，有肋。

性味归经：微苦、辛，平。归肺、大肠经。

功能主治：清热解毒，调和脾胃。用于风热感冒，湿热泻痢，口疮，乳痈，食滞腹胀。

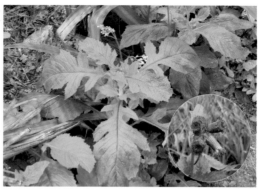

野菊花 （野黄菊、野山菊、苦薏）

来　　源：菊科植物野菊 *Chrysanthemum indicum* L. 的干燥头状花序。生于山坡草地、灌丛、河边水湿地、滨海盐渍地、田边及路旁。分布于我国东北、华北等地。

识别要点：基生叶和下部叶花期脱落，中部茎叶卵形，羽状半裂而边缘有浅锯齿。头状花序生茎顶。总苞片5层，舌状花黄色，顶端全缘或2～3齿。

性味归经：苦、辛，微寒。归肝、心经。

功能主治：清热解毒，泻火平肝。用于疔疮痈肿，目赤肿痛，头痛眩晕。

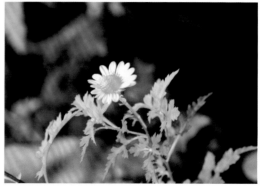

鱼眼菊（山胡椒菊、蚯疽草、茯苓菜）

来　　源：菊科植物鱼眼菊*Dichrocephala auriculata*（Thund.）Druce的全草。生于山坡及平川旷野。分布于广东、广西、云南等地。

识别要点：叶卵形，侧裂片1～2对，基部渐狭成具翅的叶柄。球形头状花序生于枝端，总苞片1～2层，外围雌花紫色，花冠线形，中央两性花黄绿色。

性味归经：苦、辛、平。归心、肝经。

功能主治：解毒消肿，活血调经。用于疗毒，毒蛇咬伤，月经不调，扭伤肿痛。

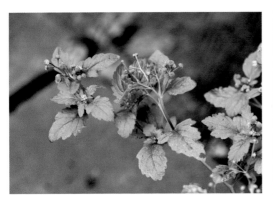

白花地胆草（苦龙胆草）

来　　源：菊科植物白花地胆草*Elephantopus tomentosus* L.的干燥全草。生于山坡旷野、路旁或灌丛中。分布于福建、广东、广西等省区。

识别要点：基部叶在花期常凋萎，下部叶长圆状倒卵形，基部渐狭成具翅的柄，稍抱茎，全部叶具有小尖的锯齿，上面皱而具疣状突起。花白色，漏斗状。

性味归经：苦、辛、寒。归肺、肝、肾经。

功能主治：本品在分布区当地作地胆草用。

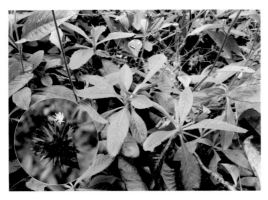

地胆草（地胆头、苦地胆、地胆苦）

来　　源：菊科植物地胆草*Elephantopus scaber* L.的干燥全草。生于村边、路旁。分布于我国东南等地。

识别要点：基部叶花期生存，莲座状，匙形或倒披针状匙形，茎叶向上渐小，全部叶上面被疏长糙毛，下面密被长硬毛和腺点。花淡紫色或粉红色。

性味归经：苦、辛、寒。归肺、肝、肾经。

功能主治：清热泻火，凉血解毒，清热利湿。用于感冒发热，咽喉肿痛，肺热咳嗽，顿咳，目赤肿痛，痢疾，湿热黄疸，内热消渴，水肿尿少，腹水臌胀，月经不调，带下，痈疮肿毒，湿疹，蛇虫咬伤。孕妇慎服。

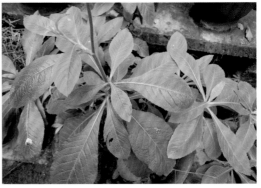

一点红（羊蹄草、吓下红、红背叶）

来　　源：菊科植物一点红*Emilia sonchifolia*（L.）DC.的干燥全草。生于山坡荒地。分布于云南、贵州、安徽、广东、海南、福建、台湾等地。

识别要点：叶质厚，下部叶密集，大头羽状分裂，上面深绿色，下面常变紫色。花粉红色或紫色，管部细长，具5深裂。瘦果圆柱形，具5棱，冠毛白色。

性味归经：苦、凉。归肺、胃、大肠经。

功能主治：清热解毒，散瘀消肿。用于风热感冒，肺热咳喘，咽喉肿痛，口疮，湿热泄泻，热毒泻痢，热淋涩痛，睾丸肿痛，乳痈，疮疖痈肿，缠腰火丹，湿疹，跌打损伤。

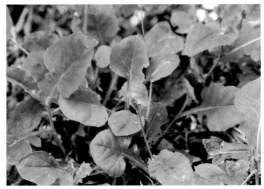

广东土牛膝（白须公、多须公、六月霜）

来　　源：菊科植物华泽兰 *Eupatorium chinense* L.的干燥根。生于山谷、山坡、灌丛或山坡草地上，村舍旁及田间。分布于我国东南和西南部。

识别要点：全株多分枝，枝条被灰白色短柔毛。叶对生，无柄，两面粗涩，被白色短柔毛及黄色腺点。花白色、粉色或红色，外面被稀疏黄色腺点。

性味归经：苦、甘、寒。归肺、肝经。

功能主治：清热解毒，凉血利咽。用于白喉，咽喉肿痛，感冒高热，麻疹热毒，肺热咳嗽；外伤肿痛，毒蛇咬伤。

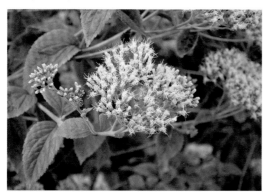

大吴风草（莲蓬草、活血莲、一叶莲）

来　　源：菊科植物大吴风草 *Farfugium japonicum* (L. f.)Kitam.的全草。生于林下、山谷及草丛。分布于湖北、湖南、广东、香港、广西等地。

识别要点：基生叶莲座状，先端圆，全缘或有掌状浅裂，基部弯缺宽，长为叶片的1/3。花葶高达70厘米，2~7枚头状花序排列呈辐射状。舌状花黄色，管状花多数。瘦果圆柱形，有纵肋，被成行的短毛。

性味归经：辛、甘、微苦，凉。归肺、肝经。

功能主治：清热解毒，凉血止血，消肿散结。用于风热感冒，咽喉肿痛，咳嗽咳血，便血，尿血，月经不调，乳痈，瘰疬，痈疖肿毒，湿疹，跌打损伤，蛇虫咬伤。

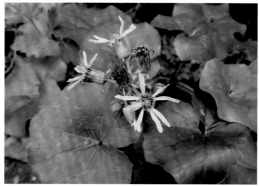

加拿大一枝黄花（野菊苣、小飞蓬、小蓬草）

来　　源：菊科植物加拿大一枝黄花 *Solidago canadensis* L.的全草。

识别要点：多年生草本植物。茎直立，秆粗壮。叶披针形或线状披针形。蝎尾状圆锥花序，具向外伸展的分枝。头状花序小，黄色，在花序分枝上单面着生。总苞片线状披针形。

性味归经：苦、辛，凉。归脾、肝、胆经。

功能主治：清热解毒，清热利湿，散瘀消肿。用于湿热泻痢疾，湿热黄疸，胆胀，跌打损伤，风湿骨痛，疮疖肿痛，外伤出血，牛皮癣。

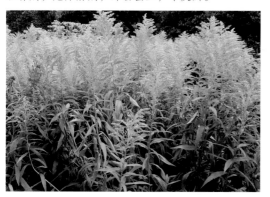

翼齿六棱菊（野烟、臭灵丹、山桂丹）

来　　源：菊科植物翼齿六棱菊 *Laggera pterodonta* (DC)Benth.的全草。生于山坡草地，荒地，村边，路旁或田头地角。分布云南、湖北、广西等地。非洲也有分布。

识别要点：茎直立，粗壮或细弱，上部分枝，茎翅连续或间断。中部叶基部渐狭，沿茎下延成茎翅，上部叶小。头状花序多数，在茎枝顶端排列成总状或近伞房状的大型圆锥花序，雌花多数，花冠丝状。两性花约与雌花等长，花冠管状。瘦果近纺锤形，有10棱。

性味归经：苦、辛，寒。归肺、肝经。

功能主治：清热解毒，活血。用于风热感冒，肺热咳嗽，喉蛾，热毒咽喉肿痛，口疮，痄腮，脓耳，痈疮肿疖，水火烫伤，虫蛇咬伤，跌打损伤。

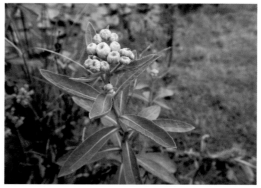

千里光（九里光、九里明、千里及）

来　　源：菊科植物千里光Senecio scandens Buch. – Ham.的干燥地上部分。生于山坡、沟边草丛中。分布于广东、广西、浙江等地。

识别要点：叶具柄，叶片卵状披针形至长三角形，顶端渐尖，基部宽楔形。头状花序顶生。舌状花黄色，具3细齿，具4脉，管状花多数，花冠黄色。

性味归经：苦，寒。归肺、肝经。

功能主治：清热解毒，明目，利湿。用于痈肿疮毒，感冒发热，目赤肿痛，泄泻痢疾，皮肤湿疹。

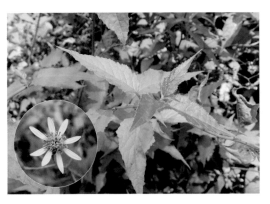

裸柱菊（坐地菊）

来　　源：菊科植物裸柱菊Soliva anthemifolia（Juss.）R. Br.的全草。生于荒地、田野。原产南美洲、大洋洲。我国香港、广东、台湾、福建等地有分布。

识别要点：茎平卧。叶有柄，2～3回羽状分裂。头状花序近球形，无梗，总苞片2层，边缘的雌花多数，无花冠，中央的两性花少数，花冠管状，黄色。

性味归经：辛，平；有小毒。归心经。

功能主治：解毒散结。用于痈疮疔肿，风毒流注，瘰疬，痔疮。

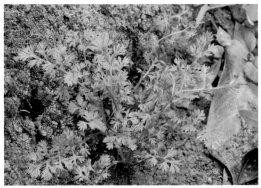

苦苣菜（野苦荬、苦菜）

来　　源：菊科植物苦苣菜Sonchus oleraceus L.的干燥全草。生于山坡或山谷林缘、林下或平地田间、空旷处近水处。分布于辽宁、新疆、山东、江苏、广东、广西、四川、云南、贵州、西藏等地。

识　　别：基生叶羽状深裂，基部渐狭成长或短翼柄，中下部茎叶羽状深裂或大头状羽状深裂，向柄基且逐渐加宽，柄基圆耳状抱茎。头状花序单生茎枝顶端，总苞片3～4层，覆瓦状排列，舌状小花多数，黄色。瘦果褐色每面各有3条细脉。

性　　味：苦，寒。归心、脾、胃、大肠经。

功能主治：清热解毒，凉血止血。用于腹痛泄泻，热毒泻痢，湿热黄疸，热淋，咽喉肿痛，痈疮肿毒，乳痈，痔瘘，吐血，衄血，咯血，尿血，便血，崩漏。

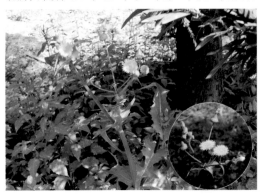

翅果菊（苦荬苣、山莴苣、野莴苣）

来　　源：菊科植物翅果菊Pterocypsela indica（L.）Shih的全草。生于田间，路旁，灌丛。分布于广东、广西、海南等省区。

识别要点：茎叶长椭圆形、长椭圆形，边缘具疏齿，茎生叶顶端渐尖，基部楔形渐狭，无柄，两面无毛。舌状小花黄色。瘦果椭圆形，冠毛2层，压扁，边缘有宽翅。

性　　味：苦，寒。归经未知。

功能主治：清热解毒，凉血祛瘀。用于阑尾炎，扁桃体炎，子宫颈炎，产后淤血肿痛，崩漏，痔疮下血，疮疖肿毒。

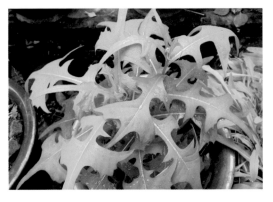

黄瓜菜 （黄瓜假还阳参）

来　　源：菊科植物黄瓜菜 *Paraixeris denticulata*（Houtt.）Nakai 的全草。中国、朝鲜、日本、俄罗斯等国均有分布。

识别要点：茎叶卵形、椭圆形、或披针形，不分裂，顶端急尖或钝，有宽翼柄，基部圆形，耳部圆耳状扩大抱茎，或无柄。舌状花黄色。

性味归经：微苦，寒。归肝、膀胱经。

功能主治：通结气，利肠胃。用于高血压等症。

金腰箭 （苞壳菊）

来　　源：菊科植物金腰箭 *Synedrella nodiflora*（L.）Gaertn. 的全草。生于旷野、耕地、路旁及宅旁。原产美洲。我国东南部、南部和西南部有分布。

识别要点：下部和上部叶具柄，阔卵形至卵状披针形，基部下延成翅状宽柄，头状花序常2～6簇生于叶腋，花黄色。

性味归经：辛、微苦，凉。归心、肺经。

功能主治：凉血透疹，解毒消肿。用于感冒发热，瘛疭，疮痈肿毒。

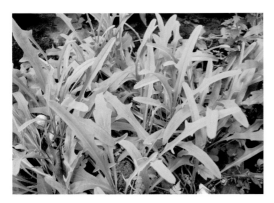

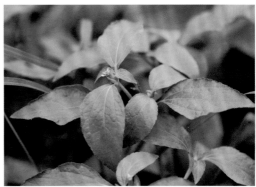

蒲公英 （公英、蒲公丁、黄花地丁、婆婆丁）

来　　源：菊科植物蒲公英 *Taraxacum mongolicum* Hand.-Mazz. 的干燥全草。生于山坡草地、路旁、河岸等地。分布于我国大部地区。

识别要点：叶倒卵状披针形，边缘具波状齿或羽状深裂，顶端裂片三角状戟形。花葶密被蛛丝状白色长柔毛，花黄色。瘦果顶端收缩尖喙，冠毛白色。

性味归经：苦、甘，寒。归肝、胃经。

功能主治：清热解毒，消肿散结，利尿通淋。用于疔疮肿毒，乳痈，瘰疬，目赤，咽痛，肺痈，肠痈，湿热黄疸，热淋涩痛。

夜香牛 （伤寒草、夜牵牛、消山虎）

来　　源：菊科植物夜香牛 *Vernonia cinerea*（L.）Lcss. 的干燥全草。生于山坡旷野、荒地、田边、路旁。分布于浙江、江西、湖南、广东、四川等地。

识别要点：下部和中部叶具柄，菱状卵形，基部楔状，下面沿脉被灰白色或淡黄色短柔毛，两面均有腺点。头状花序多数，花淡红紫色，花冠管状。

性味归经：苦、辛，凉。归肺、胃、大肠经。

功能主治：疏风清热，除湿，解毒。用于感冒发热，肺热咳嗽，湿热泄泻，湿热黄疸，热毒泻痢，带下黄臭，疮痈肿毒，蛇虫咬伤。

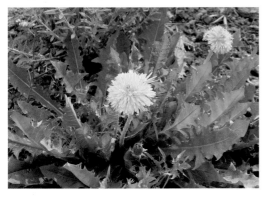

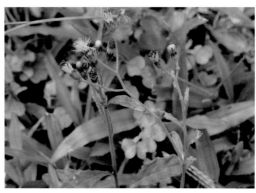

狗仔花 (鲫鱼草、万重花)

来　　源：菊科植物咸虾花 *Vernonia patula*（Dry.）Merr. 干燥全草。生于荒坡旷野、田边、路旁。分布于广东、广西、贵州、云南等地。

识别要点：全株具乳汁。叶椭圆状长圆形，两面被灰白色绒毛。聚伞花序腋生和顶生，花冠紫蓝色。瘦葵果单生，膨胀，种子广卵形，顶端具白色绢质种毛。

性味归经：微苦、辛，平。归肺、肝、脾经。

功能主治：发表散寒，凉血解毒，清热止泻。用于感冒发热，疟疾，湿热泻痢，痧气，湿疹，荨麻疹，久热不退。

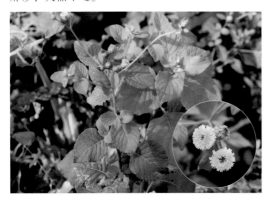

黄鹌菜 (黄花草、黄花枝香草、野芥菜)

来　　源：菊科植物黄鹌菜 *Youngia japonica*（L.）DC. 的全草。生于山坡、山谷及山沟林缘、林间草地及潮湿地、河边沼泽地、田间与荒地上。全国各地均有分布。

识别要点：基生叶倒披针形，大头羽状深裂或全裂，叶柄多有翼。头状花序顶生，有10~20枚舌状小花，舌状小花黄色，花冠管外面有短柔毛。

性味归经：甘、苦，凉。归肺、肝、膀胱经。

功能主治：清热解毒，利尿消肿，止痛。用于风热感冒，咽喉肿痛，目赤肿痛，乳痈，疮疖肿毒，毒蛇咬伤，热毒泻痢，腹胀，水肿淋浊，血淋，白带，风湿痹痛，跌打损伤。

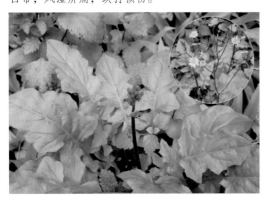

蟛蜞菊 (黄花蟛蜞菊、路边菊、田黄菊)

来　　源：菊科植物蟛蜞菊 *Wedelia chinensis*（Osbeck）Merr. 的全草。生于路旁、田边、沟边或湿润草地上。分布于我国东北部和南部各地。

识别要点：叶无柄，椭圆形，基部狭，常离基发出1对叶脉，无网状脉。头状花序少数，单生于枝顶或叶腋内，花黄色，舌状花1层，管状花较多。

性味归经：苦、甘，凉。归肺、心、脾经。

功能主治：清热解毒，凉血散瘀。用于感冒发热，咽喉肿痛，乳蛾，乳痈，白喉，百日咳，肺热咳喘，肺痨咯血，鼻衄，尿血，湿热黄疸，热毒泻痢，疔疮肿毒。

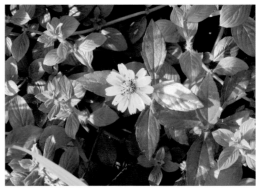

半边莲 (半边花、片花莲)

来　　源：桔梗科植物半边莲 *Lobelia chinensis* Lour. 的干燥全草。生于水田边、沟边及潮湿草地上。分布于我国长江中、下游及以南各地。

识别要点：叶互生，无柄。花通常1朵，生枝条上部叶腋。花冠粉红色或白色，背面裂至基部，裂片全部平展于一个平面，2侧裂片较长。蒴果倒锥状。

性味归经：辛，平。归心、小肠、肺经。

功能主治：清热解毒，利尿消肿。用于痈肿疔疮，蛇虫咬伤，腹胀水肿，湿热黄疸，湿疹湿疮。

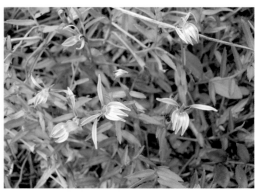

斑种草 （蛤蟆草、细茎斑种草）

来　　源：紫草科植物斑种草*Bothriospermum chinense* Bge.的全草。生于山坡、路旁和山沟等处。分布于辽宁、甘肃、陕西、山西、河北、山东、江苏、河南、广东等地。

识别要点：基生叶及茎下部叶具长柄，匙形或倒披针形，上面被向上贴伏的硬毛，下面被硬毛及伏毛。花淡蓝色。小坚果肾形。

性味归经：微苦，凉。归心、脾、大肠经。

功能主治：解毒消肿，利湿止痒。用于痔疮，肛门肿痛，湿疹。

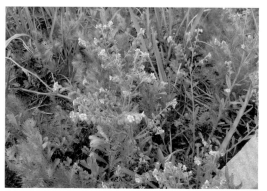

地骨皮 （枸杞根皮、土苦皮、骨皮）

来　　源：茄科植物枸杞*Lycium chinense* Mill.的干燥根皮。野生和栽培均有。分布于河北、内蒙古、陕西等地。

识别要点：叶互生或簇生，叶脉不明显。花在短枝上2～6朵同叶簇生。花萼钟状，花冠漏斗状，紫堇色。浆果红色，种子多数，棕黄色。

性味归经：甘，寒。归肺、肝、肾经。

功能主治：凉血除蒸，清肺降火。用于阴虚潮热，骨蒸盗汗，肺热咳嗽，咯血，衄血，内热消渴。

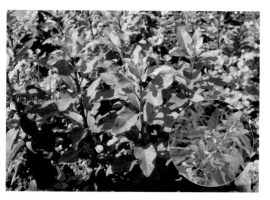

大岗茶叶 （松杨）

来　　源：紫草科植物厚壳树*Ehretia thyrsiflora*（Sieb. et Zucc.）Nakai的叶。生于平原疏林、山坡灌丛。分布于山东、河南、华南、云南等地。

识别要点：茎枝黄褐色或赤褐色，皮孔明显。单叶互生，长椭圆形，先端急尖，基部圆形，叶表面散生白色短茸毛，背面疏生黄褐色茸毛，叶缘具浅细尖锯齿，叶柄短有纵沟，厚纸质，叶面用指甲划刻可现紫色划痕。

性味归经：甘、微苦，平。归心、肺经。

功能主治：清热解暑。用于外感暑热。

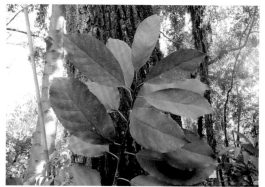

锦灯笼 （灯笼草、灯笼果）

来　　源：茄科植物酸浆*Physalis alkekengi* L. var. *franchetii*（Mast.）Makino的干燥宿萼或带果实的宿萼。生于田野、沟边、山坡草地、林下或路旁边。分布广东等地。

识别要点：全株密生短柔毛。叶边缘有不等大的锯齿。花单生于叶腋，花冠钟状，淡黄色，裂片基部有紫色斑纹。浆果球形，外包以膨大的绿色宿萼。

性味归经：苦，寒。归肺经。

功能主治：清热解毒，利咽化痰，利尿通淋。用于咽痛音哑，痰热咳嗽，小便不利，热淋涩痛；外治天疱疮，湿疹。

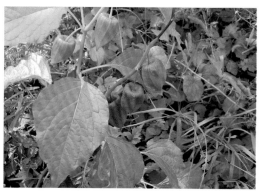

茄子（五指茄、矮瓜、吊茄子）

来　　源：茄科植物茄 *Solanum melongena* L. 的果实。原产亚洲热带。我国各地均有栽培。

识别要点：小枝多为紫色。叶卵形，基部不对称，边缘浅波状或深波状圆裂，表面被平贴的星状绒毛。花白色或紫色，果实长圆柱或圆球形。

性味归经：甘，凉。归脾、胃、大肠经。

功能主治：清热，活血，消肿。用于肠风下血，热毒疮痈，皮肤溃疡。

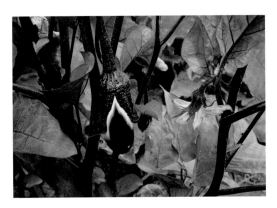

少花龙葵（衣纽扣、扣子草、古钮菜）

来　　源：茄科植物少花龙葵 *Solanum americanum* Miller 的干燥全草。生于溪边、密林阴湿处或林边荒地。分布于云南、江西、湖南、广东等地。

识别要点：茎多分枝，具棱。叶膜质。花序腋外生，具花4～6朵，花萼杯状，5裂，花冠白色，膜质，雄蕊5，着生于花冠喉部。浆果球形。

性味归经：微苦，寒。归肺、肝、膀胱经。

功能主治：清热解毒，利水消肿。用于感冒风热咳嗽，咽喉肿痛，目赤肿痛，头痛眩晕，热毒泻痢，热淋，疗疮疖肿。

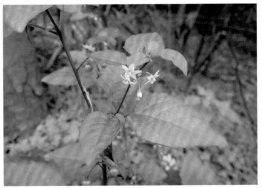

金钮扣（天茄子、山颠茄、金衫扣）

来　　源：茄科植物水茄 *Solanum torvum* Swartz 的干燥茎及根。生于荒地、灌木丛中，沟谷及村庄潮湿地方。分布于云南、广西、广东等地。

识别要点：全草多分枝，带紫红色，有明显的纵条纹。叶卵形。头状花序单生，卵圆形，绿色总苞片2层，花黄色，雌花舌状，两性花管状。

性味归经：辛，微凉；有小毒。归肝、心经。

功能主治：解毒消肿，散瘀止痛。用于胃痛，瘰疬，闭经，跌打瘀痛，腰肌劳损，痈肿疔疮。

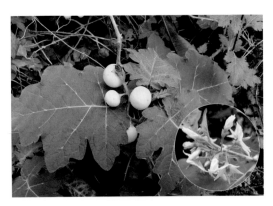

茑萝（茑萝松、金丝线、金凤毛）

来　　源：旋花科植物茑萝 *Quamoclit pennata* （L.）Bojer 的全草或根。原产热带美洲。我国南北各地广泛栽培。

识别要点：柔弱缠绕草本。叶卵形，羽状深裂至中脉，叶柄基部常具假托叶。花序腋生，花冠高脚碟状，深红色，冠檐开展，5浅裂。蒴果卵形。

性味归经：淡，平。归脾、肝经。

功能主治：清热解毒。用于热毒泻痢，痔疮出血，耳疔，疮疖肿毒。

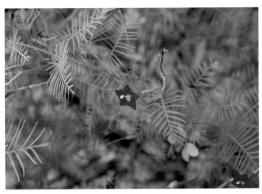

马蹄金（小金钱草、黄疸草、小马蹄草）

来　　源：旋花科植物马蹄金 *Dichondra repens* Forst.的干燥全草。生于阔叶林间、灌丛、河畔、田野、路旁。分布于四川、贵州、云南、广东等地。

识别要点：叶肾形至圆形，先端宽圆形，具长的叶柄。花单生叶腋，花冠钟状，黄色，深5裂。蒴果近球形，膜质，种子1～2粒，黄色至褐色，无毛。

性味归经：苦、辛，凉。归肺、肝经。

功能主治：清热解毒，利湿，散瘀消肿。用于湿热黄疸，湿热泻痢，砂石淋痛，白浊，水肿，疔疮肿毒，跌打损伤。

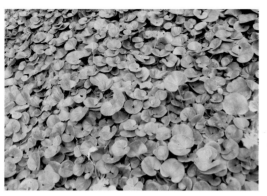

蕹菜根（通心菜、空心草、瓮菜）

来　　源：旋花科植物蕹菜 *Ipomoea aquatica* Forsk.的干燥根。我国中部及南部广泛栽培。

识别要点：茎节间中空，节上生根。叶片大小有变化长卵状披针形。腋生花序具1～3朵花，花冠白色、淡红色或紫红色，漏斗状。蒴果卵球形至球形。

性味归经甘、淡，平。归肾、肺、脾经。

功能主治：健脾利湿。用于白带过多，虚淋。

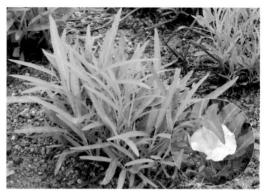

玄参（元参、北玄参、黑玄参）

来　　源：玄参科植物玄参 *Scrophularia ningpoensis* Hemsl.的干燥根。生于溪旁，丛林及高草丛中。分布于河北、广东等地。

识别要点：茎四棱形。茎下部叶多对生而具柄，上部叶互生而柄短。花序顶生和腋生，花褐紫色，花冠筒球形。蒴果卵圆形，有短喙。

性味归经：甘、苦、咸，微寒。归肺、胃、肾经。

功能主治：清热凉血，滋阴降火，解毒散结。用于热入营血，温毒发斑，热病伤阴，舌绛烦渴，津伤便秘，骨蒸劳嗽，目赤，咽痛，白喉，瘰疬，痈肿疮毒。

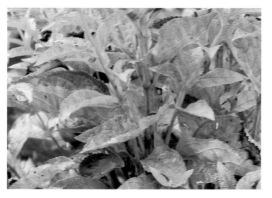

木蝴蝶（千层纸、千张纸）

来　　源：紫葳科植物木蝴蝶 *Oroxylum indicum* （L.）Vent.的干燥成熟种子。分布于江西、广东、海南、广西、四川、贵州、云南等地。

识别要点：奇数2～3回羽状复叶，小叶三角状卵形，两面无毛，全缘。花紫红色，花萼钟状，紫色。蒴果木质，边缘肋状凸起，种子具薄翅。

性味归经：苦、甘，凉。归肺、肝、胃经。

功能主治：清肺利咽，疏肝和胃。用于肺热咳嗽，喉痹，音哑，肝胃气痛。

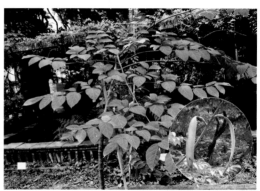

菜豆树

来　　源：紫葳科植物菜豆树 *Radermachera sinica* Hance 的根、叶或果实。生于山谷或平地疏林中。分布于台湾、广东、广西、贵州、云南等地。

识别要点：2回羽状复叶，小叶顶端尾状渐尖，两面无毛，侧生小叶片在近基部疏生盘菌状腺体。花冠钟状漏斗形，白色至淡黄色。蒴果下垂，圆柱形。

性味归经：苦，寒。归肺、心、肝经。

功能主治：清暑解毒，散瘀消肿。用于伤暑发热，痈肿，跌打骨折，毒蛇咬伤。

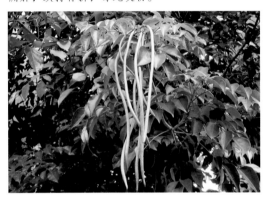

猫尾树（猫尾）

来　　源：紫葳科植物猫尾树 *Markhama caudafelina*（Hance）Craib 的根或皮。

识别要点：奇数羽状复叶，幼嫩时叶轴及小叶两面密被平伏细柔毛。花冠黄色，花冠筒漏斗形，下部紫色。蒴果极长，悬垂，密被褐黄色绒毛。

性味归经：微苦，凉。归心、小肠经。

功能主治：清热解毒，清热利尿。用于高热谵妄，热淋。

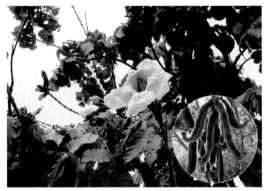

蒜香藤（张氏紫葳、紫铃藤）

来　　源：紫葳科植物蒜香藤 *Pseudocalymma alliaceum*（Lam.）A. H. Gentry 的藤茎。原产南美洲。华南各省区及云南等地引种栽培。

识别要点：常绿攀缘灌木。复叶对生，小叶2枚，卷须1或缺如，小叶椭圆形，先端尖。聚伞花序腋生，花冠筒状，开口五裂。花初开时为粉紫色，再渐转变成粉红色、白色。搓揉花或叶片均有大蒜样气味。

性味归经：未知。

功能主治：伤风，发热，咽喉肿痛等呼吸道疾病。现代医药学研究发现蒜香藤对延缓衰老有一定作用。对肝癌细胞有杀伤作用。能明显降低高脂血症的血脂水平及动脉脂质的沉积。对胃癌有一定抑制作用。

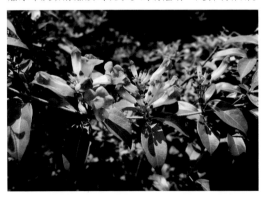

穿心莲（一见喜、榄核莲、苦胆草、金耳钩、印度草、苦草）

来　　源：爵床科植物穿心莲 *Andrographis paniculata*（Burm. f.）Nees 的干燥地上部分。分布于广东、福建。

识别要点：茎具4棱，下部多分枝，节膨大。叶矩圆状披针形。总状花序顶生和腋生，集成大型圆锥花序，二唇形花冠白色，下唇带紫色斑纹。蒴果扁，中部有沟。

性味归经：苦，寒。归心、肺、大肠、膀胱经。

功能主治：清热解毒，凉血，消肿。用于感冒发热，咽喉肿痛，口舌生疮，顿咳劳嗽，泄泻痢疾，热淋涩痛，痈肿疮疡，蛇虫咬伤。

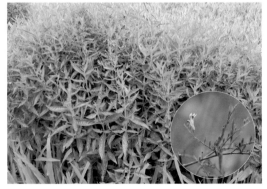

狗肝菜 (路边青、羊肝菜、青蛇)

来　　源：爵床科植物狗肝菜 Dicliptera chinensis (L.) Ness 的干燥全草。生于疏林下，溪边、路旁。分布于福建、台湾、广东、四川等地。

识别要点：茎外倾或上升，具6条钝棱，节常膨大膝曲状。叶纸质，绿深色。花冠淡紫红色，2唇形，上唇阔卵状近圆形，全缘，有紫红色斑点。

性味归经：甘、苦，微寒。归肝、小肠经。

功能主治：清热解毒，凉血止血，生津，利尿。用于感冒发热，暑热烦渴，乳蛾，疔疮，便血，尿血，小便不利。

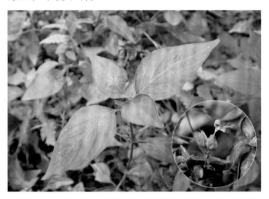

爵床 (小青草，大鸭草，六角英)

来　　源：爵床科植物爵床 Justiciaprocumbens L. 的干燥带花全草。生于山坡林间草丛中。分布于我国秦岭以南地区。

识别要点：叶椭圆形，基部宽楔形，两面常被短硬毛。穗状花序顶生或生上部叶腋，花冠粉红色，2唇形，下唇3浅裂。蒴果具4粒种子，下部实心似柄状。

性味归经：苦、咸、辛，寒。归肺、肝、膀胱经。

功能主治：清热解毒，利湿消滞，活血止痛。用于感冒发热，肺热咳嗽，咽喉肿痛，目赤肿痛，疳积，湿热泻痢，疟疾，黄疸，浮肿，小便淋浊，筋肌疼痛，跌打损伤，痈疽疔疮，湿疹。

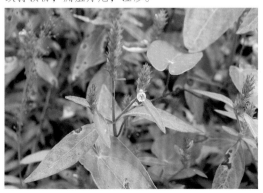

水蓑衣 (南天仙子、大青草、青泽兰)

来　　源：爵床科植物水蓑衣 Hygrophila salicifolia (Vahl.) Nees 的全草。生于溪沟边或洼地等潮湿处。分布于广东、广西、湖南、云南等地。

识别要点：叶近无柄，纸质，两面被白色长硬毛，背面脉上较密，侧脉不明显。花簇生于叶腋，花萼圆筒状，花冠淡紫色或粉红色。蒴果比宿存萼长。

性味归经：甘、苦，凉。归心、肝经。

功能主治：清热解毒，散瘀消肿。用时行热毒，丹毒、黄疸、口疮，乳痈，吐衄，跌打伤痛，骨折，毒蛇咬伤。

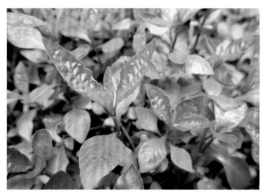

鳞花草 (鳞衣草、牛漆琢)

来　　源：爵床科植物鳞花草 Lepidagathis incurva Buch. -Ham. ex D. Don. 的全草。生于草地或旷野、灌丛或河边沙地。分布于广东、海南、香港、广西、云南等地。

识别要点：叶纸质，基部下延，上面光亮，两面均有稍粗的针状钟乳体。穗状花序顶生，花冠白色，喉部内面密被白色长柔毛，蒴果长圆形。

性味归经：甘、苦，寒。归经未知。

功能主治：清热解毒，消肿止痛。用于感冒发热，肺热咳嗽，疮疡肿毒，口唇糜烂，目赤肿痛，皮肤湿疹，跌打伤痛，虫蛇咬伤。

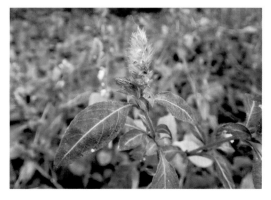

广东大青叶 <small>(大青、马大青)</small>

来　　源：爵床科植物马蓝*Baphicacanthus cusia*（Nees）Bremek.的干燥全草。生于山谷、疏林下阴湿地方。分布于浙江、福建、广东、云南等地。

识别要点：叶柔软，纸质，椭圆形或卵形，边缘有锯齿，两面无毛，干时黑色，侧脉两面凸起。穗状花序直立，花冠紫色或玫瑰红色，花冠筒顶端内弯。

性味归经：苦，寒。归心、胃经。

功能主治：清热解毒，凉血消肿。用于温病高热，痄腮，丹毒，痈肿，火眼，疮疹。

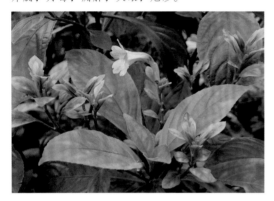

南板蓝根 <small>(大青、马大青)</small>

来　　源：爵床科植物马蓝*Baphicacanthus cusia*（Nees）Bremek.的干燥根茎和根。生于山谷、疏林下阴湿地方。分布于浙江、福建、广东、云南等地。

识别要点：叶柔软，纸质，椭圆形或卵形，边缘有锯齿，两面无毛，干时黑色，侧脉两面凸起。穗状花序直立，花冠紫色或玫瑰红色，花冠筒顶端内弯。

性味归经：苦，寒。归心、胃经。

功能主治：清热解毒，凉血消斑。用于瘟疫时毒，发热咽痛，温毒发斑，丹毒。

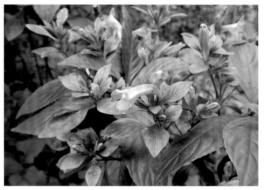

岩冬菜 <small>(黄猄草)</small>

来　　源：爵床科植物四籽马蓝*Strobilanthes tetraspermus*（Champ.ex Benth.）Druce 的全草。分布秦岭以南。

识别要点：草本，茎具6条钝棱，节常膨大膝曲状。叶卵状椭圆形，顶端短渐尖，基部阔楔形或稍下延，纸质，绿深色。花序腋生或顶生，由3～4个聚伞花序组成，花冠淡紫红色，2唇形，上唇近圆形，有紫红色斑点，下唇3浅裂。蒴果具种子4枚。

性味归经：辛，微苦，寒。归肺、肝经。

功能主治：疏散风热，活络，解毒。用于风热感冒，风湿骨痛，跌打损伤，疮疖肿毒。

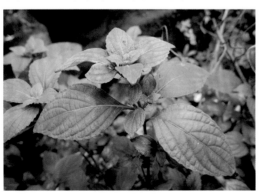

臭牡丹 <small>(矮脚桐、大红花、臭八宝)</small>

来　　源：马鞭草科植物臭牡丹*Clerodendron bungei* Steud.的干燥带根全株。生于山坡、路边、疏林下、灌木丛。分布于我国华北、西南等地。

识别要点：植株有臭味。叶片纸质，基部脉腋有数个盘状腺体。花序顶生，密集，花冠淡红色、红色或紫红色。核果近球形，成熟时蓝黑色。

性味归经：辛，苦，平。归心、肝、脾经。

功能主治：解毒消肿，祛风除湿。用于痈疽，疔疮，发背，乳痈，痔疮，湿疹，丹毒，风湿痹痛，肝阳上亢，头痛眩晕。

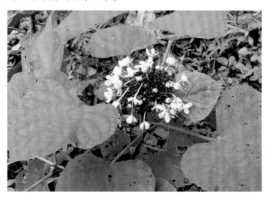

路边青 (大青叶、臭大青、木本大青)

来　　源：马鞭草科植物大青 *Clerodendrum crytophyllum* Turcz.的干燥全株。生于平原、丘陵、山地林下。分布于我国华东、中南、西南各地。

识别要点：叶片纸质，全缘，背面常有腺点。伞房状聚伞花序生于枝顶或叶腋，花小，有桔香味，花冠白色，花冠管细长。果实蓝紫色，为红色的宿萼所托。

性味归经：苦，寒。归胃、心经。

功能主治：清热解毒，凉血，利湿。用于感冒高热，头痛，热痢，疟腮，喉痹，丹毒，黄疸。

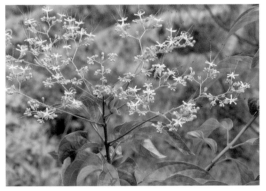

白花灯笼 (白花鬼灯笼、鬼灯笼、灯笼草)

来　　源：马鞭草科植物白花灯笼 *Clerodendrum fortunatum* L.的干燥根或全株。生于丘陵和旷野。分布江西、广东等地。

识别要点：叶纸质。聚伞花序腋生，较叶短，花萼红紫色，膨大形似灯笼，花冠淡红色或白色稍带紫色。核果近球形，熟时深蓝绿色，藏于宿萼内。

性味归经：苦、甘，寒。归心、肺经。

功能主治：清热解毒，清肺止咳，凉血消肿。用于感冒发热，咽喉肿痛，肺热咳嗽，肺痨咳嗽，骨蒸潮热，衄血，赤痢，疔痈肿毒，瘰疬，跌打损伤。

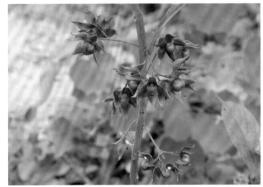

龙吐珠 (九龙吐珠、麒麟吐珠、白萼赤贞桐)

来　　源：马鞭草科龙吐珠 *Clerodendrum thomsonae* Balf.的叶及全株。原产热带非洲。我国各地庭园广为栽培。

识别要点：叶片纸质，全缘，基脉3出。聚伞花序二歧分枝，花萼白色，中部膨大，具5棱，裂片白色，花冠先端5裂，深红色。核果棕黑色，宿存萼红紫色。

性味归经：淡，平。归肝、脾经。

功能主治：解毒。用于耳闭，跌打损伤。

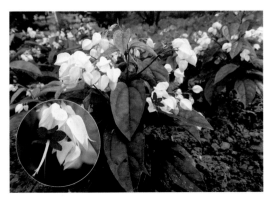

假连翘 (篱笆树、花墙刺、洋刺)

来　　源：马鞭草科植物假连翘 *Duranta repens* L.的果实、叶。生于路旁、园边，多作绿篱栽培。原产热带美洲。我国广东、广西、福建、台湾有分布。

识别要点：枝条常下垂。叶对生，叶片纸质。总状花序顶生或腋生，花萼管状，具5棱，花冠蓝色或淡蓝紫色。核果红黄色，完全包于扩大的宿萼内。

性味归经：甘，微辛，温；有小毒。归肝经。

功能主治：截疟，活血止痛。用于疟疾，跌打伤痛。

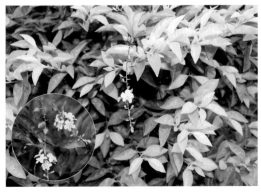

五色梅 （臭牡丹、五色花、如意花）

来　　源：马鞭草科植物马缨丹 *Lantana camara* L.的花。生于海边沙滩和空旷地区。分布于台湾、福建、广东、广西等地。

识别要点：茎枝呈四方形，有短而倒钩状刺。叶对生，揉烂后有强烈的气味，表面有粗糙的皱纹和短柔毛，花冠橙黄色，开花后转为深红色。果圆球形，成熟时紫黑色。

性味归经：甘、淡、凉。归肺、肝、肾经。

功能主治：清热解毒，活血止血，润肺止咳，解暑热。用于肺痨吐血，伤暑头痛，腹痛吐泻，阴痒，湿疹，跌打损伤。

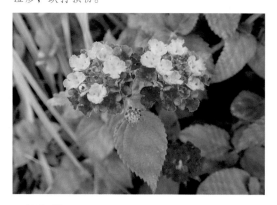

腐婢 （豆腐叶、腐卑、土常山）

来　　源：马鞭草科植物豆腐柴 *Premna microphylla* Turcz.的茎、叶。生于山坡林下或林缘。分布于我国华东、中南、华南等地。

识别要点：单叶对生，叶片卵状披针形，有臭味。聚伞花序组成顶生塔形的圆锥花序，花萼杯状，花冠淡黄色，二唇形。核果球形至倒卵形，紫色。

性味归经：苦、辛、寒。归肝、大肠经。

功能主治：清热解毒，截疟。用于疟疾、泄泻，痢疾，醉酒头痛，痈肿，疔疮，丹毒，蛇虫咬伤，创伤出血。

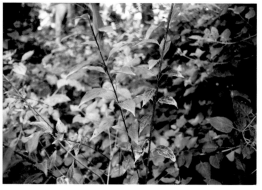

夏枯草 （夏枯球、夏枯花、夏枯头）

来　　源：唇形科植物夏枯草 *Prunella vulgaris* L.的干燥果穗。生于路边、山坡、田野、草丛中。全国大部分地区均有栽培。

识别要点：茎钝四棱形，紫红色。茎叶基部下延至叶柄成狭翅，叶缘具波状齿。花序下方的苞叶似茎叶。轮伞花序密集呈穗状花序，花萼钟形，花冠蓝紫色。

性味归经：辛、苦、寒。归肝、胆经。

功能主治：清肝泻火，明目，散结消肿。用于目赤肿痛，目珠夜痛，头痛眩晕，瘰疬，瘿瘤，乳痈，乳癖，乳房胀痛。

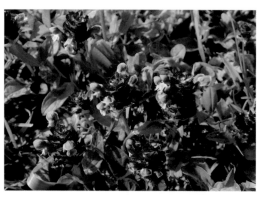

筋骨草 （白夏枯草、白毛夏枯草、金疮小草）

来　　源：唇形科植物筋骨草 *Ajuga decumbens* Thunb.的干燥全草。生于溪边、路旁及湿润的草坡上。分布于我国华东，中南及西南地区。

识别要点：叶片纸质，基部楔形，下延，边缘具不整齐的双重牙齿，具缘毛，被糙伏毛。花密聚茎顶，苞叶大，叶状，有时呈紫红色。花冠紫色，具蓝色条纹。

性味归经：苦、寒。归肺经。

功能主治：清热解毒，凉血消肿。用于咽喉肿痛，肺热咯血，跌打肿痛。

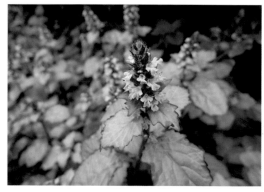

小彩叶紫苏（天葵、五色草、小叶洋紫苏）

来　源：唇形科植物小彩叶紫苏 *Coleus scutellarioides* (L.)Benth. var. *crispipilus* (Merr.)H. Keng 的全草。生于溪旁、路旁、旷野、草丛或林中。分布于广东、广西、福建等地。

识别要点：茎肉质四棱形，淡红色，密被短毛。叶三角状卵圆形，边缘具青色或淡黄色圆齿，上面中间暗红色。总状花序顶生，花淡蓝紫色或带白色。

性味归经：淡、平。归肺、心经。

功能主治：清热解毒，润肺止咳。用于肺热咳嗽，疮疡，狗咬伤，毒蛇咬伤。

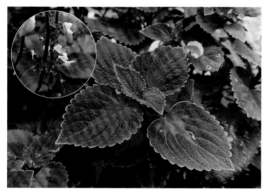

荔枝草（雪见草、雪里青、癞蛤蟆草）

来　源：唇形科植物荔枝草 *Salvia plebeia* R Br. 的干燥全草。常生于路边、山野旷地或田埂上。我国各省区除西藏，新疆，青海，甘肃外均有分布。

识别要点：多分枝，被下弯的灰白色疏柔毛。叶椭圆状卵圆形，边缘具圆齿，散有黄褐色腺点。轮伞花序6花，花冠淡红至蓝色，二唇形。小坚果倒卵圆形。

性味归经：苦、辛、凉。归肺、胃经。

功能主治：清热解毒，利尿消肿，凉血散瘀。用于感冒发热；咽喉肿痛，肺热咳嗽，咳血、吐血，尿血，崩漏，痔血，水肿，白浊，痢疾，痈肿疮毒，湿疹瘙痒，跌打损伤；蛇虫咬伤。

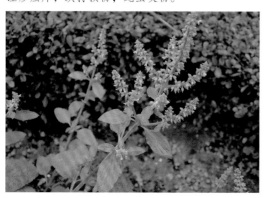

凉粉草（仙人草、仙人冻、仙草）

来　源：唇形科植物凉粉草 *Mesona chinensis* Benth. 的干燥地上部分。栽培，田野间有野生。分布于广东、广西等地，我国南部各地普遍栽种。

识别要点：枝四棱形。纸质叶卵圆形，边缘有锯齿。轮伞花序多数，组成顶生的总状花序。花萼开花时钟形，果时呈坛状筒形。花冠白色或淡红色。

性味归经：甘、淡，微寒。归肺、脾、肝经。

功能主治：清热解毒，消暑解渴。用于中暑烦渴，消渴，黄疸，泄泻，水肿，痢疾，肝阳上亢，头痛眩晕，湿火骨痛，风火牙痛，丹毒，梅毒，漆疮，水火烫伤。

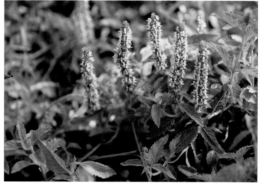

一串红（西洋红、象洋红）

来　源：唇形科植物一串红 *Salvia splendens* Ker -Gawl. 的全草。原产巴西。我国各地庭园均有栽培。

识别要点：茎钝四棱形。叶卵圆形。轮伞花序2～6花组成顶生总状花序，花冠红色，冠筒直伸，冠檐二唇形，小坚果椭圆形，暗褐色，边缘具狭翅。

性味归经：甘、平。归心、肝经。

功能主治：清热，凉血，消肿。用于痈肿疮疡，跌打损伤，脱白肿痛，妇女血崩，毒蛇咬伤。

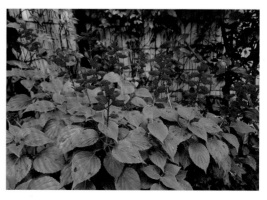

半枝莲 （狭叶韩信草、半支莲、并头草）

来　　源：唇形科植物半枝莲 *Sutellaria barbata* D. Don 的干燥全草。常生于田埂、溪边潮湿草地上。分布于广东、浙江、福建、台湾、海南等地。

识别要点：叶具短柄，叶片三角状卵圆形，边缘生有钝齿。花生于茎上部叶腋内，花冠紫蓝色，冠筒基部囊大，冠檐2唇形，上唇盔状，半圆形。

性味归经：辛、苦，寒。归肺、肝、肾经。

功能主治：清热解毒，化瘀利尿。用于疔疮肿毒，咽喉肿痛，跌扑伤痛，水肿，黄疸，蛇虫咬伤。

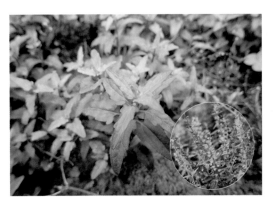

韩信草 （大叶半枝草、耳挖草、烟管草）

来　　源：唇形科植物韩信草 *Scutellaria indica* L. 的干燥全草。生于路旁、疏林下、山坡或荒坡草地。分布于安徽、湖南、广东等地。

识别要点：叶草质至近坚纸质，边缘密生圆齿，两面被微柔毛或糙伏毛。花对生，花萼盾片在果时增大一倍。花冠蓝紫色，冠筒前方基部膝曲，后直伸，向上增大。

性味归经：辛、苦，寒。归心、肝、肺经。

功能主治：清热解毒，活血止血，消肿止痛。用于痈肿疔毒，肺痈，肠痈，瘰疬，吐血，咯血，便血，外伤出血，肺热咳喘，风火牙痛，喉痹，咽痛，跌打损伤，筋骨疼痛，皮肤瘙痒，毒蛇咬伤。

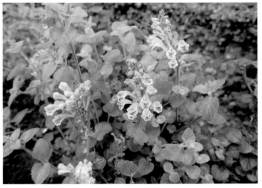

剪刀草 （瘦风轮、断血流、山薄荷）

来　　源：唇形科植物细风轮菜 *Clinopodium gracile*（Benth.）Matsum. 的全草。生于空旷草地、林缘、灌丛。分布于江苏、广东等地。

识别要点：叶片形变较大，叶柄基部渐宽，鞘状，边缘膜质，具横脉。花萼直立，挺水，花被片反折，外轮花被片椭圆形，内轮花被片黄白色。瘦果扁卵形，具翅。

性味归经：苦、辛，凉。归肺、脾、肝经。

功能主治：祛风清热，行气活血，解毒消肿。用于感冒发热，食积腹痛，呕吐，泄泻，痢疾，白喉，咽喉肿痛，痈肿丹毒，毒虫咬伤，跌打损伤。

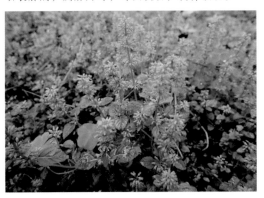

水珍珠菜 （水毛射、蛇尾草、毛水珍珠草）

来　　源：唇形科水珍珠菜 *Dysophylla auricularius*（L.）Hassk. 的全草。生于林下湿润处、水溪边。分布于广东、广西、云南、福建、台湾、江西等地。

识别要点：一年生草本。茎基部平卧，节上生根，上部上升，多分枝，具槽，密被黄色平展长硬毛。叶长圆形或卵状长圆形，先端钝或急尖，边缘具整齐的锯齿，草质。花冠淡紫至白色。

性味归经：辛、苦，凉。归肺、肝经。

功能主治：疏风清热，祛湿解毒，消肿止痛。用于感冒发热，小儿惊风，风湿痹痛，疝气，疮肿湿烂，湿疹，小儿胎毒，毒蛇咬伤。

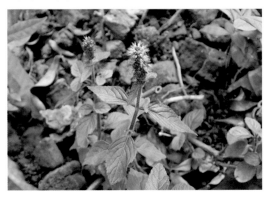

慈姑 <small>(燕尾草、华夏慈姑)</small>

来　　源： 泽泻科植物慈姑 *Sagittaria trifolia* L.var. *sinensis*（Sims）Makino. 的球茎或全草。我国长江以南各地广泛栽培。

识别要点： 挺水叶箭形，叶柄基部鞘状，边缘膜质，具横脉。花葶直立。花序具花多轮，每轮2～3花，花被片白色或淡黄色。瘦果倒卵形，具翅。

性味归经： 甘、微苦、微辛，微寒。归肝、肺、脾、膀胱经。

功能主治： 清热解毒，凉血消肿，止咳通淋。用于产后血闷，胎衣不下，带下，崩漏，衄血，呕血，咳嗽痰血，淋浊，疮肿，目赤肿痛，瘰疬，子痈，毒蛇咬伤。

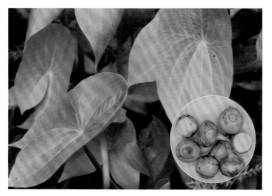

鸭跖草 <small>(大竹草、鸭食草、竹节菜)</small>

来　　源： 鸭跖草科植物鸭跖草 *Commelina communis* L. 的干燥地上部分。生于田野间。分布于我国大部分地区。

识别要点： 叶披针形至卵状披针形。总苞片佛焰苞状，与叶对生，折叠状，展开后为心形。花瓣深蓝色；内面2枚具爪。蒴果椭圆形。

性味归经： 甘、淡，寒。归肺、胃、小肠经。

功能主治： 清热泻火，解毒，利水消肿。用于感冒发热，热病烦渴，咽喉肿痛，水肿尿少，热淋涩痛，痈肿疔毒。

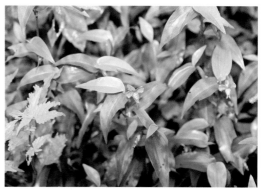

节节草 <small>(竹节草、竹节花、大竹叶菜)</small>

来　　源： 鸭跖草科植物节节草 *Commelina diffusa* Burm. 的全草。生于山地。分布于西藏东南部及云南、贵州、四川、甘肃、陕西、河北、北京、辽宁、浙江、河南、广西等地。

识别要点： 秆的基部常膝曲，叶鞘无毛或仅鞘口疏生柔毛，叶片披针形，边缘具小刺毛而粗糙，秆生叶短小。圆锥花序直立，长圆形，紫褐色。

性味归经： 淡，寒。归肝、脾胃、膀胱经。

功能主治： 清热解毒，利尿消肿，止血。用于疮疖痈肿，咽喉肿痛，湿热泻痢，白浊，小便不利，外伤出血。

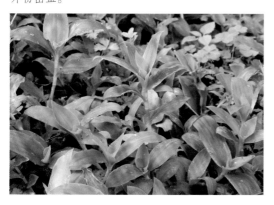

吊竹梅 <small>(红竹叶菜、花叶竹叶菜、斑叶鸭趾草)</small>

来　　源： 鸭跖草科植物水竹草 *Tradescantia zebrine* Bosse 的全草。生于山边、村边和沟边较阴湿的草地上。原产墨西哥。我国福建、广东、广西等地有栽培。

识别要点： 叶无柄，椭圆状卵形至矩圆形，上面紫绿色而杂以银白色，中部边缘有紫色条纹，下面紫红色。花聚生于顶生的苞片状的叶内，花冠管白色。

性味归经： 甘、淡，寒。归肺、大肠、膀胱经。

功能主治： 清热利湿，凉血解毒。用于水肿，小便不利，淋证，痢疾，带下，咯血，目赤肿痛，咽喉肿痛，疮痈肿毒，水火烫伤，蛇虫咬伤。

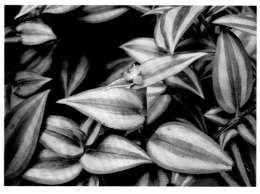

马耳草（竹菜、竹叶菜、竹仔菜）

来　　源：鸭跖草科植物饭包草 *Commelina bengalensis* L. 的干燥全草。生于湿地。分布于山东、河北、广东、湖南、湖北、江西、安徽等地。

识别要点：地下根茎横生，茎上部直立，基部匍匐。叶互生，有柄，叶片椭圆状卵形或卵形，基部渐狭而成阔柄状。聚伞花序数朵，花蓝色，花瓣3。

性味归经：苦，寒。归肺、胃、膀胱经。

功能主治：清热解毒，利水消肿。用于热病发热，烦渴，咽喉肿痛，热痢，热淋，痔疮，疔疮痈肿，蛇虫咬伤。

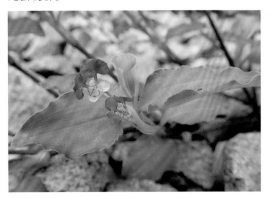

华南谷精草（谷精珠）

来　　源：谷精草科植物华南谷精草 *Eriocaulon sexangulare* L. 的全草。生于溪边湿地及稻田边。分布于广东、广西、海南、福建、台湾、香港。印度，印度尼西亚等也有分布。

识别要点：地下块茎长椭圆状。叶丛生，线状长披针形，顶端渐尖，光滑。头状花序顶生。花序呈半球形，底部有苞片层层紧密排列，苞片有光泽，上部边缘密生白色短毛，顶部灰白色。

性味归经：辛、甘，平。归肝、肺经。

功能主治：疏散风热，明目，退翳。用于风热目赤，肿痛羞明，眼生翳膜，风热头痛。

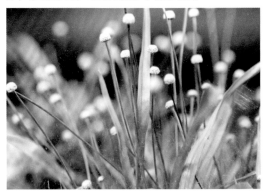

菠萝（黄梨、地菠萝、草菠萝）

来　　源：凤梨科植物凤梨 *Ananas comosus*（L.）Merr. 的果实，原产热带美洲。我国东南部，南部有栽培。

识别要点：剑形叶莲座式排列，背面粉绿色，边缘和顶端常带褐红色。花序于叶丛中抽出，状如松球，花瓣上部紫红色，下部白色。聚花果肉质。

性味归经：甘、微酸，平。归脾、肾经。

功能主治：消食，止渴，止泻，解酒。用于津伤口渴，食欲不振，腹痛泻痢，咳嗽痰多。

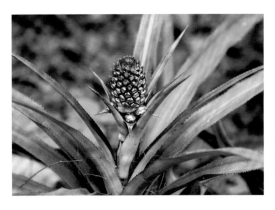

红杯凤梨（香水塔花、水星波罗、擎天凤梨）

来　　源：凤梨科植物星花凤梨 *Guzmania lingulata*（L.）Mez 的干燥叶。

识别要点：叶莲座状排列，顶端钝而有小锐尖，边缘上半部有棕色小刺，叶背粉绿色。穗状花序苞片粉红色；萼片暗红色，花瓣红色，开花时旋扭。

性味归经：辛，凉。归心经。

功能主治：消肿排脓。外用于痈疮肿毒。

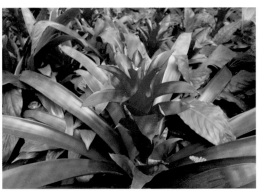

花叶竹芋

来　　源：竹芋科植物花叶竹芋 *Maranta bicolor* Ker-Gawl. 的干燥根茎。原产巴西；广东、广西等地有引种栽培。

识别要点：叶片长圆形，顶端圆而具小尖头，叶面粉绿色，中脉两侧有暗褐色的斑块，背面粉绿或淡紫色。总状花序单生，花冠白色。

性味归经：苦、辛，寒；有小毒。归心经。

功能主治：清热解毒，散结消肿。用于痈疽、疮疡，无名肿毒，跌打损伤，瘀血肿痛。

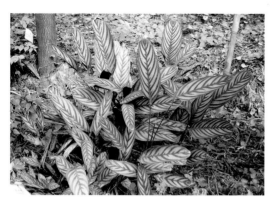

山菅兰 （山猫儿、较剪兰、山管）

来　　源：百合科植物山菅兰 *Dianella ensifolia* (L.)DC. 的根茎。生于林卜、山坡或草丛中。分布于云南、四川、贵州、广西、广东等地。

识别要点：叶狭条状披针形，基部稍收狭成鞘状，套迭或抱茎，边缘和背面中脉具锯齿。花常多朵生于侧枝上端，花被片绿白色。球形浆果深蓝色。

性味归经：辛，温；有毒。归心、肝经。

功能主治：拔毒消肿，散瘀止痛。外用于瘰疬，痈疽疮癣，跌打损伤。

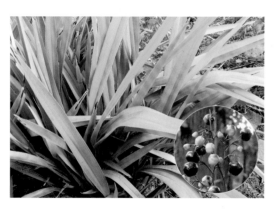

三角草 （小花吊兰、山韭菜）

来　　源：百合科植物三角草 *Chlorophytum laxum* R.Br. 的干燥全草。生于低海拔地区山坡荫蔽处或岩石边。分布于广东、广西等地。

识别要点：叶舌厚膜质，顶端平截，常不规则地撕裂且具短毛，叶片质坚硬，边缘内卷，稍粗糙。圆锥花序较狭窄而紧缩，小穗长褐紫色或灰褐色。

性味归经：苦，寒。归心、肝经。

功能主治：清热解毒，散瘀止血。用于乳痈，疮疖肿毒，毒蛇咬伤，痔疮出血，跌打肿痛，外伤出血。

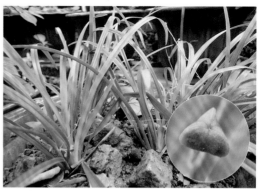

玉簪花 （白玉簪、白鹤仙、白萼）

来　　源：百合科植物玉簪 *Hosta plantaginca* (Lam.)Aschers 的干燥花。生于林下，草坡或岩石边。分布于广东、福建、江西、浙江、江苏、安徽、四川等省区。

识别要点：叶丛生，心状卵圆形，具长柄，叶脉弧形。花自叶丛中抽出，高出叶面，着花9～15朵。花白色或紫色，有香气，呈漏斗状。

性味归经：苦、甘，凉；小毒。归肺、肝、膀胱经。

功能主治：清热解毒，利尿，通经。用于咽喉肿痛，疮痈肿毒，小便不利，经闭。

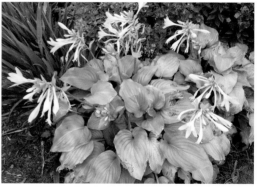

扁竹兰根 (白跌打、见血封口、柄叶开口箭)

来　源：百合科植物弯蕊开口箭 *Tupistra wattii* (C. B. Clarke) Hook.f. 的根茎。生于林下阴湿处。分布于四川、云南、贵州、广西、广东等地。

识别要点：纸质叶3～10枚生于延长的茎上，椭圆状披针形，先端渐尖，基部楔形，有明显的柄，基部扩大，抱茎。穗状花序直立或外弯，花被片肉质，红褐色或黄绿色。红色浆果球形。

性味归经：辛、微苦，寒；小毒。归肺、肝经。

功能主治：清热解毒，凉血散瘀，消肿止痛。用于感冒风热，咳嗽咽痛，乳蛾，有头疖，跌打骨折，胃痛吐血，外伤出血。

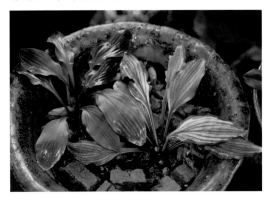

重楼/七叶一枝花 (草河车、七叶莲)

来　源：百合科植物七叶一枝花 *Paris polyphylla* Smith. var. *chinensis* (Franch.) Hara 的干燥根茎。生于林下或沟边草丛。分布于我国长江以南各地区。

识别要点：根状茎外面密生多数环节和许多须根。叶7～10枚，叶柄带紫红色。外轮花被片绿色，4～6枚，狭条形。蒴果紫色，3～6瓣裂开，种子具鲜红色多浆汁的外种皮。

性味归经：苦，微寒；有小毒。归肝经。

功能主治：清热解毒，消肿止痛，凉肝定惊。用于疔疮痈肿，咽喉肿痛，蛇虫咬伤，跌扑伤痛，惊风抽搐。

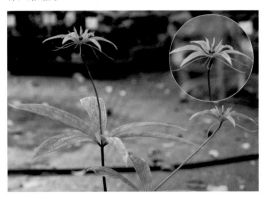

万年青 (冬不雕花、铁扁担、斩蛇剑)

来　源：百合科植物万年青 *Rohdea japonica* (Thunb.) Roth 的干燥根状茎。生于林下湿处。分布于山东、江苏、湖南、广东、广西等地。

识别要点：叶厚纸质，矩圆形、披针形或倒披针形，纵脉明显浮凸。花葶短于叶，穗状花序具多数密集的花，花被淡黄色。浆果红色。

性味归经：苦、微甘，寒；有小毒。归肺、心经。

功能主治：清热解毒，强心利尿，凉血止血。用于咽喉肿痛，白喉，疮疡肿毒，蛇虫咬伤，心衰，水肿，臌胀，咯血，吐血，崩漏。

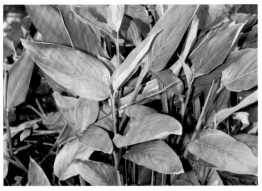

重楼/云南重楼 (蚤休、草河车)

来　源：百合科植物云南重楼 *Paris Polyphylla* Smith. var. *yunnanensis* (Franch.) Hand.-Mizz. 的干燥根茎。生于山坡林下。分布于江苏、福建等地。

识别要点：叶4～9片轮生茎顶，膜质，绿色，下面带紫色，主脉3条基出。花单生顶端，花梗紫红色，花被片绿色，叶状，4～7片，花药线形，金黄色。

性味归经：苦，微寒；有小毒。归肝经。

功能主治：清热解毒，消肿止痛，凉肝定惊。用于疔疮痈肿，咽喉肿痛，蛇虫咬伤，跌扑伤痛，惊风抽搐。

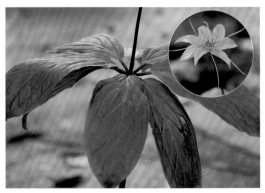

土茯苓 (土草藓、禹余粮、硬饭头薯)

来　　源：百合科植物光叶菝葜 *Smilax glabra* Roxb. 的干燥根茎。生于林中、灌丛下或山谷、林缘。分布于长江流域以南各地。

识别要点：根状茎块状。叶互生，叶柄具狭鞘，常有纤细的卷须2条，叶片薄革质。伞形花序单生于叶腋，花绿白色。浆果黑色，具粉霜。

性味归经：甘、淡，平。归肝、胃经。

功能主治：解毒，除湿，通利关节。用于梅毒及汞中毒所致的肢体拘挛，筋骨疼痛，湿热淋浊，带下，痈肿，瘰疬，疥癣。

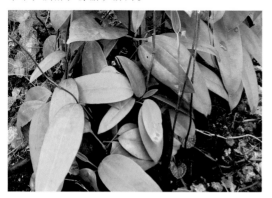

暗色菝葜

来　　源：菝葜科植物暗色菝葜 *Smilax lanceifolia* Roxb. var. *opaca* A. AC. 的根状茎。生于林下、灌丛或山坡阴处。分布于湖南、江西、浙江、福建、台湾、广东、广西、贵州、云南等地。

识别要点：枝条具细条纹。叶纸质，除中脉外其余叶脉凸起，叶柄具狭鞘，有卷须。伞形花序腋生，花黄绿色。浆果有种子1~2枚。

性味归经：甘、淡，平。归肝、脾、胃经。

功能主治：清热除湿，泄浊解毒，通利关节。用于梅毒，淋浊，泄泻，筋骨挛痛，脚气，痈肿，疥癣，瘰疬，瘿瘤及汞中毒。

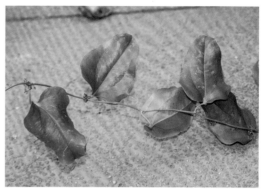

广东万年青 (粤万年青)

来　　源：天南星科植物广东万年青 *Aglaonema modestum* Schott ex Engl. 的干燥或鲜根茎。生于密林下。我国南北各地均有栽培。

识别要点：叶柄具鞘，叶片深绿色，表面常下凹，背面隆起。肉穗花序长为佛焰苞的2/3，圆柱形。浆果绿色至黄红色，长圆形，冠以宿存柱头。

性味归经：辛、微苦，寒；有毒。归肺、心、肝经。

功能主治：清热解毒，清热凉血，消肿止痛。用于咽喉肿痛，白喉，肺热咳嗽，吐血，热毒便血，疮疡肿毒，蛇、犬咬伤。

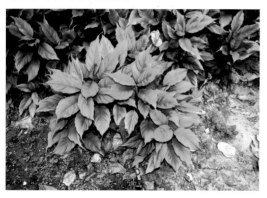

尖尾芋 (独角莲、假海芋、卜芥)

来　　源：天南星科植物尖尾芋 *Alocasia cucullata* (Lour.) Schott 的干燥根茎。生于溪谷湿地或田边。分布于浙江、福建、广西、广东、云南等地。

识别要点：地上茎圆柱形，黑褐色，具环形叶痕。叶柄绿色，由中部至基部强烈扩大成宽鞘，叶片膜质至薄革质。佛焰苞近肉质，肉穗花序黄色。

性味归经：辛、微苦，寒；大毒。归肺经。

功能主治：清热解毒，散结止痛。用于时行感冒，稻瘟病，疮痈肿毒，瘰疬，附骨疽，蛇虫咬伤。

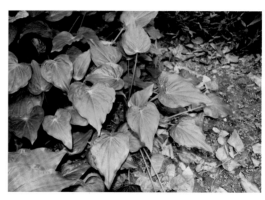

广东狼毒（野芋头）

来　源：天南星科植物海芋*Alocasia macrorrhiza*（L.）Schott的干燥根茎。生于林缘或河谷野芭蕉林下。分布于江西、广东、贵州等地。

识别要点：叶多数，叶柄绿色，螺状排列，粗厚，叶片薄革质，箭状卵形，边缘波状。佛焰苞管部黄绿色，舟状。肉穗花序芳香，球状浆果鲜红色。

性味归经：辛，寒；有毒。归心、肝、胆、大肠经。

功能主治：清热解毒，消肿散结。用于热病发热，流行性感冒，肠伤寒，疔疮肿毒。

红芋（岩芋）

来　源：天南星科植物零余芋*Remusatia vivipara*（Lodd）Schott的块茎或全根。生于河谷疏林或灌丛中的岩石上。分布于云南南部至东南部。

识别要点：叶柄有红色，叶片卵形，全缘，先端浑圆，具细尖，基部盾状心形。佛焰苞席卷。肉穗花序花密集，雄花序紧接向上渐狭的雌花序。

性味归经：辛，温；有大毒。归肺、肝经。

功能主治：解毒杀虫，消肿止痛。用于乳痈，疮疖肿毒，疥癣，跌打瘀肿，风湿痹痛。

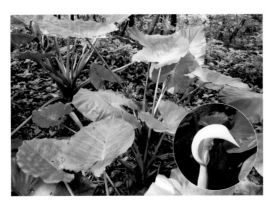

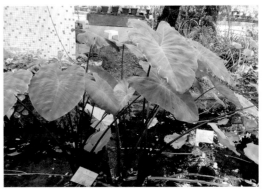

花叶万年青（黛粉叶）

来　源：天南星科植物花叶万年青*Dieffenbachia picta*（Lodd.）Schott的干燥全草。原产南美洲。我国广东、广西、福建等地城市庭园有栽培。

识别要点：叶片长圆形，基部圆形，先端稍狭具尖头，二面暗绿色，发亮，脉间有许多大小不同的长圆形或线状长圆形斑块，斑块白色或黄绿色。

性味归经：苦，寒；有小毒。归心、肝经。

功能主治：清热解毒，消肿止痛。用于跌打损伤，骨折，脱肛，疮疡丹毒，毒蛇咬伤。

簕慈姑（簕芋、天河芋）

来　源：天南星科植物刺芋*Lasia spinosa*（L.）Thw.的干燥根茎。生于田边、沟旁、阴湿草丛、竹丛中。分布于云南、广西、广东、台湾等地。

识别要点：灰白色茎具皮刺。叶片形状多变，从戟形至羽状深裂，叶背面淡绿且脉上疏生皮刺。肉穗花序圆柱形黄绿色。浆果倒卵圆状，顶部四角形。

性味归经：苦、辛，凉；有小毒。归肺、脾、胃、肝经。

功能主治：清热利湿，解毒消肿，健胃消食。用于热病口渴，肺热咳嗽，小便黄赤，水肿，白带，风湿痹痛，跌打肿痛，脘腹胀痛，头疮胎毒，痄腮，痰火结核，痈疮肿毒，毒蛇咬伤。

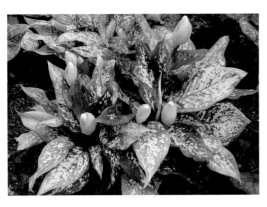

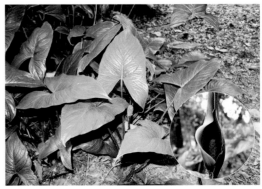

龟背竹 （蓬莱蕉、麒麟尾）

来　源：天南星科植物龟背竹 *Monstera deliciosa* Liebm. 的全株。生于温暖、潮湿的林地。原产墨西哥至巴拿马。我国福建、广东、云南有栽培。

识别要点：茎粗壮，有苍白色的半月形叶迹，具气生根。叶片大，轮廓心状卵形，厚革质，边缘羽状分裂，侧脉间有1～2个较大的空洞。

性味归经：苦、微辛，平。归肺、肝经。

功能主治：清热解毒，凉血散瘀，消肿止痛。用于感冒发热、鼻衄、目赤肿痛、百日咳、跌打损伤、骨折、风湿痹痛、痰火瘰疬、痈疖、毒蛇咬伤。

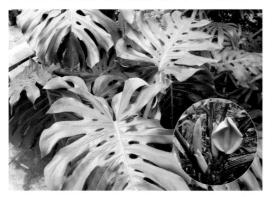

文殊兰 （罗裙带、海蕉叶、扁担叶）

来　源：石蒜科植物文殊兰 *Crinum asiaticum* L. var. *somoci*（Rox.ex Herb.）Baker 的干燥叶。常生于海滨地区或河旁沙地。分布于福建、台湾、广东、广西等地。

识别要点：叶20～30枚，多列，带状披针形，边缘波状，暗绿色。花茎直立，几与叶等长，伞形花序有花10～24朵，花高脚碟状，芳香，花被管绿白色。

性味归经：辛、苦，微寒；有小毒。归肺、肝经。

功能主治：清热解毒，祛瘀止痛。用于热疮肿毒，有头疽，咽喉肿痛，头痛，痹痛麻木，跌打瘀肿，骨折，毒蛇咬伤。

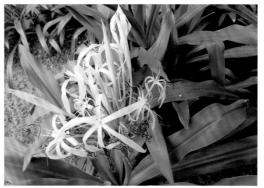

网球花 （虎耳兰）

来　源：石蒜科植物网球花 *Haemanthus multiflorus* Martyn 的鳞茎。原产非洲。我国有栽培。

识别要点：叶长圆形，横行细脉排列较密而偏斜，叶柄短鞘状。花茎实心，先叶抽出，伞形花序具多花，排列稠密，花红色，圆筒状。浆果鲜红色。

性味归经：辛，凉。归心经。

功能主治：解毒消肿。外用于无名肿毒。

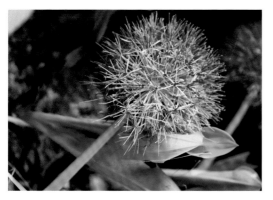

水仙 （水仙花）

来　源：石蒜科植物水仙 *Narcissus tazetta* L. var. *chinensis* Roem. 的干燥鳞茎。原产浙江和福建。我国许多地方春节有栽培，多栽于花圃、家庭中。

识别要点：叶宽线形，扁平，粉绿色。花茎几与叶等长，伞形花序有花4～8朵，花被裂片白色，顶端具短尖头，芳香，副花冠浅杯状，淡黄色。

性味归经：苦、微辛，寒；有毒。归心、肺经。

功能主治：清热解毒，散结消肿。用于痈疽肿毒，乳痈，瘰疬，疟腮。

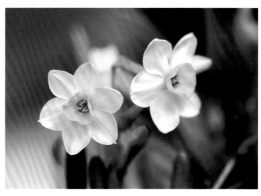

君子兰 <small>（箭叶石蒜、大叶石蒜、剑叶石蒜）</small>

来　　源：石蒜科植物君子兰 *Clivia miniata* Reg. 的全株。原产南非。我国各地庭园中有栽培。

识别要点：基生叶质厚，深绿色，具光泽，带状。伞形花序有花10～20朵，花直立向上，花被宽漏斗形，鲜红色。浆果紫红色，宽卵形。

功能主治：苦、微辛，寒。归心、肝经。

功能主治：清热解毒，抗癌。用于痈疮，黄疸，臌胀，胃癌，肝癌，食道癌。

风雨花 <small>（通心韭菜、韭莲、韭兰）</small>

来　　源：石蒜科植物风雨花 *Zephyranthes grandiflora* Lindl. 的干燥全草。原产南美，目前我国南北均有栽培。

识别要点：叶数枚基生，扁线形，浓绿色。花茎自叶丛抽出，单生于花葶顶端，粉红色，雄蕊6，柱头微3裂。蒴果近球形，种子黑色，扁平。

性味归经：苦，寒。

功能主治：清热解毒，活血凉血。用于血热吐血，血崩。外用跌打红肿，毒蛇咬伤。

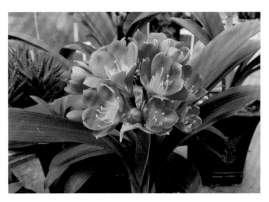

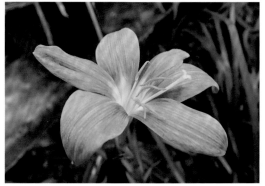

射干 <small>（扁竹、寸干、乌扇）</small>

来　　源：鸢尾科植物射干 *Belamcanda chinensis* (L.)DC. 的干燥根茎。生长于山坡、干草原、沟谷及滩地，亦有栽培供观赏用的。广布于全国各地。

识别要点：根状茎黄色或黄褐色。叶嵌迭状排列，剑形，基部鞘状抱茎，无中脉。花序叉状分枝，顶端聚生有数朵花，花橙红色，散生紫褐色的斑点。

性味归经：苦，寒。归肺经。

功能主治：清热解毒，消痰，利咽。用于热毒痰火郁结，咽喉肿痛，痰涎壅盛，咳嗽气喘。

红葱 <small>（小红蒜）</small>

来　　源：鸢尾科植物红葱 *Eleutherine plicata* Herb. 的全草或鳞茎。原产西印度群岛。我国广西、云南、广东、海南等省区有栽培。

识别要点：鳞茎长椭圆形，似蒜瓣。叶丛生，叶片多为宽披针形或宽条形，平行脉于两面均明显。数朵花生于花序顶端，花白色。

性味归经：苦、辛，凉。归心、肝经。

功能主治：清热凉血，活血通经，解毒消肿。用于吐血，咯血，痢疾，经闭痛经，月经过多，血崩，风湿痹痛，跌打损伤，疮疖肿毒。

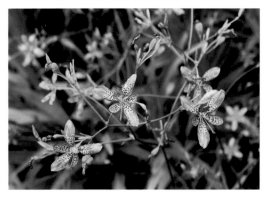

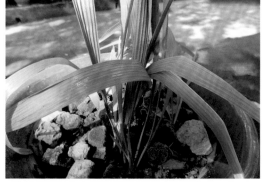

搜山黄 （菖蒲花、剑兰、搜山虎）

来　源：鸢尾科植物唐菖蒲 *Gladiolus gandavensis* Van Houtte 的球茎。原产非洲南部。我国各地有栽培。

识别要点：茎直立，多单生。叶2列，剑形，平行脉。花序长穗状，具革质的佛焰苞，每苞内有花1朵，花红色或黄色、白色、橙黄色、粉红色等。

性味归经：苦、辛，凉；有毒。归肺、肝经。

功能主治：清热解毒，散瘀消肿。用于痈肿疮毒，咽喉肿痛，痄腮，瘰症，跌打损伤。

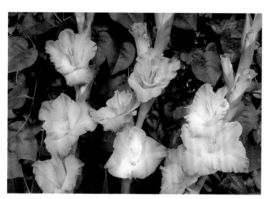

鸢尾 （紫蝴蝶、蓝蝴蝶、扁竹）

来　源：鸢尾科植物鸢尾 *Iris tectorum* Maxim. 的干燥根茎。生于向阳坡地、林缘及水边湿地。分布于江苏、广东、广西、四川、贵州等地。

识别要点：叶黄绿色，宽剑形，纵脉不明显。花茎光滑，花蓝紫色，花被管细长，上端膨大成喇叭形，外花被裂片中脉上有不规则的鸡冠状附属物。

性味归经：辛、苦，凉；有毒。归肺、肝经。

功能主治：清热解毒，祛风利湿，消肿止痛。用于咽喉肿痛，黄疸，积聚，热淋，风湿痹痛，跌打肿痛，疮疖，皮肤瘙痒。

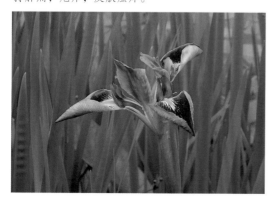

蝴蝶花根 （扁竹根、铁扁担、土知母）

来　源：鸢尾科植物蝴蝶花 *Iris japonica* Thunb. 的根茎。常见于林缘、疏林下及沟谷湿地。分布于我国中部。缅甸、日本也有分布。

识别要点：花茎高出叶，花白色，外花被边缘波状，中脉上有隆起的黄色鸡冠状附属物，内花被裂片爪部楔形，边缘有细齿裂，花盛开时向外展开。

性味归经：苦，寒；有小毒。归脾、肝经。

功能主治：清热解毒，消肿止痛。用于黄疸，胁痛，积聚，胃痛，咽喉肿痛，便血。

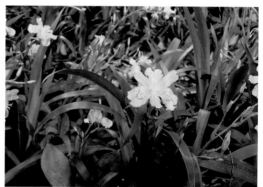

龙舌兰 （龙舌掌、番麻）

来　源：龙舌兰科植物龙舌兰 *Agave americana* L. 的叶。原产美洲。我国华南及西南各省区有栽培。

识别要点：叶色灰绿或蓝灰，基部排列成莲座状，叶缘刺最初为棕色，后呈灰白色，末梢的刺长可达3厘米。花梗由莲座中心抽出，花黄绿色。

性味归经：酸，苦，温。归心、肝经。

功能主治：解毒拔脓，杀虫，止血。用于痈疽疮疡，疥癣，带下腹痛，崩漏。

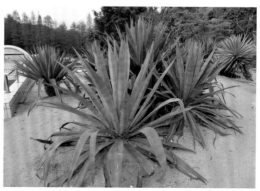

金边龙舌兰 (黄边龙舌兰、金边假菠萝、金边菠萝麻)

来　　源：龙舌兰科植物金边龙舌兰 *Agave americana* L. var. *variegata* Nichols. 的叶。原产美洲。我国华南及西南各地均有引种栽培。

识别要点：叶多丛生，呈剑形，质厚，平滑，绿色，边缘有黄白色条带镶边，有红或紫褐色刺状锯齿。花叶有多数横纹，花黄绿色，肉质。

性味归经：甘、微辛，凉。归肺、肝经。

功能主治：清热解毒，润肺止咳，凉血止血。用于肺燥咳嗽，咯血，虚喘，麻疹不透，痈肿疮毒，水火烫伤。

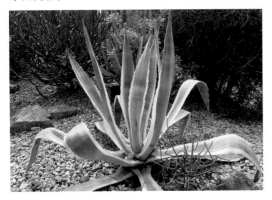

虎尾兰 (老虎尾)

来　　源：龙舌兰科植物虎尾兰 *Sansevieria trifasciata* Hort. ex Prain 的叶。原产非洲西部。我国广东、广西、云南有栽培。

识别要点：叶基生，直立，硬革质，扁平，长条状披针形，有黄绿色相间的斑纹，叶缘绿色，向下部渐狭成有槽的柄。花淡绿色或白色，3～8朵簇生。

性味归经：酸，凉。归肺、心、肝经。

功能主治：清热解毒，活血消肿。用于风热感冒，肺热咳嗽，疮疡肿毒，跌打损伤，毒蛇咬伤，水火烫伤。

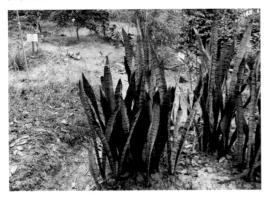

剑麻 (菠萝麻)

来　　源：龙舌兰科植物剑麻 *Agave sisalana* Perr. ex Engelm. 的叶。原产墨西哥。我国华南及西南各地均有引种栽培。

识别要点：叶呈莲座式排列，剑形叶初被白霜，后渐脱落而呈深蓝绿色，表面凹，背面凸，顶端有1硬尖刺，刺红褐色。花黄绿色，有浓烈的气味。

性味归经：甘、辛，凉。归肺、肝、大肠经。

功能主治：凉血止血，解毒消肿。用于肺痨咯血，衄血，便血，痢疾，痈疮肿毒，痔疮。

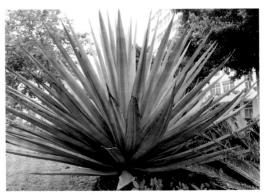

金边虎尾兰 (虎皮兰、千岁兰)

来　　源：龙舌兰科植物金边虎尾兰 *Sansevieria trifasciata* Prain var. *laurentii* N. E. Brown 的叶。原产非洲西部。我国广东、广西、云南有栽培。

识别要点：叶基生，直立，硬革质，扁平，长条状披针形，有黄绿色相间的斑纹，叶缘黄色，向下部渐狭成有槽的柄。花淡绿色或白色，3～8朵簇生。

性味归经：酸，凉。归肺、心、肝经。

功能主治：清热解毒，活血消肿。用于风热感冒，肺热咳嗽，疮疡肿毒，跌打损伤，毒蛇咬伤，水火烫伤。

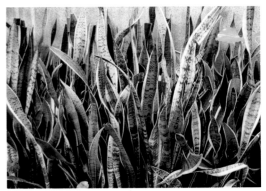

水田七（蒻根薯、水萝卜、水三七）

来　源：蒟蒻薯科植物裂果薯 *Schizocapsa plantaginea* Hance 的干燥块茎。生于潮湿地方。分布于湖南、广东、广西、贵州、云南等地。

识别要点：叶根生，无毛，椭圆状披针形，先端渐尖，基部下延，具长柄。花茎由叶丛抽出，花序顶生，花被钟状，外面淡绿色，内面淡紫色。

性味归经：甘、苦，微寒；有小毒。归肺、肝、脾经。

功能主治：清热凉血，清热解毒，化痰止咳，祛瘀止痛。用于感冒发热，痰热咳嗽，百日咳，脘腹胀痛，泻痢腹痛，食滞，疳积，黄疸，咽喉肿痛，牙痛，痄腮，瘰疬，疮肿，水火烫伤，缠腰火丹，跌打损伤，外伤出血。

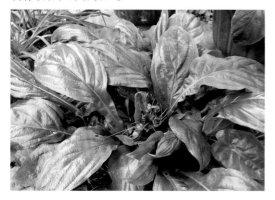

金线兰（金丝线、金线莲）

来　源：兰科植物花叶开唇兰 *Anoectochilus roxburghii*（Wall.）Lindl. 的全草。生于沟谷阴湿处。分布于浙江、江西、福建、湖南、广东等地。

识别要点：茎肉质，圆柱形，具3~4枚叶，叶片卵圆形，上面暗紫色或黑紫色，具金红色带有绢丝光泽的美丽网脉，背面淡紫红色。花白色或淡红色。

性味归经：甘，凉。归肺、肝、肾、膀胱经。

功能主治：清热凉血，除湿解毒。用于肺热咳嗽，肺痨咯血，尿血，小儿惊风，破伤风，风湿痹痛，跌打损伤，毒蛇咬伤。

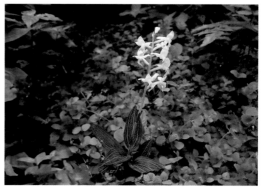

牛齿兰（石壁兰）

来　源：兰科植物牛齿兰 *Appendicula cornuta* Bl. 的全草。生于林中岩石上或阴湿石壁上。产自广东、香港和海南岛等地。

识别要点：茎丛生，直立或悬垂，不分枝，近圆柱形，全部包藏于筒状叶鞘之中，节间长约1厘米。叶二列互生，斜出，与茎交成45度，狭卵状椭圆形或近长圆形，基部具圆筒状鞘，鞘宿存，抱茎。总状花序顶生或侧生，短于叶，具2~6朵花，花小，白色。

性味归经：甘，凉。归肺、肝经。

功能主治：清热解毒。用于肺热咳嗽，肝热目赤。

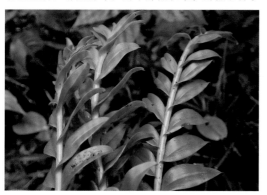

长茎羊耳蒜（石蒜头）

来　源：兰科植物长茎羊耳蒜 *Liparis viridiflora*（Bl）Lindl. 的假鳞茎。生于林中或沿阴蔽山谷旁的树上或岩石上。分布于台湾、广东、海南、广西、四川、云南、西藏等地。

识别要点：假鳞茎多为圆柱形，上部直立，顶端具2叶。纸质叶线状倒披针形，基部收狭成柄，有关节。花绿白色或淡绿黄色，较密集。

性味归经：甘，凉。归肺经。

功能主治：清热解毒。用于肺热咳嗽，咽喉肿痛。

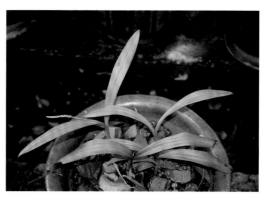

虾脊兰 （海老根、地虾脊兰）

来　　源：兰科植物虾脊兰 *Calanthe discolor* Lindl. 的全草。生于常绿阔叶林下。分布于广东、湖南、福建、浙江、江苏、湖北等地。日本也有分布。

识别要点：假鳞茎粗短，近圆锥形，具3～4枚鞘和3枚叶。叶倒卵状长圆形至椭圆状长圆形。总状花序疏生约10朵花，花瓣有多种颜色，花瓣长圆形或倒披针形，与萼片等长，先端稍钝，基部收狭，具3条脉。

性　　味：辛、微苦、微寒。归经未知。

功　　能：清热解毒，活血止痛。

主　　治：瘰疬，痈肿，咽喉肿痛，痔疮，风湿痹痛，跌打损伤。

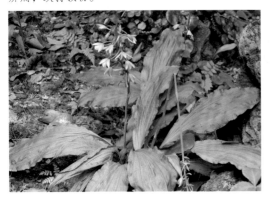

淡竹叶 （碎骨草、山鸡米草、竹叶草）

来　　源：禾本科植物淡竹叶 *Lophatherum gracile* Brongn. 的干燥茎叶。多生于山坡林下或阴湿处。分布于我国长江流域和华南、西南地区。

识别要点：秆直立。叶鞘平滑或外侧边缘具纤毛，叶舌质硬，叶片披针形，具横脉，基部收窄成柄状。圆锥花序分枝斜升或开展。颖果长椭圆形。

性味归经：甘、淡，寒。归心、胃、小肠经。

功能主治：清热泻火，除烦止渴，利尿通淋。用于热病烦渴，小便短赤涩痛，口舌生疮。

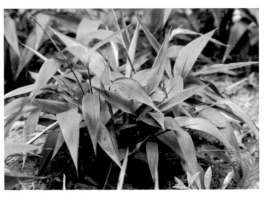

类芦 （石珍芽、望冬草、篱笆竹）

来　　源：禾本科植物类芦 *Neyraudia reynaudiana* (Kunth) Keng ex Hithc. 的嫩芽。生于山坡或砾石草地、河边。分布于长江流域以南及西南各省区。

识别要点：须根粗而坚硬。秆直立，通常节具分枝，节间被白粉，叶舌密生柔毛，叶片扁平。圆锥花序分枝细长，开展或下垂，小穗5～8小花。

性味归经：甘、淡，平。归肝、脾经。

功能主治：清热利湿，解毒消肿。用于毒蛇咬伤，水肿，竹木刺人肉。

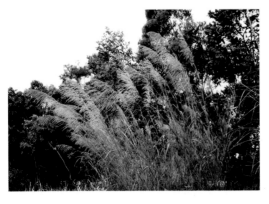

狗尾草 （金狗尾、狗尾巴、金色狗尾草）

来　　源：禾本科植物狗尾草 *Setaria viridis* (L.) Beauv. 的全草。生于田野路边。原产欧亚大陆的温带和暖带地区。我国各地广泛分布。

识别要点：秆直立或基部膝曲，叶鞘松弛，边缘具较长的密绵毛状纤毛，叶舌极短，叶片扁平，边缘粗糙。圆锥花序紧密呈圆柱状，主轴被长柔毛。

性味归经：甘、淡，凉。归心、肝经。

功能主治：清热利湿，祛风明目，解毒，杀虫。用于风热感冒，黄疸，小儿疳积，痢疾，小便涩痛，目赤肿痛，疰腮，瘰疬，痈肿，千日疮，疮癣。

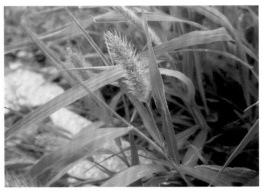

芦根（芦苇根、苇根、芦头）

来　　源：禾本科植物芦苇 *Phragmites communis* Trin. 的新鲜或干燥根茎。生于河流，池沼岸边浅水中。全国大部分地区有分布。

识别要点：粗壮地下茎节间中空，每节具芽。叶2列式排列，具叶鞘，叶灰绿色，线状披针形，圆锥花序大形，顶生，暗紫色或褐紫色。

性味归经：甘，寒。归肺、胃经。

功能主治：清热泻火，生津止渴，除烦，止呕，利尿。用于热病烦渴，肺热咳嗽，肺痈吐脓，胃热呕哕，热淋涩痛。

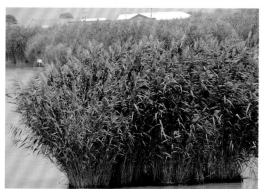

金丝草（黄毛草、猫毛草、金丝茅）

来　　源：禾本科植物金丝草 *Pogonatherum crinitum*（Thunb.）Kunth. 的干燥全草。生于田埂或灌木下阴湿地。分布于安徽、浙江、广东等地。

识别要点：秆丛生，具粗糙纵条纹，节上被白色髯毛。叶鞘稍不抱茎，边缘薄纸质，叶片扁平，两面均被微毛而粗糙。穗形总状花序单生于秆顶。

性味归经：苦，寒。归心、肝、脾经。

功能主治：清热解毒，凉血止血，利湿。用于热病烦渴，吐血、衄血，咳血、尿血，血崩，黄疸，水肿，淋浊带下，湿热泻痢，小儿疳热，疔疮痈肿。

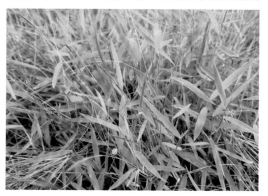

竹心（单竹、竹叶心）

来　　源：禾本科植物粉单竹 *Bambusa chungii* Mcclure 的竹卷内未开放的干燥幼叶。分布于福建、广东、广西等地。

识别要点：秆直立。叶鞘平滑或外侧边缘具纤毛，叶舌质硬，叶片披针形，具横脉，基部收窄成柄状。圆锥花序分枝斜升或开展。颖果长椭圆形。

性味归经：苦，寒。归心、肝经。

功能主治：清心除烦，清暑止渴。用于热病烦渴，小儿惊痫，小便短赤，口糜舌疮。

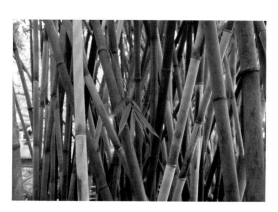

佛肚竹（佛竹、葫芦竹）

来　　源：禾本科植物佛肚竹 *Bambusa vemtricosa* McClure 的嫩叶。

识别要点：竿节间短缩而其基部肿胀，呈瓶状，竿下部各节于箨环之上下方各环生一圈灰白色绢毛带。箨鞘早落，背面完全无毛，边缘具弯曲繸毛。

性味归经：甘、寒。归心经。

功能主治：清热除烦。用于热病烦渴。

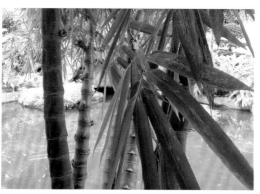

黄金间碧竹（金丝竹）

来　源： 禾本科植物黄金间碧竹*Bambusa vulgaris* Schrad. ex Wendl. cv. *Vittata*的嫩叶。

识别要点： 竿丛生，直立，鲜黄色，间以绿色纵条纹，节间圆柱形，节凸起。箨鞘背部密被暗棕色短硬毛，易脱落，箨耳暗棕色。

性味归经： 甘、微苦，凉。归心经。

功能主治： 清热除烦。用于感冒发热，热病烦渴。

紫竹（黑竹）

来　源： 禾本科植物紫竹*Phyllostachys nigra* Lodd. Munro的干燥根茎。我国南北各地有栽培。

识别要点： 幼秆绿色，但节下常为紫色，随生长逐年变棕紫色至紫黑色。叶片披针形，具横脉。圆锥花序分枝斜升或开展。颖果长椭圆形。

性味归经： 辛、淡，凉。归心、肝经。

功能主治： 祛风除湿，活血解毒。用于风湿热痹，筋骨酸痛，经闭，癥瘕，狂犬咬伤。

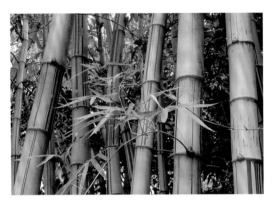

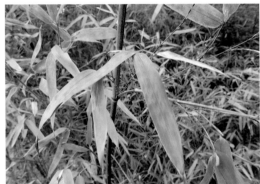

荸荠（马蹄、地栗）

来　源： 莎草科植物荸荠*Eleocharis dulcis* (Burmf.) Trin. ex Henschel的干燥球茎。全国各地有栽培。

识别要点： 在匍匐根状茎的顶端生块茎，习称"荸荠"。秆丛生，灰绿色，光滑无毛。叶缺如，只在秆的基部有2～3个膜质叶鞘，绿黄色，紫红色或褐色。

性味归经： 甘，寒。归肺、胃经。

功能主治： 清热生津，利湿化痰。用于热病伤津烦渴，咽喉肿痛，痰热咳嗽，目赤，消渴，痢疾，黄疸，热淋，食积。

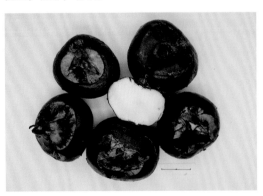

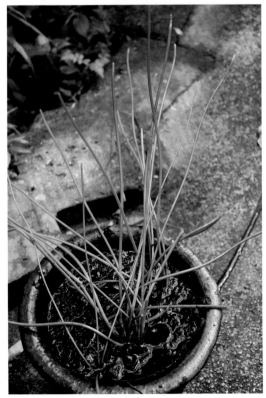

三、泻下药

山茶油 （茶籽、油茶树、茶子树）

来　　源： 山茶科植物油茶 *Camellia oleifera* Abel 的种子油。生于山地林中，我国长江流域以南广泛栽培。

识别要点： 叶革质，卵状椭圆形，正面深绿色，有蜡样光泽，边缘有细锯齿。花白色，顶生或腋生，花瓣倒卵形，顶端常二裂。蒴果球形或橄榄形，果瓣厚而木质化，内含茶褐色或黑色种子。

性味归经： 甘，温。归肺、胃、大肠经。

功能主治： 润燥滑肠，杀虫。用于便秘，蛔虫，腹痛，疥癣发痒。

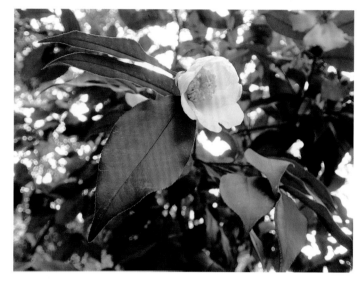

商陆 （花商陆、商陆片、生商陆）

来　　源： 商陆科植物垂序商陆 *Phytolacca americana* L. 的干燥根。生于山沟边、林下以及林缘路边湿润的土壤中。分布于我国大部分地区。

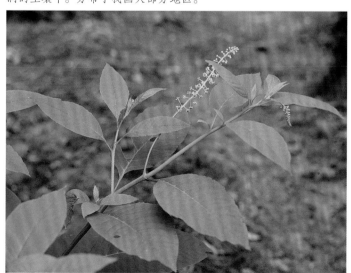

识别要点： 茎有纵棱，红紫色。叶薄纸质。总状花序顶生或与叶对生，花密集，花被片5枚，初白色，后变紫红色。果序下垂，浆果紫色或紫黑色。

性味归经： 苦，寒；有毒。归肺、脾、肾、大肠经。

功能主治： 逐水消肿，通利二便；外用解毒散结。用于水肿胀满，二便不通；外治痈肿疮毒。孕妇禁用。

落葵（藤葵、潺菜、豆腐菜）

来　源：落葵科植物落葵 *Basella alba* L.的全草。我国南北均有种植。

识别要点：茎光滑无毛。叶肉质，卵形或近圆形，基部下延成柄，全缘。穗状花序腋生，花被片淡红色，下部白色，连合成筒。果实多汁液。

性味归经：甘、淡，凉。归脾、胃、大肠经。

功能主治：滑肠通便，清热利湿，凉血解毒。用于大便秘结，小便短涩，痢疾，热毒疮疡，跌打损伤。

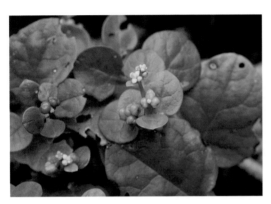

石栗子（黑油桐树、海胡桃、油果）

来　源：大戟科植物石栗 *Aleurites moluccana* (L.) Willd. 的成熟种子。野生或栽培作风景树和行道树。分布于福建、台湾、广东、海南、广西、云南等地。

识别要点：叶薄革质，下面被锈色星状柔毛，叶柄顶端有淡红色的小腺体2枚。聚伞状圆锥花序顶生，被柔毛，花小，白色。核果肉质，卵形。

性味归经：甘，寒；有小毒。归肝、脾经。

功能主治：活血，润肠。用于闭经，肠燥便秘。

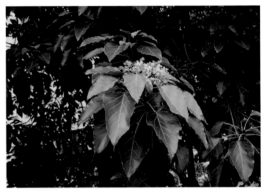

巴豆（川巴豆、巴仁、巴果）

来　源：大戟科植物巴豆 *Croton tiglium* L.的干燥成熟果实。生于山谷、林缘、溪旁或密林中。现多为栽培。分布于广西、四川等地。

识别要点：叶椭圆形，顶端急尖至长渐尖，基出脉3条，基部中脉两侧叶缘具1个杯状腺体。蒴果椭圆形，有三钝角，种子表面具褐色斑纹。

性味归经：辛，热；有大毒。归胃、大肠经。

功能主治：外用蚀疮。用于恶疮疥癣，疣痣。孕妇禁用。不宜与牵牛子同用。

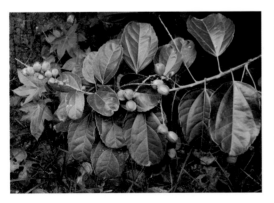

巴豆霜（川巴豆、巴仁、巴果）

来　源：大戟科植物巴豆 *Croton tiglium* L.的干燥成熟果实。生于山谷、林缘、溪旁或密林中。现多为栽培。分布于广西、四川等地。

识别要点：叶椭圆形，顶端急尖至长渐尖，基出脉3条，基部中脉两侧叶缘具1个杯状腺体。蒴果椭圆形，有三钝角，种子表面具褐色斑纹。

性味归经：辛，热；有大毒。归胃、大肠经。

功能主治：峻下冷积，逐水退肿，豁痰利咽；外用蚀疮。用于寒积便秘，乳食停滞，腹水臌胀，二便不通，喉风，喉痹；外治痈肿脓成不溃，疥癣恶疮，疣痣。孕妇禁用；不宜与牵牛子同用。

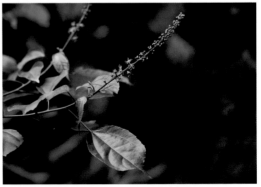

火殃勒 （霸王鞭、龙骨刺、火秧竻）

来　　源：大戟科植物火殃勒 *Euphorbia antiquorum* L.的干燥茎。生于村舍附近或园边，多栽培供观赏，或作绿篱用。我国南北均有栽培。

识别要点：全株含白色乳汁。茎枝肉质，具3～5条厚而作波浪形的纵翅状锐棱，托叶刺成对生于基座上。杯状聚伞花序，总苞半球形，黄色，5浅裂。

性味归经：苦，寒；有毒。归肝、胃、大肠经。

功能主治：利水通便，拔毒去腐，杀虫止痒。用于水肿，臌胀，泄泻，痢疾，食积，痞块，疔疮，痈疽，疥癣。

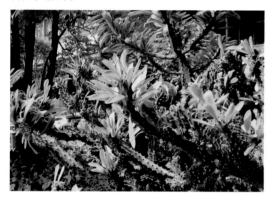

霸王鞭 （龙骨刺、金刚纂）

来　　源：大戟科植物三角火殃勒 *Euphorbia royleana* Boiss.的茎。生于村舍附近或园边，多栽培供观赏，或作绿篱用。我国南北均有栽培。

识别要点：全株含白色乳汁。分枝直立状，常密集成丛生长，具3～4棱，呈暗绿色或灰绿色。叶片匙形，叶基两侧各生一尖刺。

性味归经：苦，涩，平；有毒。归肝、胃、大肠经。

功能主治：杀虫止痒。用于水肿，痞块，疮疡肿毒，疥癣。植株乳汁具有泻下、止痒的作用。

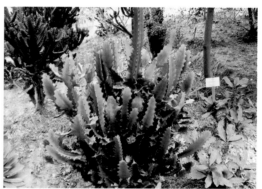

千金子 （菩萨豆、千两金）

来　　源：大戟科植物续随子 *Euphorbia lathyris* L.的干燥成熟种子。生于向阳山坡；多栽培。分布于黑龙江、吉林、辽宁等地。

识别要点：根柱状，叶交互对生，无柄。花序单生，近钟状，雄花多数，雌花1枚。蒴果三棱状球形，光滑无毛。

性味归经：辛，温；有毒。归肝、肾、大肠经。

功能主治：泻下逐水，破血消癥；外用疗癣蚀疣。用于二便不通，水肿，痰饮，积滞胀满，血瘀经闭；外治顽癣，赘疣。孕妇禁用。

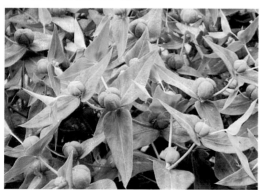

千金子霜 （千两金）

来　　源：大戟科植物续随子 *Euphorbia lathyris* L.的干燥成熟种子炮制加工品。生于向阳山坡；多栽培。分布于黑龙江、吉林、辽宁等地。

识别要点：根柱状，叶交互对生，无柄。花序单生，近钟状，雄花多数，雌花1枚。蒴果三棱状球形，光滑无毛。

性味归经：辛，温；有毒。归肝、肾、大肠经。

功能主治：泻下逐水，破血消癥；外用疗癣蚀疣。用于二便不通，水肿，痰饮，积滞胀满，血瘀经闭；外治顽癣，赘疣。孕妇禁用。

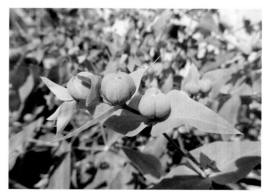

铁海棠 （麒麟花、龙骨刺、虎刺梅）

来　　源： 大戟科植物铁海棠 *Euphorbia milii* Des moulins 的茎、叶。原产印度马尔加什地区。我国南北均有栽培。

识别要点： 茎多分枝，具纵棱，密生硬而尖的锥状刺。叶生于嫩枝。花序具鲜红色肾圆形苞叶1对，总苞钟状，黄红色，5裂，裂片具流苏状长毛。

性味归经： 苦、涩、凉；有小毒。归心经。

功能主治： 解毒，排脓，活血，逐水。用于痈疮肿毒，水火烫伤，跌打损伤，横痃，黄疸，水臌。

蓖麻子 （草麻子、蓖麻仁、红草麻）

来　　源： 大戟科植物蓖麻 *Ricinus communis* L. 的干燥成熟种子。生于村旁疏林或河流两岸冲积地。我国华南及西南地区有栽培。

识别要点： 全株常被白霜，多乳汁。叶片盾状着生，掌状分裂成7～12片。蒴果常具软刺，种子具花纹。

性味归经： 甘、辛、平；有毒。归大肠、肺经。

功能主治： 泻下通滞，消肿拔毒。用于大便燥结，痈疽肿毒，喉痹，瘰疬。

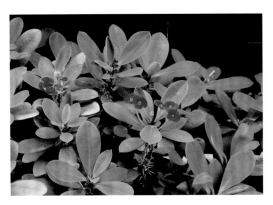

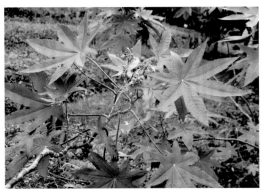

山乌桕 （红乌桕、红蕊乌桕）

来　　源： 大戟科植物山乌桕 *Sapium discolor* (Champ. ex Benth.) Muell.-Arg. 的干燥根皮或茎皮。生于山谷。分布于云南、四川、广东、江西等地。

识别要点： 叶纸质，嫩时呈淡红色，背面近缘常有数个圆形腺体，中脉在两面均凸起，叶柄纤细，顶端具2枚毗连的腺体。蒴果球形，种子被蜡质。

性味归经： 苦，寒；有小毒。归脾、肾、大肠经。

功能主治： 利水通便，祛瘀消肿。用于大小便不通，水肿，臌胀，白浊，疮痈，湿疹，跌打损伤，毒蛇咬伤。

乌桕子 （乌茶子）

来　　源： 大戟科植物乌桕 *Sapium sebiferum* (L.) Roxb. 的干燥成熟种子。生于旷野、塘边或疏林中。分布于我国黄河以南各地。

识别要点： 叶片菱状卵形，纸质，全缘，先端长尖，叶柄顶端有2腺体。蒴果成熟时果皮木质，种子黑色，外被白蜡。

性味归经： 甘、微寒；有毒。归肺、肾经。

功能主治： 逐水通便，拔毒消肿，杀虫止痒。用于大便秘结，水肿实证，二便不通，湿疹，疥癣，皮肤皲裂。

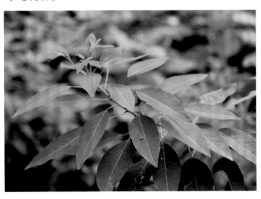

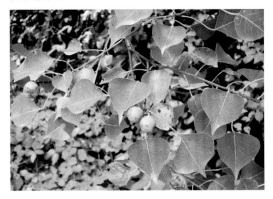

乌桕根皮 （桕树、乌桕皮、桠柏皮）

来　源： 大戟科植物乌桕 *Sapium sebiferum*（L.）Roxb.的根皮。生于旷野、塘边或疏林。分布于我国黄河以南各地。

识别要点： 叶片菱状卵形，纸质，全缘，先端长尖，叶柄顶端有2腺体。蒴果成熟时果皮木质，种子黑色，外被白蜡。

性味归经： 苦，微温；有毒。归大肠、胃经。

功能主治： 泻下逐水，消肿散结，杀虫解毒。用于水肿，臌胀，癥瘕积聚，二便不通，湿疹，疥癣，疔毒痈肿，乳痈，蛇虫咬伤。

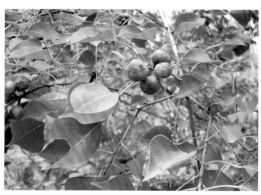

甘遂 （生甘遂、漂甘遂、猫儿眼）

来　源： 大戟科植物甘遂 *Euphorbia kansui* T.N. Liou ex T.P.Wang的干燥块根。生于山坡草地、路旁。分布于山西、山东、陕西、河南、甘肃等地。

识别要点： 根圆柱状，末端呈念珠状膨大。叶基部半抱茎。杯状聚伞花序单生于二歧分枝的顶端，总苞叶3～6枚。

性味归经： 苦，寒；有毒。归肺、肾、大肠经。

功能主治： 泻水逐饮，消肿散结。用于水肿胀满，胸腹积水，痰饮积聚，气逆咳喘，二便不利，风痰癫痫，痈肿疮毒。孕妇禁用；不宜与甘草同用。

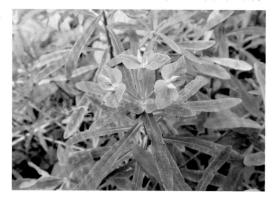

花生油 （落花生、花豆、地豆）

来　源： 蝶形花科植物花生 *Arachis hypogaca* L.加工榨取的油。原产巴西。我国各地均有栽培。

识别要点： 茎直立或匍匐，茎和分枝均有棱，被黄色长柔毛。叶通常具小叶2对，具纵脉纹，叶柄基部抱茎。花冠黄色或金黄色。荚果膨胀，荚厚，种子多2～3枚。

性味归经： 甘，平。归脾、胃、大肠经。

功能主治： 滑肠通便。用于便秘，蛔虫性肠梗阻，胎衣不下，水火烫伤。

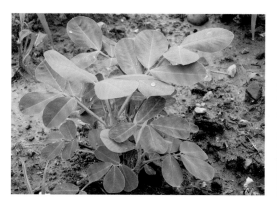

火麻仁 （大麻仁、麻仁、麻子）

来　源： 桑科植物大麻 *Cannabis sativa* L.的干燥成熟种子。原产不丹、印度和亚洲中部。陕西、甘肃、云南、内蒙古等地有栽培。

识别要点： 叶片五角形，掌状全裂，边缘具向内弯的粗锯齿。花黄绿色。瘦果狭卵形，顶端锐尖，果皮坚脆，表面具网纹。

性味归经： 甘，平。归脾、胃、大肠经。

功能主治： 润肠通便。用于血虚津亏，肠燥便秘。

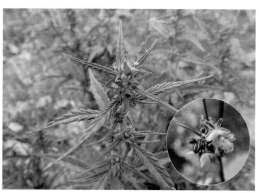

牵牛子/裂叶牵牛 (二丑、黑牵牛、白牵牛)

来　　源： 旋花科植物裂叶牵牛 *Pharbitis nil*（L.）Choisy 的干燥成熟种子。生于山坡灌木林中或住宅旁。多栽培。全国各地均产。

识别要点： 全株密被短刚毛。叶具有3~5裂。花腋生，蓝紫色或紫红色。蒴果近球形，种子卵状三棱形。

性味归经： 苦、寒；有毒。归肺、肾、大肠经。

功能主治： 泻水通便，消痰涤饮，杀虫攻积。用于水肿胀满，二便不通，痰饮积聚，气逆喘咳，虫积腹痛。孕妇禁用。不宜与巴豆，巴豆霜同用。

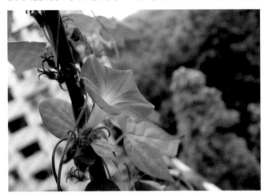

牵牛子/圆叶牵牛 (二丑、黑牵牛、白牵牛)

来　　源： 旋花科植物圆叶牵牛 *Pharbitis purpurea*（L.）Voigt 的干燥成熟种子。生于山坡灌木林中或住宅旁，多栽培。全国各地均产。

识别要点： 全株密被短刚毛。叶卵圆形，全缘。花冠喇叭样，紫红色、红色或白色。蒴果近球形，种子卵状三棱形。

性味归经： 苦、寒；有毒。归肺、肾、大肠经。

功能主治： 泻水通便，消痰涤饮，杀虫攻积。用于水肿胀满，二便不通，痰饮积聚，气逆喘咳，虫积腹痛。孕妇禁用。不宜与巴豆，巴豆霜同用。

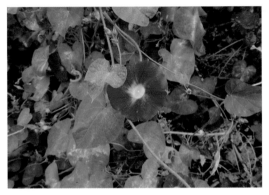

腹水草 (爬岩红、多穗草、悬铃草)

来　　源： 玄参科植物腹水草 *Veronicastrum axillare*（Sied. & Zuce.）Yamazaki 的干燥地上部分。生于林下阴湿处。分布于江苏、广东、台湾等地。

识别要点： 匍匐茎。叶互生。茎叶入秋呈紫红色。穗状花序腋生，花冠紫红色，圆筒状，4浅裂。

性味归经： 苦，微寒。归肝、脾、肾经。

功能主治： 逐水消肿，散瘀解毒。用于臌胀，水肿，跌打损伤，疮肿疔毒，水火烫伤，毒蛇咬伤。

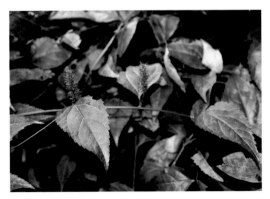

香蕉 (蕉果、小果野蕉、阿加蕉)

来　　源： 芭蕉科植物甘蕉 *Musa acuminate* Colla "Cavendish" 的果实。主产福建、台湾、广西、云南等地。为栽培品种。

识别要点： 叶片两侧对称，先端钝圆，叶背浅绿色，被白粉。穗状花序下垂。果丛由多数浅弓形果组成。

性味归经： 甘，寒。归肺、脾经。

功能主治： 润肠通便，清热解毒。用于便秘，痔疮出血，热病烦渴。

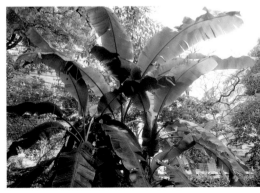

大蕉 (粉芭蕉、芭蕉根、芭蕉头)

来　　源： 芭蕉科植物大蕉 *Musa sapientum* L.的果实。原产印度、马来西亚等地。广东、广西、海南、云南、福建、台湾有栽培。

识别要点： 叶片长圆形，叶面鲜绿色，有光泽，叶柄粗壮。花序下垂，苞片红褐色或紫色，雄花生于花序上部，雌花生于花序下部。浆果三棱状，具3~5棱，近无柄，肉质，内具多数种子。

性味归经： 甘，寒。归肺、脾经。

功能主治： 清热，润肺，滑肠，解毒。用于热病烦渴，肺燥咳嗽，便秘，痔疮。

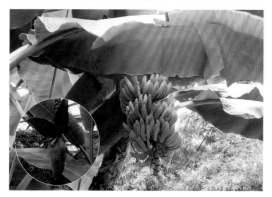

粉蕉 (糯米蕉、粉沙蕉、蛋蕉)

来　　源： 芭蕉科植物粉蕉 *Musa nana* Lour. 的果实。原产印度、马来西亚等地。海南、广东、云南、福建、台湾有栽培。

识别要点： 叶狭长而薄，淡绿色，先端稍尖，叶茎对称心脏形，叶柄长而闭合无叶翼，叶柄及茎部披白粉，边缘有红色条纹。果实微弯，果柄短，果身近圆形，果皮薄，肉质柔滑，汁少肉实，味清甜，微香。

性味归经： 甘，寒。归肺、脾经。

功能主治： 清热，润肺，滑肠，解毒。用于热病烦渴，肺燥咳嗽，便秘，痔疮。

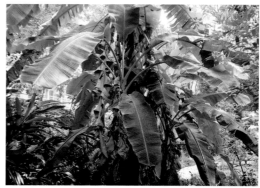

姜商陆 (广东商陆、观音姜、樟柳头)

来　　源： 姜科植物闭鞘姜 *Costus speciosus* (Koen.) Smith 的根茎。生于阴湿林缘、灌木丛中、山沟林下。分布于台湾、广东、广西、海南、云南等地。

识别要点： 单叶，螺旋状排列。穗状花序顶生，苞片革质，红色，覆瓦状排列，具增厚而锐利的短尖头，每1苞片内有花1朵，花冠白色或微带红色。

性味归经： 辛，寒；有小毒。归肾经。

功能主治： 利水消肿，清热解毒。用于水肿膨胀，淋症，白浊，痈肿恶疮。

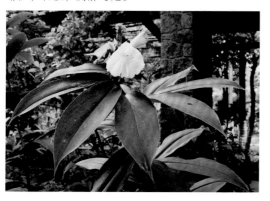

芦荟 / 库拉索芦荟 (老芦荟、肝色芦荟、新芦荟)

来　　源： 百合科植物库拉索芦荟 *Aloe barbadensis* Miller 叶的汁液浓缩干燥物。主要分布于非洲北部。我国南部部分地区有引种。

识别要点： 茎较短，叶簇生于茎顶，呈莲座状，肥厚多汁，叶基部宽阔，粉绿色，边缘有刺状小齿。总状花序顶生，花下垂，花被黄色或有红色斑点。

性味归经： 苦，寒。归肝、胃、大肠经。

功能主治： 泻下通便，清肝泻火，杀虫疗疳。用于热结便秘，惊痫抽搐，小儿疳积；外治癣疮。孕妇慎用。

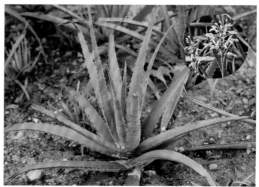

芦荟/好望角芦荟 (新芦荟)

来　源：百合科植物好望角芦荟 *Aloe ferox* Miller 叶的液汁经浓缩后的干燥物。我国南方各地栽培。

识别要点：叶簇生于茎顶，叶缘和叶背有尖锐的刺，叶片深绿色至蓝绿色，披白粉。

性味归经：苦，寒。归肝、胃、大肠经。

功能主治：泻下通便，清肝泻火，杀虫疗疳。用于热结便秘，惊痫抽搐，小儿疳积；外治癣疮。孕妇慎用。

中华芦荟 (芦荟)

来　源：百合科植物中华芦荟 *Aloe vera* L. var. *chinensis* (Haw) Baker 叶的液汁浓缩后的干燥物。我国南方各地有栽培。

识别要点：叶近簇生或稍二列，肥厚多汁，条状披针形，粉绿色，边缘疏生刺状小齿。

性味归经：苦，寒。归肝、胃、大肠经。

功能主治：清肝热，通便。用于便秘，小儿疳积，惊风；外用治湿癣。

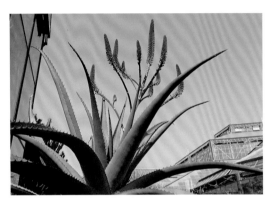
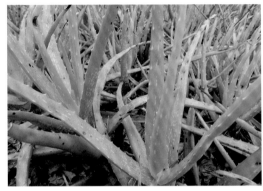

日本芦荟 (龙角、木立芦荟、木剑式芦荟)

来　　源：百合科植物日本芦荟 *Aloe arborescens* Mill.叶的液汁浓缩后的干燥物。我国南方各地有栽培。

识别要点：茎直立，可生侧芽。叶轮生，先端锐尖，边缘常有硬齿或刺。花橙红色。

性味归经：苦，寒。归肝、大肠经。

功能主治：清肝热，通便。用于便秘，小儿疳积，惊风；外用治湿癣。

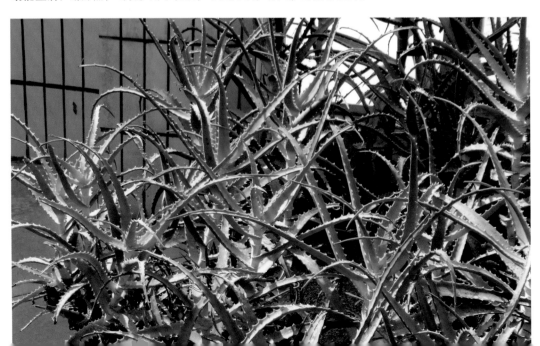

皂质芦荟 _(斑纹芦荟)

来　　源： 百合科植物皂质芦荟*Aloe saponaria*（Ait）Haw. 叶的液汁浓缩后的干燥物。我国南方各地有栽培。

识别要点： 无茎，叶簇生于基部，呈螺旋状排列，叶汁滑腻如肥皂水，叶片有白色条斑，纹理清晰。

性味归经： 苦，寒。归肝、胃、大肠经。

功能主治： 适于外用，用于美容，烧伤，烫伤。

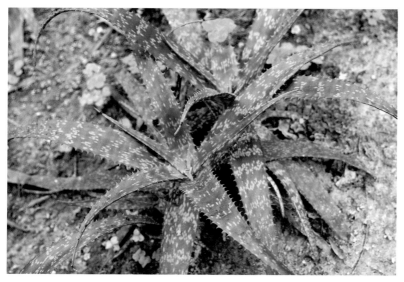

海岸芦荟

来　　源： 百合科植物海岸芦荟*Aloe littoralis*透明的胶状叶肉和叶绿色部分捣成的黄绿色汁液。生于温暖干燥的环境。原产地中海、非洲。我国南方各地有栽培。

识别要点： 叶莲座状，肥厚，多汁，叶片基部较宽，粉绿色，有白色斑纹，边缘疏生黄色小刺。

性味归经： 苦，寒。归肝、胃、大肠经。

功能主治： 用于湿润皮肤。加入洗发精中可滋润止痒、去头皮屑。治疗放射性灼伤、创伤和皮肤炎。

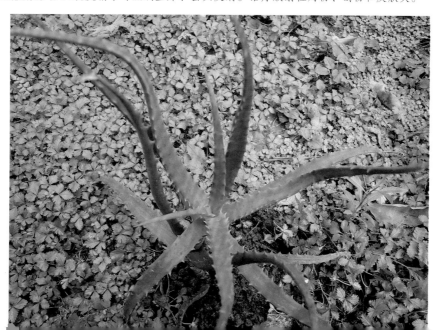

四、祛风湿药

狗脊（黄狗头）

来　　源：蚌壳蕨科植物金毛狗脊Cibotium barometz（L.）J. Sm.的干燥根茎。生于山麓沟边及林下阴处酸性土上。分布于云南、贵州、四川、广东、广西、福建、台湾、海南、浙江等地。

识别要点：根茎平卧，密被棕黄色带有金色光泽的长柔毛。叶丛生冠状，叶柄褐色，3回羽状深裂，裂片密接。孢子囊着生于侧脉顶。

性味归经：苦、甘，温。归肝、肾经。

功能主治：祛风湿，补肝肾，强腰膝。用于风湿痹痛，腰膝酸软，下肢无力。

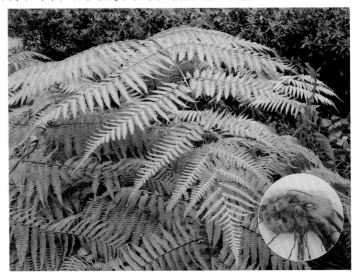

飞天蠄蟧（树蕨、大贯从、山棕）

来　　源：桫椤科植物桫椤Alsophila spinulosa Wall.ex.（Hook.）Tryon的干燥茎干。生于山地溪旁或疏林。分布于福建、广东、江西等地。

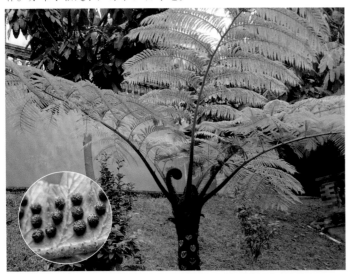

识别要点：主茎高达数米，深褐色或浅黑色。纸质叶螺旋状排列于茎顶端，有密刺。孢子囊群生于侧脉分叉处，囊群盖近圆球形。

性味归经：苦，凉。归肺、胃、肾经。

功能主治：祛风除湿，活血通络，止咳平喘，清热解毒。用于风湿痹痛，肾虚腰痛，风火牙痛，小肠气痛，咳喘，吐血，跌打损伤，疥癣，时疫感冒。

蜈蚣草 （蜈蚣藤、舒筋草、长叶甘草）

来　　源：凤尾蕨科植物蜈蚣草 *Pteris vittata* L. 的干燥全草。生于石炭岩上。分布于我国秦岭以南地区。

识别要点：叶丛生，叶柄、叶轴及羽轴均被线形鳞片，1回羽状分裂，中部羽片最长，基部截形和心形。黄褐色孢子囊群线形，着生于羽片边缘。

性味归经：淡、苦，凉。归肝、大肠、膀胱经。

功能主治：祛风除湿，舒筋活络，解毒杀虫。用于风湿筋骨疼痛，腰痛，肢体麻木，屈伸不利，半身不遂，跌打损伤，感冒，痢疾，乳痈，疮毒，疥疮，蛔虫病，蛇虫咬伤。

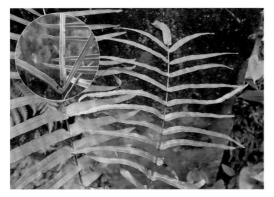

铺地蜈蚣 （松筋草、舒筋草、灯笼草）

来　　源：石松科植物灯笼石松 *Palhinhaea cernua* （L.）A. Franco & Vasc. 的干燥全草。生于灌丛下。分布于浙江、江西、广东、云南等地。

识别要点：主茎直立，基部有次生匍匐茎，侧枝多回二叉分枝。线状钻形叶螺旋状排列。孢子囊穗单生于小枝顶端，常下垂。

性味归经：甘、微苦，平。归心、肝、脾经。

功能主治：祛风利湿，舒筋活络，祛瘀止血。用于风湿骨痛，吐血，衄血，便血，湿热黄疸，痢疾，淋证。外用治扭伤肿痛。

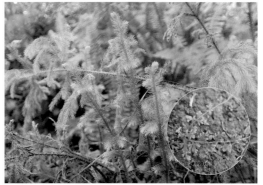

白毛蛇 （石析蛇、石蚕、石伸筋）

来　　源：骨碎补科植物圆盖阴石蕨 *Humata tyermanni* Moore 的干燥根状茎。生于树上或石上。分布于福建、台湾、广东、香港、广西、贵州等地。

识别要点：根茎长而粗壮，密被灰白色膜质鳞片。叶远生，2～4回深羽裂，基部羽片较大。孢子囊群生于小脉先端。

性味归经：微苦、甘，凉。归肺、肝经。

功能主治：清热解毒，祛风除湿，活血通络。用于肺热咳嗽，咽喉肿痛，风火牙痛，疖肿，缠腰火丹，风湿痹痛，湿热黄疸，淋浊，带下，腰肌劳损，跌打骨折。

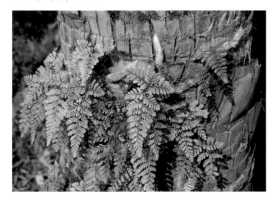

油松节 （松节、松郎头）

来　　源：松科植物马尾松 *Pinus massoniana* Lamb. 的干燥瘤状节或分枝节。生于荒山向阳山坡。分布于我国长江以南各地。

识别要点：树皮灰褐色，裂成不规则较厚的鳞状块片。针叶2针一束，深绿色，刚硬，两面具气孔线。球果卵形，向下弯垂，鳞盾微隆起。

性味归经：苦、辛，温。入肝、肾经。

功能主治：祛风除湿，通络止痛。用于风寒湿痹，历节风痛，转筋挛急，跌打伤痛。

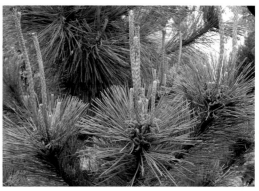

杉木果（杉果、杉树、沙木）

来　　源：杉科植物杉木 Cunninghamia lanceolata (Lamb.) Hook. 的干燥带叶未开裂的球果。我国长江流域、秦岭以南地区广泛栽培。

识别要点：树皮灰褐色，成长条片脱落。叶在主枝上辐射伸展，侧枝之叶基部扭转成二列状。卵圆形球果棕黄色，先端有坚硬的刺状尖头。

性味归经：辛、微温。归脾、胃经。

功能主治：祛风止痛，散瘀止血。用于气血瘀滞，脘腹胀痛，嗳气泛酸。

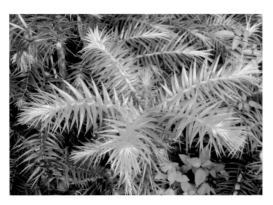

南洋杉

来　　源：南洋杉科植物异叶南洋杉 Araucaria heterophylla (Salisb.) Franco 的枝叶。提取的南洋杉酊。原产澳洲。我国长江流域各大城市的庭园有栽培。

识别要点：侧生小枝密生，下垂，近羽状排列。叶二型，幼树叶排列疏松，平展，大枝及花果枝上叶排列紧密而叠盖，斜上伸展，叶上有多数气孔线。

主　　治：皮肤过敏。

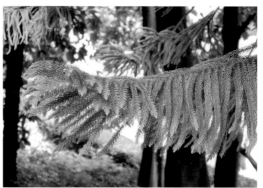

买麻藤（大节藤、驳骨藤、倪藤）

来　　源：买麻藤科植物买麻藤 Gnetum montanum Markar. 的干燥茎叶或根。生于云南、广西、广东、海南等地。

识别要点：小枝扁圆光滑。叶形大小多变，多矩圆形，革质或半革质。种子矩圆状卵圆形，成熟时黄褐色或红褐色。

性味归经：苦，微温。归肝、肺、胃经。

功能主治：祛风除湿，散瘀止血，化痰止咳。用于风湿痹痛，腰痛，鹤膝风，跌打损伤，呕血，久咳痰多。

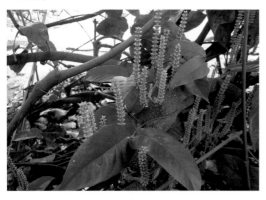

小叶买麻藤（驳骨藤、竹节藤、大节藤）

来　　源：买麻藤科植物小叶买麻藤 Gnetum parvifolium (Warb.) C. Y. Cheng 的干燥带叶藤茎。生于森林中。分布于福建、广东等地。

识别要点：茎枝有明显皮孔，节膨大。革质叶对生，侧脉在叶面不显。成熟种子具红色假种皮，长椭圆形，先端常有小尖头。

性味归经：苦，微温。归肝、肺、胃经。

功能主治：祛风除湿，散瘀止血，化痰止咳。用于风湿痹痛，腰痛，鹤膝风，跌打损伤，呕血，久咳痰多。

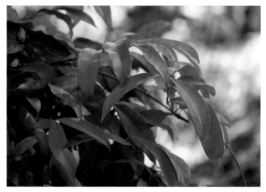

鹅掌楸 （马褂木、双飘树、鹅掌楸根）

来　　源：木兰科植物鹅掌楸 *Liriodendron chinense* （Hemsl.）Sarg. 的根。生于山林或阴坡水沟边，或栽培观赏。分布于广东、安徽、浙江、江西、湖北、四川等地。

识别要点：叶片形状奇特，形如马褂。花单生于枝顶，花被片外轮3片萼状，绿色，内二轮呈黄绿色花瓣状，基部有黄色条纹。

性味归经：辛，温。归肝、肾、脾经。

功能主治：驱风除湿，强筋壮骨。用于风湿痹痛，肌肉萎软。

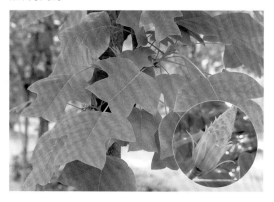

黄兰 （黄缅桂、黄玉兰）

来　　源：木兰科植物黄兰 *Michelia champaca* L. 的干燥根或果。分布于西藏、云南、福建、台湾、广东、海南、广西等地。

识别要点：嫩枝和叶柄均被淡黄色平伏柔毛。叶薄革质，托叶痕达叶柄中部以上。橙黄色花单生于叶腋，极香。

性味归经：苦，凉。归脾、肺经。

功能主治：祛风湿，利咽喉。用于风湿痹痛，咽喉肿痛。果：性味苦凉，归胃经。功能健胃止痛。用于食滞腹胀，胃脘疼痛。

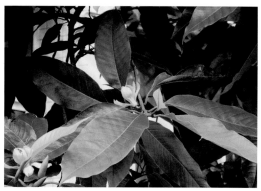

黑老虎 （过山龙、风沙藤、冷饭团）

来　　源：木兰科植物厚叶五味子 *Kadsura coccinea* （Lem.）A.C. Smith 的干燥根。生于林中。分布于江西、湖南、广东等地。

识别要点：全株无毛。叶革质，网脉不明显。红色花单生于叶腋，雄蕊群近球形。聚合果红色或暗紫色，外果皮革质，不显出种子。

性味归经：辛，温。归肝、脾经。

功能主治：行气活血，祛风止痛。用于风湿痹痛，痛经，脘腹疼痛，跌打损伤。

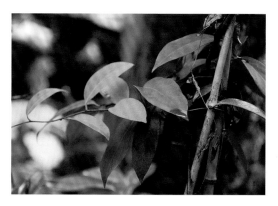

广东海风藤 （大饭团、风藤、冷饭团）

来　　源：木兰科植物异型南五味子 *Kadsura heteroclita* （Roxb.）Carib 的干燥藤茎。生于山谷、溪边、密林中。分布于湖北、广东等地。

识别要点：老茎灰黄色，厚而松软的木栓质外皮。革质叶互生。花淡黄色或黄绿色。聚合果有长而下垂的果梗，球形果实紫红色。

性味归经：微苦，辛，温。归肝、脾经。

功能主治：祛风通络，行气止痛。用于风湿痹痛，关节不利，筋脉拘挛，腰膝疼痛，跌打损伤。

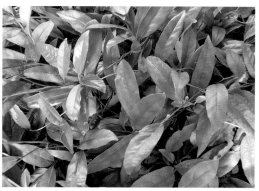

铁箍散 （血糊藤、野五味、香巴戟）

来　　源：木兰科植物铁箍散 *Schisandra propinqua* （Wall.）Baill. var. *sinensis* Oliv 的根及叶。生于沟谷、岩石山坡林中。分布于陕西、广东等地。

识别要点：木质藤本当年生枝有银白色角质层。长圆状披针形叶坚纸质。花橙黄色，常单生或2～3朵聚生于叶腋。聚合果的果托干时黑色。

性味归经：甘、辛，平。归肝、心经。

功能主治：祛风活血，解毒消肿，止痛。根：风湿麻木，跌打损伤，胃脘痛，月经不调，痰疽；叶：外用治疮疖，毒蛇咬伤，外伤出血。

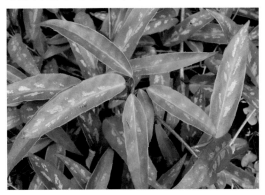

白叶瓜馥木 （乌骨藤、火索藤、确络风）

来　　源：番荔枝科植物白叶瓜馥木 *Fissistigma glaucescens*（Hance）Merr. 的根。生于山谷坑边疏林或灌木丛中。分布于广东、广西、福建、海南等地。

识别要点：叶近革质，长圆形或长圆状椭圆形，顶端通常圆形，两面无毛，叶背白绿色。花数朵集成聚伞式的顶生总状花序，被黄色绒毛。果实圆球状。

性味归经：辛、涩，温。归肝经。

功能主治：祛风除湿，通经活血，止血。用于风湿骨痛，跌打损伤，月经不调。外用治骨折，外伤出血。

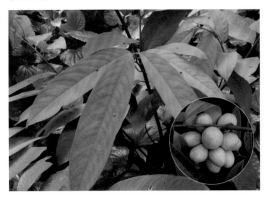

酒饼叶 （山橘叶、假鹰爪叶、鸡爪风）

来　　源：番荔枝科植物假鹰爪 *Desmos chinesis* Lour. 的干燥叶。生于丘陵山坡、林缘灌木丛中及山谷。分布于广东、广西、云南、贵州等地。

识别要点：花黄白色，外轮花瓣比内轮花瓣大而内弯，形似鹰爪。果实呈念珠状，熟时红色。

性味归经：苦、辛，微温；有小毒。归肝、脾经。

功能主治：祛风利湿，化瘀止痛，健脾和胃，截疟杀虫。用于风湿骨痛，疟疾，水肿，跌打损伤，风疹，疥癣，烂脚。

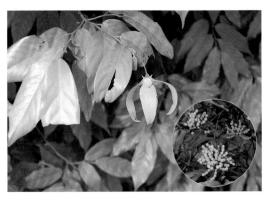

黄樟 （伏牛樟、樟木树、香樟）

来　　源：樟科植物黄樟 *Cinnamomum parthenoxylon* （Jack）Meisn. 的根。生于常绿阔叶林或灌木丛。分布于广东、广西、福建、江西、湖南、贵州、云南等地。

识别要点：枝叶及木材均有樟脑气味。叶具离基三出脉，脉腋腺窝明显。黄绿白或带黄色。果卵球形，果托杯状。

性味归经：辛、微苦，温。归肺、脾、肝经。

功能主治：祛风利湿，行气活血，温中止痛。用于风寒感冒，风湿痹痛，胃寒腹痛，泄泻，痢疾，跌打损伤，月经不调。

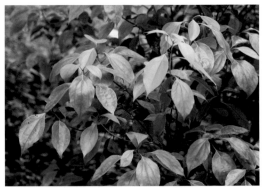

豆豉姜（山苍子、山番椒、土澄茄）

来　源： 樟科植物山鸡椒 *Litsea cubeba*（Lour.）Pers. 的干燥根。生于疏林或林中路旁、水边。分布于广东、广西、福建、贵州、四川、云南等地。

识别要点： 叶和果实有芳香气。膜质叶互生，上面深绿色，下面苍白绿色。花先叶开放。伞形花序单生或簇生，小花淡黄色。球形果黑色。

性味归经： 辛，温。归脾、胃经。

功能主治： 祛风除湿，温中散寒，行气活血。用于感冒风寒，水肿脚气，风寒湿痹，产后腹痛，血瘀痛经，气滞胃寒之脘腹胀满。

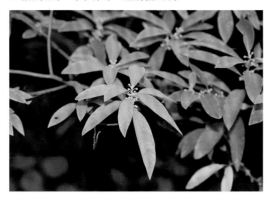

豺皮樟（圆叶木姜子、白柴、白皮樟）

来　源： 樟科植物豺皮樟 *Litsea rotundifolia*（Nees）Hemsl. var. *oblongifolia*（Nees）Allen. 的干燥根和茎。生于山地杂木林中。分布江西、福建，广东等地。

识别要点： 革质叶互生，上面有光泽，下面苍白色，叶柄密被褐色长柔毛。伞形花序腋生或节间生。球形果实初为红色，熟时黑色。

性味归经： 辛，温。归肝、胃、大肠经。

功能主治： 祛风除湿，行气止痛，活血通经。用于风湿痹痛，跌打损伤，胃脘胀痛，腹痛腹泻，痢疾，痛经。

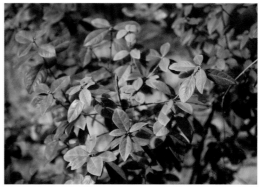

假玉桂（大叶新木姜、土玉桂）

来　源： 樟科植物假玉桂 *Neolitsea levinei* Merr. 的根。生于山谷、山坡林中。分布于广东、香港、广西、云南、贵州、湖南、湖北、四川、江西、福建等省区。

识别要点： 叶3～6片于枝梢密集轮生，长圆状披针形或长圆状倒披针形，革质，边缘背卷，上面灰绿色或褐绿色，光亮，下面色较淡，被厚白粉，离基三出脉。伞形花序约具花5朵。果实椭圆形或球形，成熟时黑色。

性味归经： 辛，苦，温。归肝、脾经。

功能主治： 祛风除湿。用于风湿骨痛，白带过多，痈肿疮毒。

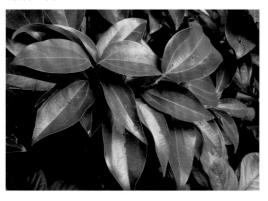

阴香根（阴草根、野玉桂、山玉桂）

来　源： 樟科植物阴香 *Cinnamomum burmannii*（Nees）Bl. 的干燥根。生于疏林、密林、灌丛或溪边路旁。分布于广东、广西、云南及福建。

识别要点： 叶卵圆形，先端短渐尖，基部宽楔形，革质，具离基三出脉，叶揉之有香气。圆锥花序腋生或近顶，比叶短，花绿白色，果卵形形，具齿裂，齿顶端截平。

性味归经： 辛，微甘，温。归胃经。

功能主治： 温中、行气、止痛。用于胃脘寒痛，气滞心痛，寒湿水泻。

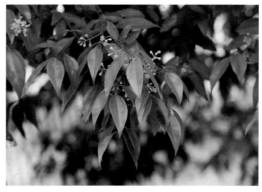

威灵仙 （铁灵仙、铁脚威灵仙、粉威仙）

来　源：毛茛科植物威灵仙 *Clematis chinensis* Osbeck 的干燥根及根茎。生于山坡灌丛、杂木林。分布于黑龙江、吉林、辽宁、内蒙古等地。

识别要点：根丛生。1回羽状复叶有5枚纸质小叶。圆锥状聚伞花序，花萼呈花瓣状，白色或绿白色，边缘密生绒毛。瘦果扁卵形，花柱宿存。

性味归经：辛、咸，温。归膀胱经。

功能主治：祛风湿，通经络。用于风湿痹痛，肢体麻木，筋脉拘挛，屈伸不利。

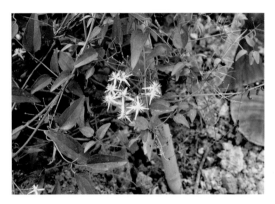

木防己 （青藤香、土木香、土防己）

来　源：防己科植物木防己 *Cocculus orbiculatus* （L.）DC.的干燥根。生于山地、山谷、路旁疏林或灌丛中。分布于我国长江流域中下游及其以南各地。

识别要点：叶形变异极大，自线状披针形至阔卵状近圆形，掌状脉3条。聚伞花序顶生或腋生，花瓣6。核果近球形，紫红色或蓝黑色。

性味归经：苦、辛，寒。归膀胱、肾、脾经。

功能主治：祛风除湿，通经活络，解毒消肿。用于风湿痹痛，水肿，小便淋痛，闭经，跌打损伤，咽喉肿痛，疮疡肿毒，湿疹，毒蛇咬伤。

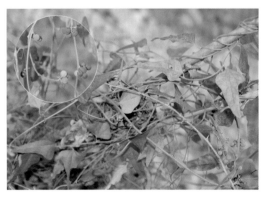

山木通 （搜山虎、老虎须、黑根）

来　源：毛茛科植物山木通 *Clematis finetiana* Lévl. Vant.的干燥藤茎。生于山地林缘、路边灌丛中。主要分布于广东、广西。

识别要点：小枝有棱。三出复叶，小叶片革质，全缘，在叶腋分枝处常有多数长三角形宿存的芽鳞。花白色。瘦果镰刀状狭卵形，宿存白色花柱长。

性味归经：辛、苦，温。归肝、膀胱经。

功能主治：祛风活血，利尿通淋。用于风湿痹痛，跌打损伤，小便不利，水湿泄泻，乳痈，产后乳汁不通。

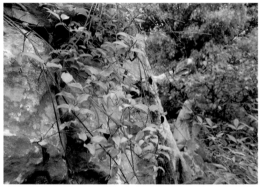

防己 （山乌龟、蟾蜍薯、千年薯）

来　源：防己科植物粉防己 *Stephania tetrandra* S. Moore 的干燥根。生于村边、旷野、灌丛中。分布于浙江、安徽、福建、广东、海南等地。

识别要点：根圆柱形，断面有放射性车轮纹理。叶三角状卵形，下面灰绿色或粉白色，掌状脉5条，叶柄盾状着生。花瓣4，黄绿色。球形核果红色。

性味归经：苦，寒。归膀胱、肺经。

功能主治：祛风止痛，利水消肿。用于风湿痹痛，水肿脚气，小便不利，湿疹疮毒。

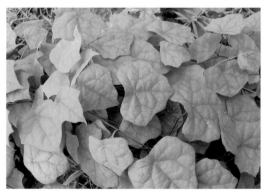

宽筋藤 （透筋藤、伸筋藤、宽根藤）

来　　源： 防己科植物中华青牛胆 *Tinospora sinensis* (Lour.) Merr. 的干燥藤茎。生于山坡、沟边或灌木丛中。分布于广东、云南等地。

识别要点： 嫩枝绿色，有条纹。纸质叶阔卵形，顶端骤尖，掌状脉 5 条。总状花序单生，花瓣 6，近菱形，有爪。球形核果鲜红色。

性味归经： 苦，微寒。归肝经。

功能主治： 舒筋活络，祛风止痛。用于风湿痹痛，筋脉拘挛，屈伸不利，跌打损伤。

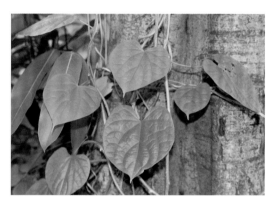

花叶尾花细辛 （土细辛）

来　　源： 马兜铃科植物花叶尾花细辛 *Asarum caudigerum* var. *cardiophyllum* Hance 的全草。野生于山坡林下、沟边。分布于广东、云南、四川、贵州。

识别要点： 根状茎粗壮，节上着生多条纤维根。叶片阔卵形，叶面深绿色，脉两旁偶有白色云斑，叶背浅绿色，被较密的毛。花被裂片直立。

性味归经： 辛，温。归心、肺、肝、肾经。

功能主治： 祛风散寒，止痛，温肺化饮。用于风寒感冒，头痛，牙痛，风湿痹痛，痰饮喘咳。

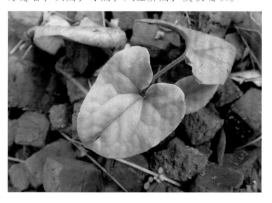

广防己 （木防己）

来　　源： 马兜铃科植物广防己 *Aristolochia fangchi* Y. C.Wu ex L.D. Chou & S.M. Hwang 的干燥根。分布于广东肇庆、阳江、茂名、清远、惠州、韶关、江门等地。

识别要点： 根粗壮，栓皮发达。革质叶互生，基出 3 条脉，下面网脉凸起。花被合生呈喇叭形，紫红色，有黄斑及网纹。种子褐色，多数。

性味归经： 苦、辛，寒。归肺、膀胱经。

功能主治： 祛风止痛，清热利水。用于风湿热痹，水肿，小便不利、脚气肿痛。

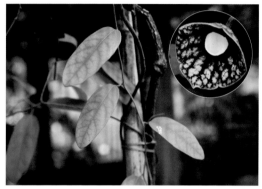

金耳环 （长花轴细辛、金耳环细辛）

来　　源： 马兜铃科金耳环 *Asarum insingne* Diels 的干燥全草。生于林下阴湿地或土石山坡上。分布于广东、广西、江西等地。

识别要点： 根茎粗短，根丛生，有浓烈的麻辣味。叶片长卵形，叶中脉两旁有白色云斑。花被裂片宽卵形，中部至基部有一半圆形垫状白色斑块。

性味归经： 辛，温；有小毒。归肺、肝、脾、胃经。

功能主治： 祛风散寒，消肿止痛，祛痰。用于风寒感冒，咳嗽痰多，胃痛，牙痛，跌打损伤，毒蛇咬伤。

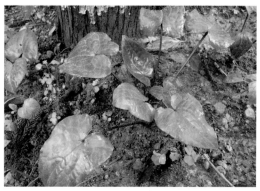

山慈菇（土细辛、大块瓦）

来　源：马兜铃科植物山慈菇*Asarum sagittarioides* C.F. Liang 的干燥全草。生于山谷林下阴湿处和沟谷边。分布于广东、广西。

识别要点：根状茎匍匐，有众多绳索状须根，有辛辣味。叶生于根状茎上，近革质，有浅绿色斑块。蓝紫花1～2朵腋生，花被管倒葫芦形，中部缢缩。

性味归经：辛、微苦、温。归肺、心、肝经。

功能主治：祛风止痛，散瘀消肿。用于风寒感冒，胃痛，跌打肿痛，毒蛇咬伤。

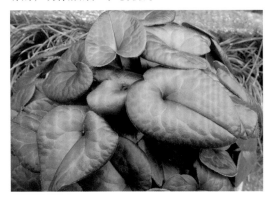

山蒟（石楠藤、南藤、海风藤）

来　源：胡椒科植物山蒟*Piper hancei* Maxim.的干燥带叶茎枝。生于疏林或密林中，攀缘于树上或石上。分布于广西、广东等地。

识别要点：藤本揉搓后有辛香气，节有关节。叶互生，全缘。穗状花序生于枝梢，下垂，花单性，雌雄异株。球形浆果熟时红色。

性味归经：辛，温。归肝、肺经。

功能主治：祛风湿，强腰膝，止咳嗽。用于风湿痹痛，腰膝无力，四肢拘挛疼痛，痛经，跌打损伤，风寒感冒，咳嗽气喘，慢性胃炎，肌肉萎缩，胃寒痛。

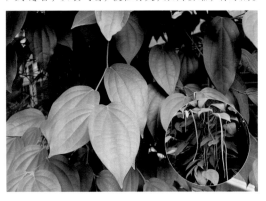

毛蒟（石南藤、南藤、山蒟）

来　源：胡椒科植物毛蒟*Piper puberulum* (Benth.) Maxim.的干燥带叶茎枝。生于疏林或密林中，攀缘于树上或石上。分布于广西、广东等地。

识别要点：攀援藤本。叶硬纸质，叶脉5～7条。花雌雄异株，聚集成与叶对生的穗状花序。浆果球形。

性味归经：辛，温。归肺、肝经。

功能主治：祛风湿，强腰膝，止痛，止咳。用于风湿痹痛，扭挫伤，腰膝无力，痛经，疝气痛，跌打伤痛，风寒感冒，咳嗽气喘。

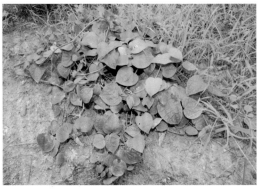

金线草（毛蓼、山蓼、九龙盘）

来　源：蓼科植物金线草*Antenoron filiforme* (Thunb.) Rob. & Vant.的全草。生于沟边湿地。分布于江西、湖北、河南、台湾、福建、广东、海南、广西、四川、贵州、云南等地。

识别要点：茎节红色。叶椭圆形，两面密被糙伏毛，膜质托叶鞘褐色。花疏生，组成顶生或腋生的长穗状花序，花萼4深裂，红色。

性味归经：辛、苦，凉；小毒。归肝、肺、脾、大肠经。

功能主治：祛风除湿，理气止痛，止血散瘀。用于风湿痹痛，泄泻，痢疾，胃痛，经期腹痛，产后血瘀腹痛，跌打损伤，咳血，吐血，便血，血崩；瘰疬，痈肿。

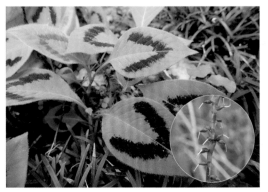

箭叶蓼 _{（倒刺林、荞麦刺、长野荞麦草）}

来　　源： 蓼科植物箭叶蓼 *Polygonum sieboldii* Meisn. 的全草。生于阴湿草丛、山谷、沟旁、水边。分布于我国东北、华北、华东、华中以及陕西、甘肃、四川、贵州、云南等地。

识别要点： 茎四棱形，沿棱具倒生皮刺。叶下面沿中脉具倒生刺，膜质托叶鞘偏斜，无缘毛。花序头状，成对顶生或腋生，花白色或淡紫红色。

性味归经： 酸、涩，平。归肝、心经。

功能主治： 祛风除湿，清热解毒。风湿痹痛，毒蛇咬伤。

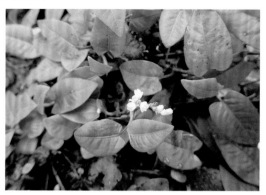

荭蓼 _{（荭草、东方蓼、水红花）}

来　　源： 蓼科植物荭蓼 *Polygonum orientale* L. 的果。生于沟边湿地、村边路旁。分布于全国各地。

识别要点： 茎直立，粗壮。叶宽卵形，两面密生短柔毛，叶脉上密生长柔毛，托叶鞘筒状，膜质，具长缘毛，通常沿顶端具草质、绿色的翅。总状花序呈穗状，顶生或腋生，花紧密，微下垂，淡红色或白色。

性味归经： 辛，平；有小毒。归肝、脾经。

功能主治： 祛风除湿，清热解毒，活血，截疟。用于风湿痹痛，痢疾，腹泻，吐泻转筋，水肿，脚气，痈疮疔疥，蛇虫咬伤，小儿疳积，疝气，跌打损伤，疟疾。

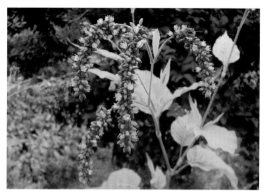

土荆芥 _{（红泽兰、鹅脚草、天仙草）}

来　　源： 藜科植物土荆芥 *Chenopodium ambrosioides* L. 的干燥地上部分。生于村旁、路边、河岸等处。分布于广西、广东、四川等地。

识别要点： 全株揉之有强烈特异气味。叶薄纸质，两面有腺点。花通常3～5朵簇生于苞腋，组成腋生、分枝或不分枝的穗状花序。胞果扁球形。

性味归经： 辛，温；有毒。归脾经。

功能主治： 祛风除湿，杀虫止痒，活血消肿。用于风湿痹痛，皮肤湿疹，疥癣，钩虫病、蛔虫病、蛲虫病，头虱，经闭痛经，口舌生疮，咽喉肿痛，跌打损伤，蛇虫咬伤。

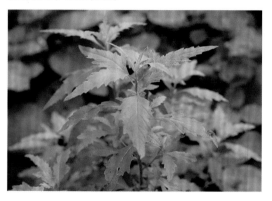

老鹳草 _{（长嘴老鹳草、鲜老鹳草、老鸹嘴）}

来　　源： 牻牛儿苗科植物老鹳草 *Geranium wilfordii* Maxim. 的干燥地区上部分。生于草坡或沟边。分布于福建、广西、湖南等地。

识别要点： 茎具棱槽。叶具长柄，茎生叶3裂，表面被短伏毛。花白色或淡红色，与萼片近等长。蒴果形似鸟嘴。

性味归经： 辛、苦，平。归肝、肾、脾经。

功能主治： 祛风湿，通经络，止泻痢。用于风湿痹痛，麻木拘挛，筋骨酸痛，泄泻痢疾。

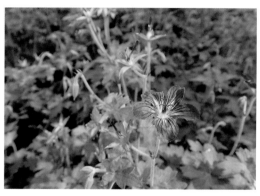

风仙花 (指甲花、灯盏花)

来　　源：凤仙花科植物凤仙花 *Impatiens balsamina* L.的干燥花。我国各地均有栽培。

识别要点：叶片披针形，边缘有锐锯齿，向基部常有数对无柄的黑色腺体。花单生或2～3朵簇生于叶腋。纺锤形蒴果密被柔毛。

性味归经：甘，温；有小毒。归肾经。

功能主治：祛风除湿，活血止痛，解毒杀虫。用于风湿肢体痿废，腰胁疼痛，经闭，产后瘀阻腹痛，跌打损伤，骨折，痈疽疮毒，毒蛇咬伤，白带，鹅掌风，灰指甲。

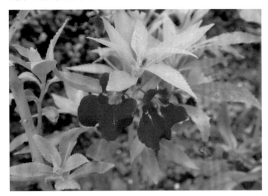

一朵云 (山海桐、广枝仁、山饭树)

来　　源：海桐花科植物光叶海桐 *Pittosporum glodratum* Lindl.的干燥根。生于林间阴湿地上。分布于广东、广西、海南、贵州等地。

识别要点：单叶互生，倒卵状长椭圆形，两面光滑，边缘略呈波状，上面绿色，下面稍淡，无毛。花黄色，生于小枝顶端，通常6～13朵，花瓣5。蒴果卵形或椭圆形，3瓣裂，种子多数深红色。

性味归经：甘、苦、辛，微温。归肺、肝、肾经。

功能主治：祛风除湿，活血通络，化痰止咳，固肾涩精。用于风湿痹痛，腰腿疼痛，产后风瘫，跌打骨折，头痛眩晕，失眠健忘，虚痨咳嗽，遗精早泄。

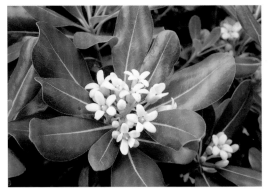

丝瓜络 (瓜络、丝瓜布、滞瓜)

来　　源：葫芦科植物丝瓜 *Luffa cylindrica* (L.) Roem.的干燥成熟果实的维管束。主产于浙江、江苏、福建等地。现全国各地均有栽培。

识别要点：茎枝有棱，有卷须。单叶互生，叶片呈掌状浅裂。花浅黄色。果实圆柱形，下垂，果皮表面粗糙并有条条墨绿色纵沟。

性味归经：甘，平。归肺、胃、肝经。

功能主治：祛风，通络，活血，下乳。用于痹痛拘挛，胸胁胀痛，乳汁不通，乳痈肿痛。

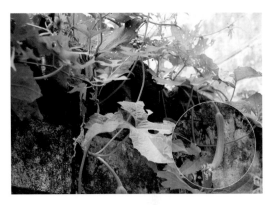

粤丝瓜络 (丝瓜布、丝瓜壳、粤丝瓜)

来　　源：葫芦科植物棱角丝瓜 *Luffa acutangula* (L.) Roxb.的干燥成熟果实的维管束。原产印度。我国广东、广西、海南有栽培。

识别要点：茎枝有棱，有卷须。单叶互生，叶片呈掌状浅裂。花浅黄色。果实棒状，下垂，果皮绿色有皱纹，具明显的8～10纵棱。

性味归经：甘，平。归肺、胃、肝经。

功能主治：祛风，通络，活血，下乳。用于痹痛拘挛，胸胁胀痛，乳汁不通，乳痈肿痛。

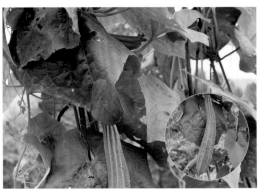

大头茶 (羊咪树、铁核桃树)

来　　源：山茶科植物大头茶 *Gordonia axillaris* (Roxb.) Dietrich 的茎皮、果实。生于海拔较高的山顶或山坡密林中。分布于广东、海南、云南、广西、台湾、香港等地。

识别要点：叶革质，长圆状椭圆形，多少反卷，侧脉两面均不显。白色花单生小枝上部，花冠大而艳丽，雄蕊多数纤细有白色柔毛。蒴果圆柱形。

性味归经：辛，温。归肝经。

功能主治：活络止痛。用于风湿腰痛，跌打损伤。果：性味辛涩温，归脾经。功能温中止泻，用于虚寒泄泻。

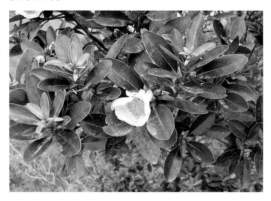

横经席 (铁打将军、碎骨莲、皮子黄)

来　　源：藤黄科植物薄叶胡桐 *Calophyllum membranacem* Gardn. & Champ. 的干燥全株。生于山地疏林或密林叶。分布于广东、广西等地。

识别要点：幼枝四棱形，有狭翅。薄革质叶对生，中脉上面凸起，侧脉细密平行。花白色略带红，花瓣4枚。核果卵状长圆形，顶端有短尖头。

性味归经：苦，平。归肝、肾经。

功能主治：祛风湿，强筋骨，补肾强腰，活血止痛。用于风湿骨痛，跌打损伤，肾虚腰痛，月经不调，痛经，黄疸，胁痛。

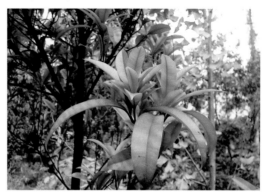

半枫荷 (红半枫荷、白背枫、半梧桐)

来　　源：梧桐科植物翻白叶树 *Pterospermum heterophlyllum* Hance 的叶，生于山地灌木丛。主产于江西、广东、海南、广西、贵州等地。

识别要点：小枝被黄褐色短柔毛。叶二型，生于幼树的叶掌状3～5裂，生于成树上的叶长圆形，下面均密被黄褐色星状短柔毛。蒴果木质，种子具翅。

性味归经：甘、微涩，微温。归肝、肾经。

功能主治：祛风除湿，舒筋活络，消肿止痛。用于风湿痹痛，腰腿痛，半身不遂，肢体麻痹，跌打损伤，产后风瘫。

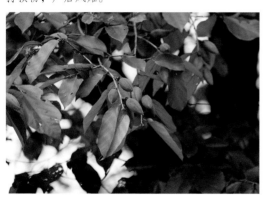

刺果藤 (大胶藤、牛蹄麻)

来　　源：梧桐科植物刺果藤 *Bythneria aspera* Colebr. 的干燥根、茎。生于疏林中或山谷溪旁。分布于广东、广西、云南等地。

识别要点：茎藤幼嫩部分略被短柔毛。叶广卵形，基生脉5条。花淡黄白色，内面略带紫红色。球形果实具短而粗的刺，被短柔毛，黑色。

性味归经：辛、苦，微温。归肝、肾经。

功能主治：祛风湿，强筋骨。用于风湿痹痛，腰肌劳损，跌打骨折。

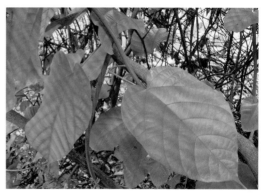

广海桐皮（木棉皮、木棉树皮、英雄树皮）

来　　源：木棉科植物木棉*Gossampinus malabarica*（DC.）Merr. 的干燥树皮。生于干热河谷，稀树草原。分布于云南、四川、贵州、广东等地。

识别要点：幼树茎干有圆锥状粗刺。掌状复叶，小叶5～7片。红色花单生枝顶叶腋，萼杯状，花瓣肉质，雄蕊多数。蒴果长圆形，密被灰白色长柔毛。

性味归经：辛，微苦，微寒。归肝、肾经。

功能主治：清热利湿，解毒消肿，散瘀止血。用于风湿热痹痛，腰膝疼痛，皮肤水肿，产后浮肿，泄泻，痢疾，胃痛，吐血，便血，疮痈肿毒，跌打损伤。

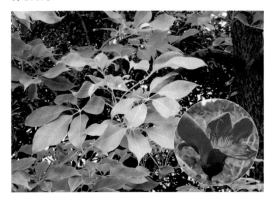

梵天花（狗脚迹、地棉花、野桃花）

来　　源：锦葵科植物梵天花*Urena procumbens* L. 的干燥全草。生于山坡小灌丛中。分布于广东、台湾、福建、广西、江西、湖南、浙江等地。

识别要点：枝平铺，小枝被星状绒毛。叶掌状3～5深裂，两面均被星状短硬毛。淡红色花单生或近簇生。果球形，具刺和长硬毛，刺端有倒钩。

性味归经：甘、苦，凉。归肝、大肠经。

功能主治：祛风利湿，清热解毒。用于风湿痹痛，泄泻，痢疾，感冒，咽喉肿痛，肺热咳嗽，风毒流注，疮疡肿毒，跌打损伤，毒蛇咬伤。

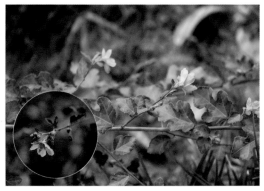

秋枫（重阳木、秋风、鸭脚枫）

来　　源：大戟科植物秋枫*Bischofia javaica* Bl. 的根和树皮。生于潮湿沟谷林中。分布于陕西、江苏、安徽、福建、河南、湖北、湖南、广东、海南、云南等地。

识别要点：3出复叶互生，小叶纸质。花小，淡绿色，无花瓣，萼片5，覆瓦状排列。球形果实浆果状，褐色或淡红色。

性味归经：微辛、涩，凉。归心经。

功能主治：祛风除湿，化瘀消积。用于风湿骨痛，噎膈，反胃，痢疾。

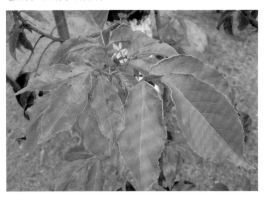

丢了棒（追风棍、起风柴、泡平桐）

来　　源：大戟科植物白桐树*Claoxylon polot*（Burm. f.）Merr. 的干燥根及茎木。分布于广东等地。

识别要点：幼枝被柔毛，有明显皮孔，髓部发达。纸质叶阔卵形，叶柄长，顶端有2枚腺点。花单性异株。球形蒴果红色，被毛，有棱。

性味归经：苦、辛，微温；有小毒。归脾、肾经。

功能主治：祛风除湿，祛瘀止痛。用于风湿痹痛，跌打肿痛，脚气水肿，水火烫伤，外伤出血。

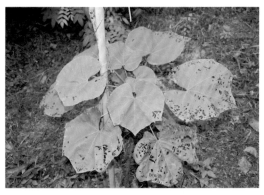

毛果巴豆 （小叶双眼龙、桃叶双眼龙、细叶双眼龙）

来　　源：大戟科植物毛果巴豆 *Croton lachnocarpus* Benth. 的干燥根。生于山地疏林或灌丛中。分布于江西、湖南、贵州、广东、广西等地。

识别要点：枝条被灰黄色星状毛。单叶互生，近叶柄处有2具柄的盘状腺体，叶缘钝锯齿上有具柄的小腺体，两面被星状毛。小花淡绿色。蒴果3裂。

性味归经：辛、苦，温；有小毒。归心、肺经。

功能主治：散寒除湿，祛风活血。用于寒湿痹痛，瘀血腹痛，产后风瘫，跌打肿痛，皮肤瘙痒。

红背桂 （叶背红、金锁玉、青柴木）

来　　源：大戟科植物红背桂 *Excoecaria cochinensis* Lour. 的全草。生于丘陵灌丛中。台湾、广东、广西、广泛栽培。

识别要点：叶背面紫红色或血红色，中脉于两面均凸起。苞片阔卵形，基商于腹面两侧各具1腺体。蒴果基部截平，顶端凹陷。

性味归经：辛、微苦，平；有小毒。归肝经。

功能主治：祛风湿，通经络，活血止痛。用于风湿痹痛，腰肌劳损，跌打损伤。

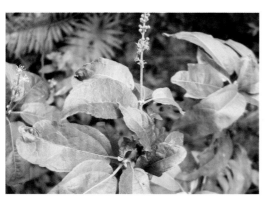

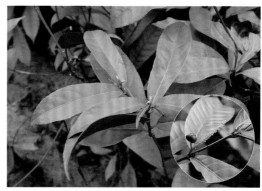

厚叶算盘子 （大叶水榕、大洋算盘、水泡木）

来　　源：大戟科植物厚叶算盘子 *Glochidion hirsutum* (Roxb.) Voigt 的根、叶。生于山地林下或河边、沼地灌木丛中。分布于福建、台湾、广东、海南、广西、云南、西藏等地。

识别要点：枝密被锈色长柔毛。叶片革质，脉上毛密集。聚伞花序腋生，萼片6，长圆形或倒卵形。扁球状蒴果形如算盘子，被柔毛，具5~6条纵沟。

性味归经：甘、涩，平。归肝、脾经。

功能主治：祛风消肿，收敛固脱。风湿骨痛，跌打肿痛，脱肛，子宫脱垂，白带，泄泻，肝炎。

山龙眼 （杠香藤、鸡骨树根、黄豆树根）

来　　源：大戟科植物石岩枫 *Mallotus repandus* (Willd.) Muell.-Arg. 的干燥根。生于山地疏林中或林缘。分布于广西、广东、海南、台湾等地。

识别要点：树皮红褐色，嫩枝和花序均密被锈色短绒毛。叶薄革质，中脉在两面均隆起。花白色或淡黄色，花梗常双生。球形果皮黄褐色，粗糙。

性味归经：苦、辛，温。归心、肝、脾经。

功能主治：祛风除湿，活血通络，解毒消肿，杀虫止痒。用于风湿痹痛，腰腿疼痛，口眼㖞斜，跌打损伤，痈肿疮疡，绦虫病，湿疹，顽癣，蛇犬咬伤。

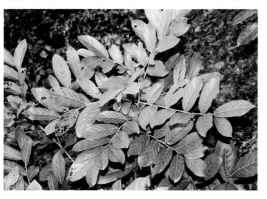

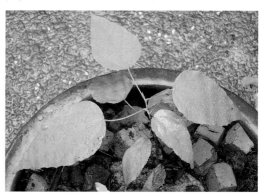

烂头钵 (龙眼睛、红眼睛、红鱼眼)

来　源：大戟科植物烂头钵 *Phyllanthus reticulatus* Poir. 的全株。生于山地林下或灌木丛中。分布于江西、福建、湖南、广东、海南、广西、四川、贵州、云南等地。

识别要点：幼枝、叶和花梗均被淡黄色短柔毛，无乳汁。单叶互生，膜质或纸质，常在侧枝上排成2列，全缘。花雌雄同株。蒴果呈浆果状，红色。

性味归经：淡、涩，平。归肝经。

功能主治：祛风活血，散瘀消肿。用于风湿痹痛，跌打损伤，乳疮。

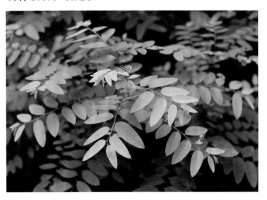

木油桐 (千年桐、油桐果、高桐子)

来　源：大戟科植物木油桐 *Vernicia montana* Lour. 的叶和油脂。生于较低的山坡、山麓和沟旁。分布江苏、安徽、陕西、甘肃、广东、广西、福建等地。

识别要点：枝粗壮，皮孔灰色。单叶互，叶片革质，顶端有2枚红紫色腺体。花先叶开放，花瓣5，白色，基部具橙红色的斑点与条纹。核果近球形，果皮有皱纹，种子具厚壳状种皮。

性味归经：甘、微辛，寒；有大毒。归肺、肝、大肠、膀胱经。

功能主治：吐风痰，消肿毒，利二便。用于风痰喉痹，痰火瘰疬，食积腹胀，大、小便不通，丹毒，脓疱疮，疥癣，水火烫伤，疣目。

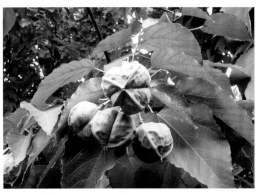

白饭树 (白泡果、鱼眼木、鱼骨草)

来　源：大戟科植物白饭树 *Securinega virosa* (*Roxb. ex* Willd.) Baill. 的叶，生于疏林或灌丛中。分布于福建、湖北、湖南、广东、广西、海南、贵州、云南等地。

识别要点：全株无毛，小枝具纵棱槽，有皮孔。纸质叶片长圆形，下面白绿色。花小，淡黄色，多朵簇生于叶腋。蒴果圆球形，成熟时果皮淡白色。

性味归经：苦，凉。归肺、心经。

功能主治：祛风湿，清湿热，化瘀止痛。用于风湿痹痛，湿热带下，湿疹瘙痒，跌打损伤。

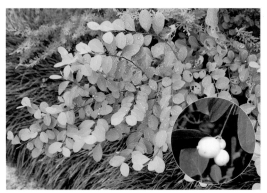

长圆叶鼠刺 (矩形叶鼠刺、鼠刺根、鸡骨柴)

来　源：虎耳草科植物牛皮桐 *Itea chinensis* Hook et Am. 的干燥根。分布于安徽、四川、广东、广西等地。

识别要点：枝有片状髓。革质叶互生，边缘密生小锯齿。白色花瓣5枚，镊合状排列。蒴果几全2裂，种子多数，细小线形。

性味归经：苦，温。归心经。

功能主治：祛风除湿，滋补强壮，接骨续筋。用于身体虚弱，劳伤乏力，咳嗽，白带，腰痛，跌打损伤，骨折。

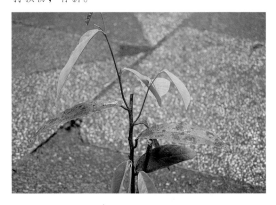

锦地罗（落地金钱、茅膏菜）

来　源：茅膏菜科植物锦地罗 *Drosera burmanni* Vahl 的干燥全草。生于山谷，水旁等低湿的草地上。分布于广东、广西、云南、福建和台湾等省区。

识别要点：叶莲座状密集着生，楔形或倒卵状匙形，绿色或变红色至紫红色，上面密被腺毛，下面被柔毛或无毛，无柄或具短柄。花葶从叶腋长出，红色或紫红色，具花2~19朵，花瓣5，倒卵形，白色或变红色。蒴果近球形。

性味归经：甘、微苦，凉。归肺、脾、大肠经。

功能主治：清热利湿，凉血解毒，化痰消积。用于肠炎，痢疾，咽喉肿痛，肺热咳嗽，咯血，衄血，小儿疳积。

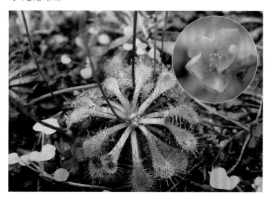

石楠叶（石南、凿木、红树叶）

来　源：蔷薇科植物石楠 *Photinia serrulata* Lindl. 的干燥叶。野生于杂木林中。分布于广东、广西、福建、浙江、江西、湖南、贵州、云南等地。

识别要点：革质叶片长椭圆形，边缘有疏生具腺细锯齿，上面光亮。复伞花序顶生，白色花密生。球形果实红色，熟时褐紫色。

性味归经：辛、苦，平；有小毒。归肝、肾经。

功能主治：祛风湿，益肝肾，强筋骨。用于风湿痹痛，头风头痛，风疹，脚膝痿弱，肾虚腰痛，阳痿，遗精。

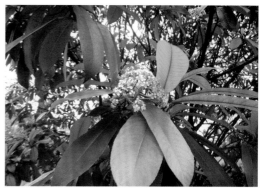

蓬藟（野杜利、三月泡）

来　源：蔷薇科植物蓬藟 *Rubus hirsutus* Thunb. 的根，生于山谷林中。分布于广东、广西、江西、安徽、江苏、浙江等地。

识别要点：叶互生，边缘锯齿，托叶与叶柄合生，不分裂，宿存，离生，较宽大。聚伞状花序顶生，花瓣白色或红色。小核果集生于花托上而成近球形的聚合果。

性味归经：酸、微苦，平。归肺、肝经。

功能主治：清热解毒，消肿止痛，止血。用于时行感冒，风热感冒，小儿高热惊厥，咽喉肿痛，牙痛，头痛，风湿筋骨痛，瘰疬，疖肿。

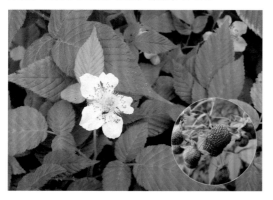

过岗龙（象豆、合子、眼镜豆）

来　源：含羞草科植物榼藤子 *Entada phaseoloides* (L.) Merr. 的干燥成熟种子。常生于林中，攀缘于大树上。分布于广东、云南、广西等地。

识别要点：幼枝浅黄色，密布锈黄色皮孔，嫩枝、花序、叶背均被短茸毛。2回羽状复叶，顶生的1对羽片常为卷须。荚果大而长，种子扁圆形。

性味归经：甘、涩，平。归胃、肝、大肠经。

功能主治：行气止痛，利湿消肿。用于脘腹胀痛，黄疸，脚气水肿，痢疾，痔疮，脱肛，喉痹。

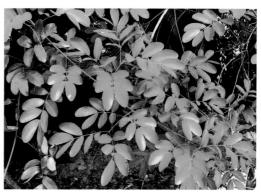

龙须藤（羊蹄藤、九龙藤、圆过岗龙）

来　　源：苏木科植物龙须藤 *Bauhinia championii* Benth 的干燥藤茎。生于山地疏林和密林中。分布于浙江、台湾、福建、广东、贵州等地。

识别要点：藤本有卷须。叶先端2裂，基出脉5～7条。总状花序与叶对生，花瓣白色。荚果扁平，果瓣革质，种子扁圆形。

性味归经：苦、涩，平。归肝、脾经。

功能主治：祛风除湿，活血止痛，健脾理气。用于风湿痹痛，中风偏瘫，胃脘胀痛，跌打损伤，小儿疳积，痢疾。

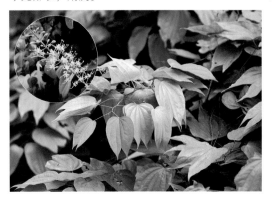

华南云实（假老虎簕）

来　　源：苏木科植物华南云实 *Caesalpinia crista* L. 的根。生于山地丛林中。分布于云南、贵州、四川、湖北、湖南、广西、广东等地。

识别要点：树皮有少数倒钩刺。小叶对生，具短柄，革质，叶轴上有黑色倒多钩刺。花芳香，花瓣5枚，4片黄色，1片较小具红色斑纹。荚果肿胀，先端有喙。

性味归经：苦，涩，温。归肝经。

功能主治：祛风活络。用于风湿痹痛，跌打损伤，毒蛇咬伤。

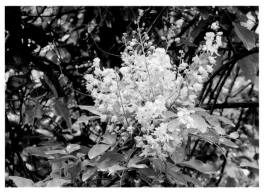

海桐皮（刺桐皮、钉桐皮、丁桐皮）

来　　源：蝶形花科植物刺桐 *Erythrina variegata* L. 的树皮。生于山地疏林。分布于广西、广东、云南、浙江、福建、湖南、贵州等地。

识别要点：枝有明显叶痕及短圆锥形黑色的直刺。羽状复叶具3小叶。总状花序顶生，上有密集成对着生的花，花萼佛焰苞状，花冠红色。荚果黑色。

性味归经：苦、辛，平。归肝经。

功能主治：祛风除湿，通络止痛，杀虫止痒。用于风湿痹痛，四肢拘挛，腰膝酸痛，疥癣，湿疹。

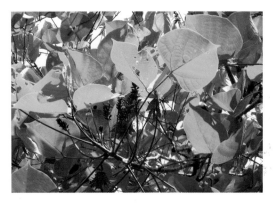

大叶千斤拔（假乌豆草、皱面树、大力黄）

来　　源：蝶形花科植物大叶千斤拔 *Flemingia macrophylla* (Willd.) Prain 的干燥根。生于旷野草地上或灌丛中。分布于云南、四川、广东、广西、江西、福建等地。

识别要点：幼枝有明显纵棱，密被紧贴丝质柔毛。复叶具3枚纸质小叶，叶柄具狭翅。花冠紫红色。荚果褐色，先端具小尖喙，球形种子亮黑色。

性味归经：甘，涩，平。归肺、肾、膀胱经。

功能主治：祛风利湿，强筋壮骨，活血解毒。用于风湿痹痛，腰肌劳损，四肢痿软，跌打损伤，咽喉肿痛。

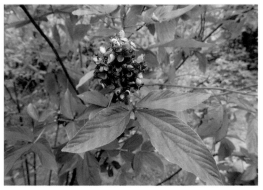

千斤拔 _{（土黄鸡、金鸡落地、千里马）}

来　　源：蝶形花科植物蔓性千斤拔 *Flemingia prostrata* Roxb. f. ex Roxb. 的干燥根。生于旷野或山坡路旁草地。分布于云南、广东、海南等地。

识别要点：幼枝三棱柱状，密被灰褐色短柔毛。复叶为3小叶。总状花序腋生，花冠紫红色。荚果椭圆形，种子黑色。

性味归经：甘、涩、平。归肺、肾、膀胱经。

功能主治：祛风利湿，强筋壮骨，活血解毒。用于风湿痹痛，腰肌劳损，四肢痿软，跌打损伤，咽喉肿痛。湿病。

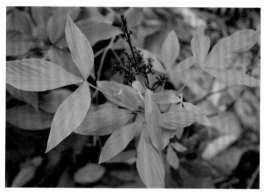

阿丁枫 _{（草树、半边风、假荔枝）}

来　　源：金缕梅科植物阿丁枫 *Altingia chinensis* （Champ）Oliv. ex Hance 的根。生于山地常绿阔叶林中。分布于广东、海南、广西、贵州、云南等地。

识别要点：叶革质，卵形至披针形。雄花有雄蕊极多数，花丝极短，雌花萼管与子房合生。头状果序球形，基部截平，由多数木质蒴果组成。

性味归经：辛、温。归肝经。

功能主治：祛风湿，通经络。用于风湿痹痛，四肢麻木，跌打损伤。

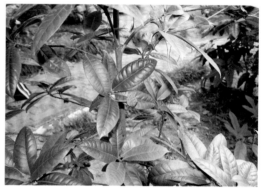

路路通 _{（枫树果、狼目、狼眼）}

来　　源：金缕梅科植物枫香树 *Liquidambar formosana* Hance 的干燥成熟果序。生于平原及丘陵地带。分布于我国华东、华南、西南等地。

识别要点：叶呈掌状3裂，叶脉在两面均显著。圆球形果序木质，由多数小蒴果集合而成，表面灰棕色，有多数尖刺及喙状小钝刺。

性味归经：苦，平。归肝、肾经

功能主治：祛风活络，利水，通经。用于关节痹痛，麻木拘挛，水肿胀满，乳少，经闭。

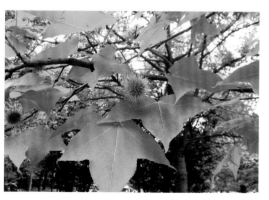

金缕半枫荷 _{（小叶半枫荷、木荷树）}

来　　源：金缕梅科植物半枫荷 *Semiliquidambar cathayensis* Chang 的根、叶和树皮。生于山坡灌丛中。分布于广东、广西、江西等地。

识别要点：革质叶常簇生枝顶，革质，叶形多样，叶缘有具腺锯齿，叶柄上部有槽。头状果序有蒴果多数，萼齿宿存。

性味归经：苦、涩、温。归肝经。

功能主治：祛风除湿，通络止痛，止血。用于风湿痹痛，半身不遂，脚气，偏头痛，跌打损伤，外伤出血。

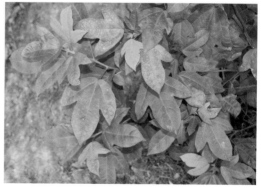

黄杨 (山黄杨、小叶黄杨、瓜子黄杨)

来　　源：黄杨科植物黄杨 *Buxus sinica*（Rehd.et Wils.）M. Cheng 的根和叶。生于山谷，溪边，林下。分布于华东，中南等地。

识别要点：叶对生，革质，卵状椭圆形，通常中部以上较宽，叶面光滑，中脉凸出，侧脉明显。穗状花序腋生，花密集。蒴果近球形，成熟时黑色。

性味归经：苦、辛，平。归肝经。

功能主治：祛风除湿，行气活血。用于风湿痹痛，伤风咳嗽，湿热黄疸，痢疾，胃痛，腹胀，疝痛，牙痛，跌打损伤，疮痈肿毒。

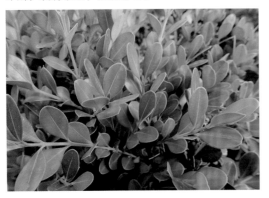

黄杨根 (瓜子黄杨、匙叶黄杨)

来　　源：黄杨科植物雀舌黄杨 *Buxus bodinieri* Levl. 的根。生于平地或山坡林下。分布于云南、四川、贵州、广西、广东、江西、浙江、陕西等地。

识别要点：小枝四棱形。对生叶倒卵形，革质，全缘。头状花序簇生于叶腋或枝端，无花瓣。球形蒴果黑色，沿室背3瓣裂。

性味归经：苦、辛，平。归肝、胃经。

功能主治：祛风除湿，行气活血。用于风湿痹痛，痢疾，胃痛，腹痛，牙痛，疝痛。外用治跌打损伤，疮痈肿毒。

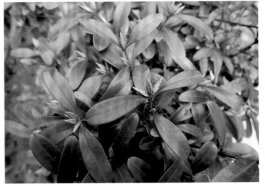

柳白皮 (柳皮)

来　　源：杨柳科植物垂柳 *Salix babylonica* L. 的树皮或根皮。生于水湿也能生于旱处。分布于我国长江流域、黄河流域。其他各地均有栽培。

识别要点：枝条细长而下垂。叶线状披针形，下面灰白色。柔荑花序先叶开放或与叶同时开放。蒴果绿褐色，成熟后2裂，种子有绵毛。

性味归经：苦，寒。归肝经。

功能主治：祛风利湿，消肿止痛。用于风湿骨痛，风肿瘙痒，黄疸，淋浊，白带，乳痈，疔疮，牙痛，烫火伤。

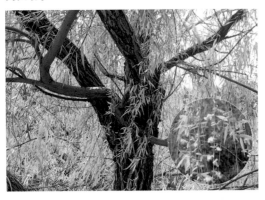

琴叶榕 (倒吊葫芦、牛奶子树、铁牛入石)

来　　源：桑科植物琴叶榕 *Ficus pandurata* Hance 的根或叶。生于山地、旷野或灌丛林下。分布于广东、海南、广西、福建、湖南、湖北、江西、安徽、浙江等地。

识别要点：叶片密集，厚革质，具光泽，叶先端膨大呈提琴形状。椭圆形榕果鲜红色，顶部脐状突起。

性味归经：甘、微辛，平。归肝、肺、脾经。

功能主治：祛风除湿，解毒消肿，活血通经。用于风湿痹痛，黄疸，疟疾，百日咳，乳汁不通，乳痈，痛经，经闭，痈疖肿痛，跌打损伤，毒蛇咬伤。

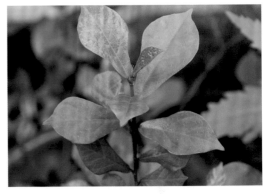

桑枝（桑枝条、桑条）

来　　源：桑科植物桑 Morus alba L. 的干燥嫩枝。生于丘陵，山坡，村旁，田埂。多为人工栽培。分布于全国各地。

识别要点：根皮黄棕色或红黄色，纤维性强。叶片边缘有粗锯齿，网脉明显，下面脉腋间有毛。瘦果多数密集成一长圆形的聚合果，黑紫色或红色。

性味归经：微苦，平。归肝经。

功能主治：祛风湿，利关节。用于风湿痹病，肩臂，关节酸痛麻木。

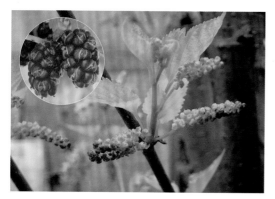

薜荔枝（络石藤、爬墙虎、王不留行）

来　　源：桑科植物薜荔 Ficus pumila L. 的不育幼枝。生于村郊，旷野，常攀附于残墙破壁或树上。

识别要点：攀援或匍匐灌木，含乳汁，小枝有棕色绒毛。叶两型。不育枝节上生不定根，叶较小，卵状心形，薄革质，基部偏斜，尖端渐尖，叶柄很短。结果枝叶形较大，网脉明显突起成蜂窝状。

性味归经：苦，平。归经未知。

功能主治：祛风通络，活血止痛。用于风湿性关节炎，腰腿痛，跌打损伤，痈疔肿毒，外用治创伤出血。

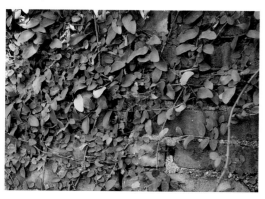

广东王不留行（馒头果、凉粉果、薜荔果）

来　　源：桑科植物薜荔 Ficus pumila L. 的干燥隐头花序托。分布于福建、江西、广东、广西、贵州、云南、四川、陕西等地。

识别要点：叶两型，不育枝上叶小，能育枝上叶大，二者均革质，网脉明显。榕果单生叶腋，顶部截平，基部收窄成短柄，熟时黄绿色或微红。

性味归经：甘、微涩，平。归胃、肝、大肠经。

功能主治：祛风利湿，活血解毒。用于风湿痹痛，泻痢，淋病，跌打损伤，痈肿疮疖。

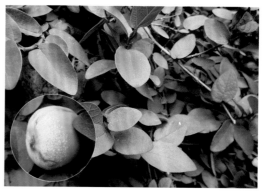

爬藤榕（枇杷藤、长叶铁牛、小号牛奶子）

来　　源：桑科植物爬藤榕 Ficus sarmentosa Buch. – Ham. ex J. E. Sm. var. impressa（Champ. ex Benth.）Corner 的根茎。生于树上。分布于我国华南等地。

识别要点：匍匐状灌木。革质叶披针形，背面白色，侧脉 6～8 对，网脉明显。球形榕果成对腋生，幼时被毛。

性味归经：辛，甘，温。归肝、胃经。

功能主治：祛风除湿，行气活血，消肿止痛。用于风湿痹痛，头风头痛，小儿惊风，胃痛，跌打损伤。

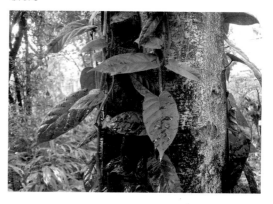

斜叶榕 （山榕、剑叶榕、白肉树）

来　源：桑科植物斜叶榕 *Ficus tinctoria* G. Forst. f. subsp. *gibbosa*（Bl.）Corner 的根、皮、叶。生于山谷湿润林中。分布于海南、广西、贵州、云南、西藏等地。

识别要点：叶薄革质，排为两列，网脉明显。榕果球状梨形，单生或成对腋生，疏生小瘤体，顶端脐状，基部收缩成柄。

性味归经：苦，寒。归肺、肝、脾经。

功能主治：祛风除湿，清热解毒，活血通络。用于风热感冒，咳嗽，高热惊厥，湿热泄痢，目赤肿痛，风湿痹痛，跌打损伤。

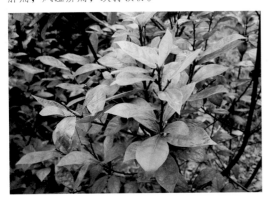

变叶榕 （金不换）

来　源：桑科植物变叶榕 *Ficus variolosa* Lindl. ex Benth. 的根。生于平原、丘陵及疏林中。分布于浙江、江西、福建、湖南、广东、云南等地。

识别要点：枝节间短。薄革质叶侧脉与中脉略成直角展出。球形榕果成对或单生叶腋。瘦果表面有瘤体。

性味归经：微苦、辛，微温。归肝、胃经。

功能主治：祛风除湿，活血止痛，催乳。用于风湿痹痛，胃痛，疬肿，跌打损伤，乳汁不下。

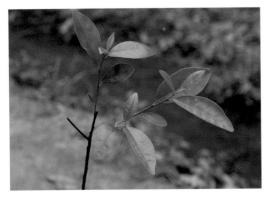

大叶榕 （黄葛榕、黄桷叶、马尾榕、大榕叶）

来　源：桑科植物黄葛树 *Ficus virens* Ait. var. *sublanceolata*（Miq.）Corner 的根和叶。分布于广东、海南、广西、福建、浙江等地。

识别要点：叶片油绿光亮，基出脉3条，网脉明显。球形果生于叶腋，黄色或紫红色。

性味归经：苦、酸，温。归肝、脾经。

功能主治：祛风除湿；通络活络；消肿止痛。用于风湿痹痛，四肢麻木，半身不遂，劳伤腰痛，跌打损伤，骨折，水肿，臁疮，湿疹，疥癣。

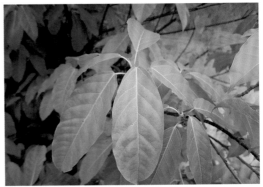

荨麻 （白蛇麻、火麻、蝎子草）

来　源：荨麻科植物荨麻 *Urtica fissa* E. Prilz. 的干燥全草。生于山坡半阴湿处。分布于广东、云南等地。

识别要点：茎四棱形，密生刺毛。膜质叶基出脉5条，托叶2枚在叶柄间合生，先端被微柔毛和钟乳体。瘦果呈双凸透镜状，表面有褐红色的细疣点。

性味归经：苦、辛，温；有小毒。归肝、脾经。

功能主治：祛风通络，平肝定惊，消积通便，解毒。用于风湿痹痛，产后抽风，小儿惊风，小儿麻痹后遗症，消化不良，大便不通，瘾疹，跌打损伤，虫蛇咬伤。

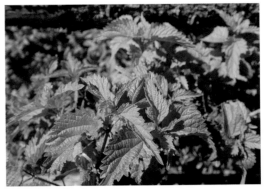

南蛇藤（过山枫、穿山龙、南蛇风）

来　　源：卫矛科植物南蛇藤 Celastrus orbiculatus Thunb. 的茎藤。生于山坡灌丛。分布于广东、四川等地。

识别要点：棕褐色小枝光滑无毛，腋芽卵圆状。叶缘具锯齿。小花组成聚伞花序。蒴果近球状，种子椭圆状稍扁，赤褐色。

性味归经：苦、辛，微温。归肝经。

功能主治：祛风除湿，活血止痛，解毒消肿。用于风湿痹痛，四肢麻木，跌打损伤，闭经，痢疾，痈疽，毒蛇咬伤。

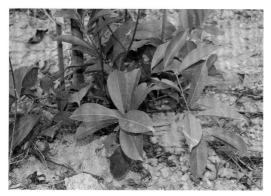

扶芳藤（换骨筋、千斤藤、爬墙虎）

来　　源：卫矛科植物爬行卫矛 Euonymus fortumei (Turcz.) Hand.-Mazz. 的干燥地上部分。生于林缘、村边的树上。分布于我国华北、华南等地。

识别要点：小枝有棱。薄革质叶对生，叶缘有浅齿。花白绿色，4数，花盘方形。蒴果粉红色，果皮光滑，近球形，种子长方椭圆状，假种皮鲜红色。

性味归经：辛，平。归肝经。

功能主治：调补肝肾，舒筋活络，止血消瘀。用于腰肌劳损，风湿痹痛，咯血，血崩，月经不调，跌打骨折，创伤出血。

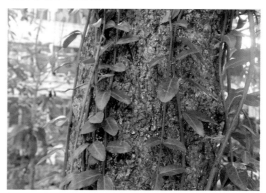

翼核果根（铁牛入石）

来　　源：鼠李科植物翼核果 Ventilago leiocarpa Benth. 的干燥根。生于山涧沟边的疏林下或灌木丛中。主产于福建、广西、广东等地。

识别要点：薄革质叶有明显的网脉。花单生或多个簇生于叶腋，花盘厚，五边形。核果有翅，基部被宿存的萼筒包围。

性味归经：苦，温。归肝、肾经。

功能主治：补益气血，强壮筋骨，祛风活络。用于风湿疼痛，四肢麻木，跌打损伤，月经不调。

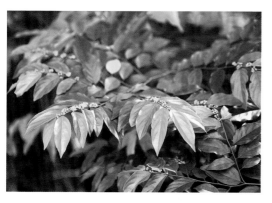

马甲子根（雄虎刺、铁篱笆、企头簕）

来　　源：鼠李科植物马甲子 Paliurus ramosissimus (Lour.) Poir. 的干燥根。生于山地和平原。分布于江苏、浙江、安徽、江西、湖南、湖北、福建、台湾、广东、广西、云南、贵州、四川等地。

识别要点：叶基出三出脉，叶柄基部有2个紫红色斜向直立的针刺。聚伞花序腋生，被黄色绒毛，花瓣匙形。核果杯状，周围具木栓质3浅齿的窄翅。

性味归经：苦，平。归心、肺经。

功能主治：祛风散瘀，解毒消肿。用于风湿痹痛，跌打损伤，咽喉肿痛，痈疽。

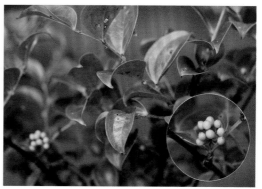

胡颓子根（牛奶子根、半春子、蒲颓）

来　　源：胡颓子科植物胡颓子 *Elaeagnus pungens* Thunb.的干燥根。生于向阳山坡或路旁。分布于江苏、浙江、福建、安徽、贵州、广东等地。

识别要点：茎枝具刺，幼枝密被锈色鳞片。革质叶边缘微反卷，下面密被银白色和少数褐色鳞片。果实红色，果核内面具白色丝状绵毛。

性味归经：苦、酸，平。归肺、脾经。

功能主治：祛风利湿，活血止血，止咳平喘，解毒疗疮。用于风湿痹痛，黄疸，水肿，泻痢，小儿疳积，吐血，咯血，便血，月经过多，咳喘，咽喉肿痛，疮疥，跌扑损伤。

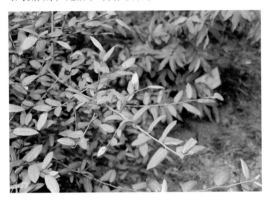

六方藤（方茎宽筋藤、山坡瓜藤、拦河藤）

来　　源：葡萄科植物翅茎白粉藤 *Cissus hexangularis* Thorel ex Planch.的干燥藤茎。生于海拔50～400米溪边林中。分布于福建、广东、广西等地。

识别要点：小枝粗壮，有6条翅状棱，卷须不分枝。叶片纸质，卵状三角形。伞形花序与叶对生，花萼杯状，花冠长圆形。浆果卵形。

性味归经：辛、微苦，凉。归肝、肾经。

功能主治：祛风除湿，活血通络。用于风湿痹痛，腰肌劳损，跌打损伤。

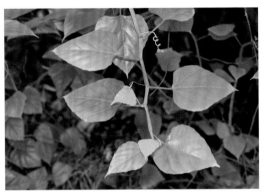

异叶爬山虎（爬墙虎、三叶爬山虎、上树蛇）

来　　源：葡萄科植物异叶爬山虎 *Parthenocissus dalzielii* Gagnep.的全草。生于山坡林中或灌丛。分布于甘肃、陕西、湖北、西藏等地。

识别要点：植株全无毛，营养枝上的叶为单叶，缘有粗齿，花果枝上的叶为具长柄的三出复叶，中间小叶倒长卵形，侧生小叶斜卵形，基部极偏斜，叶缘有不明显的小齿或近全缘。聚伞花序常生于短枝端叶腋。果熟时紫黑色。

性味归经：辛、涩，温。归肝、脾经。

功能主治：祛风除湿，散瘀止痛，解毒消肿。用于风湿痹痛，胃脘痛，偏头痛，产后瘀滞腹痛，跌打损伤，痈疮肿毒。

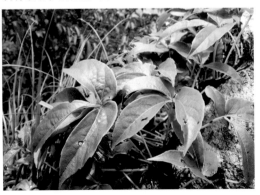

爬山虎（爬墙虎、红葡萄藤、假葡萄藤）

来　　源：葡萄科植物爬山虎 *Parthenocissus tricuspidata*（Sieb. et Zucc.）Planch.的全株。常攀援于墙壁及岩石上。分布于我国华东、华中、华南、西南各省区。

识别要点：叶互生，小叶肥厚，基部楔形，变异很大，边缘有粗锯齿，叶片及叶脉对称。花枝上的叶宽卵形，常3裂。叶绿色，无毛，背面具有白粉。浆果小球形，熟时蓝黑色，被白粉。

性味归经：辛、微涩，微温。归肝经。

功能主治：祛风止痛，活血通络。用于风湿痹痛，中风半身不遂，偏正头痛，产后血瘀，腹生结块，跌打损伤，痈肿疮毒，溃疡不敛。

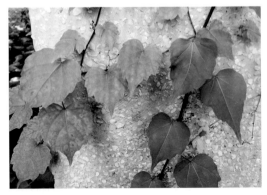

扁担藤 （扁藤、过江扁藤、担杆藤）

来　　源：葡萄科植物扁担藤 *Tetrastigma planicaule* (Hook.)Gagnep.的干燥藤茎。生于山谷林中或山坡岩石缝中。分布于福建、广东、广西等地。

识别要点：深褐色茎扁形，卷须不分枝。叶为掌状5小叶。花瓣卵状三角形，顶端呈兜状。肉质浆果暗红色。

性味归经：辛、酸，平。归心、肝经。

功能主治：祛风除湿，舒筋活络。用于风湿骨痛，腰肌劳损，中风偏瘫，跌打损伤。

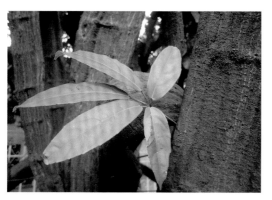

飞龙掌血 （上山虎、下山虎、山胡椒）

来　　源：芸香科植物飞龙掌血 *Toddalia asiatica* (L.)Lam.的根及茎。生于山间沟谷丛林或山坡阔叶林中。分布于湖南、广东、贵州等地。

识别要点：茎枝及叶轴有甚多向下弯曲的锐刺。小叶无柄，对光透视可见密生的透明油点，揉之有柑橘类似的香气。花淡黄白色。果实橙红色。

性味归经：辛，苦，温。归肝、脾、胃经。

功能主治：祛风，止痛，散瘀止血。用于风湿痹痛，腰痛，胃痛，跌打损伤，吐血，衄血，刀伤出血，牙痛，痛经，经闭，阿尔巴痢疾。

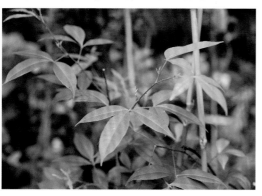

降真香 （山油柑、山橘、沙糖木）

来　　源：芸香科植物降真香 *Acronychia pedunculata* (L.)Miq.的根。生于丘陵坡地、杂木林中。分布于台湾、福建、广东、海南、广西、云南等地。

识别要点：茎皮剥开时有柑橘似香气。单叶近革质，叶柄基部增大呈叶枕状。花黄白色，花瓣两侧边缘及顶端略向内卷。果淡黄色，有4条浅沟。

性味归经：辛，苦，平。归肝、胃、肺经。

功能主治：祛风止痛，行气气活血。用于风湿性腰腿痛，胃痛，疝气痛，跌打肿痛，感冒咳嗽。

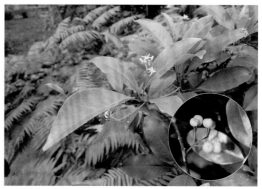

鹰不泊 （土花椒、鸟不宿、鹰不沾）

来　　源：芸香科植物勒欓 *Zanthoxylum avicennae* (Lam.)DC.的干燥根。生于山坡、路旁的疏林或灌木丛中。分布于广东、福建、台湾、海南等地。

识别要点：茎干具红褐色的皮刺。单数羽状复叶互生，小叶基部狭而成一短柄。圆锥花序顶生，花瓣5，白色。蓇葖果紫红色，有粗大腺点。

性味归经：苦，辛，温。

功能主治：祛风化湿，消肿通络。

主　　治：黄疸，咽喉肿痛，疟疾，风湿骨痛，跌打挫伤。

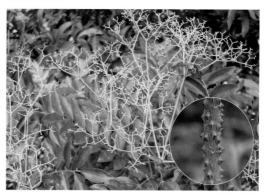

香椿 <small>（红椿、椿芽树、椿白皮）</small>

来　　源：楝科植物香椿*Toona sinensis*（A. Juss.）Roem.的干燥根皮。生于山地杂木林或疏林中。分布于我国华北、华东、中部、南部、西南部各地。

识别要点：叶具偶数羽状复叶，小叶6～10对，幼叶紫红色，成年叶绿色，叶背红棕色，略披蜡质，叶柄红色。花序下垂，白色，蒴果狭椭圆形或近卵形，果皮革质，开裂呈钟状。种子具木质长翅。

性味归经：苦、涩、微寒。归大肠、胃经。

功能主治：清热燥湿，涩肠止血，杀虫。用于湿热泄痢，肠风便血，崩漏，赤白带下，蛔虫病，丝虫病，疥癣。

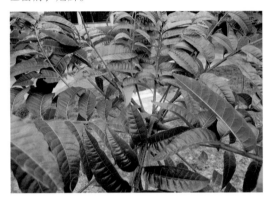

红叶藤 <small>（荔枝藤、牛栓藤、牛见愁）</small>

来　　源：牛栓藤科植物红叶藤*Rourea microphylla*（Hook. & Arn）Planch.的根、叶。生于山坡或疏林中。分布于福建、广东、广西、云南等地。

识别要点：藤状灌木多分枝。小叶11～17枚，近革质，嫩叶常红色。花白色，芳香。蓇葖果极弯曲。

性味归经：甘、微辛，温。归心、肝经。

功能主治：活血通经，消肿止痛，止血。用于风湿痹痛，跌打刀伤，月经不调，闭经。

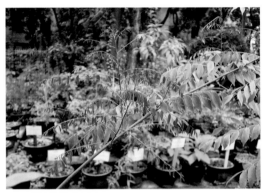

八角枫 <small>（白筋条、华瓜木、八角梧桐）</small>

来　　源：八角枫科植物八角枫*Alangium chinense*（Lour.）Hams的干燥侧根或细须根。生于较阴湿的山谷，山坡的杂木林中。分布于我国长江流域及其以南各地。

识别要点：小枝略呈"之"字形弯曲。纸质叶常有7～9钝角，基出脉3～5成掌状。圆筒形花冠黄白色。卵圆形核果黑色，顶端有宿存的萼齿和花盘。

性味归经：辛、苦，温；有毒。

功能主治：祛风除湿，舒筋活络，散瘀止痛。用于四肢麻木，跌扑损伤。

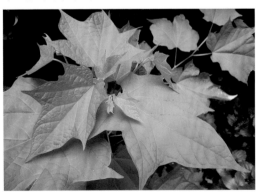

小花八角枫 <small>（细叶八角枫、西南八角枫）</small>

来　　源：八角枫科植物小花八角枫*Alangium faberi* Oliv.的叶。生于低海拔的山谷疏林或灌木林中。分布于四川、湖北、湖南、贵州、广东、广西等地。

识别要点：小枝纤细，淡紫色。叶常有掌状3裂。花瓣线形5～6枚，外面紧贴粗伏毛。核果淡紫色，顶端有宿存的萼齿。

性味归经：辛、苦，微温。归肝、胃经。

功能主治：祛风除湿，活血止痛。用于风湿痹痛，胃脘痛，跌打损伤。

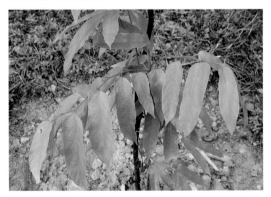

白半枫荷（窄叶树参、铁锹树、三层楼）

来　　源：五加科植物变叶树参 *Dendropanax proteum*（Champ.）Benth. 的干燥根及茎。生于山谷溪及向阳山坡.分布于福建、广东、云南等地。

识别要点：叶形变异很大，革质叶掌状2～3深裂。基出3脉，侧脉5～9对。伞形花序单生或2～3个聚生。球形果实平滑，花柱宿存。

性味归经：甘、辛，温。归肝、肺、肾经。

功能主治：祛风除湿，活血消肿。用于风湿痹痛，中风偏瘫，腰膝酸痛，产后风痛，头痛，月经不调，跌打损伤，疮肿。

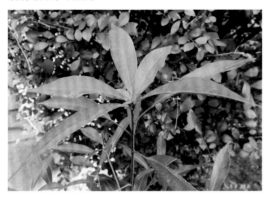

五加皮（南五加、南五加皮、真五加皮）

来　　源：五加科植物细柱五加 *Acanthopanax gracilistylus* W.W. Smith 的干燥根皮。生于山坡丘陵较潮湿处。分布于湖北、河南、山东等地。

识别要点：茎枝软弱而下垂，节上疏生反曲扁刺。小叶5枚，在长枝上互生，在短枝上簇生，侧脉两面均明显。花黄绿色。扁球形果实黑色。

性味归经：辛、苦，温。归肝、肾经。

功能主治：祛风除湿，补益肝肾，强筋壮骨，利水消肿。用于风湿痹病，筋骨痿软，小儿行迟，体虚乏力，水肿，脚气。

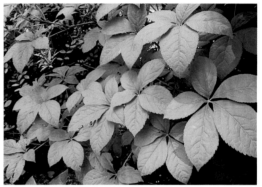

三加皮（刺三甲、白簕根、三叶五加）

来　　源：五加科植物白簕 *Acanthopanax trifoliatus*（L.）Merr. 的干燥根及茎。生于山坡路旁、林缘和灌丛中。分布于我国中部和南部地区。

识别要点：掌状复叶通常有小叶3片，叶柄有刺，小叶椭圆状卵形。秋冬抽出伞形花序，花瓣黄绿色，果球形，冬季成熟，熟后黑色。

性味归经：辛、苦，凉。归肺、肝、脾经。

功能主治：清热解毒，祛风利湿，舒筋活血。用于感冒高热，咽痛，头痛，咳痰带血，风湿性关节炎，黄疸，白带，月经不调，百日咳，尿路结石，跌打骨折，疮疡肿毒。

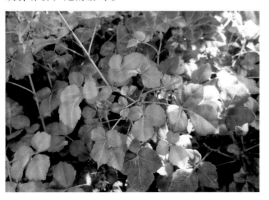

毛三加（刚毛三叶五加、毛三叶五加）

来　　源：五加科植物刚毛白簕 *Acanthopanax trifoliatus*（L.）Merr. var. *setosus*（Li）H. Ohasdhi 的根、叶。生于林荫下或林缘湿润地。分布于云南、湖南、江西、广东等地。

识别要点：小枝具向下倒钩的皮刺。复叶纸质小叶有3～5枚，小叶片通常较长，上面脉上刚毛较多，边缘细锯齿有长刚毛。伞形花序组成顶生的总状花序。球形果实黑色。

性味归经：苦、辛，凉。归肝、胃、肺经。

功能主治：祛风除湿，活血舒筋。用于风湿痹痛，跌打损伤，感冒，呕吐泄泻。

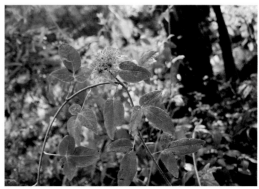

常春藤 （三角藤、三角枫、土鼓藤）

来　　源：五加科植物洋常春藤 *Hedera helix* L. 的干燥茎、叶。攀缘于林缘、岩石和房屋壁上。分布于我国华南等地。

识别要点：常绿攀援灌木有气生根。单叶互生，三角状卵形。伞形花序单个顶生，花淡黄白色或淡绿色，花药紫色。圆球形果实红色或黄色。

性味归经：苦、辛、平。归肝、脾、肺经。

功能主治：祛风除湿，活血止血，解毒消肿。用于风湿痹痛、瘫痪、口眼㖞斜、衄血、月经不调、跌打损伤、咽喉肿痛、疔疮痈肿、黄疸、蛇虫咬伤。

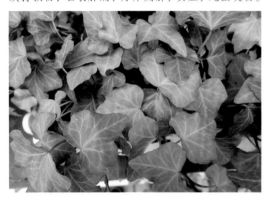

楤木 （鸟不宿、雀不站、虎阳刺）

来　　源：五加科植物楤木 *Aralia Chinensis* L. 的干燥茎皮。生于山地，溪边疏林下，林缘或灌木丛中，分布于黄河流域以南至南岭山地的各省区。

识别要点：树皮疏生粗壮直刺，小枝有黄棕色绒毛。叶2～3回羽状复叶，小叶5～11枚，叶柄粗壮。圆锥花序密生短柔毛，花白色，芳香。球果黑色。

性味归经：辛、苦、平。归肝、胃、肾经。

功能主治：祛风除湿，利水和中，活血解毒。用于风湿痹痛，腰腿酸痛，肾虚水肿，消渴，胃脘痛，跌打损伤，骨折，吐血，衄血，疟疾，漆疮，附骨疽，痈肿。

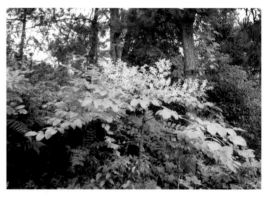

汉桃叶 （广西鸭脚木、七叶莲）

来　　源：五加科植物广西鹅掌柴 *Schefflera kwangsiensis* Merr.ex Li 的干燥带叶茎枝。生于林下或石山上。分布于广西、广东等地。

识别要点：小枝茎节短。掌状复叶有小叶5～7枚，侧脉和网脉在两面均明显隆起。圆锥花序顶生。卵形果实有5棱，黄红色，宿存花盘五角形。

性味归经：微苦、涩、温。归肝、脾、胃经。

功能主治：祛风止痛，舒筋活络。用于风湿痹痛，脘腹胀痛，跌打骨折，外伤出血。

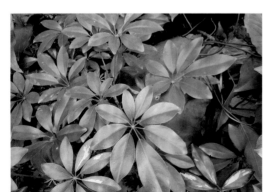

鹅掌藤 （七叶莲、七加皮、七叶藤）

来　　源：五加科植物鹅掌藤 *Schefflera arboricola* Hayata 的根和茎。生于常绿阔叶林中。分布于云南、贵州等地。

识别要点：掌状复叶有长柄，互生，革质小叶7枚。伞形花序顶生，花绿白色。球形核果橙黄色。

性味归经：辛、微苦、温。归肝、胃经。

功能主治：祛风止痛，活血消肿。用于风湿痹痛，头痛，牙痛，脘腹疼痛，痛经，产后腹痛，跌打肿痛，骨折，疮肿。

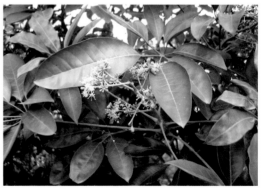

杜鹃花根（映山红、迎山红、满山红）

来　源：杜鹃花科植物杜鹃 *Rhododendron simsii* Pianch. 的根。生于山脊、山坡及林下酸性土壤上。分布于黑龙江、吉林、内蒙古等地。

识别要点：灌木多分枝，小枝细而弯曲，暗灰色。叶互生，近革质，多集生于小枝上部，椭圆形或卵状长圆形，全缘，上面深绿色，散生白色腺鳞，下面淡绿色，密生腺鳞。花1～4朵生于枝顶，先叶开放，粉红色或紫红色。

性味归经：酸、涩，温。有毒。归肝经。

功能主治：祛风湿，活血去瘀。用于风湿痹痛，跌打损伤，闭经。

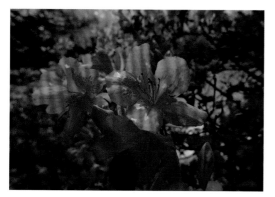

走马胎（大叶紫金牛、走马风、走马藤）

来　源：紫金牛科植物走马胎 *Ardisia gigantifolia* Stapf 的干燥根。生于山间疏、密林下，阴湿地。分布于云南、广西、广东、江西、福建等地。

识别要点：纸质叶集生于枝顶，背面紫红色。圆锥花序顶生，花白色或淡紫红色。球形果实红色，具细长果柄。

性味归经：辛，温。归肝、脾经。

功能主治：祛风除湿，活血化瘀。用于风湿痹痛，跌打损伤，产后血瘀腹痛，痈疽疮疡。

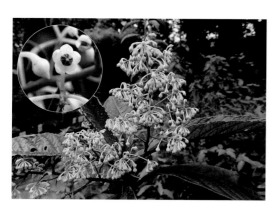

闹羊花（黄花杜鹃、三钱三、毛老虎）

来　源：杜鹃花科植物羊踯躅 *Rhododendron molle* G. Don 的干燥花。分布于江苏、安徽、福建、河南、湖北、湖南、广东、广西。

识别要点：叶纸质，长圆形至长圆状披针形，幼时上面被微柔毛，下面密被灰白色柔毛。总状伞形花序顶生，花多达13朵，先花后叶或与叶同时开放。花冠阔漏斗形，黄色或金黄色，内有深红色斑点。蒴果圆锥状长圆形，具5条纵肋。

性味归经：辛，温；有毒。归肝经。

功能主治：祛风除湿，散瘀定痛。用于风湿痹痛，偏正头痛，跌扑肿痛，顽癣。不宜多服，久服；体虚者及孕妇禁用。

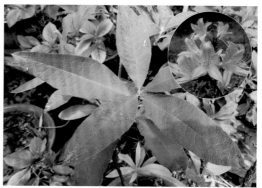

雪下红（卷毛紫金牛、矮脚罗伞、毛罗伞）

来　源：紫金牛科植物雪下红 *Ardisia villosa* Roxb. 的全株。生于海拔500～1540米的疏、密林下石缝间，坡边、路旁阳处及荫蔽的潮湿地方。分布于云南、广西、广东等地。

识别要点：幼时全株被灰褐色长柔毛。坚纸质叶片边缘腺点缢缩成波状圆齿，叶背面密被长硬毛并具腺点。花瓣淡紫色或粉白色。球形果实深红色。

性味归经：辛、苦，平。归肝、肺、胃经。

功能主治：祛风湿除，活血止痛。用于风湿痹痛，咳嗽，吐血，寒气腹痛，跌打损伤，痈疮肿痛。

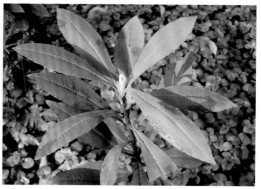

大叶及己（宽叶金粟兰、四大天王、四块瓦）

来　　源：金粟兰科植物大叶及己*Chlorasnthus henryi* Hemsl.的干燥全草。生于山谷、溪边、林下阴湿地。分布于陕西、甘肃、江西、湖南、湖北、广东、四川等地。

识别要点：茎不分枝。叶4片轮生于茎顶，坚纸质，边缘有锯齿，齿端有一腺体。穗状花序顶生和腋生，花白色，着生于柱头外侧。球形核果绿色。

性味归经：辛，温；有小毒。归肝、肺经。

功能主治：祛风除湿，活血散瘀，解毒消肿。用于风湿痹痛，肢体麻木，风寒咳嗽，跌打损伤，疮肿，毒蛇咬伤。

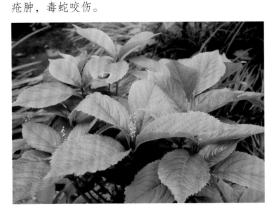

珠兰（鸡爪兰、金粟米、珍珠兰）

来　　源：金粟兰科植物金粟兰*Chloranthus spicatus* (Thunb.) Mak.的干燥地上部分。生于山坡、沟谷密林下。分布于云南、四川、贵州、福建、广东等地。

识别要点：茎节明显，节上分枝。叶对生，叶面光滑，稍呈泡皱状，叶缘齿上有腺体。穗状花序顶生，花小黄色如粟米，有浓郁清香。

性味归经：辛、甘，温。归肝经。

功能主治：祛风湿，活血止痛，杀虫。用于风湿痹痛，跌打损伤，偏头痛，顽癣。

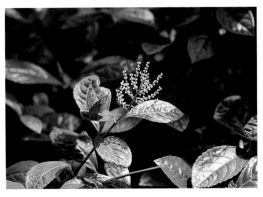

及己（四大天王、四块瓦）

来　　源：金粟兰科植物及己*Chloranthus serratus* (Thunb.) Roem. & Schult.的干燥带根全草。生于山地林下湿润处。分布于广东、江苏、广西、等地。

识别要点：横生根状茎上生多数土黄色须根。叶4～6片生于茎上部，叶缘具锐而密的锯齿，齿尖有一腺体。穗状花序顶生，花白色。梨形核果绿色。

性味归经：苦，平；有毒。归肝经。

功能主治：祛风除湿，活血散瘀，解毒杀虫。用于风湿痹痛，跌打损伤，骨折，经闭，疔疮疖肿，疥癣，毒蛇咬伤。

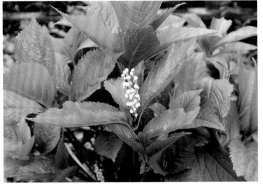

狭叶醉鱼草（白背枫、驳骨丹、亚洲醉鱼草）

来　　源：马钱科植物狭叶醉鱼草*Buddleja asiatica* Lour.的全株。生于灌木丛中或疏林缘。分布于陕西、江西、福建、湖南、广东、四川、西藏等地。

识别要点：嫩枝条四棱形，叶下面、叶柄、花序均密被灰色生状短绒毛。总状花序窄而长，花冠白色，芳香。蒴果椭圆状，种子两端具短翅。

性味归经：辛、苦，温；有小毒。归肝、胃经。

功能主治：祛风止痛，行气活血。用于风湿痹痛，产后头风痛，胃寒作痛，跌打损伤，骨折，皮肤瘙痒，阴囊湿疹，无名肿毒。

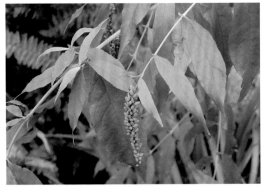

钩吻（断肠草、大茶药、胡蔓草）

来　源：马钱科植物钩吻 *Gelsemium elegans* (Gardn.&Champ.) Benth. 的全株。生于灌木丛中。分布于江西、广东、贵州、云南等地。

识别要点：全株无毛。叶片膜质，侧脉每边5~7条，下面凸起。花密集，组成顶生和腋生的三歧聚伞花序，花冠黄色，内面有淡红色斑点。蒴果黑色。

性味归经：辛、、苦，温；有大毒。

功能主治：消肿拔毒，祛风止痛，杀虫止痒。用于痈肿、瘰疬、肿瘤、跌打损伤，疔疮疥癣，湿疹。

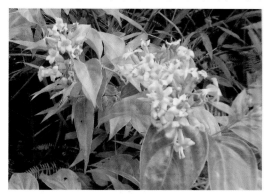

伞花马钱（三脉马钱、牛目椒）

来　源：马钱科植物伞花马钱 *Strychnos umbellata* (Lour.) Merr. 的根。喜生于村边，山谷的疏林下，或灌木丛中。分布于海南、广东、广西等省区。

识别要点：叶片革质，卵形、卵状椭圆形或长椭圆形，顶端钝至短渐尖，基部钝，基出脉3~7条，横出网脉明显。圆锥状聚伞花序顶生或腋生。浆果圆球状，种子1~3枚。

性味归经：甘、苦、辛，温。有大毒。归肝、肾经。

功能主治：祛风除湿。用于风寒湿痹，寒湿水肿。

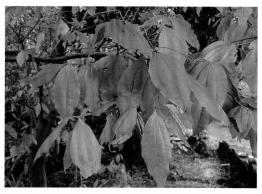

春根藤（念珠藤、阿利藤）

来　源：夹竹桃科植物链珠藤 *Alyxia sinensis* Champ. ex Benth. 的干燥带叶藤茎。生于灌木丛中。分布于广东等地。

识别要点：叶对生或3枚轮生，边缘反卷。花完先淡红色后通变白色，花冠筒喉部紧缩。核果卵形，常2~3颗组成链珠状。

性味归经：辛，微苦，温；有小毒。归肺、肝、脾经。

功能主治：祛风除湿，活血止痛。用于风湿痹痛，泄泻，胃痛，血瘀闭经，湿脚气，跌打损伤。

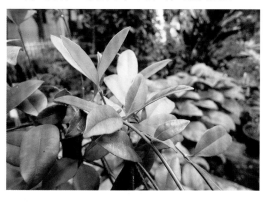

尖山橙（乳藤、竹藤、黄狗合藤）

来　源：夹竹桃科植物尖山橙 *Melodinus fusiformis* Champ. ex Benth. 的枝叶。生于山地疏林中或山坡路旁、山谷水沟旁。分布于广东、广西、贵州、等地。

识别要点：藤本全株具乳汁。革质叶椭圆形。花冠白色，高脚碟状，向左覆盖，副花冠鳞片状。浆果椭圆形，橙红色，先端短尖。

性味归经：苦、辛，平。归肝经。

功能主治：祛风湿，活血。用于风湿痹痛，跌打损伤。

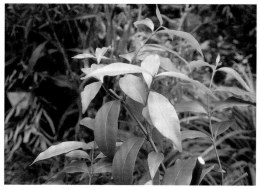

羊角拗（羊角藕、羊角藤、羊角扭）

来　　源：夹竹桃科植物羊角拗 *Strophanthus divaricatus*（Lour.）Hook. & Arn. 的根及茎。生于疏林或山坡灌木丛中。分布于贵州、云南、广东等地。

识别要点：暗紫色茎枝具明显灰白色皮孔。聚伞花序顶生，花冠黄色，漏斗状，顶端延长成尾带状，蓇葖果木质，椭圆状长圆形，叉状展开。

性味归经：苦，寒；有大毒。归心经。

功能主治：祛风湿，通经络，解毒杀虫。外用治风湿痹痛，小儿麻痹后遗症，跌打损伤，痈疮，癣疥。孕妇慎用。

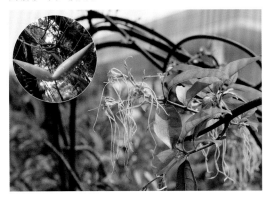

章表根（倒吊蜡烛、神仙蜡烛、黑柱根）

来　　源：夹竹桃科植物倒吊笔 *Wrightia pubescens* R. Br. 的干燥根。生于海拔300米以下的山麓疏林中。分布于广东、广西、贵州、云南等地。

识别要点：全株含乳汁。叶坚纸质，卵圆形。聚伞花序内面基部有腺体，花冠漏斗状，白色、浅黄色或粉红色，副花冠呈流苏状。蓇葖果线状披针形。

性味归经：甘、淡、平。归肝、肺经。

功能主治：祛风湿，通经络，化痰散结。用于风湿痹痛，腰膝疼痛，跌打损伤，瘰疬，久咳痰多，黄疸，臌胀。

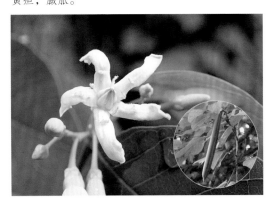

络石藤（络石草、石龙藤、过墙风）

来　　源：夹竹桃科植物络石 *Trachelospermum jasminoides*（Lindl.）Lem. 的干燥带叶藤茎。常攀缘附生在石上、墙上或其他植物上。主产于江苏、安徽、湖北、浙江等地。

识别要点：木质藤本具乳汁。花白色，高脚碟状，花冠反卷，右向旋转排列。果长圆柱形，近于水平展开，种子扁线形，顶端具种毛。

性味归经：苦，微寒。归心、肝、肾经。

功能主治：祛风通络，凉血消肿。用于风湿热痹，筋脉拘挛，腰膝酸痛，喉痹，痈肿，跌扑损伤。

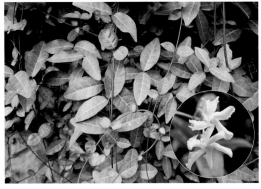

徐长卿（了刁竹、寮刁竹、逍遥竹）

来　　源：萝藦科植物徐长卿 *Cynanchum paniculatum*（Bge.）Kitag. 的干燥根及茎。生于阳坡草丛中。分布于黑龙江、吉林、辽宁等地。

识别要点：茎不分枝。纸质叶对生，侧脉不显。圆锥状花序生于顶端的叶腋内，花冠黄绿色，近辐状。蓇葖果单生，披针形，种毛白色绢质。

性味归经：辛，温。归肝、胃经。

功能主治：祛风，化湿，止痛，止痒。用于风湿痹痛，胃痛胀满，牙痛，腰痛，跌扑伤痛，风疹、湿疹。

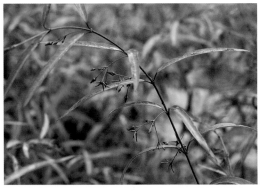

匙羹藤（武靴藤、蛇天角、饭杓藤）

来　　源：萝藦科植物匙羹藤 Gymnema sylvestre (Retz.) Schult. 的干燥叶。生于山坡林中或灌木丛中。分布于云南、广西、广东、福建、浙江、台湾等地。

识别要点：木质藤本具乳汁。叶柄顶端具丛生腺体。聚伞花序腋生，钟状花小，绿白色，蓇葖果卵状披针形，种子有薄边，顶端轮生白色绢质种毛。

性味归经：苦，平。归心、肝、脾经。

功能主治：祛风止痛，生肌，消肿。用于风湿关节痛，咽喉肿痛，糖尿病，痈疖肿毒，毒蛇咬伤，枪弹伤，杀虱。孕妇慎用。

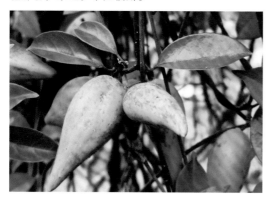

圆叶娃儿藤（落地金瓜）

来　　源：萝藦科植物圆叶娃儿藤 Tylophora tricholhylla Tsiang 的全草。生于山地疏林中及旷野灌丛中。分布于海南、广西、广东。

识别要点：聚伞花序伞形状，腋生，花黄色，辐状，花萼裂片内部具5枚腺体。蓇葖果双生，披针形，种子卵形，顶端具白色绢质种毛。

性味归经：辛，温。归肝经。

功能主治：祛风除湿，活血止痛。用于风湿痹痛，四肢麻木，跌打损伤。

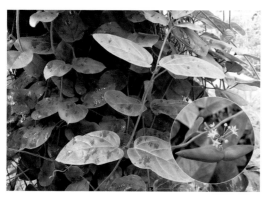

三十六荡（老君须）

来　　源：萝藦科植物娃儿藤 Tylophora ovata (Lindl.) Hook. ex Steud. 的干燥根。生于山地灌丛及山谷林中。分布于云南、广西、湖南等地。

识别要点：藤本灌木有乳汁。叶卵形，侧脉明显每边4条。小花淡黄色，副花冠贴生于合蕊冠上，肉质。蓇葖果双生，圆柱状披针形。

性味归经：辛，温。有小毒。归肝、肺经。

功能主治：祛风湿，化痰止咳，散瘀止痛。用于风痹痛，咳嗽痰多，跌打肿痛；毒蛇咬伤。

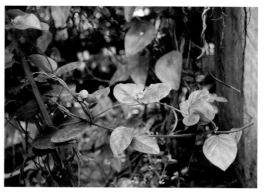

广东络石藤（穿根藤、松筋藤、葡萄九节）

来　　源：茜草科植物蔓九节 Psychotria serpens L. 的干燥带叶茎枝。生于山谷水旁的灌丛或林中。分布于浙江、广东、广西等地。

识别要点：藤茎多分枝，以不定根附着它物上。纸质叶对生，全缘。圆锥花序顶生，花白色，雄蕊5枚着生于冠定喉部。浆果球形，白色。

性味归经：苦、辛，平。归肝、心经。

功能主治：祛风除湿，舒筋活络，消肿止痛。用于风湿痹痛，手足麻木，腰肌损，痈肿，流痰，跌打损伤，骨折，毒蛇咬伤。

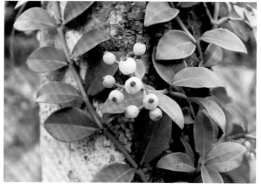

六月雪（白马骨、满天星、曲节草）

来　　源：茜草科植物六月雪Serissa japonica（Thunb.）Thunb的干燥全草。生于溪边或灌丛中。分布于广东等地。

识别要点：嫩枝揉之有臭气。革质叶卵形，无毛，叶柄短。花单生或数朵丛生于小枝顶部或腋生。花冠淡红色或白色，裂片扩展，顶端3裂。

性味归经：苦、辛，凉。归肝、脾经。

功能主治：祛风利湿，清热解毒。用于感冒，风湿腰腿疼痛，湿热黄疸，水肿，咳嗽，目赤肿痛，咽喉肿痛，湿热泻痢，咳血，尿血，妇女闭经，白带，小儿疳积，风火牙痛，痈疽肿毒，跌打损伤。

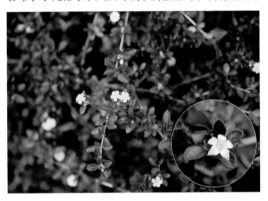

白马骨（满天星、天星木、路边荆）

来　　源：茜草科植物白马骨Serissa serissoides（DC.）Druce的干燥全草。生于荒地或草坪。分布于广东、广西、香港等地。

识别要点：枝粗壮，叶常丛生，倒卵形，基部渐狭而成短柄。白色花丛生于小枝顶或近顶部叶腋，花冠管状，内有茸毛1簇，5裂。

性味归经：苦、辛，凉。归肝、脾经。

功能主治：祛风利湿，清热解毒。用于感冒，风湿腰腿疼痛，湿热黄疸，水肿，咳嗽，目赤肿痛，咽喉肿痛，湿热泻痢，咳血，尿血，妇女闭经，白带，小儿疳积，风火牙痛，痈疽肿毒，跌打损伤。

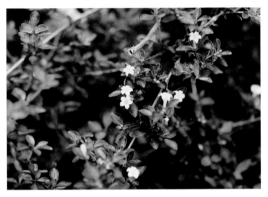

虎刺（伏牛花、绣花针、黄脚鸡）

来　　源：茜草科植物虎刺Damnacanthus indicus Gaertn. f.的干燥根或全株。生于疏、密林下和石岩灌丛中。分布于四川、广西、广东等地。

识别要点：枝条有硬短毛。叶对生，叶腋间有针状刺一对。白色花生于叶腋，花萼钟状，花冠白色，管状漏斗形，花药紫红色。球形核果红色。

性味归经：苦、甘，平。归肝、肺经。

功能主治：祛风利湿，活血消肿。用于风湿痹痛，痰饮喘咳，肺痈，水肿，血瘀经闭，湿热黄疸，小儿疳积，跌打损伤。

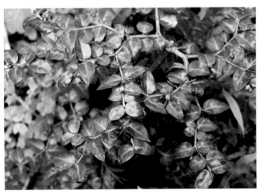

接骨木（续骨木、木蒴藋、七叶黄荆）

来　　源：忍冬科植物接骨木Sambucus williamsii Hance的茎枝。生于山坡、灌丛、宅边等地。分布于黑龙江、广东、贵州、云南等地。

识别要点：茎多分枝，有明显的皮孔。单数羽状复叶对生，边缘有较粗锯齿。圆锥花序顶生，花冠辐射状，白色或淡黄色。卵圆形浆果鲜红色。

性味归经：甘、苦，平。归肝经。

功能主治：祛风利湿，活血，止血。用于风湿痹痛，痛风，水肿，风疹，跌打损伤，骨折肿痛，外伤出血。

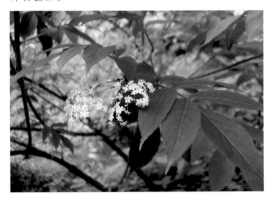

珊瑚树（枫饭树、早禾树、猪耳木）

来　　源： 忍冬科植物珊瑚树*Viburnum odoratissimum* Ker-Gawl.的干燥叶、根皮。生于疏林或灌丛中。分布于云南、贵州、福建、湖南、广东、海南、广西等地。

识别要点： 树皮灰褐色，有凸起的小瘤状皮孔。叶对生，表面暗绿色光亮。圆锥状伞房花序顶生，花冠辐射状，黄白色，芳香，果实红色渐变紫黑色。

性味归经： 辛、温。归肝经。

功能主治： 祛风湿，通经活络。用于风寒感冒，风湿痹痛，跌打肿痛，骨折。

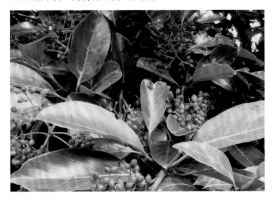

坚荚蒾（坚荚树、冬红果、常绿荚蒾）

来　　源： 忍冬科植物坚荚蒾*Viburnum sempervirens* K. Koch的叶。生于山谷密林或疏林中、溪涧旁或丘陵地灌丛中。分布于江西、广东、广西等地。

识别要点： 小枝略成四棱形。叶革质，具离基3出脉，下面生小腺点。复伞状花序，白色花冠辐状排列。核果红色，核扁，两面具浅槽。

性味归经： 苦，寒。归肝经。

功能主治： 活血散瘀，续伤止痛。用于跌打损伤，瘀血肿痛。

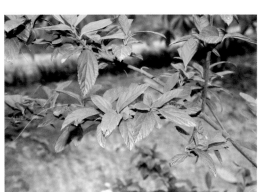

接骨草（走马风、走马箭、蒴藋）

来　　源： 忍冬科植物接骨草*Sambucus chinensis* Lindl.的干燥全株。生于山坡、林下、沟边和草丛中。分布于陕西、甘肃、江苏、湖南、广东、广西等地。

识别要点： 枝灰褐色，有棱。奇数羽状复叶对生或互生，小叶3～7枚，边缘有密集的锐利小锯齿。伞房状聚伞花序，花冠辐状白色。果实红色。

性味归经： 甘、酸，温。归肝、脾经。

功能主治： 祛风除湿，活血消肿。用于跌打损伤，骨折疼痛，风湿性关节痛，肾炎水肿，脚气，瘰疬，风疹瘙痒，疮痈肿毒。

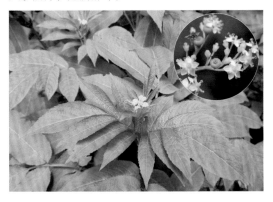

山白芷（土白芷、寻骨风、白背风）

来　　源： 菊科植物羊耳菊*Inula cappa*（Buch.-Ham.）DC.的干燥根及根茎。生于灌丛或草地。分布于四川、云南、广东等地。

识别要点： 茎粗壮，全株大多被白色绢质厚绒毛。叶侧脉在背面凸起。头状花序多数，密集于茎和枝端，总苞片5层，线状披针形。

性味归经： 微辛、苦，温。归肝、肺、脾、胃经。

功能主治： 祛风散寒，祛风消肿，利气止痛，活血消肿。用于感冒风寒，咳嗽，头痛胃痛，风湿痹痛，跌打肿痛。外用治疮疖疥癣。

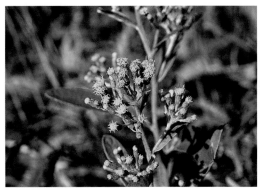

艾纳香 (大风艾，牛耳艾，冰片艾)

来　　源：菊科植物艾纳香 *Blumea balsamifera*（L.）DC.的干燥叶及嫩枝。野生于村边、路旁、旷地，山坡草地或灌丛中。分布于广东、广西、海南、贵州、云南、台湾等省区。

识别要点：茎粗壮，有纵条棱，被黄褐色密柔毛。叶基部渐狭，具柄，柄两侧有3～5对狭线形的附属物，两面被毛，揉之有香气。花黄色，细管状。

性味归经：辛，微苦，温。归肺、胃、肝经。

功能主治：祛风除湿，温中止泻，活血解毒。用于风寒感冒，头风头痛，风湿痹痛，寒湿泻痢，月经不调，痛经，跌打伤痛，湿疹，癣疮，蛇虫咬伤。

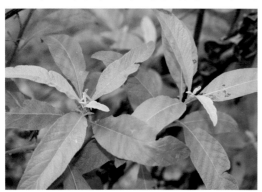

豨莶草 (黄花草、感冒草、镇静草)

来　　源：菊科植物腺梗豨莶 *Siegesbeckia pubescens* Makino 的干燥地上部分。生于山谷林缘、河边潮湿地。分布于吉林、云南、西藏等地。

识别要点：茎四棱表，具槽及条纹。叶片下表面密被星状短柔毛。花序具总梗，花萼管状，外被灰色星状短毡毛，花冠白色或黄色，上唇边缘流苏状。

性味归经：辛，苦，寒。归肝、肾经。

功能主治：祛风湿，利关节，解毒。用于风湿痹痛，筋骨无力，腰膝酸软，四肢麻痹，半身不遂，风疹湿疮。

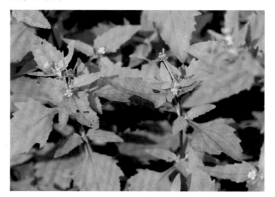

白花丹 (白雪花、一见消、山坡苓)

来　　源：白花丹科植物白花丹 *Plumbago zeylanica* L.的干燥全草。生于污秽阴湿处或半遮阴处。分布于台湾、福建、广东、四川等地。

识别要点：茎多分枝，有棱槽。单叶互生，基部阔楔形，渐狭而成抱茎的短柄。花冠白色，高脚蝶状，管狭长。蒴果膜质。

性味归经：辛，苦，涩，温；有毒。归肝、心、胃经。

功能主治：祛风，散瘀，解毒，杀虫。用于风湿痹痛，心胃气痛，胁下痞块，血瘀经闭，痈肿瘰疬，疥癣瘙痒，跌打损伤，毒蛇咬伤。孕妇禁用。

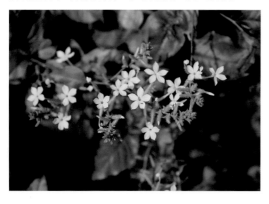

铜锤玉带草 (地浮萍、地钮子、地茄子)

来　　源：桔梗科植物铜锤玉带草 *Pratia nummularia*（Lam.）A. Br. et Aschers.的干燥全草。生于潮湿地。分布于我国西南、华南等地。

识别要点：匍匐茎纤细。圆形叶互生，边缘钝锯齿。花淡紫色，萼5裂，边缘有刺毛。浆果椭圆形，紫蓝色，有宿萼。

性味归经：辛，苦，平。归肝、心经。

功能主治：祛风除湿，活血，解毒。用于风湿痹痛，跌打损伤，月经不调，目赤肿痛，乳痛，无名肿毒。

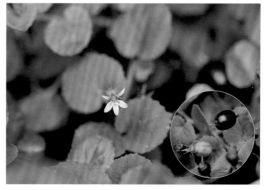

丁公藤（麻辣天、麻辣子藤、包公藤）

来　　源：旋花科植物丁公藤 *Erycibe obtusifolia* Benth. 的干燥藤茎。生于山谷湿润密林中或路旁灌丛。分布于广东、海南、云南等地。

识别要点：藤本木质。叶革质，叶柄短。总状或圆锥形花序顶生，花冠白色或黄色，钟状，5深裂。浆果稍肉质，具膜质种皮。

性味归经：辛，温；有小毒。归肝、脾、胃经。

功能主治：祛风除湿，消肿止痛。用于风湿痹痛，半身不遂，跌扑肿痛。

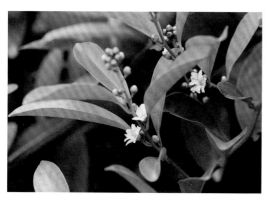

丁公藤 / 光叶丁公藤（大叶丁公藤）

来　　源：旋花科植物光叶丁公藤 *Erycibe schmidtii* Craib 的干燥藤茎。生于山谷湿润密林中，分布于广东、海南、云南等地。

识别要点：幼枝具细棱，被平伏微柔毛。叶革质，先端骤尖，两面无毛。圆锥花序密被锈色短柔毛。花冠白色，瓣中带密被黄色绢毛。球形浆果黑色。

性味归经：辛，温；有小毒。归肝、脾、胃经。

功能主治：祛风除湿，消肿止痛。用于风湿痹痛，半身不遂，跌扑肿痛。

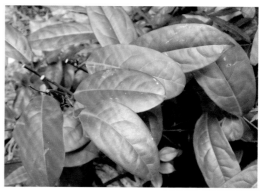

毛麝香（五凉草、毛麝香草、毛老虎）

来　　源：玄参科植物毛麝香 *Adenosma glutinosum* (L.) Druce 的干燥全草。生于荒山坡、疏林湿润处。分布于江西、福建、广东、云南等地。

识别要点：茎上部四方形，中空。叶对生，上面被平伏的多细胞长柔毛，沿中肋凹沟密生短毛。二唇形蓝紫色花在茎枝顶端集成较密的总状花序。

性味归经：辛，温。归肝、脾经。

功能主治：祛风除湿，行气止痛，活血消肿。用于风湿骨痛，气滞腹痛，疮疖肿痛，湿疹瘙痒，跌打伤痛，蛇虫咬伤。

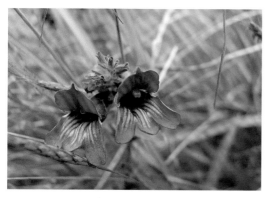

泡桐皮（白桐皮、桐木皮、桐皮）

来　　源：玄参科植物泡桐 *Paulownia fortunei* (Seem.) Hemsl. 的干燥树皮。生于低海拔的山坡、林中。分布于安徽、浙江、福建、台湾、广东等地。

识别要点：幼枝树皮平滑而具显著皮孔，全株大部均被绒毛。叶大而有长柄，多对生，在新枝上3枚轮生。花冠漏斗状，紫色或白色。蒴果卵圆形。

性味归经：苦，寒。归肝、大肠经。

功能主治：祛风除湿，消肿解毒。用于风湿热痹，热淋，丹毒，痔疮肿痛，肠风下血，跌打肿痛，骨折。

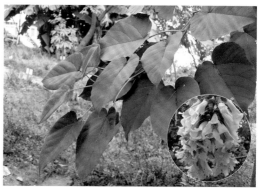

老鸦嘴（大花老鸭嘴、山牵牛、假山苦瓜）

来　　源：爵床科植物大花山牵牛 *Thunbergia grandiflora*（Roxb. ex Rottl.）Roxb. 的干燥根。生于山地灌丛。分布于广西、广东、海南、福建等地。

识别要点：全株茎叶密被粗毛。单叶对生，具3～5条掌状脉。花大呈漏斗状，初花蓝色，盛花浅蓝色。球形蒴果上部具长喙，开裂时似乌鸦嘴。

性味归经：甘、辛，平。归心、胃经。

功能主治：舒筋活络，散瘀消肿。用于跌打损伤，风湿，经期腹痛，腰肌劳损，痛经，疮疡肿毒。

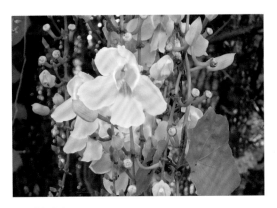

红苓根（荷苞花根、状元红、柚须红）

来　　源：马鞭草科植物赪桐 *Clerodendrum japonicum*（Thunb.）Sweet 的干燥根。生于山谷或疏林中。分布于江苏、浙江、江西、广东等地。

识别要点：幼茎四方形。纸质叶对生，叶柄长。总状圆锥花序顶生，花小，但花丝长，花萼、花冠、花梗均为鲜艳的深红色。圆形核果蓝紫色。

性味归经：甘，凉。归肝、肺、膀胱经。

功能主治：祛风除湿，清肺热，利小便，凉血止血。用于风湿骨痛，肺热咳嗽，热淋，小便不利，咳血，尿血，痔疮出血。

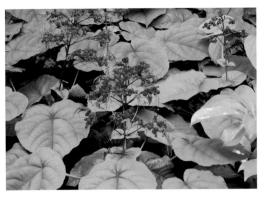

尖尾枫（尖尾风、长叶紫珠、粘手风）

来　　源：马鞭草科植物尖尾枫 *Callicarpa longissima*（Hemsl.）Merr. 干燥嫩茎叶。生于荒野、谷地丛林中。分布于福建、江西、广东等地。

识别要点：小枝紫褐色，四棱形，节上有毛环。叶披针形，顶端尖锐，背面有细小的黄色腺点。花小而密集，花冠淡紫色。扁球形果实有细小腺点。

性味归经：辛，微苦，温。归肝、肺经。

功能主治：祛风散寒，散瘀止血，解毒消肿。用于风湿痹痛，风寒咳嗽，寒积腹痛，跌打损伤，内外伤出血，无名肿毒。

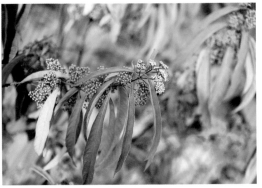

广东大青（广东郝桐、广东臭牡丹、红花鬼灯笼）

来　　源：马鞭草科植物广东大青 *Clerodendrum kwangtungense* Hand. – Mazz. 的干燥根。生于林中或林缘。分布于湖南、广东、广西、贵州、云南等地。

识别要点：小枝淡黄褐色，髓充实。叶两面无毛，基部三出脉。伞状聚伞花序生于枝顶叶腋。花冠白色，花丝细长，花药红色。核果绿色，宿萼。

性味归经：甘，温。归肝、肾经。

功能主治：祛风除湿，壮腰健肾。用于风寒湿痹，肢体麻木，筋骨疼痛，肾虚腰痛，风湿脚软。

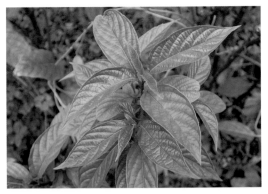

臭梧桐（山梧桐、八角梧桐、臭桐柴）

来　　源：马鞭草科植物海州常山 *Clerodendrum trichotomun* Thunb. 的干燥嫩枝及叶。生于山坡、灌丛润湿处。分布于江苏、广东、广西等地。

识别要点：茎表面皮孔细小而多。叶对生，全缘或有波状齿。花冠白色或粉红色，下部合生成细管，先端5裂。核果外围宿萼，果皮呈蓝色而多浆汁。

性味归经：辛，苦，甘，凉。归肝经。

功能主治：祛风湿，通经络，平肝。用于风湿痹证，四肢麻木，半身不遂，风疹，湿疹，肝阳上亢，头痛眩晕。

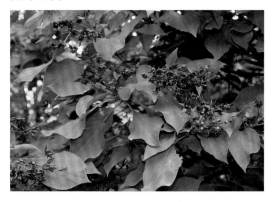

臭茉莉（白花臭牡丹、臭牡丹、臭矢茉莉）

来　　源：马鞭草植物臭茉莉 *Clerodendrum chinensis* var. *simplex*（Moldenke S. L. Chen）的干燥茎或根。常生于溪旁或林下，主产于江苏、广东、台湾等地。

识别要点：伞房状聚伞花序较密集，花单瓣，较大，花萼裂片披针形，花冠白色或淡红色。近球形核果蓝黑色，宿存萼增大包果。

性味归经：微苦、涩、平。归肝、脾、大肠经。

功能主治：祛风除湿，活血消肿。用于风湿骨痛，腰腿痛，脚气水肿，痔疮，脱肛，皮肤瘙痒。

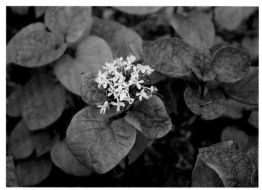

尖齿臭茉莉（臭屎茉莉、臭矢茉莉、山茉莉）

来　　源：马鞭草科植物尖齿臭茉莉 *Clerodendrum lindleyi* Decne. ex Planch. 的干燥茎或根。生于山坡、沟边、杂木林或路边。分布于广东、云南等地。

识别要点：小枝皮孔不明显，被短柔毛。纸质叶背面基部脉腋有数个盘状腺体。伞房状聚伞花序密集，花萼萼齿线状披针形，花冠紫红色或淡红色。

性味归经：微苦、涩、平。归肝、脾、大肠经。

功能主治：祛风除湿，活血消肿。用于风湿骨痛，腰腿痛，脚气水肿，痔疮，脱肛，皮肤瘙痒。

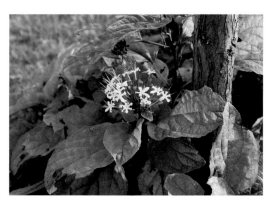

重瓣臭茉莉（冬地梅、臭茉屎莉、八角梧桐）

来　　源：马鞭草科植物重瓣臭茉莉 *Clerodendrum philippinum* Schauer var. *philippinum* 的干燥茎或根。分布于福建、台湾、广东、广西、云南等地。

识别要点：小枝钝四棱形。叶片基部三出脉，脉腋有数个盘状腺体，揉之有臭味。花冠红色、淡红色或白色，雄蕊常变成花瓣成使花成重瓣，有香味。

性味归经：微苦、涩、平。归肝、脾、大肠经。

功能主治：祛风除湿，活血消肿。用于风湿骨痛，腰腿痛，脚气水肿，痔疮，脱肛，皮肤瘙痒。

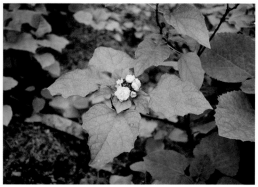

黑心姜（蓝姜、乌姜、黑姜）

来　　源：姜科植物黑心姜 *Carcuma cacsia* Roxb. 的根茎。生于沟谷溪旁或栽培。分布于广西、广东等省区。

识别要点：根茎肉质，具樟脑般香味。花葶由根茎单独发出，常先叶而长。苞片稍开展，顶端红色，上部的较长而紫色。花冠唇瓣黄色。

性味归经：苦，辛，温。归肝经。

功能主治：祛风除湿，消肿止痛。用于风湿痹痛，胸腹胀痛，产后腰痛，头风痛，跌打损伤。

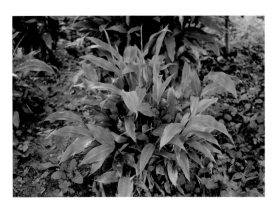

山姜（箭杆风、假砂仁、土砂仁）

来　　源：姜科植物山姜 *Alpinia japonica*（Thund.）Miq. 的果实。生于林下阴湿处。分布于我国东南部、南部至西南部。

识别要点：根茎横生，分枝。叶片2～5片，近无柄，叶舌2裂，叶片披针形，下表面被短柔毛。总状花序顶生，花唇瓣卵形，白色而具红色脉纹，先端2裂。果实球形，种子有樟脑味。

性味归经：辛，温。归肺、肝胃经。

功能主治：温中散寒，祛风活血。用于脘腹冷痛，肺寒咳嗽，风湿痹痛，跌打损伤，月经不调，劳伤吐血。

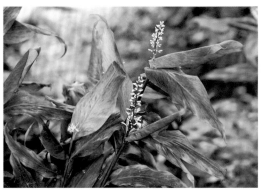

花叶山姜（野黄姜、假砂仁、矮山姜）

来　　源：姜科植物花叶山姜 *Alpinia pumila* Hook. f. 的干燥根状茎。生于山谷、林下或溪边阴湿处。分布于云南、广东、广西、湖南等地。

识别要点：叶片绿色，叶脉处颜色较深。花序自叶鞘内抽出，花萼管状，顶端具3齿，紫红色，花冠白色，唇瓣有红色脉纹。

性味归经：辛、涩，温。归肝、胃、大肠经。

功能主治：温中燥湿，行气止痛，截疟。用于心腹冷痛，胸腹胀满，食滞，呕吐腹泻，风湿痹痛，疟疾。

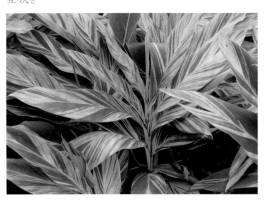

菝葜（金刚头、金刚鞭、白土茯苓）

来　　源：百合科植物菝葜 *Smilax china* L. 的干燥根茎。生于林下、灌丛中或山坡上。分布于江苏、福建、湖南、四川等地。

识别要点：根状茎坚硬，呈不规则块状，地上茎疏生刺。叶革质，叶柄具鞘，有卷须。花绿黄色。球形浆果熟时红色，有粉霜。

性味归经：甘、微苦、涩，平。归肝、肾经。

功能主治：利湿去浊，祛风除痹，解毒散瘀。用于小便淋浊，带下量多，风湿痹痛，疔疮痈肿。

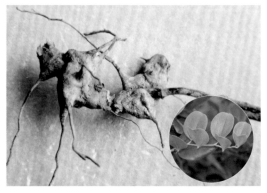

牛尾菜 (软叶菝葜、金刚豆藤、马尾伸根)

来　　源：百合科植物牛尾菜 *Smilax riparia* A. DC. 根及根茎。生于林下、灌丛、山沟或山坡草丛中。全国均有分布。

识别要点：草质藤茎中空，无刺。叶膜质，叶柄在中部以下有卷须。伞形花序总花梗纤细，花被绿黄色至白色。球形浆果黑色。

性味归经：甘、苦，平。归肝、肺经。

功能主治：舒经通络，补气活血，祛痰止咳。用于筋骨疼痛，气虚浮肿，跌打损伤，咳嗽吐血。

千年健 (千年见、一包针、千颗针)

来　　源：天南星科植物千年健 *Homalomena occulta* (Lour.) Schott 的干燥根茎。生于山谷溪边或密林下阴湿地。分布于海南、广西、云南等地。

识别要点：根茎肉质。叶纸质，具长柄，基部扩大成淡黄色叶鞘。叶片卵状箭形，光滑无毛。肉穗花序，佛焰苞长圆形，上部展开成短舟状。

性味归经：苦、辛，温。归肝、肾经。

功能主治：祛风湿，壮筋骨。用于风寒湿痹，腰膝冷痛，拘挛麻木，筋骨痿软。

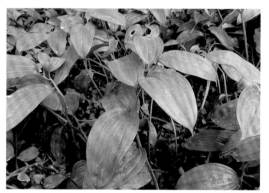

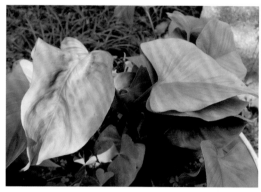

大千年健 (大黑麻芋、大黑附子、坡扣)

来　　源：天南星科植物大千年健 *Homalomena gigantea* Engl. 的干燥根、茎。生于山沟谷雨林下溪边。分布广东、海南、广西、云南等地。

识别要点：叶片箭状心形，亮绿色。佛焰苞长圆形，短锐尖，席卷。肉穗花序具短柄。

性味归经：苦、辛，温。归肝经。

功能主治：祛风除湿，解毒消肿。用于风湿痹痛，痈疮疖肿。

花叶芋 (独角芋、红水芋、五彩芋)

来　　源：天南星科植物花叶芋 *Caladium bicolor* (Ait.) Vent. 的干燥块茎。生于山谷箐沟较阴湿处，广东、福建、台湾、云南等地有栽培。

识别要点：叶卵形，盾状着生，顶端骤狭，具凸尖，叶面满缀白色、红色、灰色斑点。佛焰苞管部卵圆形，喉部带紫色，檐部白色，具尾尖。

性味归经：苦、辛，温；有毒。归肝、肺、胃经。

功能主治：祛风燥湿，散瘀止痛，解毒消肿。用于风湿痹痛，跌打肿痛，胃痛，牙痛，痄腮，痈疮疖肿，湿疹瘙痒，虫蛇咬伤。

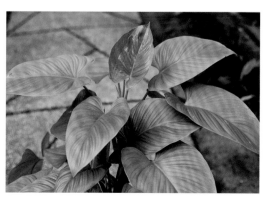

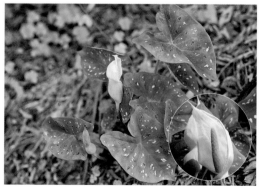

水鬼蕉叶 (郁蕉叶、蜘蛛兰、螯蟹花)

来　　源：石蒜科植物水鬼蕉 *Hymenocallis americana* Roe. 的干燥叶。原产热带美洲。我国福建、广东、广西、云南、海南等地有栽培。

识别要点：叶片带形，上面深绿，下面浅绿，叶中间凹陷呈龙骨状。花白色，花被裂片线形，雄蕊6枚，基部合生呈杯状雄蕊冠，线形花药草黄色。

性味归经：辛、温。归肝、心经。

功能主治：舒筋活血，消肿止痛。用于风湿痹痛，跌打肿痛，痈疮肿毒，痔疮。

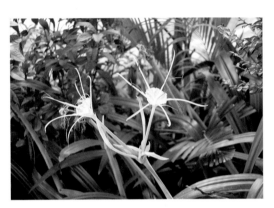

高斑叶兰 (石风丹、大斑叶兰)

来　　源：兰科植物高斑叶兰 *Goodyera procera* (Ker-Gawl.) Hook. 的全草。生于山坡林下，沟旁阴湿处。分布于广东、海南、福建、浙江、安徽、贵州、云南、四川等地。

识别要点：叶片长圆形或狭椭圆形，上面绿色，背面淡绿色，具柄，叶柄基部扩大成抱茎的鞘。花瓣匙形，白色，先端稍钝，具1脉，无毛，唇瓣厚，基部凹陷呈囊状。

性味归经：苦、辛、温。归肝、肺经。

功能主治：祛风除湿，行气活血，止咳平喘。用于风寒湿痹，半身不遂，瘫痪，跌打损伤，咳喘，胃痛，水肿。

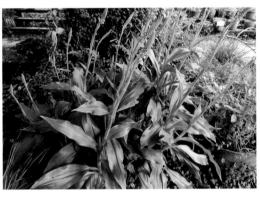

香茅草 (大风茅、柠檬草、风茅草)

来　　源：禾本科植物香茅 *Cymbopogon citratus* (DC.) Stapf 的干燥地上部分。生于开阔干旱的草地上。分布于广东、广西、云南等地。

识别要点：叶密丛生，具柠檬香味。秆粗壮，节下被白色蜡粉，叶鞘无毛，叶舌质厚。总状花序不等长。

性味归经：辛、甘、温。归肺、胃、脾经。

功能主治：祛风通络，温中止痛，利湿止泻。用于外感风寒头痛，头风头痛，风湿痹痛，脘腹冷痛，泄泻，小肿，脚气，跌打损伤。

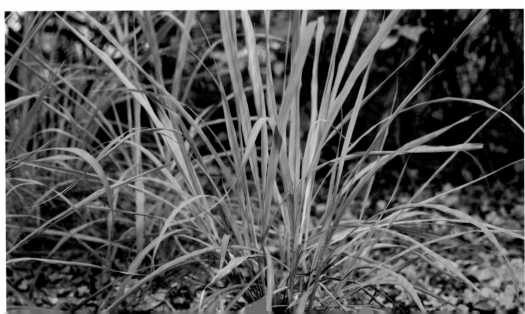

五、芳香化湿药

厚朴（筒朴、根朴、棟朴）

来　源：木兰科植物厚朴 *Magnolia officinadis* Rehd. et Wils. 的干燥干皮、根皮及枝皮。多为栽培。分布于湖北、四川、贵州、湖南、江西等地。

识别要点：叶大，近革质，先端具短尖或圆钝。花白色，芳香，花被片9～12，内两轮白色，盛开时直立。聚合蓇葖果具喙。

性味归经：苦、辛，温。归脾、胃、肺、大肠经。

功能主治：燥湿消痰，下气除满。用于湿滞伤中，脘痞吐泻，食积气滞，腹胀便秘，痰饮喘咳。

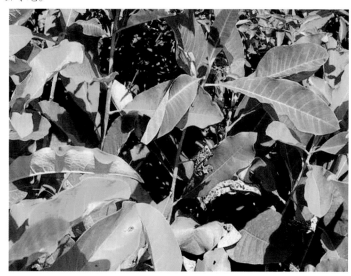

厚朴/凹叶厚朴（庐山厚朴、温厚朴）

来　源：木兰科植物凹叶厚朴 *Magnolia officinalis* Rehd. et Wils var. *bioba* Rehd. et Wils. 的干燥干皮、根皮及枝皮。

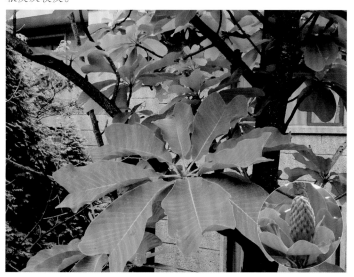

识别要点：叶大，近革质，先端凹缺成2钝圆的浅裂片，下表面被灰绿色柔毛，有白粉。花大单朵顶生，芳香，与叶同时开放。

性味归经：苦、辛，温。归脾、胃、肺、大肠经。

功能主治：燥湿消痰，下气除满。用于湿滞伤中，脘痞吐泻，食积气滞，腹胀便秘，痰饮喘咳。

厚朴花（筒朴、根朴、楝朴）

来　　源：木兰科植物厚朴 *Magnolia officinadis* Rehd. et Wils.和凹叶厚朴 *Magnolia officinalis* Rehd. et Wils var. *bioba* Rehd. et Wils.的干燥花蕾。多为栽培。分布于湖北、四川、贵州、湖南、江西等地。

识别要点：厚朴花呈长圆锥形，干燥后外表棕褐色或棕红色，长4～7厘米，花瓣肉质较厚，呈匙形，有油点。

性味归经：苦，微温。归脾、胃经。

功能主治：芳香化湿，理气宽中。用于脾胃湿阻气滞，胸脘痞闷胀满，纳谷不香。

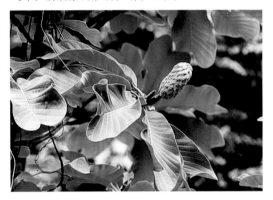

白颜树（黄机树、寒虾子）

来　　源：榆科植物白颜树 *Gironniera subaequalis* Planch.的干燥叶。多生长在低海拔的山谷、溪边的湿润林。分布于我国南部及云南各地。

识别要点：叶革质，叶面亮绿色，平滑无毛，叶背浅绿，稍粗糙。聚伞花序成对腋生，花被片5枚，中央部分增厚，边缘膜质。核果具短梗，阔卵状或阔椭圆状，熟时桔红色，具宿存的花柱及花被。

性味归经：未知。

功能主治：用于治疗寒湿等病症。

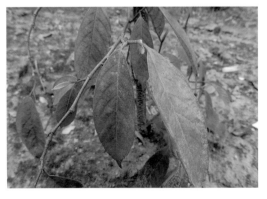

白兰（白兰花、玉兰花、白玉兰）

来　　源：木兰科植物白兰 *Michelia alba* DC.的干燥花。原产印度尼西亚。我国长江流域以南各地广泛栽培于路旁或庭园中以供观赏。

识别要点：叶薄革质，干时两面网脉均很明显。花白色，极芳香，花被片10片以上，披针形。

性味归经：苦、辛，微温。归脾、肺经。

功能主治：化湿，行气，止咳。用于湿阻胸闷腹胀，中暑，咳嗽，精浊，白带。

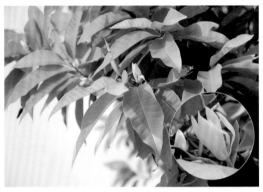

蜡梅花（黄梅花、黄蜡梅）

来　　源：蜡梅科植物蜡梅 *Chimonanthus praecox* （L.）Link 的干燥花蕾。生于山地林中。分布于山东、江苏、安徽、陕西、四川、贵州、云南等地。

识别要点：灌木丛生。花先叶开放，芳香，花被片黄色而有紫色条纹，无毛，内部花被片基部有爪。果托木质化，坛状，口部收缩，瘦果长圆形。

性味归经：辛、甘、微苦，凉；小毒。归肺、胃经。

功能主治：解暑清热，理气开郁。用于暑热烦渴，头晕，胸闷脘痞，梅核气，咽喉肿痛，百日咳，小儿麻疹，水火烫伤。

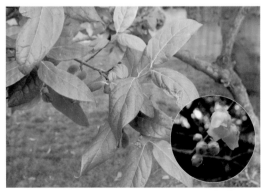

佩兰（香佩兰、佩兰叶、佩兰梗）

来　源： 菊科植物佩兰 *Eupatorium fortunei* Turcz. 的干燥地上部分。分布于河北、江苏等地。多为栽培。

识别要点： 叶对生或上部叶互生，叶片通常3深裂，两面无毛，无腺点。头状花序多数在茎顶及枝端排成伞房花序，花冠淡红色，全部为管状花。

性味归经： 辛，平。归脾、胃、肺经。

功能主治： 芳香化湿，醒脾开胃，发表解暑。用于湿浊中阻，脘痞呕恶，口中甜腻，口臭，多涎，暑湿表证，湿温初起，发热倦怠，胸闷不舒。

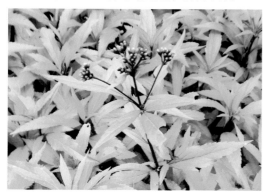

广藿香（石牌广藿香、牌香、枝香）

来　源： 唇形科植物广藿香 *Pogostemon cablin*（Blanco）Benth. 的干燥地上部分。原产菲律宾。广东、海南、广西有栽培。

识别要点： 多分枝，密被黄色平展长硬毛。叶揉之有清单的特异香气，叶脉于下表面凸起，没有叶脉分布的叶肉部分则于上表面稍隆起。

性味归经： 辛，微温。归脾、胃、肺经。

功能主治： 芳香化浊，和中止呕，发表解暑。用于湿浊中阻，脘痞呕吐，暑湿表证，湿温初起，发热倦怠，胸闷不舒，寒湿闭暑，腹痛吐泻，鼻渊头痛。

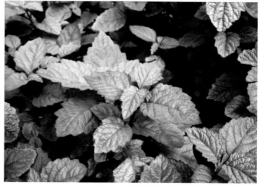

藿香（排香草、野藿香、土藿香）

来　源： 唇形科植物藿香 *Agustache rugosa*（Fisch. et Mey.）O. Kize. 的干燥全草。生于山坡或路旁。分布于黑龙江、吉林、辽宁、河北等地。

识别要点： 多年生草本。叶卵形，先端尾状长渐。轮伞花序多花，在主茎或侧枝上组成顶生密集的圆筒形穗状花序。

性味归经： 辛，微温。归脾、胃、肺经。

功能主治： 芳香化浊，和中止呕，发表解暑。用于湿浊中阻，脘痞呕吐，暑湿表证，发热倦怠，胸闷不舒，腹痛吐泻，鼻渊头痛。

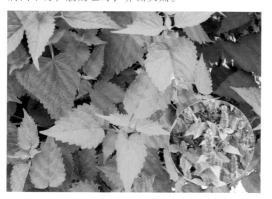

砂仁 / 阳春砂（春砂仁、蜜砂仁、缩砂蜜、缩砂仁）

来　源： 姜科植物阳春砂 *Amomum villosum* Lour. 的干燥果实。生于山谷林下阴湿地。主产广东、云南、广西、贵州等地。

识别要点： 根状茎匍匐地面。叶缘波状。穗状花序自根状茎上抽出，花冠白色，唇瓣中央有黄、红、紫色斑点。蒴果深紫色，外面有柔刺。

性味归经： 辛，温。归脾、胃、肾经。

功能主治： 化湿开胃，温脾止泻，理气安胎。用于湿浊中阻，脘痞不饥，脾胃虚寒，呕吐泄泻，妊娠恶阻，胎动不安。

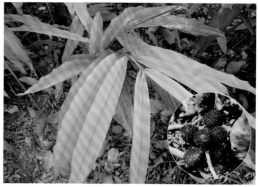

砂仁/海南砂 （海南砂仁、土砂仁）

来　　源：姜科植物海南砂*Amomum longligulare* T. L.Wu的干燥成熟果实。生于山谷密林中或栽培。分布于海南及广东徐闻、遂溪等地。

识别要点：具匍匐根茎。叶线形，两面无毛。花白色，唇瓣中脉隆起，紫色。蒴果卵圆形，表面被片状分裂的柔刺。

性味归经：辛，温。归脾、胃、肾经。

功能主治：化湿开胃，温脾止泻，理气安胎。用于湿浊中阻，脘痞不饥，脾胃虚寒，呕吐泄泻，妊娠恶阻，胎动不安。

草豆蔻 （豆蔻、草扣、草蔻、草蔻仁、大果砂仁）

来　　源：姜科植物草豆蔻*Alpinia katsumadai* Hayata的干燥近成熟种子。分布于云南、广西、广东等地。

识别要点：总状花序顶生，花序轴密被粗毛，花冠白色，裂片3枚，顶端黄色且具有从中央向边缘放射的紫色条纹。蒴果圆球形，黄色。

性味归经：辛，温。归脾、胃经。

功能主治：燥湿行气，温中止呕。用于寒湿内阻，脘腹胀满冷痛，嗳气呕逆，不思饮食等证。

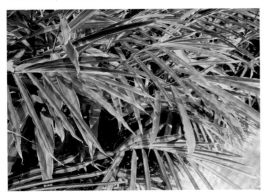
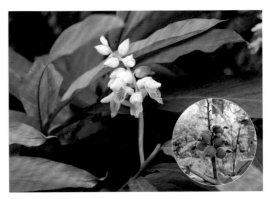

草果 （草果仁、草果子、煨草果）

来　　源：姜科植物草果*Amomum tsao-ko* Crevost et Lemaire的干燥成熟果实。野生于沟边林下。分布于广西和云南南部地区。

识别要点：茎丛生，全株有辛香气。穗状花序不分枝，花冠红色。蒴果密生于根茎上，熟时紫红色，不开裂。

性味归经：辛，温。归脾、胃经。

功能主治：燥湿温中，截疟除痰。用于寒湿内阻，脘腹胀痛，痞满呕吐，疟疾寒热，瘟疫发热。

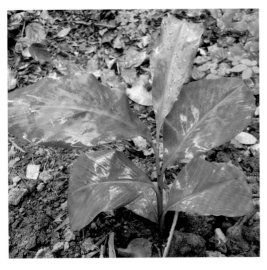
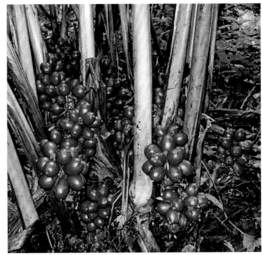

六、利水渗湿药

翠云草 <small>（地柏叶、绿绒草、翠羽草）</small>

来　　源：卷柏科植物翠云草 *Selaginella uncinata*（Desv.）Spring 的干燥全草。生于林下。分布于安徽、四川、福建、广东、广西、云南等地。

识别要点：主茎伏地蔓生，侧枝多分叉。叶在枝两侧及中间各2行，侧叶指向两边，中叶贴生于茎枝上，上面碧蓝色，下面深绿色。

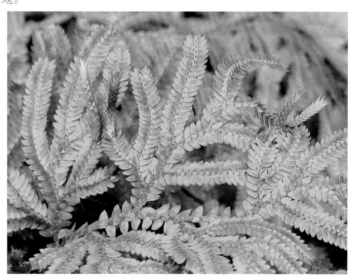

性味归经：微苦、淡、微寒。归肝、脾、肺经。

功能主治：清热利湿，解毒，凉血止血。用于湿热黄疸，痢疾，泄泻，水肿，淋证，筋骨痹痛，吐血，咯血，便血，痔漏，创伤出血，疮痈肿毒，缠腰火丹，水火烫伤，蛇虫咬伤。

芒萁 <small>（芒萁草、山芒）</small>

来　　源：里白科植物芒萁 *Dicranopteris pedata*（Hloutt）Nakaike. 的全草。生于酸性土壤的荒地或林缘。分布于江苏、湖北、广东、云南等地。

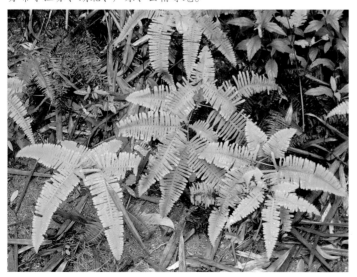

识别要点：根状茎横走，密被暗锈色长毛。叶多次分叉，每叉腋间有1休眠芽，蓖齿状羽片几达全羽轴。孢子囊群圆形1列。

性味归经：苦、涩，凉。归肝、膀胱经。

功能主治：清热利尿，化瘀止血，解毒消肿。用于热淋涩痛，白带，小儿腹泻，血崩，外伤出血，跌打损伤，目赤肿痛，痔瘘，水火烫伤，虫蛇咬伤。

曲轴海金沙 (柳叶海金沙、牛抄藤、长叶海金沙)

来　　源：海金沙科植物曲轴海金沙 *Lygodium flexuosum* (L.)Sw.的干燥地上部分。生于山谷、路旁林缘中。分布广东、广西、海南、贵州、云南等省区。

识别要点：叶为三回羽状复叶，对生于叶轴上的短距上，向两侧平展，距端有一丛淡棕色柔毛。叶缘有细锯齿，中脉明显，侧脉纤细，明显。孢子囊穗线形，棕褐色，无毛。

性味归经：甘，寒。归肝、膀胱经。

功能主治：清热解毒，利水通淋。用于热淋、砂淋、石淋、血淋、膏淋、尿道涩痛、湿热黄疸、风热感冒、咳嗽、咽喉肿痛、泄泻、痢疾。

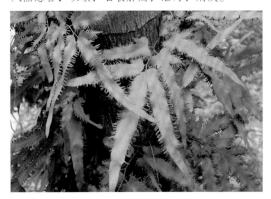

海金沙 (金砂粉、海银沙、土金沙)

来　　源：海金沙科植物海金沙 *Lygodium japonicum* (Thunb.)Sw.的干燥成熟孢子。野生于山坡丛中，攀缘他物而生长。分布于我国长江以南各地。

识别要点：叶为1～2回羽状复叶，纸质，能育羽片卵状三角形，边缘密生孢子囊穗，成熟后散出细沙状暗褐色孢子。

性味归经：甘、咸，寒。归膀胱、小肠经。

功能主治：清利湿热，通淋止痛。用于热淋，石淋，血淋，膏淋，尿道涩痛。

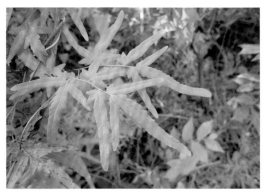

小叶海金沙 (左转藤、伸筋草、金沙藤)

来　　源：海金沙科植物小叶海金沙 *Lygodium microphyllum* (Cav.)R. Br.的干燥地上部分。生于溪边灌木丛中。主产广东、浙江等地。

识别要点：叶轴纤细如铜丝，二回羽状，顶端密生红棕色毛，叶缘生有条形的孢子囊穗。不育羽片生于叶轴下部，长圆形。

性味归经：甘，寒。归膀胱、小肠、肝经。

功能主治：利尿通淋，清热解毒。用于热淋、石淋，白浊，小便不利，水肿，湿热黄疸，湿热泄泻，热毒泻痢，带下，咽喉肿痛，痄腮，乳痈，热疖，缠腰火丹，湿疹。

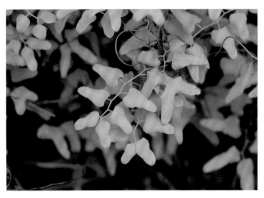

掌叶海金沙 (海南海金沙、转转藤)

来　　源：海金沙科植物掌叶海金沙 *Lygodium confoorme* C. Chr.的全草。分布于广东、海南、广西、云南等地。

识别要点：羽片多数，二型，不育羽片掌状扇形。能育羽片2～3回二叉掌状分裂。孢子囊群线形，紧密排列于叶缘。

性味归经：甘、淡，寒。归膀胱、肝经。

功能主治：清热利尿。用于热淋，石淋，血淋，水肿，小便不利，痢疾，火眼，风湿痹痛。

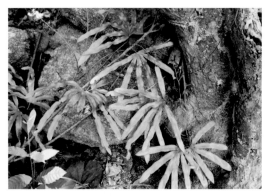

华南鳞盖蕨（鳞盖蕨）

来　　源：碗蕨科植物华南鳞盖蕨 Microlepia hancei Prantl 的全草。生于林下，溪边，林地。分布于广东、香港、广西、湖南、福建、台湾等省区。

识别要点：根状茎横走，密被灰棕色透明节状长茸毛。叶片3～4回羽裂，羽片10～16对，互生，柄短，两侧有狭翅，基部一对略短。孢子囊群圆形，生小裂片基部上侧近缺刻处，囊群盖近肾形。

性味归经：苦、寒。归肺、肝经。

功能主治：清热利湿。用于湿热黄疸，时行感冒，风湿痹痛。

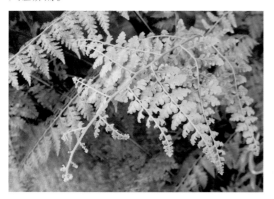

小凤尾草（井边茴、凤冠草、三叉草）

来　　源：凤尾蕨科植物剑叶凤尾蕨 Pteris ensiformis Burm. f 的干燥全草。生于溪边潮湿的酸性土壤上。分布于浙江、广东等地。

识别要点：叶密生，二型。不育叶远比能育叶短，能育叶的羽片疏离，中央的分叉最长。孢子囊群线形，生于羽片边缘。

性味归经：苦、微涩，微寒。归肝、大肠、膀胱经。

功能主治：清热利湿，凉血止血，解毒消肿。用于热毒泻痢，疟疾，湿热黄疸，热淋，白带，咽喉肿痛，痄腮，痈疽，瘰疬，崩漏，痔疮出血，外伤出血，跌打肿痛，疥疮，湿疹。

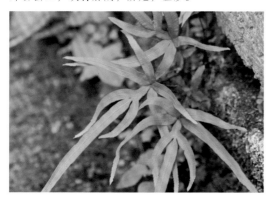

蕨（龙头菜、蕨根）

来　　源：凤尾蕨科植物蕨菜 Pteridium aquilinum (L.)Kuhn var. latiusculum (Desv.)Underw. ex Heller 的根茎。生于山地向阳的草坡上。全国各地均有分布。

识别要点：叶片从根状茎上长出，幼时拳卷，成熟后展开，有长而粗壮的叶柄。叶片轮廓三角形，为2～4回羽状复叶。孢子囊棕黄色，在小羽状或背面边缘集生成线形孢子囊群。

性味归经：甘，寒。归肺、肝、脾、大肠经。

功能主治：清热利湿，平肝安神，解毒消肿。用于发热，咽喉肿痛，湿热泻痢，湿热黄疸，白带，肝阳上亢，头昏失眠，风湿痹痛，痔疮，脱肛，湿疹，水火烫伤，蛇虫咬伤。

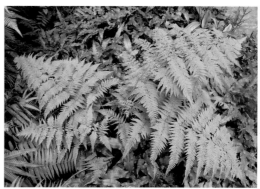

凤尾蕨（井栏茴、井口边草、井栏边草）

来　　源：凤尾蕨科植物凤尾蕨 Pteris multifida Poir. 的干燥全草。生于石灰岩缝隙或灌丛下，墙壁及井边。分布于河北、山东、广东等地。

识别要点：根茎直立。叶二型，不育叶一回羽状，边缘具小尖齿和软骨质的边。能育叶较大。孢子囊群线形，生于羽片边缘。

性味归经：甘、淡，凉。归肝、大肠经。

功能主治：清热利湿，凉血止血，解毒消肿。用于湿热泄泻，热毒泻痢，湿热黄疸，热淋，水肿，咳血，尿血，便血，外伤出血，跌打肿痛，疮痈，水火烫伤。

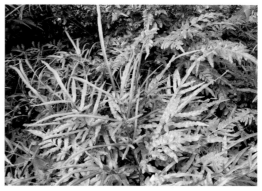

石黄皮 (天鹅抱蛋、石蛋果、凤凰蛋)

来　源：骨碎补科植物肾蕨 *Nephrolepis auriculata* (L.) Trimen 的鲜生或干燥块茎。生于溪边林下。分布于福建、台湾、广东、海南等地。

识别要点：根状茎被蓬松棕色鳞片，匍匐茎上生有椭圆形块茎。叶簇生，一回羽状，羽片密集，呈覆瓦状排列。孢子囊群成1行位于主脉两侧，肾形。

性味归经：甘、淡，微寒。归肝、肾、胃、小肠经。

功能主治：清利湿热，清肺止咳，解毒消肿。用于感冒发热，肺热咳嗽，黄疸，淋浊，小便涩痛，湿热泻痢，带下，瘰疬，乳痈，疝气，子痈，水火烫伤，体癣。

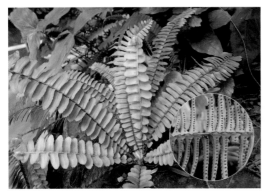

有柄石韦 (石韦、长柄石韦、独叶草)

来　源：水龙骨科植物有柄石韦 *Polypodium petiolosum* Christ 的全草。生于林下石上或树杆上，常大片丛生。广布于陕西、甘肃、福建、湖北、湖南、广东、广西等省区。

识别要点：叶一型，具长柄，基部被鳞片，向上被星状毛。叶片椭圆形，基部楔形，下延，厚革质，全缘。孢子囊群布满叶片下面，成熟时扩散并汇合。

性味归经：甘、苦，微寒。归肺、膀胱经。

功能主治：利尿通淋，清肺止咳，凉血止血。用于热淋，血淋，石淋，小便不通，淋沥涩痛，肺热咳嗽，吐血，衄血，尿血，崩漏。

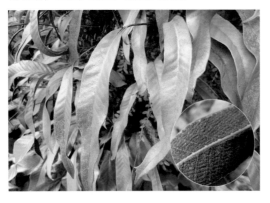

江南星蕨 (七星蕨、大叶骨牌草、大经刀草)

来　源：水龙骨科植物江南星蕨 *Microsorium fortune* (T. Moore) Ching 的带根全草。生于阴湿的石上、树上或屋瓦缝隙处。分布于江苏、广东、贵州、云南等地。

识别要点：根状茎横走，顶部被鳞片。叶片厚纸质，带状披针形。孢子囊群大，沿中脉两侧各排成1行。

性味归经：苦，寒。归肺、肝、脾、膀胱经。

功能主治：清热利湿，凉血解毒。用于热淋，小便不利，赤白带下，痢疾，湿热黄疸，咳血，衄血，痔疮出血，瘰疬，痈肿疮毒，毒蛇咬伤，风湿痹痛，跌打骨折。

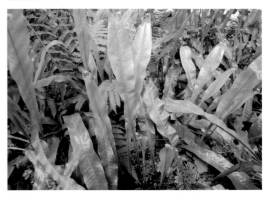

石韦 (石剑、小叶石韦、小石韦)

来　源：水龙骨科植物石韦 *Pyrrosia lingua* (Thunb.) Farwell 的干燥叶。常用附生于岩石或树干上。分布于我国长江以南各地。

识别要点：根状茎横走，密被鳞片。叶二型。能育叶比不育叶高出1/3，比不育叶狭窄1/3。孢子囊群砖红色，在侧脉间整齐排列成多列。

性味归经：甘、苦，微寒。归肺、膀胱经。

功能主治：利尿通淋，清肺止咳，凉血止血。用于热淋，血淋，石淋，小便不通，淋沥涩痛，肺热喘咳，吐血，衄血，尿血，崩漏。

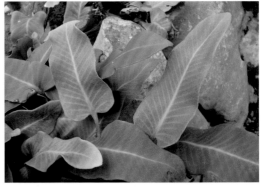

光石韦 _{（石韦、牛皮凤尾草）}

来　　源：水龙骨科植物光石韦 *Pyrrosia calvata*（Bak.）Ching 的干燥叶。生于林下石上或树杆上常大片丛生。广布于陕西、甘肃、福建、湖北、湖南、广东、广西等省区。

识别要点：根茎横生，顶部密被披针形鳞片。叶簇生，以关节着生于根状茎，叶片革质，一型，披针形。孢子囊群在叶片背面中部以上散生，无囊群盖。

性味归经：苦、酸、凉。归肺、膀胱经。

功能主治：利尿通淋，清热止血。用于痰中带血，小便不利，热淋，血淋，石淋，小便不通，淋沥涩痛，吐血，衄血，尿血，崩漏，肺热喘咳。

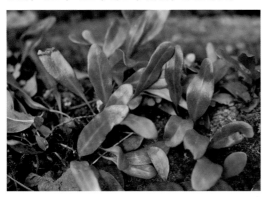

水松 _{（水松柏、刺海松、刺松藻）}

来　　源：杉科植物水松 *Glyptostrobus pensilis*（Staunt.）K. Koch 的枝叶。分布于福建、江西、广东、广西、云南。

识别要点：树干有扭纹；树皮褐色或灰白色而带褐色，纵裂成不规则的长条片。叶多型，鳞形叶较厚，螺旋状着生于多年生或当年生的主枝上，有白色气孔点；条形叶两侧扁平，常列成二列。球果倒卵圆形。

性味归经：苦、平。归大肠、膀胱经。

功能主治：利水消肿，杀虫解毒。主治水肿，小便不利，蛔虫病，中暑。

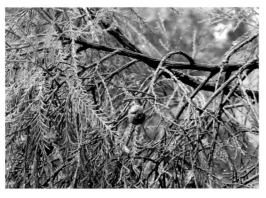

贴生石韦 _{（石头蛇、上树咳、上树龟）}

来　　源：水龙骨科植物贴生石韦 *Pyrrosia adnascens*（Sw.）Ching. 的全草。生于树干或岩石上。分布于广东、广西、海南、云南、福建等省区。

识别要点：根状茎线状而横生，密被棕褐色的披针形鳞片。叶远生，2型。营养叶几无柄，叶片椭圆形或矩圆形，先端钝，孢子叶线状舌形，其上部着生孢子囊，孢子囊群密集，背面被星状毛。

性味归经：苦、凉。归肺、膀胱经。

功能主治：清热利尿，散结解毒。用于热淋，疟腮，瘰疬，蛇咬伤。

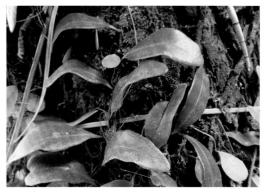

无根藤 _{（无头藤、无爷藤、无根草）}

来　　源：樟科植物无根藤 *Cassytha filiformis* L. 的干燥全草。常攀附于其他乔木、灌木植物上。分布于云南、贵州、广西、广东、湖南、江西等地。

识别要点：寄生性缠绕性藤本，具盘状吸根。茎绿色，叶退化为鳞片。穗状花序密被短柔毛，花小，白色。浆果球形，花被宿存。

性味归经：甘、苦、凉；有小毒。归肝、肺、膀胱经。

功能主治：清热利湿，凉血解毒。用于感冒发热，肾炎，水肿，尿路感染，结石，急性黄疸性肝炎，咯血，衄血，尿血。

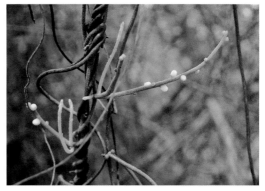

自扣草 （小回回蒜、鹿蹄草；野芥菜）

来　　源：毛茛科植物禺毛茛*Ranunculus cantoniensis* DC.的全草。生于平原或丘陵田边、沟旁水湿地。分布于云南、四川、贵州、广西、广东、福建、湖南、湖北、江苏、浙江等地。

识别要点：枝叶被糙毛。基生叶为三出复叶，具长柄，茎生叶渐小，3全裂。花黄色，5数，萼片开展。

性味归经：辛、苦，温；有毒。归肝、脾经。

功能主治：除湿解毒，清肝明目，截疟。用于眼翳目赤，湿热黄疸，臌胀，痈肿，风湿痹痛，疟疾。

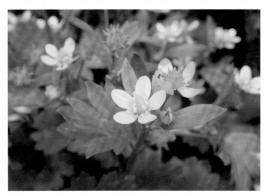

木通 （五叶木通、野木瓜、八月瓜）

来　　源：木通科植物木通*Akebia quinata*（Thunb.）Decne 的干燥藤茎。野生于山坡或山谷疏林间。分布于湖南、广东、四川等地。

识别要点：藤茎纤细。掌状复叶簇生于短枝，小叶5片，下面青白色。花萼片淡紫色，阔卵形。果孪生或单生，椭圆形，紫色。

性味归经：苦，寒。归心、小肠、膀胱经。

功能主治：利尿通淋，清心除烦，通经下乳。用于淋证，水肿，心烦尿赤，口舌生疮，经闭乳少，湿热痹痛。

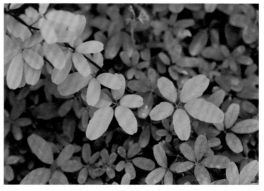

木通/三叶木通 （八月札、八月炸、八月瓜）

来　　源：木通科植物三叶木通*Akebia trifoliata*（Thunb.）Koidz.的干燥藤茎。野生于山坡或山谷疏林间。分布于湖南、广东、四川等地。

识别要点：掌状复叶纸质，小叶3枚，先端具小凸尖。花紫色。果长圆形，成熟时灰白略带紫色，种子多数，种皮红褐色或黑褐色。

性味归经：苦，寒。归心、小肠、膀胱经。

功能主治：利尿通淋，清心除烦，通经下乳。用于淋证，水肿，心烦尿赤，口舌生疮，经闭乳少，湿热痹痛。

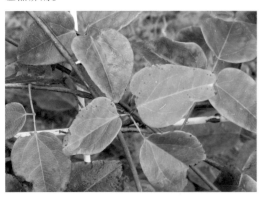

塘葛菜 （蔊菜）

来　　源：十字花科植物无瓣蔊菜*Rorippa dubia*（Pers.）Hara的全草。生于河边湿地、园圃及田野较潮湿处。分布于安徽、江西、广东、西藏等地。

识别要点：茎粗壮。基生叶及茎下部叶具长柄，叶形多变化，常大头羽状分裂，侧裂片1～5对。花黄色，匙形，基部渐狭成短爪。长角果线状。

性味归经：辛，凉。归肺、肝经。

功能主治：利湿退黄，清热解毒，清肺化痰，活血通经。用于湿热黄疸，热毒疮痈，漆疮，咽喉肿痛，痰热咳喘，血瘀闭经，跌打损伤，风湿痹痛，虫蛇咬伤。

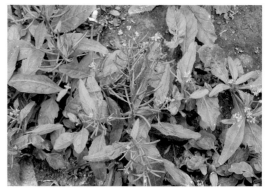

碎米荠（白带草、宝岛碎米荠、见肿消、雀儿菜）

来　　源： 十字花科植物碎米荠 *Cardamine hirsuta* L. 的干燥全草。生于山地及林下阴湿处。分布于辽宁、河北、山西、陕西、甘肃、青海、四川、云南、西藏等地。

识别要点： 基生叶具叶柄，有小叶2～5对，顶生小叶肾形或肾圆形，顶端3齿裂。总状花序生于枝顶，花小，白色，倒卵形。长角果线形，稍扁。

性味归经： 甘、淡，凉。归脾、心、膀胱经。

功能主治： 清热利湿，安神，止血。用于湿热泻痢，热淋，白带，心悸，失眠，虚火牙痛，小儿疳积，吐血，便血，疔疮。

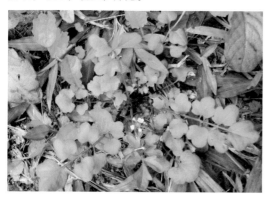

辣木（鼓槌树、山葵树）

来　　源： 辣木科植物辣木 *Moringa oleifera* Lam. 的根。原产非洲东北部和喜马拉雅山麓、红海沿岸。我国广东、海南、福建有引种栽培。

识别要点： 树皮软木质，枝有明显的皮孔及叶痕，根有辛辣味。叶为3回羽状复叶，叶柄柔弱，基部鞘状，羽片4～6对；小叶3～9片，薄纸质，椭圆形。花白色，芳香。蒴果细长，种子近球形，有3棱，每棱有膜质翅。

性味归经： 辛，微温。归脾、胃经。

功能主治： 健脾，利湿。用于湿阻气滞，脘腹胀闷，腹痛泄泻。

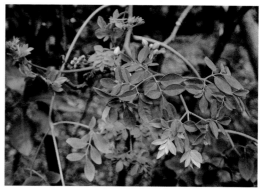

垂盆草（葡茎佛甲草、石指甲、狗牙瓣）

来　　源： 景天科植物垂盆草 *Sedum sarmentosum* Bunge 的干燥全草。生于沟边、石隙路旁湿润处。分布于吉林、辽宁、河北、河南、山东、山西、华东等地。

识别要点： 肉质茎纤细。3叶轮生，叶片倒披针形。聚伞花序，花瓣5，黄色，披针形至长圆形。蓇葖果内有多数细小的种子。

性味归经： 甘、淡，凉。归肝、胆、小肠经。

功能主治： 利湿退黄，清热解毒。用于湿热黄疸，小便不利，痈肿疮疡。

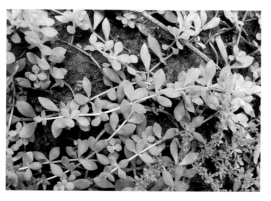

瞿麦（大菊、剪刀花、石柱花）

来　　源： 石竹科植物瞿麦 *Dianthus superbus* L. 的干燥地上部分。生于草原和山坡草地。我国南北均有栽培。

识别要点： 茎丛生，绿色，无毛，上部分枝。叶对生，叶片呈条形至条状披针形，顶端锐尖，中脉显著，基部合生成鞘状。枝端具花及果实，花萼筒状，花瓣紫红色，先端深裂成丝状。蒴果长筒形，与宿萼等长。

性味归经： 苦，寒。归心、小肠经。

功能主治： 利尿通淋，活血通经。用于热淋，血淋，石淋，小便不通，淋沥涩痛，经闭瘀阻。孕妇慎用。

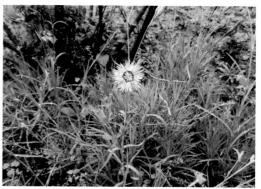

瞿麦/石竹 (石竹子花)

来　源：石竹科植物石竹 *Dianthus chinensis* L.的干燥地上部分。生于草原和山坡草地。我国南北均有栽培。

识别要点：茎丛生，无毛。叶披针形，中脉明显，基部合生成鞘状。花1或2朵顶生，花瓣先端深裂成丝状。蒴果长筒形，与宿萼等长。

性味归经：苦，寒。归心、小肠经。

功能主治：利尿通淋，活血通经。用于热淋，血淋，石淋，小便不通，淋沥涩痛，经闭瘀阻。孕妇慎用。

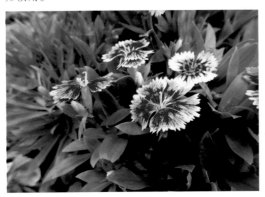

荷莲豆 (野豌豆草、地花生、串钱草)

来　源：石竹科植物荷莲豆 *Drymaria diandra* Bl.的干燥全草。生于山谷、杂木林缘。分布于浙江、福建、台湾、广东、云南、西藏等地。

识别要点：披散草本，无毛。单叶膜质，托叶刚毛状。聚伞花序，花瓣5，白色，先端2~6深裂。蒴果卵形，3瓣裂。种子卵圆形，具疣状凸起。

性味归经：苦，凉。归肝、胃、膀胱经。

功能主治：清热利湿，活血解毒。用于黄疸，水肿，疟疾，惊风，风湿脚气，疮痈疖毒，小儿疳积，目翳，胬肉。

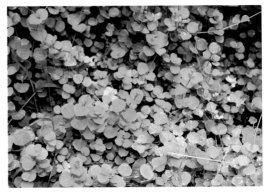

火炭母 (火炭毛、乌饭藤、乌白饭草)

来　源：蓼科植物火炭母 *Polygonum chinense* L.的干燥全草。生于山谷湿地，山坡草地。分布于华东、华中、华南和西南等地。

识别要点：嫩枝呈紫红色。叶上表面有V形黑纹。花多朵密聚成头状花序，花白色、紫红色或紫色，瘦果球形，黑色，包藏于多汁、蓝色的花被内。

性味归经：酸、甘，寒。归肝、脾经。

功能主治：清热利湿，凉血解毒。用于湿热泄泻，痢疾，黄疸，咽喉肿痛，湿热疮疹。

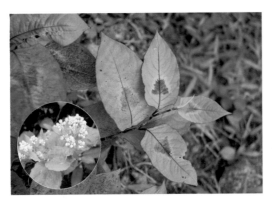

虎杖 (大叶蛇总管、土黄莲、虎杖根)

来　源：蓼科植物虎杖 *Polygonum cuspidatum* Sieb. & Zucc.的干燥根茎及根。常见于山坡山麓、沟边草丛及田野路旁。分布于江苏、浙江、安徽等地。

识别要点：茎中空，散生多数红色或带紫色斑点。单叶纸质，托叶鞘状。花小而密，白色，花被5片，外轮3片，背面有翅。瘦果黑褐色，有光泽。

性味归经：微苦，微寒。归肝、胆、肺经。

功能主治：利湿退黄，清热解毒，散瘀止痛，止咳化痰。用于湿热黄疸，淋浊，带下，风湿痹痛，痈肿疮毒，水火烫伤，经闭，癥瘕，跌打损伤，肺热咳嗽。

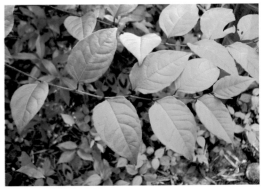

水蓼 <small>(水胡椒、白辣蓼、辣子草)</small>

来　源: 蓼科植物水蓼 *Polygonum hydropiper* L. 的干燥全草。生于湿润肥沃地方，亦有栽培。分布于我国东部、南部、西南部各省区。

识别要点: 茎红紫色，节常膨大。叶互生，披针形或椭圆状披针形，有腺状小点，无毛。穗状花序腋生或顶生，细弱下垂，下部的花间断不连，花淡绿色或淡红色，有腺状小点。

性味归经: 苦、辛，平。归脾、胃、大肠经。

功能主治: 行滞化湿，散瘀止血，祛风止痒，解毒。用于湿滞内阻，脘闷腹痛，泄泻，痢疾，小儿疳积，崩漏，血滞经闭痛经，跌打损伤，风湿痹痛，便血，外伤出血，皮肤瘙痒，湿疹，风疹，足癣，痈肿，毒蛇咬伤。

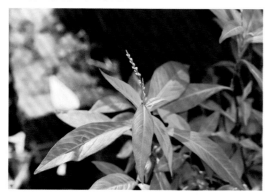

丛枝蓼 <small>(小红辣蓼、簇蓼、水红花蓼)</small>

来　源: 蓼科植物丛枝蓼 *Polygonum posunbu* Buch.-Ham. ex D. Don 的全草。生于山坡林下、山谷水边。分布于东北、华东、华中、华南等地。

识别要点: 茎细弱，无毛，具纵棱。叶纸质，两面疏生硬伏毛，具缘毛。花粉红色或白色，排成稀疏而稍间断的穗状花序。瘦果黑色有光泽。

性味归经: 辛，平。归脾、肝经。

功能主治: 清热燥湿，健脾消疳，活血调经，解毒消肿。用于泄泻，痢疾，疳疾，月经不调，湿疹，脚癣，毒蛇咬伤。

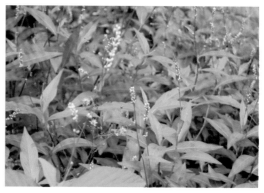

杠板归 <small>(蛇倒退、老虎脷、犁头刺)</small>

来　源: 蓼科植物杠板归 *Polygonum perfoliatum* L. 的干燥地上部分。生于田边、路旁、山谷湿地。分布于黑龙江、吉林、贵州、福建、广东等地。

识别要点: 茎、叶柄、叶下面脉上具倒生皮刺。叶片三角形，叶柄于近基部盾状着生。托叶鞘叶状，贯茎。花白色。果球形，黑色，有光泽。

性味归经: 酸、苦，平。归肺、小肠经。

功能主治: 清热解毒，利湿消肿，散瘀止血。用于疔疮痈肿，丹毒，痄腮，乳痈，聤耳，乳蛾，感冒发热，肺热咳嗽，百日咳，风火赤眼，瘰疬，痔疾，鱼口便毒，泻痢，黄疸，臌胀，水肿，淋浊，带下，疟疾，跌打肿痛；吐血，便血，蛇虫咬伤。

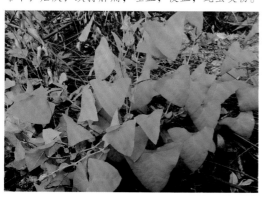

腋花蓼 <small>(小萹蓄、习见蓼、铁马齿苋)</small>

来　源: 蓼科植物腋花蓼 *Polygonum plebeium* R. Br. 的全草。生于耕地或丢荒的耕地上。分布于全国大部地区。

识别要点: 茎平卧，自基部分枝，具纵棱。叶狭椭圆形或倒披针形；托叶鞘膜质，白色，透明。花3～6朵，簇生于叶腋，遍布于全植株。瘦果宽卵形，黑褐色，具3锐棱，包于宿存花被内。

性味归经: 苦，平。归肝、膀胱经。

功能主治: 清热利尿，解毒杀虫。用于热淋，石淋，水肿，黄疸，热毒泻痢，蛔虫病，疥癣，湿疹。

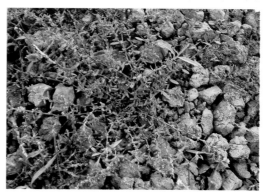

地肤子 （扫帚子、扫帚苗、地伏子）

来　　源： 藜科植物地肤 *Kochia scoparia*（L.）Schrad. 的干燥成熟果实。生于山野荒地、田野路旁或庭院栽培。分布几遍全国。

识别要点： 全草常被短柔毛。叶无柄，全缘。穗状花序，花黄绿色，花被片基部合生，果期背部生翅状附属物。

性味归经： 辛、苦，寒。归肾、膀胱经。

功能主治： 清热利湿，祛风止痒。用于小便涩痛，阴痒带下，风疹，湿疹，皮肤瘙痒。

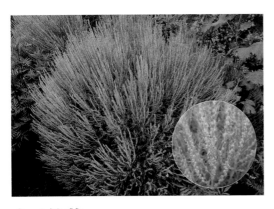

酢浆草 （黄花酢浆草、咸酸草）

功能主治： 酢浆草科植物酢浆草 *Oxalis corniculata* L. 的全草。生于山坡草地、河谷沿岸、路边、田边、荒地或林下阴湿处。全国均有分布。

识别要点： 全株被柔毛。叶基生或茎上互生，叶柄基部具关节，小叶3枚，无柄。花黄色，花丝基部合生。蒴果长圆柱形，种子长卵形，红棕色。

性味归经： 酸，凉。归大肠、小肠经。

功能主治： 清热利湿，凉血散瘀，消肿解毒。用于淋证，小便不利，泄泻，痢疾，黄疸，赤白带下，麻疹，吐血，衄血，咽喉肿痛，疔疮，痈肿，疥癣，痔疾，脱肛，跌打损伤，水火烫伤。

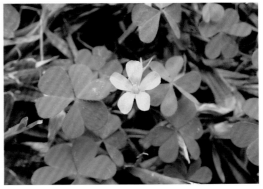

小二仙草 （豆瓣草、船板草、白粘草）

来　　源： 小二仙草科植物小二仙草 *Halorragis micrantha*（Thunb.）R. Br. ex Sieb & Zucc. 的干燥全草。喜生于荒山或沙地上。分布于广东、广西、云南、四川等地。

识别要点： 茎多分枝。叶对生，先端短尖或钝，边缘具疏锯齿。花瓣4，淡红色。坚果近球形，有8纵棱，无毛。

性味归经： 苦、涩，凉。归肺、大肠、膀胱经。

功能主治： 清热利湿，止咳平喘，调经活血。用于热淋，小便不利，湿热泻痢，咳喘，便秘，月经不调，跌打损伤，骨折，疔疮，乳痈，水火烫伤，虫蛇咬伤。

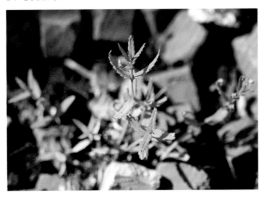

冬瓜皮 （白瓜皮、白冬瓜、东瓜皮）

来　　源： 葫芦科植物冬瓜 *Benincasa hispida*（Thunb.）Cogn. 的干燥外层果皮。原产于亚洲热带地区。在福建、台湾、广东、广西等地有栽培。

识别要点： 茎有棱沟，被黄褐色硬毛及长柔毛。叶柄粗状。花黄色，辐状。果实长圆柱形，表面有硬毛及白霜，种子扁卵形，白色。

性味归经： 甘，凉。归脾、小肠经。

功能主治： 利尿消肿。用于水肿胀满，小便不利，暑热口渴，小便短赤。

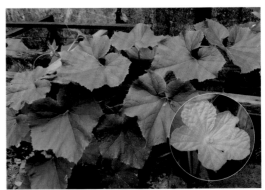

黄瓜藤（胡瓜藤、王瓜藤、青瓜藤）

来　　源：葫芦科植物黄瓜 *Cucumis sativus* L. 的干燥藤茎。我国各地普遍栽培。

识别要点：茎枝有棱沟，被白色硬毛，卷须细，不分枝。叶膜质，两面被硬毛。花冠黄白色。果实长圆柱形，表面具刺尖的瘤状突起。

性味归经：苦，凉。归心、肺经。

功能主治：清热利湿，化痰，解毒。用于湿热泻痢，热淋涩痛，痰热咳嗽，湿痰流注，疮痈肿毒。

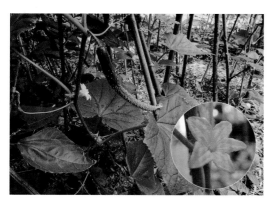

田基黄（雀舌草、斑鸠窝、蛇喳口）

来　　源：藤黄科植物地耳草 *Hypericum japonicum* Thunb. ex Murray 的干燥全草。生于田边、沟边、草地。分布于辽宁至长江以南各地。

识别要点：茎无毛，常有4棱。单叶对生，基部近心形，抱茎，叶背面有稀疏的小黑点。聚伞花序，花黄色，花瓣倒卵状长椭圆形，内曲。

性味归经：甘、微苦，微寒。归肝、脾经。

功能主治：清热利湿，散瘀解毒。用于湿热黄疸，泄泻痢疾，毒蛇咬伤，疮疖痈肿。外伤积瘀肿痛。

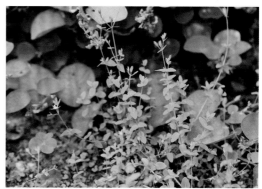

木棉花（红棉花、英雄树花、红茉莉）

来　　源：木棉科植物木棉 *Gossampinus malabarica*（DC.）Merr. 的干燥花。野生或栽培。分布于海南、广东、广西、福建、台湾等地。

识别要点：茎干有粗大的圆锥状硬刺。掌状复叶5～7片。花先叶开放，红色或橙红色，萼杯状，花瓣肉质，雄蕊多数。蒴果密被灰白色长柔毛。

性味归经：甘、淡，凉。归大肠经。

功能主治：清热利湿，解毒。用于泄泻，痢疾，痔疮出血。

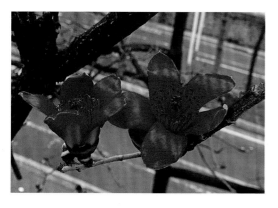

美丽异木棉（美丽吉贝、丝绵树、南美木棉）

来　　源：木棉科植物美丽异木棉 *Ceiba speciosa*（A.St.-Hil.）Ravenna 的根皮和花。原产美洲热带地区。我国广东、广西、贵州、云南有栽培。

识别要点：板状根小或无，有大而轮生的侧枝，幼枝平伸，有刺。小叶5～9，全缘，两面均无毛。花先叶或与叶同时开放，多数簇生于上部叶腋间，花瓣淡红或黄白色，外面密被白色长柔毛。

性味归经：淡，微寒。归脾、胃经。

功能主治：清热除湿，解疮毒。用于湿热泻痢，胃脘胀痛，产后浮肿，风湿痹痛。

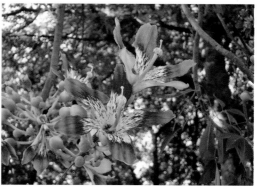

黄蜀葵花（秋葵花、假芙蓉花、黄秋葵花）

来　　源：锦葵科植物黄蜀葵 *Abelmoschus manihot*（L.）Medic. 的干燥花冠。生于田边或沟旁灌丛间。分布于河北、山东、广东和福建等地。

识别要点：茎被黄色硬刚毛。叶掌状5～9深裂。花大，淡黄色，内面基部紫色，柱头紫黑色，匙状盘形。蒴果卵状椭圆形，被硬毛。

性味归经：甘、寒。归肾、膀胱经。

功能主治：清利湿热，消肿解毒。用于湿热壅遏，淋浊水肿；外治痈疽肿毒，水火烫伤。孕妇慎用。

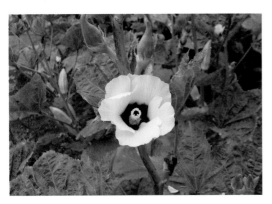

木槿花（佛桑花）

功能主治：锦葵科植物木槿 *Hibiscus syriacus* L. 的干燥花。台湾、福建、广东、广西、安徽、江西等地有栽培。

识别要点：小枝密被黄色星状绒毛。叶先端具深浅不同的3裂。花单生于枝端叶腋，花冠淡紫色、白色或淡红色，花心常呈深红色。蒴果顶端具短喙。

性味归经：甘、苦、微寒。归脾、肺、肝经。

功能主治：清热利湿，凉血解毒。用于肠风泻血，赤白下痢，痔疮出血，肺热咳嗽，咳血，白带，疮疖痈肿，水火烫伤。

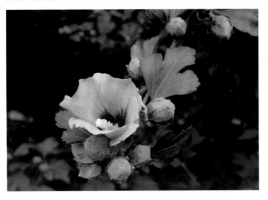

冬葵果（野葵、冬苋菜、冬寒菜）

来　　源：锦葵科植物冬葵 *Malva verticillata* L. 的干燥成熟果实。常用生于村边、旷野和路旁，亦常栽培作蔬食。分布于我国除海南外的南北各省区。

识别要点：茎被星状柔毛。叶互生，叶片肾形至圆形，常为掌状5～7裂，裂片短，三角形，具钝尖头，边缘有钝齿。花淡白色至淡红色，花瓣5，具爪。果实扁圆形，有10～11分果。

性味归经：甘、涩，凉。归经未知。

功能主治：清热利尿，消肿。用于尿闭，水肿，口渴，尿路感染。

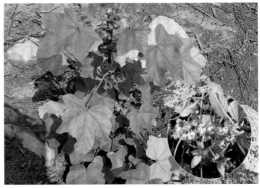

毛桐根（大毛桐子、红毛桐子、紫糠木）

来　　源：大戟科植物毛桐 *Mallotus barbatus*（Wall）Muell.-Arg. 的根。生于林缘或灌丛。分布于云南、四川、贵州、湖南、广东、广西等地。

识别要点：叶互生，纸质，卵状三角形或卵状菱形，顶端渐尖，基部圆形或截形，边缘具锯齿或波状，下表面密被黄棕色星状长绒毛，散生黄色颗粒状腺体，叶柄处有黑色斑状腺体数个。

性味归经：苦、涩，平。归肺、脾、胃经。

功能主治：清热，利尿。用于肺热咯血，湿热泄泻，热淋，赤白带下。

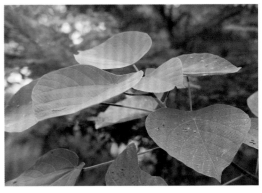

广东紫荆皮 （油柑树皮、油柑木皮、紫金皮）

来　　源：大戟科植物余甘子 *Phyllanthus emblica* L.的干燥树皮。生于疏林、灌丛、荒地。分布于江西、福建、台湾、广东、贵州、云南等地。

识别要点：小枝被锈色短柔毛。单叶极似羽状复叶，无柄。花小，3～6朵簇生于叶腋。蒴果，干后开裂成6片。

性味归经：甘、涩，微寒。归肺、大肠经。

功能主治：清热利湿，祛风止痒。用于水湿泄泻。外用治皮肤瘙痒，湿疹。

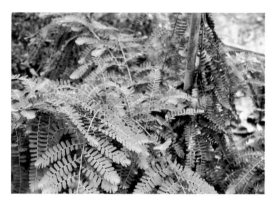

叶下珠 （珍珠草、珠仔草、夜合草）

来　　源：大戟科植物叶下珠 *Phyllanthus urinaria* L.的干燥全草。生于旱田、山地路旁或林缘。分布于我国华东、华中、华南、西南等地。

识别要点：茎带紫色，有纵棱。叶互生，作复瓦状排列成二行，先端尖或钝。花后结扁圆形小果，形如小珠，排列于假复叶下面。

性味归经：苦，凉。归肝、脾、肾经。

功能主治：清热解毒，利水消肿，明目，消积。用于水肿，泻痢，黄疸，热淋，石淋，目赤，夜盲，疳积，痈肿，毒蛇咬伤。

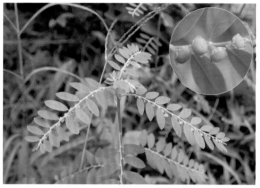

白花悬钩子 （泡藤）

来　　源：蔷薇科植物白花悬钩子 *Rubus leucanthus* Hance 的根。生于低海拔至中海拔疏林中或旷野。分布于湖南、福建、广东、广西、贵州、云南等地。

识别要点：枝紫褐色，疏生钩状皮刺。小叶3枚，革质。花3～8朵形成伞房状花序，花白色。果实近球形，红色，萼片包于果实。

性味归经：苦，凉。归脾、大肠经。

功能主治：利湿，解毒。用于腹泻，赤痢。

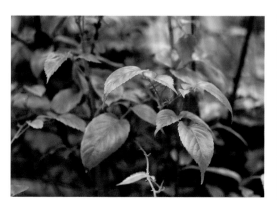

菅实 （多花蔷薇子、蔷薇子、小金樱）

来　　源：蔷薇科植物野蔷薇 *Rosa multiflora* Thunb. 的果实。分布于浙江、江苏、山东、河南等地。

识别要点：小叶片倒卵形，先端急尖或圆钝，边缘有尖锐单锯齿，下面有柔毛，托叶篦齿状大部贴生于叶柄边缘，花多朵排成圆锥状花序，花白色、粉红色或玫瑰红色。果近球形，红褐色或紫褐色，有光泽。

性味归经：酸，凉。归肝、肾、胃经。

功能主治：清热解毒，祛风活血，利水消肿。用于疮痈肿毒，风湿痹痛，关节不利，月经不调，水肿，小便不利。

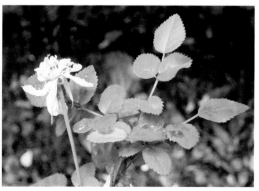

苦石莲（石莲子、广石莲、广石莲子）

来　　源：苏木科植物南蛇簕 *Caesalpinia minax* Hance 的干燥成熟种子。生于山沟空旷的溪旁、路旁或灌木丛。分布于云南、广西、四川等地。

识别要点：全株散生钩刺且被短柔毛。二回偶数羽状复叶。花序顶生，花冠蝶形，白色，有紫色斑点。荚果顶端圆钝而有短喙，果瓣外面密生针状刺。

性味归经：苦，凉。归心、脾、肾经。

功能主治：清热利湿，散瘀止痛。用于风热感冒，湿热泻痢，淋浊，哕逆，痈肿，疮癣，跌打损伤，毒蛇咬伤。

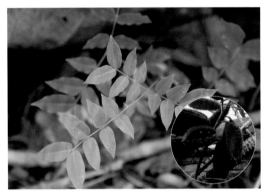

山扁豆（软肝草、小扁豆、痧草）

来　　源：苏木科植物含羞草决明 *Cassia mimosoides* L. 的干燥全草。原产于美洲，现广布世界热带地区。分布于我国华北，南延至广东、广西。

识别要点：茎多分枝，被短柔毛。偶数羽状复叶。总状花序腋生，花瓣5，黄色。荚果似扁豆。

性味归经：甘、苦，平。归肝、肾、脾经。

功能主治：清热解毒，健脾利湿，通便。用于湿热黄疸，暑热吐泻，小儿疳积，水肿，小便不利，习惯性便秘，疔疮痈肿，毒蛇咬伤。

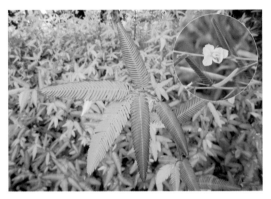

鸡骨草（黄头草、大黄草、猪腰草）

来　　源：蝶形花科植物广州相思子 *Abrus cantoniensis* Hance 的干燥全株。生于山地或旷野灌木林边。分布于广东、广西等地。

识别要点：茎细长，深红紫色。偶数羽状复叶，小叶片先端截平而又具小锐尖，叶脉于两面均突起。花冠浅紫红色。荚果扁平，先端有喙。

性味归经：甘、微苦，凉。归肝、胃经。

功能主治：利湿退黄，清热解毒，疏肝止痛。用于湿热黄疸，胁肋不舒，胃脘胀痛，乳痈肿痛。

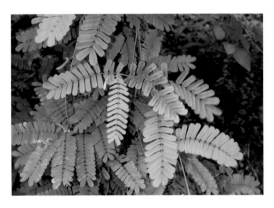

毛鸡骨草（油甘藤、牛甘藤、蜻蜓藤）

来　　源：蝶形花科植物毛相思子 *Abrus mollis* Hance 的干燥不含豆荚全草。生于山谷、路旁、疏林、灌丛。分布于福建、广东、广西等地。

识别要点：羽状复叶，小叶10～16对，最上部两枚常为倒卵形，具细尖，下面密被白色长柔毛。花粉红色或淡紫色。荚果密被灰白色长柔毛，具喙。

性味归经：甘、淡，凉。归肝经。

功能主治：清热利湿，解毒。用于湿热黄疸，小儿疳积，乳痈，疮痈肿痛，水火烫伤。

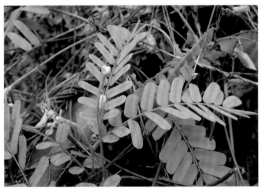

假地豆（假花生、异果山绿豆、稗豆）

来　　源：蝶形花科植物假地豆 *Desmodium heterocarpon*（L.）DC. 的全草。生于山坡草地、水旁灌丛或林中。分布于我国长江以南各地。

识别要点：基部多分枝。叶为羽状三出复叶。花极密，每2朵生于花序的节上，花冠紫红色，龙骨瓣极弯曲。荚果密集，狭长圆形。

性味归经：苦、甘，寒。归肺、肝、膀胱经。

功能主治：清热，利水，解毒。用于肺热咳嗽，痄腮，温疫时毒，水肿，淋证，尿血，痈疖，毒蛇咬伤，跌打肿痛。

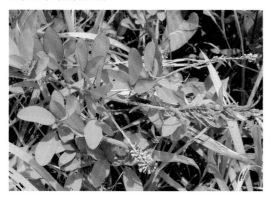

广金钱草（广东金钱草、落地金钱、铜钱草）

来　　源：蝶形花科植物广金钱草 *Desmodium Styacifolium*（Osb.）Merr. 的干燥地上部分。生于山坡草地或灌木丛。分布于福建、广东等地。

识别要点：枝条密被白色长柔毛。叶厚纸质，先端微缺，下表面密被贴伏白色绢丝状绒毛。花序每个苞内有两朵花，萼钟状，花冠紫色，有香气。

性味归经：甘、淡，凉。归肝、肾、膀胱经。

功能主治：利湿退黄，利尿通淋。用于黄疸尿赤，热淋，石淋，小便涩痛，水肿尿少。

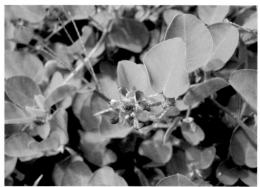

铁扫帚（夜关门、苍蝇翼、铁马鞭）

来　　源：蝶形花科植物截叶铁扫帚 *Lespedeza cuneata*（Dum.–Cours.）G. Don 的干燥地上部分。生于山坡、旷野。分布于广东、广西、江西、福建等地。

识别要点：茎直立或斜升，被毛。叶密集，柄短，小叶楔形或线状楔形，先端截形成近截形，具小刺尖，基部楔形。总状花序腋生，具2～4朵花，花冠淡黄色或白色。荚果宽卵形或近球形。

性味归经：苦、甘、涩，凉。归肝、脾、肾经。

功能主治：补肾止遗，健脾利湿，消食除积，祛痰止咳，清热解毒。用于小儿疳积，泄泻，痢疾，湿热黄疸，水肿，咳嗽气喘，目赤肿痛，疮痈肿毒，缠腰火丹，蛇虫咬伤，跌打损伤。

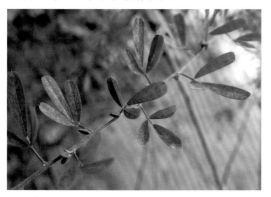

排钱树（排钱草、钱串草、虎尾金钱）

来　　源：蝶形花科植物排钱树 *Phyllodium pulchelum*（L.）Desv. 的干燥根、枝和叶。生于路旁或山坡疏林中。分布于福建、江西、广东等地。

识别要点：小枝被白色短柔毛。小叶革质，顶生小叶卵形，侧生小叶约比顶生小叶小1倍。伞形花序有花5～6朵，藏于叶状苞片内，花冠白色或淡黄色。荚果通常2荚节，种子近圆形。

性味归经：淡、苦，平；有小毒。归肺、脾、肝经。

功能主治：清热解毒，祛风行水，活血消肿。用于感冒发热，咽喉肿痛，牙疳，风湿痹痛，水肿，膨胀，胁下痞积，跌打肿痛，蛇虫咬伤。

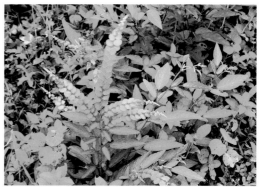

毛排钱树 (毛排钱草、叠钱草、麒麟片)

来　　源：蝶形花科植物毛排钱树 *Desmodium elegan* (Lour.)Desv.的根和叶。山野间极常见。

识别要点：茎、枝、叶柄均密被黄色绒毛。小叶革质，顶生小叶卵形椭圆形，侧生小叶斜卵形，长比顶生小短约1倍。花白色。荚果密被银灰色绒毛。

性味归经：苦、涩，平。归肺、脾经。

功能主治：清热利湿，活血祛瘀，软坚散结。用于湿热下痢，黄疸，衄血，咳血，血淋，风湿痹痛，跌打瘀肿，小儿疳积，乳痈，瘰疬。

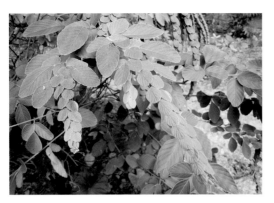

赤小豆 (赤豆、红饭豆、小豆)

来　　源：蝶形花科植物赤小豆 *Vigna umbellata* Ohwi et Ohashi的干燥成熟种子。栽培，也有野生。我国南部各地普遍栽种。

识别要点：茎纤细，幼时被黄色长柔毛。羽状复叶具3小叶，有基出脉3条。花黄色，龙骨瓣右侧具长角状附属体。荚果线状圆柱形，种子暗红色。

性味归经：甘、酸，平。归心、小肠经。

功能主治：利水消肿，解毒排脓。用于水肿胀满，脚气浮肿，黄疸尿赤，风湿热痹，痈肿疮毒，肠痈腹痛。

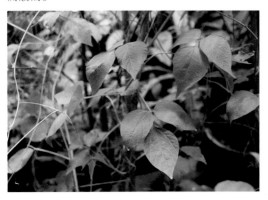

葫芦茶 (螳螂草、金剑草、迫颈草)

来　　源：蝶形花科植物葫芦茶 *Tadehagi triquetrum* (L.) Ohashi的干燥全株。生于山地林缘、路旁。分布于福建、江西、广东、贵州、云南等地。

识别要点：幼枝三棱形。单叶纸质，叶片基部浑圆或浅心形，有叶片状阔翅，使全叶形似倒转的葫芦。花淡紫色或蓝紫色。荚果有四方形荚节5～8个。

性味归经：微苦，凉。归胃、大肠经。

功能主治：清热利湿，消滞杀虫。用于感冒发热，湿热积滞之脘腹满痛，膀胱湿热之小便赤涩，水肿腹胀，小儿疳积。

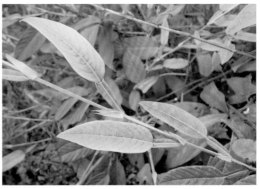

榔榆皮 (郎榆皮、细叶榆、秋榆)

来　　源：榆科植物榔榆树 *Ulmus parvifolia* Jacq.的树皮、根皮。生于平原、丘陵、山坡及谷地。分布于河北、山东、江苏、广东、贵州、河南等地。

识别要点：树皮呈鳞片状剥落，露出红褐色内皮。叶质厚，侧脉在两面均明显。花被片4枚，上部杯状。翅果椭圆形，果核位于中上部。

性味归经：甘、苦，寒。归肝、脾、胃经。

功能主治：清热利水，解毒消肿，凉血止血。用于热淋，小便不利，疮疡肿毒，乳痈，水火烫伤，痢疾，呕血，尿血，痔血，外伤出血。

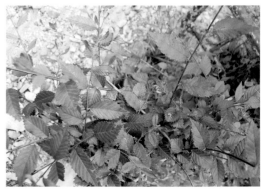

枳椇 (鸡爪枳果、拐枣、万寿果)

来　　源：鼠李科植物北枳椇 *Hovenia dulcis* Thunb. 的干燥成熟果实及肉质花序柄。生于沟边、路边或山谷中。分布于我国华北、华东、西南等地。

识别要点：小枝黑紫色，有白色皮孔。叶纸质。花瓣椭圆状匙形，具短爪。浆果状核果黄褐色，果序轴明显膨大，种子黑紫色。

性味归经：甘、微酸，平。归心、脾、肺经。

功能主治：除烦渴，利二便，止呕逆，解酒毒。用于烦热口渴，呃逆，呕吐，酒醉，二便不利。

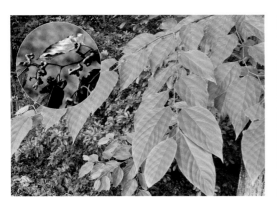

杧果 (芒果、莽果、檬果)

来　　源：漆树科植物杧果 *Mangifera indica* L. 的果实。生于山坡、河谷或旷野林。分布于云南、广西、广东、福建、台湾等地。

识别要点：叶薄革质。花小，黄色或淡黄色。核果大，扁肾形，黄色，果肉肥厚，鲜黄色，味甜，果核坚硬。

性味归经：甘、微酸，凉。归胃、脾、膀胱经。

功能主治：益胃，生津，止呕，止咳。用于口渴，呕吐，食少，咳嗽。

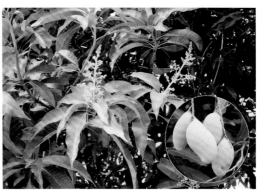

伯乐树 (南华木、山桃树、钟萼木)

来　　源：伯乐树科植物伯乐树 *Bretschneidera sinensis* Hemsl. 的树皮。生于山地林中。分布于广东、广西、云南、浙江、湖北等省区。越南也有分布。

识别要点：树皮褐色，光滑，有块状灰白斑点。叶为奇数羽状复叶，椭圆形或倒卵形，叶背粉白色，密被棕色短柔毛。芽为宽卵形，较大，芽鳞红褐色。总状花序顶生，粉红色。蒴果红褐色，木质，被毛，近球形，具三棱。

性味归经：甘、辛，平。

功能主治：祛风活血。用于治疗筋骨疼痛。

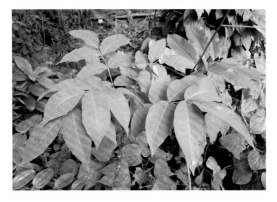

天胡荽 (盆上芫荽、满天星、铺地锦)

来　　源：伞形科植物天胡荽 *Hydrocotyle sibthorpioides* Lam. 的干燥全草。生于湿润草地、河沟边、林下。分布于陕西、广东、广西等地。

识别要点：茎细长而匍匐。叶薄纸质，表面光亮无毛。伞形花序与叶对生，花瓣绿白色，有腺点。双悬果略呈心形，成熟时有紫色斑点。

性味归经：甘、淡、微辛，凉。

功能主治：辛、微苦，凉。归肝、脾、膀胱经。

功能主治：清热利湿，解毒消肿。用于湿热黄疸，痢疾，水肿，淋证，目翳，喉肿，痈肿疮毒，缠腰火丹，跌打损伤。

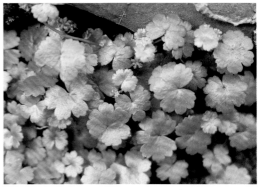

铜钱草（金钱草、香菇草、南美天胡荽）

来　源： 伞形科植物盾叶天胡荽 *Hydrocotyle vulgaris* L. 的全草。生于山坡路旁潮湿草丛中或水里。原产于印度。在中国主要分布于长江以南各省区。

识别要点： 茎细长，节处生根。叶圆形盾状，具长柄，背面密被贴生丁字形毛，全缘。花冠钟状黄色。蒴果近球形。

性味归经： 苦、辛，微寒。归肝、脾、膀胱经。

功能主治： 清热除湿，解毒利尿。用于湿热黄疸，中暑腹泻，砂淋，血淋，痈肿疮毒，跌扑损伤。

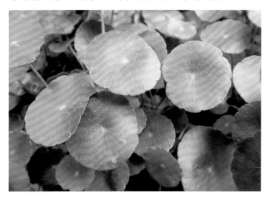

积雪草（崩大碗、马蹄草、落得打）

来　源： 伞形科植物积雪草 *Centella asiatica* (L.) Urb. 的全草。生于路旁、田坎、沟边湿润而肥沃的土地上。分布于我国长江以南各地。

识别要点： 茎细长，节上生根。叶膜质，叶缘具钝锯齿，基部阔心形，叶柄基部鞘状。伞形花序聚集成头状，花瓣紫红色或乳白色。

性味归经： 苦、辛，寒。归肝、脾、肾经。

功能主治： 清热利湿，解毒消肿。用于湿热黄疸，中暑腹泻，石淋血淋，痈肿疮毒，跌扑损伤。

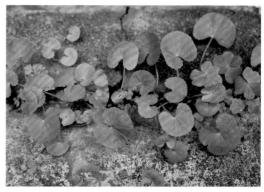

鸡蛋花（擂捶花、大季花、蛋黄花）

来　源： 夹竹桃科植物鸡蛋花 *Plumeria rubra* L. cv. Acutifolial 的干燥花朵。原产于墨西哥。我国广东、海南、广西、福建、云南等地均有栽培，多为庭院观赏植物。

识别要点： 全株无毛。具白色乳汁。叶聚生于小枝顶部，纸质。花大，芳香，花冠白色，漏斗状，管喉部黄色。蓇葖果成对生于果柄上。

性味归经： 甘、淡，凉。归胃、肠经。

功能主治： 清热利湿，润肺解毒。用于湿热下痢，里急后重，肺热咳嗽。

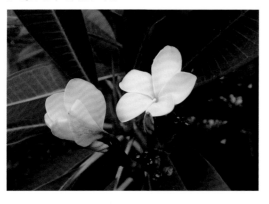

红鸡蛋花（鸡蛋花）

来　源： 夹竹桃科植物红鸡蛋花 *Plumeria rubra* L 的花。

识别要点： 枝条粗壮，带肉质，具丰富乳汁。叶厚纸质。聚伞花序顶生，花冠深红色，长于花冠筒。蓇葖果双生，种子顶端具长圆形膜质翅。

性味归经： 甘、淡、凉。归肺、大肠经。

功能主治： 清热利湿，润肺解毒。用于湿热下痢，里急后重，肺热咳嗽。

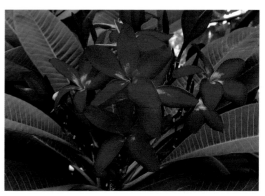

粗叶木 （粗叶木叶、白果鸡屎树）

来　　源：茜草科植物粗叶木 Lasianthus chinensis (Champ.)Bentn 的叶。生于林缘、林下。分布于福建、广东、香港、广西、云南等地。

识别要点：叶对生叶脉上均被黄色短柔毛。花2～3朵簇生于叶腋，花冠多白色，有时带紫色，近管状。核果卵球形，成熟时蓝色或蓝黑色。

性味归经：苦，寒。归肝、脾经。

功能主治：清热利湿。用于湿热黄疸。

水飞蓟 （水飞雉、奶蓟、老鼠勒）

来　　源：菊科植物水飞蓟 Silybum marianum（L.）Gaerth. 的干燥成熟果实。原产南欧至北非。我国有引种栽培。

识别要点：全部茎枝有白色粉质复被物。基生叶莲座状，叶面绿色，有大型白色花斑，叶缘有坚硬的黄色针刺。头状花序顶生，小花红紫色。

性味归经：苦，凉。归肝、胆经。

功能主治：清热解毒，疏肝利胆。用于肝胆湿热，胁痛，黄疸。

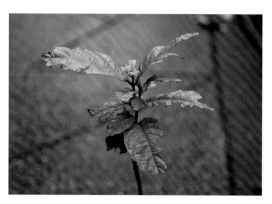

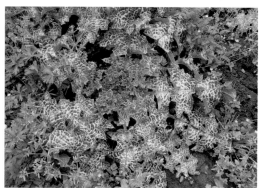

金钱草 （四川金钱草、路边黄、遍地黄）

来　　源：报春花科植物过路黄 Lysimachia christinae Hance 的干燥全草。分布于四川、江苏、广西、浙江、湖南等地。

识别要点：全草有黑色腺条。茎匍匐，叶对生。花单生叶腋，花冠黄色。蒴果球形。

性味归经：甘、咸，微寒。归肝、胆、肾、膀胱经。

功能主治：利湿退黄，利尿通淋，解毒消肿。用于湿热黄疸，胆胀胁痛，石淋，热淋，小便涩痛，痈肿疔疮，蛇虫咬伤。

聚花过路黄 （小过路黄、异叶珍珠菜、临时救）

来　　源：报春花科植物聚花过路黄 Lysimachia congestiflora Hemsl. 的干燥全草。生于水沟边、山坡林缘、草地等湿润处。分布我国长江以南各地。

识别要点：茎匍匐，紫红色，具短柔毛，叶对生。花密集生于枝端叶腋，花冠轮状，下部合生，裂片5，黄色。蒴果球形，萼宿存。

性味归经：辛、甘，微寒。归肝、脾、膀胱经。

功能主治：清利湿热，通淋消肿。用于热淋，石淋，黄疸尿赤，胆胀胁痛，痈肿疔疮，毒蛇咬伤。

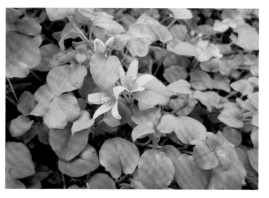

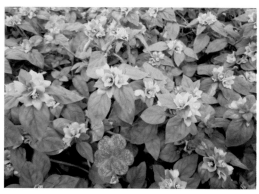

星宿菜（大田基黄、赤脚草、黄脚鸡）

来　　源：报春花科植物星宿草 *Lysimachia fortunei* Maxim. 的干燥全草。生于沟边田边等低湿处。分布于我国中南、华南、华东各地。

识别要点：茎基部带红色，并有黑色腺点。叶互生，近无柄。花冠白色，雄蕊5，着生于花冠中部。

性味归经：苦、涩，凉。归肝、脾、肺经。

功能主治：清热利湿，凉血活血，解毒消肿。用于黄疸，泻痢，目赤，吐血，血淋，崩漏，淋浊，白带，痛经，闭经，咽喉肿痛，痈肿疮毒，流火，瘰疬，跌打损伤，蛇虫咬伤。

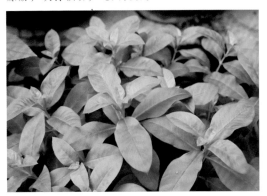

珍珠菜（狗尾巴草、山梗珍珠菜、山高粱）

来　　源：报春花科植物虎尾珍珠菜 *Lysimachia clethroides* Duby 的全草。生于山坡，路旁，溪边草丛中等湿润处。分布于我国东北、华北、华东、中南等地。

识别要点：茎直立，全株多少被黄褐色卷曲柔毛。叶互生，叶片长椭圆形或阔披针形，基部渐狭，两面散生黑色粒状腺点。总状花序顶生，花小型，白色，常转向一侧，后渐伸长。

性味归经：苦、辛，平。归肝、脾经。

功能主治：清热利湿，活血散瘀，解毒消痈。用于水肿，热淋，黄疸，痢疾，风湿热痹，带下，经闭，跌打，骨折。

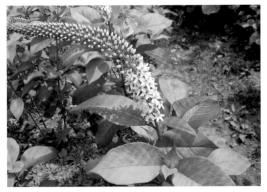

车前子/车前（车前实、风眼前仁、猪耳朵穗子）

来　　源：车前草科植物车前 *Plantago asiatica* L. 的干燥成熟种子。生于平原、山坡、路旁、田埂阴湿处或溪旁。分布于全国各地。

识别要点：叶基生呈莲座状，叶脉5～7条，基部扩大成鞘。穗状花序细圆柱状，花冠白色。蒴果纺缍状卵形，种子具角，黑褐色。

性味归经：甘，寒。归肝、肾、肺、小肠经。

功能主治：清热利尿通淋，渗湿止泻，明目，祛痰。用于热淋涩痛，水肿胀满，暑湿泄泻，目赤肿痛，痰热咳嗽。

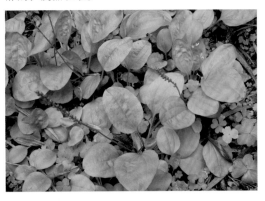

车前子/平车前（小车前）

来　　源：车前草科植物平车前 *Plantago depressa* Willd. 的干燥成熟种子。生于山坡，田埂和河边。几乎遍布全国，但以北方为多。

识别要点：叶基生呈莲座状，平卧、斜展或直立。叶片纸质，椭圆状披针形或卵状披针形，叶脉5～7条，于背面显著隆起。叶柄基部扩大成鞘状。花序梗有纵条纹，疏生白色短柔毛，穗状花序细圆柱状。

性味归经：甘，寒。归肝、肾、肺、小肠经。

功能主治：清热利尿通淋，渗湿止泻，明目，祛痰。用于热淋涩痛，水肿胀满，暑湿泄泻，目赤肿痛，痰热咳嗽。

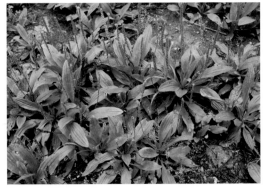

车前草/车前 （车前实、风眼前仁、猪耳朵穗子）

来　　源：车前草科植物车前 *Plantago asiatica* L.的干燥全草。生于平原、山坡、路旁、田埂阴湿处或溪旁。分布于全国各地。

识别要点：叶基生呈莲座状，叶脉5～7条，基部扩大成鞘。穗状花序细圆柱状，花冠白色。蒴果纺缍状卵形，种子具角，黑褐色。

性味归经：甘，寒。归肝、肾、肺、小肠经。

功能主治：清热利尿通淋，祛痰，凉血，解毒。用于热淋涩痛，水肿尿少，暑湿泄泻，痰热咳嗽，吐血衄血，痈肿疮毒。

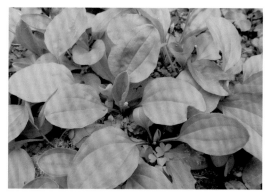

大车前 （车前、大粒车前子、大号五根草）

来　　源：车前草科植物大车前 *Plantago major* L.的成熟干燥种子。生于河滩、沟边、田边或荒地。分布于黑龙江、河北、山西、陕西、广西等地。

识别要点：基生叶直立，叶片卵形，边缘波状，叶柄明显长于叶片。穗状花序直立，花密集。

性味归经：甘，微寒。归肝、肾、肺、小肠经。

功能主治：清热利尿通淋，渗湿止泻，明目，祛痰。用于热淋涩痛，水肿胀满，暑湿泄泻，目赤肿痛，痰热咳嗽。

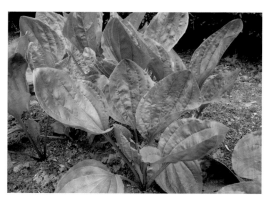

车前草/平车前 （小车前）

来　　源：车前草科植物平车前 *Plantago depressa* Willd.的干燥全草。生于山坡，田埂和河边。几乎遍布全国，但以北方为多。

识别要点：叶基生呈莲座状，平卧、斜展或直立。叶片纸质，椭圆状披针形或卵状披针形，叶脉5～7条，于背面显著隆起。叶柄基部扩大成鞘状。花序梗有纵条纹，疏生白色短柔毛，穗状花序细圆柱状。

性味归经：甘，寒。归肝、肾、肺、小肠经。

功能主治：清热利尿通淋，祛痰，凉血，解毒。用于热淋涩痛，水肿尿少，暑湿泄泻，痰热咳嗽，吐血衄血，痈肿疮毒。

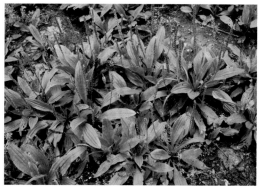

白英 （鬼目草、排风草、白毛藤）

来　　源：茄科植物白英 *Solanum lyratum* Thunb.的干燥全草。野生于路旁灌木丛中。我国大部分地区有分布。

识别要点：草质藤本叶互生。叶多为琴形，两面被白色发亮长柔毛。花冠蓝紫色或白色。浆果球形，红黑色。

性味归经：甘、苦，寒；有小毒。归肝、胆、肾经。

功能主治：清热利湿，解毒消肿。用于感冒风热表证，湿热黄疸，带下，利湿，热性小便不利，水肿，疟疾。

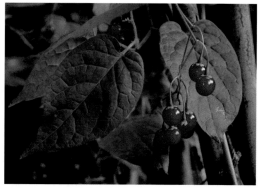

鸳鸯茉莉 (香茉莉)

来　　源：茄科植物鸳鸯茉莉 Brunfelsia acuminata Benth. 的叶。分布于我国南方各地，广东城镇不少庭园有栽培。

识别要点：矮灌木。花冠高脚状，初开为蓝紫色，渐变为雪青色，后变为白色，花香浓郁。

性味归经：甘、淡，微寒。归膀胱经。

功能主治：清热利水。用于水肿。

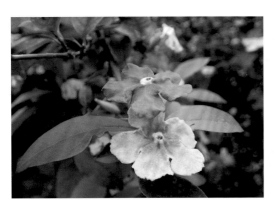

茄根 (五指茄、茄子根、白茄根)

来　　源：茄科植物茄 Solanum melongena L. 的干燥根。原产亚洲热带。我国各地均有栽培。

识别要点：小枝多为紫色。叶大，下面密被绒毛。花萼钟形，花冠辐状，外面得状毛被较密。果实长圆形，色紫或绿白色。

性味归经：甘、辛，寒。归肝、脾经。

功能主治：祛风利湿，清热止血。用于风湿热痹，水肿，脚气，血痢，便血，痔血，血淋，阴痒，皮肤瘙痒，冻疮。

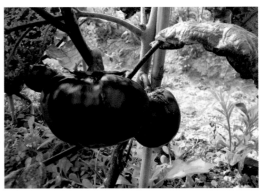

掌叶牵牛 (五爪龙、五叶藤、五叶薯)

来　　源：旋花科植物五爪金龙 Ipomoea cairica (L.) Sweet 的全草。生于路边，缠绕着植物攀缘。分布于福建、广东、广西、云南等地。

识别要点：多年生缠绕草本，全体无毛。叶掌状 5 深裂或全裂。聚伞花序腋生，具 1～3 花，花冠紫红色或淡红色，漏斗状。蒴果近球形，4 瓣裂，种子黑色。

性味归经：甘，寒。归肝、肺、肾。膀胱经。

功能主治：清热，利水，解毒。用于肺热咳嗽，小便不利，淋证，尿血，痈疽肿毒。

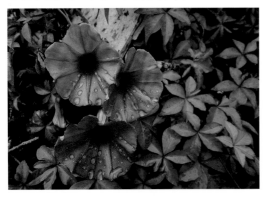

水茴香 (水薄荷、水丁香、水沉香)

来　　源：玄参科植物水八角 Limnophila rugosa (Roth) Merr. 的全草。生于水旁、山谷、草地。分布于广东、福建、台湾、湖南、云南等地。

识别要点：全株具芳香。叶对生，卵形，背面有腺点，叶柄具狭翅。花冠紫红色或蓝色。蒴果椭圆形，浅褐色，种子扁平，不规则卷迭，具网纹。

性味归经：辛，甘，温。归肺、脾、胃经。

功能主治：健脾利湿，理气化痰。用于水肿，胃痛，胸腹胀满，咳嗽气喘，小儿乳积，疮疖。

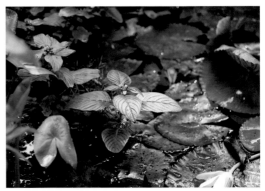

桐木（白桐皮、桐木皮、桐皮）

来　　源：玄参科植物泡桐 *Paulownia fortunei*（Seem.）Hemsl. 的干燥树皮。生于低海拔的山坡、林中。分布于安徽、浙江、福建、台湾、广东等地。

识别要点：叶对生，大而有长柄。花冠大具柄，紫色或白色，花冠管基部狭缩，花冠漏斗状。蒴果卵状。

性味归经：苦，寒。归肝、大肠、膀胱经。

功能主治：祛风除湿，消肿解毒。用于风湿热痹，淋证，丹毒，痔疮肿毒，肠风下血，外伤肿痛，骨折。

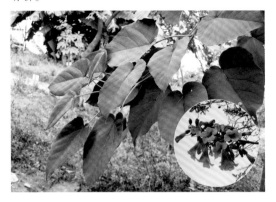

钉地蜈蚣（倒地蜈蚣、过路蜈蚣、四角铜钟、单色蝴蝶草）

来　　源：玄参科植物钉地蜈蚣 *Torenia concolor* Lindl. var. formosana Yamazaki 的全草。生于山野阴湿处。

识别要点：茎纤细，四棱形，匍匐。叶具短柄，叶缘有疏锯齿。花大，腋生，花冠唇形，蓝紫色。蒴果长椭圆形，种子多数。

性味归经：甘、酸、微苦，微寒。归肺、肝经。

功能主治：利湿散瘀，止痛。用于中暑，伤风，呕吐泄泻，痢疾，疮疖，筋骨痛，肺热咳喘，湿热黄疸，口疮，痈肿疮疽，水火烫伤。

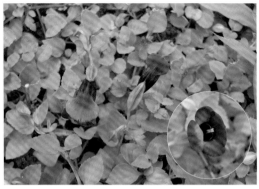

梓树（臭梧桐、黄金树、豇豆树）

来　　源：紫葳科植物梓树 *Catalpa ovata* G. Don. 的根皮。多栽培于村庄附近及公路两旁。分布长江流域及其以北地区，日本等国也有分布。

识别要点：叶阔卵形，长宽相近，全缘或浅波状，叶片上下表面均粗糙，微被柔毛。圆锥花序顶生，花二唇形，筒部内有2黄色条带及暗紫色斑点。蒴果线形，下垂，深褐色。

性味归经：苦，寒。归经未知。

功能主治：清热利湿，降逆止吐，杀虫止痒。

主　　治：湿热黄疸，胃逆呕吐，疮疥，湿疹，皮肤瘙痒。

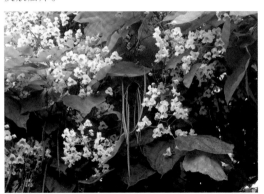

竹节黄（扭序花、青榄、竹叶青）

来　　源：爵床科植物鳄嘴花 *Clinacanthus nutans*（Burm.f.）Lindau 的全草。生于低海拔疏林中或灌丛中。分布于云南、广西、广东、海南等地。

识别要点：茎圆柱形，有细密的纵条纹。叶纸质，先端尾状渐尖，两面无毛。花冠深红色，被柔毛。

性味归经：辛、甘、微苦，平。归肝、肾经。

功能主治：清热解毒，消肿止痛。用于水肿，风湿痹痛，跌打肿痛，骨折。

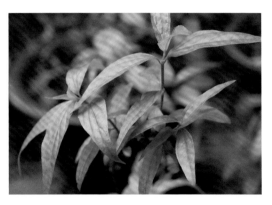

柚木 (脂树、硬木树)

来　　源：马鞭草科植物柚木 *Tectona grandis* L.f. 的花、种子。生于潮湿疏林中。原产印度、缅甸、马来西亚和印度尼西亚。我国海南、广东、广西、福建、台湾等地有栽培。

识别要点：树枝四棱形，被星状毛。叶对生，极大，厚纸质，背面密被灰黄色星状毛。花白色，芳香。核果球形，外果皮被毡细毛。

性味归经：甘、苦，微寒。归脾、大肠、膀胱经。

功能主治：清热祛湿，利尿。用于热淋涩痛，腹痛泄泻。

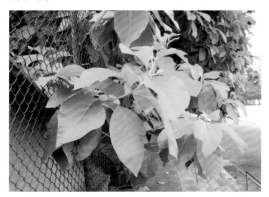

连钱草 (铜铁草、落地金钱、马蹄草)

来　　源：唇形科植物活血丹 *Glechoma longituba* (Nakai) Kupr. 的干燥地上部分。生于林缘、溪边等阴湿处。几乎全国各地均有分布。

识别要点：茎四棱形。叶对生，草质，具长柄，叶片边缘有圆齿。轮伞花序常2花，花萼筒状，萼齿5枚，花冠蓝色或紫色，下唇具深色斑点。

性味归经：辛、微苦，微寒。归肝、肾、膀胱经。

功能主治：利湿通淋，清热解毒，散瘀消肿。用于热淋，石淋，湿热黄疸，疮痈肿痛，跌打损伤。

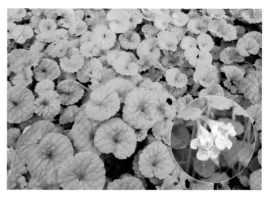

溪黄草 (溪沟草)

来　　源：唇形科植物溪黄草 *Rabdosia serra* (Maxim.) H. Hara 的干燥全草。生于路旁、田边、溪旁、草丛中。分布于黑龙江、吉林、四川、贵州、广西、广东、江苏、台湾等地。

识别要点：茎具4沟槽，被短柔毛。叶顶端渐尖，基部楔状渐狭而下延，两面被分节的短毛及密生红褐色腺点，揉之有黄色液汁。花紫色。

性味归经：苦，寒。归肝、胆经。

功能主治：清热利湿，退黄，凉血散瘀。用于湿热黄疸，湿热泻痢，跌打瘀肿。

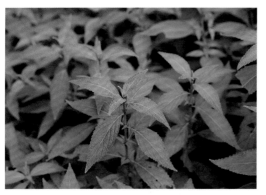

线纹香茶菜 (雄胆草、黄汁草、手擦黄)

来　　源：唇形科植物线纹香茶菜 *Rabdosia lophanthoides* (Buch. –Ham. ex D. Don) H. Hara 的干燥全草。生于山坡、路旁、田边、溪旁及草丛中。主产广东等地。

识别要点：茎四棱形，被短柔毛及腺点。聚伞花序分枝蝎尾状，花萼钟形，外面疏被串珠状具节长柔毛，满布红褐色腺点，花冠白色或粉红色。

性味归经：苦，寒。归肝、胆、大肠经。

功能主治：清热利湿，凉血散瘀。用于湿热黄疸，腹胀胁痛，湿热泄泻，热毒泻痢，跌打损伤。

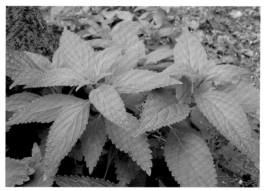

纤花香茶菜 （雄胆草）

来　　源：唇形科植物纤花香茶菜 *Rabdosia lophanthoides*（Buch. –Ham. ex D. Don）Hara var. *graciliflora*（Benth.）H. Hara 的干燥全草。生于山坡、路旁、田边、溪旁及草丛中。分布于广东、福建、广西、江西等地。

识别要点：茎四棱形，叶对生，叶下面满布淡黄色腺点及白色具节柔毛。花蓝紫色，二唇形。小坚果卵圆形，棕褐色。

性味归经：苦，寒。归肝、胆、大肠经。

功能主治：清热利湿，凉血散瘀。用于湿热黄疸，腹胀肋痛，湿热泄泻，热毒泻痢，跌打损伤。

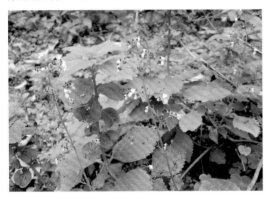

长叶香茶菜 （溪黄草、四方草）

来　　源：唇形科植物长叶香茶菜 *Rabdosia stracheyi*（Benth. ex Hook. f.）Kudó 的全草。生于溪边，沼泽地或林下。分布于广东、海南、广西、云南等地。

识别要点：茎基部以上四棱形，被栗色串珠状短柔毛。茎叶对生，狭披针形，下面淡绿色，满布紫褐色腺点。花萼钟形，花冠粉红或白色，冠檐上疏被红色腺点，上唇具紫色斑点。

性味归经：甘、苦，凉。归肝、脾、膀胱经。

功能主治：清热利湿，活血散瘀。用于湿热黄疸，胆胀胁痛，腹痛泄泻，痢疾，水肿，中暑，跌打瘀痛，乳疮。

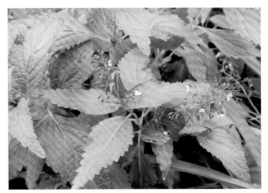

猫须草 （猫须公、化石草）

来　　源：唇形科植物肾茶 *Clerodendranthus spicatus*（Thunb.）C. Y. Wu et H. W. Li 的干燥全草。生于旷地或林下及沟边湿润处。分布于广东、海南、广西、台湾等地。

识别要点：茎四棱形。叶缘中部以上具粗齿，两面被短柔毛及凹陷腺点。唇形花冠浅紫色或白色，雄蕊4枚，花丝伸出花冠之外，形似猫须。

性味归经：甘、淡、微苦，微寒。归肾、脾、胆经。

功能主治：清热利湿，通淋排石。用于水肿，热淋，石淋，胆胀胁痛，风湿痹痛。

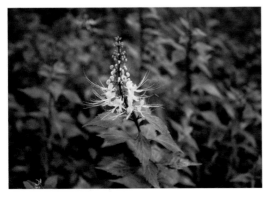

泽泻 （建泽泻、川泽泻、泽泄）

来　　源：泽泻科植物泽泻 *Alisma orientale*（Sam.）Juzep. 的干燥块茎。生于浅沼泽地或水稻田中。分布于全国各地。

识别要点：块茎椭圆形。叶脉通常5脉，叶柄基部渐宽，边缘膜质。花白色，粉红色或浅紫色，花药黄色。瘦果椭圆形，种子紫褐色。

性味归经：甘、淡，寒。归肾、膀胱经。

功能主治：利水渗湿，泄热，化浊降脂。用于小便不利，水肿胀满，泄泻尿少，痰饮眩晕，热淋涩痛，高脂血症。

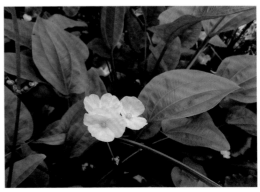

芭蕉根（芭蕉头、大叶芭蕉根）

来　　源：芭蕉科植物芭蕉 *Musa basjoo* Sieb. & Zucc. 的根茎。我国秦岭淮河以南均有栽培。

识别要点：茎丛生，不分枝。叶大型，长椭圆形。花从叶丛中抽出，淡黄色。浆果三棱状，长圆形，肉质，种子黑色。

性味归经：甘，寒。归脾、胃、肝经。

功能主治：清热解毒，生津止渴，利尿。用于热病烦渴，消渴，痈肿疔毒，丹毒，崩漏，黄疸，淋浊，水肿，白带，脚气。

美人蕉根（观音姜、小芭蕉头）

来　　源：美人蕉科植物美人蕉 *Conna indica* L. 的根。全国大部分地区有栽培。

识别要点：全株被蜡质白粉。花单生或对生，苞片绿色，花冠裂片披针形，外轮退化雄蕊2～3枚，鲜红色，唇瓣披针形。蒴果长卵形，有软刺。

性味归经：甘，微苦，微寒。归心、肝、小肠经。

功能主治：清热解毒，利水，调经。用于湿热黄疸，痢疾，带下，月经不调，疮疡肿毒。

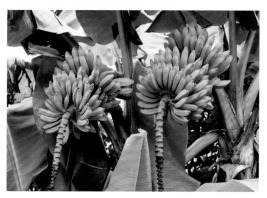

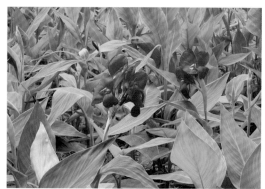

蕉芋（蕉藕、蕉芽、食用美人蕉）

来　　源：美人蕉科植物姜芋 *Canna edulis* Ker. 的干燥根茎。原产南美洲及西印度群岛。我国南部及西南部等省区有栽培。

识别要点：茎紫色，粗壮。叶互生，叶鞘边缘紫色。花单生或2朵簇生，小苞片卵形，淡紫色。蒴果3瓣裂。

性味归经：甘、淡，凉。归脾、肝、大肠经。

功能主治：清热利湿，解毒。用于热毒泻痢，湿热泄泻，湿热黄疸，痈疮肿毒。

生姜皮（生姜衣）

来　　源：姜科植物姜 *Zingiber officinale* Rosc. 的根茎的栓皮。全国大部分地区有产。

识别要点：根茎肥厚，多分枝，有芳香及辛辣味。叶无柄，叶舌膜质。穗状花序球果状，苞片淡绿色，花冠黄绿色，唇瓣中央裂片长圆状卵形。

性味归经：辛，凉。归肺、脾经。

功能主治：利水消肿。用于水肿初起，小便不利。

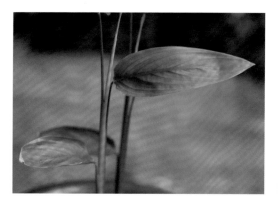

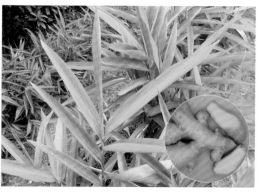

萱草根 (忘忧草、针菜、萱草花)

来　　源：百合科植物萱草 *Hemerocallis fulva* L. 的根。我国大部分地区有栽培。

识别要点：叶扁平状长线型。花橙黄色，花柄长，花被漏斗状，向外反卷，花丝着生于花被喉部。

性味归经：甘，凉；有毒。归脾、肝、膀胱经。

功能主治：清热利湿，凉血止血，解毒消肿。用于湿热黄疸，水肿，淋浊，带下，衄血，便血，崩漏，乳痈，产后乳汁不下。

黄花萱草根 (黄花菜、鹿葱)

来　　源：百合科植物黄花萱草 *Hemerocallis flava* L. 的根及根茎。生于山坡、山谷、荒地或林缘。分布于我国秦岭以南各地。

识别要点：根近肉质，中下部常纺缍状膨大。花葶长短不一，花梗较短，花多朵，花被淡黄色，橘红色，黑紫色。蒴果三棱状椭圆形。

性味归经：甘，凉；有毒。归脾、肝、膀胱经。

功能主治：清热利湿，凉血止血，解毒消肿。用于湿热黄疸，水肿，淋浊，带下，衄血，便血，崩漏，乳痈，产后乳汁不下。

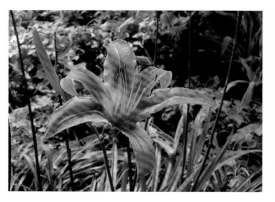

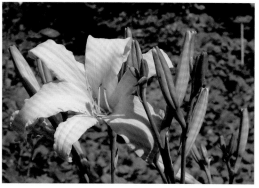

金针菜 (针菜、萱草花)

来　　源：百合科植物萱草 *Hemerocallis fulva*（L.）L. 的花蕾。我国大部分地区有栽培。

识别要点：叶扁平状长线型。花橙黄色，花柄长，花被漏斗状，向外反卷，花丝着生于花被喉部。

性味归经：甘，凉。归心、脾、小肠经。

功能主治：清热利湿，宽胸解郁，凉血解毒。用于小便短赤，湿热黄疸，胸闷心烦，少寐，痔疮便血，疮痈，胃火牙痛。

郁金香 (洋荷花、草麝香、郁香)

来　　源：百合科植物郁金香 *Tulipa gesneriana* L. 的花。原产地中海。我国大城市公园有引种栽培。

识别要点：鳞茎扁卵圆形，茎叶光滑具白粉。花单生茎顶，杯状，花瓣6片，倒卵形，色彩多样，花丝基部宽阔，花柱3裂至基部，反卷。

性味归经：辛，苦，平。归脾、胃经。

功能主治：化湿辟秽。用于脾胃湿浊，胸脘满闷，呕逆腹痛，口臭苔腻。

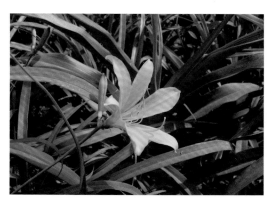

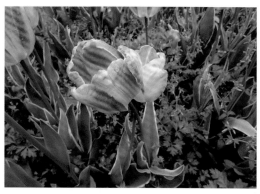

灯心草（野席草、灯心、灯草）

来　　源：灯心草科植物灯心草 *Juncus effusus* L.的干燥茎髓。生于水旁或沼泽边缘潮湿地带。我国各地均有分布。主产江苏。

识别要点：茎簇生。细柱形，白色髓占茎的大部分。叶鞘红褐色或淡黄色，叶片退化呈刺芒状。聚伞状花序多花，淡绿色，具短柄。

性味归经：甘、淡，微寒。归心、肺、小肠经。

功能主治：清心火，利小便。用于心烦失眠，尿少涩痛，口舌生疮。

薏苡仁（薏仁、苡仁、净米仁）

来　　源：禾本科植物薏苡 *Coix lacryma-jobi* L. var. *mayuen*（Roman.）Stapf的干燥成熟种仁。生于河边或阴湿山谷中。主产于福建、江苏等地。

识别要点：秆直立丛生，节多分枝。叶片宽大扁平，中脉粗厚，在下面隆起。总状花序腋生成束，总苞卵圆形，珐琅质，坚硬，有光泽。

性味归经：甘、淡，凉。归脾、胃、肺经。

功能主治：利水渗湿，健脾止泻，除痹，排脓，解毒散结。用于水肿，脚气，小便不利，脾虚泄泻，湿痹拘挛，肺痈，肠痈，赘疣，癌肿。

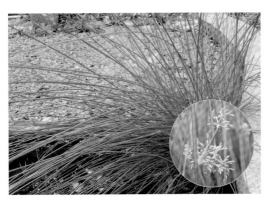
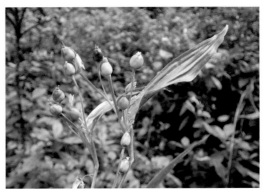

玉米（玉蜀黍、包谷、玉高粱）

来　　源：禾本科植物玉米 *Zea mays* L.的种子。性耐寒，喜向阳土质肥沃处生长。原产拉丁美洲。我国各地广为栽培。

识别要点：秆基部节处常有气生根。叶片宽大，边缘呈波状皱折，中脉强壮。植株中部叶腋内抽出圆柱状的雌花序，雌小穗密集成纵行排列于穗轴上。

性味归经：甘，平。归胃、大肠经。

功能主治：调中开胃，利尿消肿。用于食欲不振，小便不利，水肿，石淋。

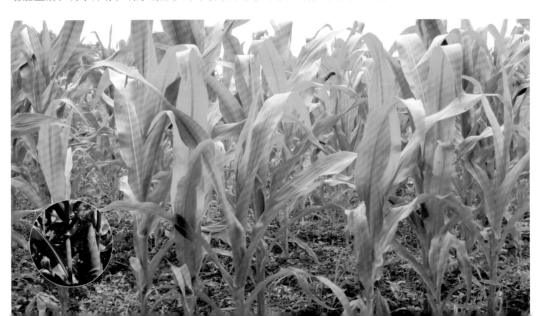

玉米须 <small>（玉蜀黍蕊、包粟须、玉蜀黍花须）</small>

来　　源：禾本科植物玉米 *Zea mays* L.的干燥花柱与柱头。性耐寒，喜向阳土质肥沃处生长。原产拉丁美洲，我国各地广为栽培。

识别要点：植株中部叶腋内抽出圆柱状的雌花序，雌小穗密集成纵行排列于穗轴上，谷穗外被多层变态叶包裹，花柱丝状，顶端分叉，长20～30厘米。

性味归经：甘、淡，平。归肾、胃、肝、胆经。

功能主治：利尿消肿，清肝利胆。用于水肿，热淋，石淋，湿热黄疸，胆胀胁痛，肝阳上亢，消渴，产后乳汁不下。

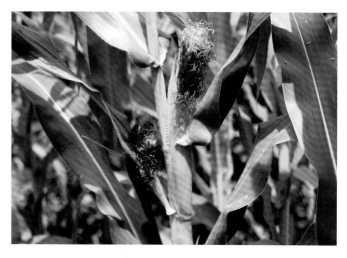

牛筋草 <small>（蟋蟀草、路边草、千金牛）</small>

来　　源：禾本科植物牛筋草 *Eleusine indica*（L.）Gaertn.的干燥全草。生于荒芜之地及道路旁。分布于我国南北各地。

识别要点：根系发达。秆丛生。叶鞘两侧压扁而具脊，叶片线形，平展。穗状花序2～7个指状着生于秆顶。

性味归经：甘、淡，平。归肝、肺、胃经。

功能主治：清热利湿。用于伤暑发热，小儿急惊，湿热黄疸，痢疾，淋病，小便不利；外治跌打损伤。

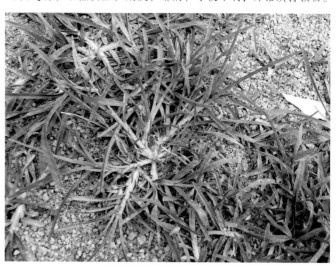

七、温里药

八角茴香 (八角、大茴香、大料瓣)

来　源： 木兰科植物八角茴香 *Illicium verum* Hook.f.的干燥成熟果实。生于气候温暖、潮湿、土壤疏松的山地。分布于广东、广西等地。

识别要点： 叶革质，对光透视可见密布透明油点。花单生叶腋，花被片覆瓦状排列，内轮粉红至深红色。聚合果由8～9个蓇葖果组成，饱满平直。

性味归经： 辛，温。归肝、肾、脾、胃经。

功能主治： 温阳散寒，理气止痛。用于寒疝腹痛，肾虚腰痛，胃寒呕吐，脘腹冷痛。

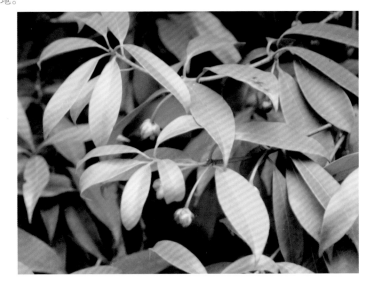

肉桂 (玉桂、官桂、板桂)

来　源： 樟科植物肉桂 *Cinnamomum cassia* Presl的干燥树皮。多栽培于沙土及斜坡山地。分布于广西、广东、云南等地。

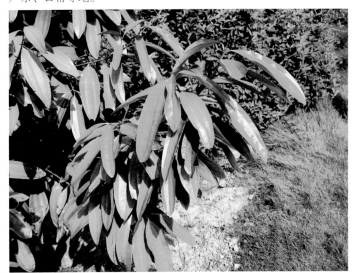

识别要点： 叶革质，叶缘软骨质，内卷，上表面有光泽，离基三出脉。花白色，花被内外两面密被黄褐色短绒毛，果椭圆形，黑紫色，果托浅杯状。

性味归经： 辛、甘，大热。归肾、脾、心、肝经。

功能主治： 补火助阳，引火归元，散寒止痛，温通经脉。用于阳痿宫冷，腰膝冷痛，肾虚作喘，虚阳上浮，眩晕目赤，心腹冷痛，虚寒吐泻，寒疝腹痛，痛经经闭。

肉桂 / 大叶清化桂 （玉桂、清化桂）

来　　源：樟科植物大叶清化桂 *Cinnamomum aromaticum* Ness.的干燥树皮。我国广东等地有栽培。

识别要点：树皮灰褐色或黑褐色，有香气。叶革质，叶片长椭圆形，离基三出脉明显。花黄绿色，果实椭圆形，橄榄绿色，顶端有小突尖。

性味归经：辛，甘，大热。归肾、脾、心、肝经。

功能主治：补火助阳，引火归元，散寒止痛，温通经脉。用于阳痿宫冷，腰膝冷痛，肾虚作喘，虚阳上浮，心腹冷痛，虚寒吐泻，寒疝腹痛，痛经经闭。

肉桂子 （桂丁香、桂花子、桂子）

来　　源：樟科植物肉桂 *Cinnamomum cassia* Presl 的干燥近成熟果实。多栽培于沙土及斜坡山地。分布于广西、广东、云南等地。

识别要点：叶革质，叶缘软骨质，内卷，上表面有光泽，离基三出脉。花白色，花被内外两面密被黄褐色短绒毛，果椭圆形，黑紫色，果托浅杯状。

性味归经：辛，甘，温。归胃经。

功能主治：温中和胃。用于脘腹寒痛，呕哕。

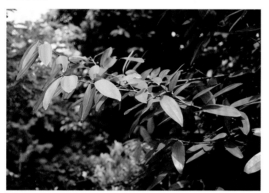

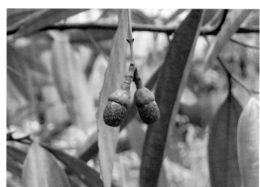

山桂皮 （山桂皮、广东桂皮、山肉桂）

来　　源：樟科植物阴香 *Cinnamomum burmannii* （C.G. & Th. Nees）Bl.的干燥树皮。生于密林或灌丛及溪边路旁。分布于广东、广西、云南、福建等地。

识别要点：树皮光滑，内皮红色，有肉桂样香气。叶革质，具离基三出脉，但腋脉无腺点。花绿白色。果卵球形。

性味归经：辛，微甘，温。归脾经。

功能主治：温中止痛，祛风散寒。用于胃寒疼痛，食欲不振，腹痛泄泻，风寒湿痹，腰腿疼痛，跌打损伤，创伤出血，疮疖肿毒。

樟树子 （香樟子、樟木子、大木姜子）

来　　源：樟科植物樟 *Cinnamomum camphora* （L.）Presl 的干燥成熟果实。生于山坡或沟谷。分布于我国南方及西南各地。

识别要点：枝叶均有樟脑味。叶脉在基部以上3出，脉腋内有隆起的腺体。圆锥花序腋生，花小，绿白色或淡黄色。核果球形，紫黑色。

性味归经：辛，温。归脾、胃经。

功能主治：散寒祛湿，行气止痛。用于脘腹冷痛，食滞腹胀，寒湿吐泻，寒湿脚气。

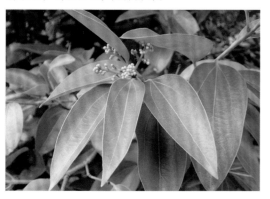

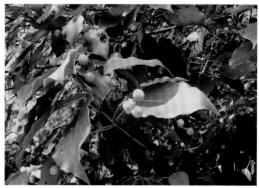

荜澄茄 （澄茄子、毕澄茄、澄茄）

来　源： 樟科植物山鸡椒 *Litsea cubeba*（Lour.）Pers. 的干燥成熟果实。生于向阳山坡、林缘、灌木丛。分布于江苏、浙江、云南等地。

识别要点： 全体有姜香气。叶互生，叶柄长约1厘米。花先叶开放，花小，淡黄色。果实形如黄豆大，香辣，成熟时黑色，基部有6齿状宿存花被。

性味归经： 辛，温。归脾、胃、肾、膀胱经。

功能主治： 温中散寒，行气止痛。用于胃寒呕逆，脘腹冷痛，寒疝腹痛，寒湿郁滞，小便浑浊。

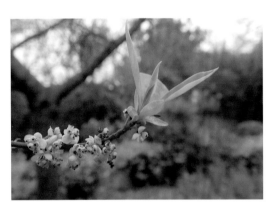

荜茇 （荜拔、安南荜茇、云南荜茇）

来　源： 胡椒科植物荜茇 *Piper longum* L. 的干燥近成熟或成熟果穗。生于热带林下。广西、广东、海南、福建等地有栽培。

识别要点： 叶纸质，有细密腺点，叶脉7条，均自基出，最内1对粗壮。穗状花序与叶对生。果穗棒状。

性味归经： 辛，热。归胃、大肠经。

功能主治： 温中散寒，下气止痛。用于脘腹冷痛，呕吐，泄泻，寒凝气滞，胸痹心痛，头痛，牙痛。

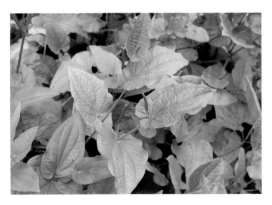

胡椒 （古月、白胡椒、白胡）

来　源： 胡椒科植物胡椒 *Piper nigrum* L. 的干燥近成熟或成熟果实。生长于荫蔽的树林中。海南、广西、福建、台湾、云南有栽培。

识别要点： 木质攀援藤本，节显著膨大。叶近革质，基出脉3条或5条。穗状花序与叶对生。浆果球形，成熟时红色，未成熟的干后变黑色。

性味归经： 辛，热。归胃、大肠经。

功能主治： 温中散寒，下气，消痰。用于胃寒呕吐，腹痛泄泻，食欲不振，癫痫痰多。

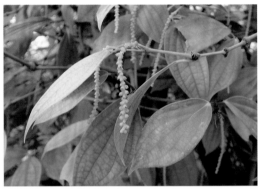

假蒟叶 （假蒌叶、马蹄蒌、臭蒌）

来　源： 胡椒科植物假蒟 *Piper sarmentosum* Roxb. 的干燥叶。生于林下或湿地。分布于福建、广东、广西、西藏等地。

识别要点： 匍匐草本。叶近膜质，背面及嫩叶脉上密生细腺点，基部浅心形，截平。浆果近球形，基部嵌生于花序轴中并与其合生。

性味归经： 苦、辛，温。归脾、胃、肝经。

功能主治： 温中散寒，行气止痛，活血散瘀。用于胃寒冷痛，腹痛气胀，风湿腰痛，产后气虚脚肿，疮疡，跌打肿痛，痔疮肿痛。

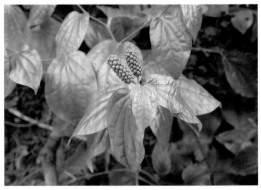

青蒟叶 (青蒌叶)

来　源： 胡椒科植物蒌叶 *Piper betle* L. 的干燥叶。喜生于墙壁、村边阴湿地。原产于印度尼西亚。海南、广东、广西、台湾等地有栽培。

识别要点： 攀援藤本。叶纸质或近革质，背面及嫩叶脉上密生细腺点，基部心形。浆果顶端稍凸，有绒毛，下部与花序轴合生成肉质果穗。

性味归经： 辛，温。归肺、胃经。

功能主治： 祛风散寒，止咳平喘，行气止痛，杀虫止痒。用于风寒咳嗽，肺寒喘咳，胃脘气痛。

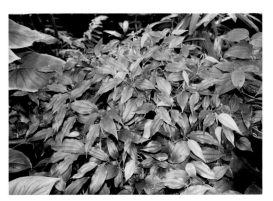

蒲桃 (水葡桃、香果、风鼓)

来　源： 桃金娘科植物蒲桃 *Syzygium jambos* (L.) Alston 的干燥茎。生于河边及河谷湿地。分布于台湾、福建、广东、广西、海南、贵州等地。马来西亚、印度尼西亚也有栽培。

识别要点： 叶革质，叶面多透明细小腺点，侧脉以45°开角斜向上。聚伞花序顶生，有花数朵，花绿白色。浆果球形，果皮肉质，绿黄色，有油腺点。

性味归经： 甘、涩、微辛，微温。归肺、脾、胃、大肠经。

功能主治： 温中散寒，降逆止呕，温肺止咳。用于胃寒呃逆，肺虚寒咳。

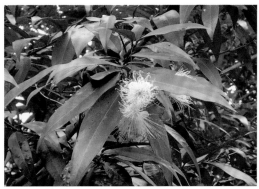

楝叶吴茱萸 (树腰子、辣树、山漆)

来　源： 芸香科植物楝叶吴茱萸 *Evodia glabrifolia* (Charnp ex Benth.) Huang 的果实。生于常绿阔叶林或山谷较湿润地。分布于台湾、福建、广东等地。

识别要点： 树皮灰白色，密生类圆形、略凸起的皮孔。奇数羽状复叶纸质，基部一侧偏斜。花白色。果实淡紫红色，有油点。

性味归经： 辛，温。归肝、胃经。

功能主治： 温中散寒，行气止痛。用于胃寒冷痛，腹胀，头痛。

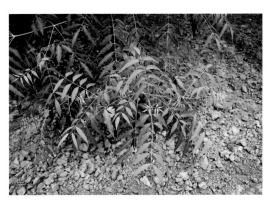

吴茱萸 (吴萸、石虎、臭辣子)

来　源： 芸香科植物吴茱萸 *Euodia rutaecarpa* (Juss.) Benth. 的干燥近成熟果实。生于平原和坡地，村边及路旁等均可种植。分布于秦岭以南各地。

识别要点： 小叶5～11片，厚纸质。花序顶生，花冠和萼片均5片，镊合排列。果实暗紫红色，表面有大油点，每瓣有种子1枚，褐黑色，有光泽。

性味归经： 辛、苦，热；有小毒。归肝、脾、胃、肾经。

功能主治： 散寒止痛，降逆止呕，助阳止泻，用于厥阴头痛，寒疝腹痛，寒湿脚气，经行腹痛，脘腹胀痛，呕吐吞酸，五更泄泻。

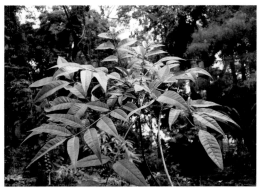

花椒 (大椒、秦椒、蜀椒)

来　　源：芸香科植物花椒*Zanthoxylum bungeanum* Maxim.的干燥根。生于山地灌木丛或疏林中。分布于江苏、浙江、四川、贵州等地。

识别要点：小叶对生，叶缘有细裂齿，齿缝有油点。花序顶生或生于侧枝之顶，花被片黄绿色。果紫红色，散生微凸起的油点。

性味归经：辛、苦，温。归肝、胃经。

功能主治：祛风散寒，解毒止痛。用于风湿痹痛，牙痛，皮癣。

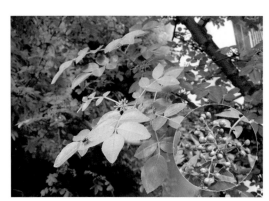

竹叶花椒 (山巴椒、土花椒、狗屎椒)

来　　源：芸香科植物竹叶花椒*Zanthoxylum armatum* DC.的干燥成熟果实。生于山地或低丘陵坡地。分布于山东以南地区。

识别要点：枝干散生基部宽而扁的锐刺。奇数复叶，叶轴有狭窄的叶质边缘，腹面呈沟状凹陷。花被片淡黄绿色。果紫红色，有微凸起少数油点。

性味归经：辛，温。归胃、大肠经。

功能主治：散寒，止痛，驱蛔。用于胃寒呕吐，蛔虫腹痛，牙痛，湿疮。

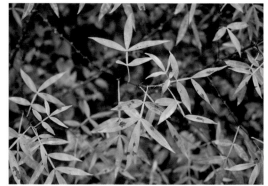

小茴香 (川谷香、西小茴、北茴香)

来　　源：伞形科植物茴香*Foeniculum vulgare* Mill.的干燥成熟果实。原产于欧洲。我国各地田园常见栽培。

识别要点：全株具特殊香气，多分枝，茎光滑。叶柄呈鞘状，叶鞘边缘膜质，叶片轮廓为阔三角形，羽状全裂。花黄色。果实长圆形，主棱5条。

性味归经：辛，温。

功能主治：散寒止痛，理气和胃。

主　　治：寒疝腹痛，睾丸偏坠，痛经，少腹冷痛，脘腹胀痛，食少吐泻。

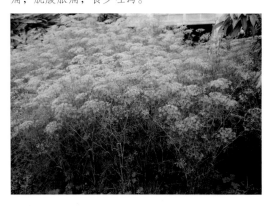

辣椒 (红海椒、牛角椒、鸡嘴椒)

来　　源：茄科植物辣椒*Capsicum annuum* L.的干燥成熟果实。原产南美洲热带地区，我国各地广泛栽培。

识别要点：草本植物，茎分枝稍呈之字形折曲。花单生，俯垂，白色。果实长指状，顶端渐尖且常弯曲，成熟后红色，味辣。

性味归经：辛，热。归心、脾经。

功能主治：温中散寒，开胃消食。用于寒滞腹痛，呕吐，泻痢，冻疮。

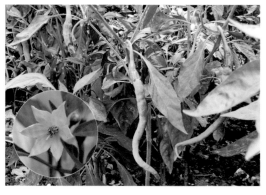

指天椒（朝天椒、长柄椒、小辣椒）

来　源： 茄科植物指天椒 *Capsicum annuum* L. var. *conoides*（Mill.）Irish 的果实。原产南美洲热带地区。我国南北均有栽培。

识别要点： 多年生半木质性植物，多二歧分枝。花常单生于二分叉间。花白色或带紫色。果实圆锥形，成熟后红色或紫色，味极辣。

性味归经： 辛，温。归心、脾经。

功能主治： 活血，消肿，解毒。用于疮疡，脚气，狂犬咬伤。

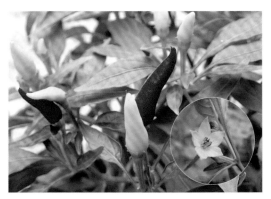

樱桃椒（五彩椒、黑珍珠、五色椒）

来　源： 茄科植物樱桃椒 *Capsicum annuum* L. var. *cetasiforme* Irish 的果实。原产南美洲。我国各地有栽培。

识别要点： 多分枝。同一植株上的果实有绿、紫、黄、鲜红等颜色。果实小圆球形，似樱桃。果实基部宿存花萼平展，果顶平圆，胎座大，种子多。

性味归经： 归脾、胃经。

功能主治： 温中散寒，健胃消食。用于脾胃虚寒，食欲不振。

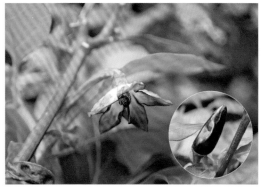

灯笼椒（大海椒、甜椒）

来　源： 茄科植物灯笼椒 *Capsicum annuum* L. var. *grossum*（L.）sendt. 的果实。原产南美洲。我国各地有栽培。

识别要点： 茎干粗壮。叶片卵形。花单朵腋生，白色。果实形似灯笼，长5厘米左右，果柄四周有不规则凹凸。

性味归经： 辛、甘，温。归脾、胃经。

功能主治： 温中散寒。用于胃寒冷痛，消化不良。

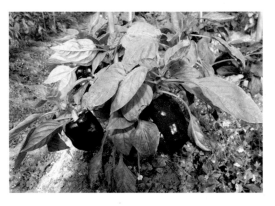

红豆蔻（红豆蔻根、大良姜）

来　源： 姜科植物大高良姜 *Alpinia galanga* Willd. 的干燥根茎。生于山坡、旷野草地和灌丛。分布于广东、海南、广西等地。

识别要点： 根茎有分枝，表面红棕色或暗紫色，有波浪形的淡黄色环节，有香气。圆锥花序密生多花，花绿白色。果长圆形，中部溢缩，果皮枣红色。

性味归经： 辛，温。归脾、肺经。

功能主治： 散寒燥湿，醒脾消食。用于脘腹冷痛，食积胀满，呕吐泄泻，饮酒过多。

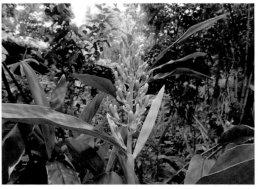

云南草蔻 (滇草蔻、小草蔻、野砂仁)

来　　源：姜科植物云南草蔻*Alpinia blepharocalyx* K. Schum的果实。分布云南。

识别要点：叶面无毛，叶背淡绿色，密被长柔毛，叶舌全缘，先端具睫毛。总状花序直立，花萼管狭椭圆形，淡红色，先端具3齿，花冠管上部淡红色，下部微黄绿色，无毛，裂片近等长，白色，具缘毛。蒴果椭圆形，被柔毛。

性味归经：辛，温。归脾、胃经。

功能主治：祛寒燥湿，温胃止呕。寒湿阻滞脾胃，脘腹胀满疼痛，呕吐，泄泻。

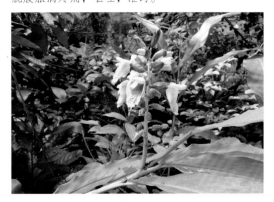

华山姜 (华良姜、箭杆风、廉姜)

来　　源：姜科植物华山姜*Alpinia chinensis* Rosc.的干燥根茎。生于林阴下。分布于我国东南部至西南部各地。

识别要点：叶片披针形，先端尾状渐尖。圆锥花序狭窄，花白色，唇瓣卵形，先端微凹，基部两侧各具1条纵向的红色条纹。

性味归经：辛，温。归肺、胃、肝经。

功能主治：散寒止痛，止咳平喘，除风湿，解疮毒。用于胃寒痛，风寒咳喘，风湿痹痛，跌损肿痛，月经不调，无名肿毒。

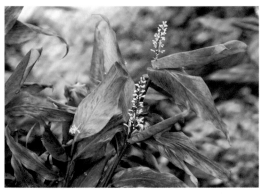

高良姜 (小良姜、良姜、良姜片)

来　　源：姜科植物高良姜*Alpinia officinarum* Hance的干燥根茎。生于路旁、山坡草地或灌丛中。分布于广东、海南、广西、云南等地。

识别要点：根状茎表面棕红色。总状花序顶生，花冠管漏斗状，裂片3枚，后方1枚兜状，唇瓣白色而有红色条纹。

性味归经：辛，热。归脾、胃经。

功能主治：温胃止呕，散寒止痛。用于脘腹冷痛，胃寒呕吐，嗳气吞酸。

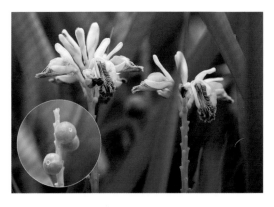

艳山姜 (大草蔻、草豆蔻、草蔻)

来　　源：姜科植物艳山姜*Alpinia zerumbet* (Pers.) Burtt & Smith的根茎和果实。生于山谷或溪边。分布于我国东南部至西南部各地。

识别要点：叶片披针形，顶端渐尖而有一旋卷的小尖头。圆锥花序呈总状花序式，下垂，花冠唇瓣匙状宽卵形，顶端皱波状，黄色而有紫红色彩纹。

性味归经：辛，涩，温。归脾、胃、肝经。

功能主治：燥湿祛寒，行气止痛，除痰截疟。用于心腹冷痛，胸腹胀满，痰湿积滞，消化不良，呕吐泄泻，疟疾。

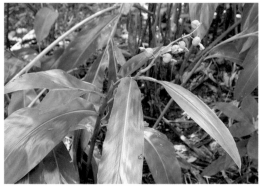

山柰 <small>(砂姜、山辣、三柰)</small>

来　　源： 姜科植物山柰 *Kaempferia galanga* L. 的干燥根茎。生于山坡、林下、草丛，多为栽培。原产于印度。广东、海南、台湾、广西、云南等地均有栽培。

识别要点： 根状茎块状，淡绿色，芳香。叶通常2枚，贴地生长，近无柄，有时叶缘及先端紫色。花白色，芳香，花冠筒细长，喉部紫红色。

性味归经： 辛，温。归胃经。

功能主治： 行气温中，消食，止痛。用于胸膈胀满，脘腹冷痛，饮食不消。

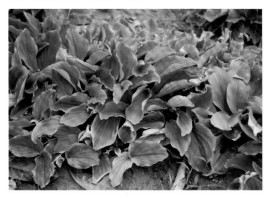

紫花山柰 <small>(美丽山柰)</small>

来　　源： 姜科植物紫花山柰 *Kaempferia elegans* (Wall.)Bak. 的根茎。分布于四川。

识别要点： 根茎匍匐，不呈块状。叶丛生，厚纸质，叶片暗绿色，表面有浅色斑纹，叶背稍淡，常有紫红色晕。花通常1至数朵排成头状或穗状花序。

性味归经： 辛，温。归脾、胃经。

功能主治： 温中止痛，行气消食。用于胸膈胀满，脘腹冷痛，跌打损伤。

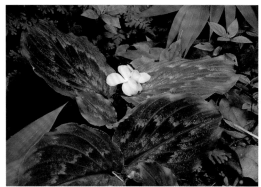

干姜 <small>(干生姜、干姜片、白姜)</small>

来　　源： 姜科植物姜 *Zingiber officinale* Rosc. 的干燥根茎。原产于热带亚洲。我国大部分地区有栽培。

识别要点： 根茎多分枝，肥厚，有芳香及辛辣味。叶片披针形。穗状花序球果状，花冠黄绿色，唇瓣有紫色条纹及淡黄色斑点。

性味归经： 辛，热。归脾、胃、肾、心、肺经。

功能主治： 温中散寒，回阳通脉，温肺化饮。用于脘腹冷痛，呕吐泄泻，肢冷脉微，寒饮喘咳。

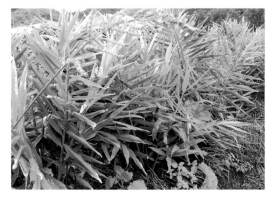

小草蔻 <small>(小麦黄、云南小草蔻)</small>

来　　源： 姜科植物小草蔻 *Alpinia henryi* K. Schum. 的干燥成熟果实。生于密林中。分布于越南等国。我国广东等地有栽培。

识别要点： 叶片线状披针形，顶端渐尖并具小尖头，基部渐狭，除边缘被毛外，两面均无毛，叶舌钝，革质。总状花序直立，花序轴被绢毛，小苞片长圆形，花萼钟状，花冠乳白色，无毛。果圆球形，顶端有宿萼。

性味归经： 辛，温。归胃经。

功能主治： 健胃消食。用于胃寒食滞，食欲不振，腹痛胀满。

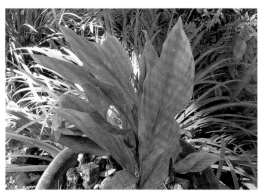

韭菜（丰本、草钟乳、起阳草、懒人菜、长生韭、壮阳草）

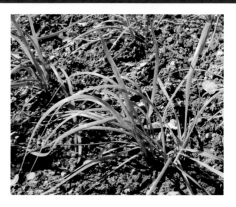

来　　源：百合科植物韭菜*Allium tuberosum* Rottl. ex Spreng.的地上部分。我国广泛栽培。

识别要点：茎分为营养茎和花茎。叶片扁平带状，表面有蜡粉。花白色，花被片6片。蒴果，3室，种子盾形，黑色。

性味归经：辛，甘，温。归肝、肾、脾、胃经。

功能主治：温补肝肾，壮阳固精，温中行气，散瘀解毒。用于肾虚阳痿，里寒腹痛，噎膈反胃，胸痹疼痛，衄血，吐血，尿血，痢疾，痔疮，痈疮肿毒，漆疮，跌打损伤。

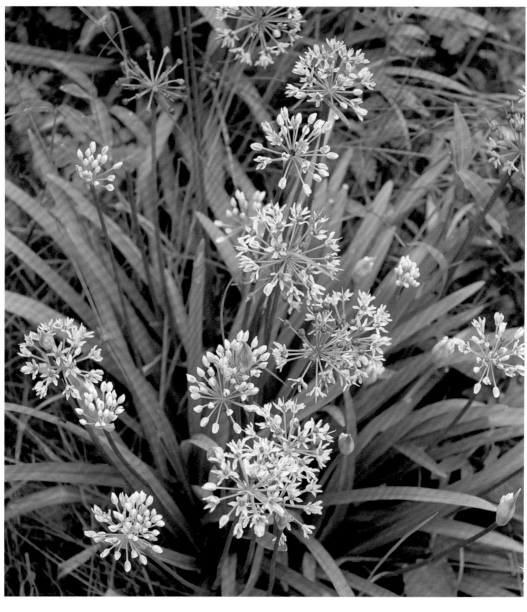

八、理气药

荷花玉兰 (广玉兰、洋玉兰、泰山木)

来　源： 木兰科植物荷花玉兰 *Magnolia grandiflora* L.的干燥花蕾。原产美洲东南部。我国长江流域以南地区广泛栽培。

识别要点： 叶厚革质。单花顶生，白色，芳香，花被片通常9枚。聚合果圆柱形，蓇葖果卵圆形，顶端有外弯的喙。

性味归经： 辛，温。肺、胃、肝经。

功能主治： 祛风散寒，行气止痛。用于外感风寒，头痛鼻塞，脘腹胀痛，呕吐腹泻，偏头痛，肝阳上亢，头痛眩晕。

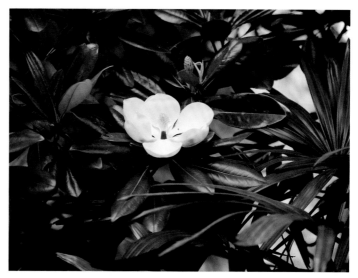

红木香 (长梗南五味子、内风消、风沙藤)

来　源： 木兰科植物南五味子 *Kadsura longipedunculata* Finet et Gagnep.的干燥根。生于山坡、林下。分布于江苏、安徽、福建、广东等地。

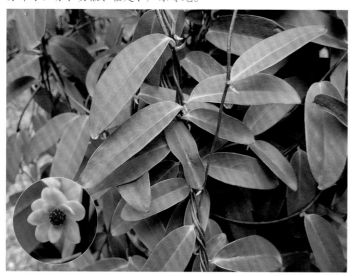

识别要点： 小枝褐色或紫褐色。叶基部楔形，边缘疏生腺头细齿。花黄色，芳香。浆果球形，集成头状，暗蓝色，有白粉。

性味归经： 辛，苦，温。归脾、胃、肝经。

功能主治： 行气止痛，祛风通络，活血消肿。用于胃痛，腹痛，风湿痹痛，痛经，月经不调，产后腹痛，痔疮，无名肿毒，跌打损伤。

乌药 （天台乌药、台乌、台乌药）

来　　源：樟科植物乌药 *Lindera aggergata*（Sims.）Kosterm.的干燥块根。生于向阳山坡灌木林或林缘等处。分布于江苏、安徽、浙江等地。

识别要点：根呈纺锤状或结节状膨大块根。小枝幼时密被锈色柔毛。单叶革质，顶端尾尖，叶面绿色光亮，背面苍白色。花黄色，果黑色。

性味归经：辛，温。归肺、脾、肾、膀胱经。

功能主治：行气止痛，温肾散寒。用于寒凝气滞，胸腹胀痛，气逆喘急，膀胱虚冷，遗尿尿频，疝气疼痛，经寒腹痛。

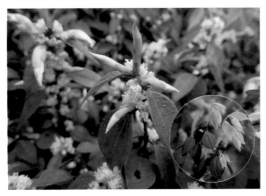

预知子/木通 （五叶木通）

来　　源：木通科植物木通 *Akebia quinata*（Thunb.）Decne 的干燥近成熟果实。野生于山坡或山谷疏林间。分布于湖南、广东、四川等地。

识别要点：掌状复叶5枚，纸质，下表面灰白色。总状花序伞房状腋生，雌雄同株同序。肉质果实紫色。

性味归经：苦，寒。归肝、胆、胃、膀胱经。

功能主治：疏肝理气，活血止痛，散结，利尿。用于脘胁胀痛，痛经经闭，痰核痞块，小便不利。

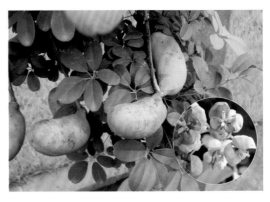

预知子/三叶木通 （八月札、八月炸、八月瓜）

来　　源：木通科植物三叶木通 *Akebia trifoliata*（Thunb.）Koidz.的干燥近成熟果实。野生于山坡或山谷疏林间。分布于湖南、广东、四川等地。

识别要点：掌状复叶纸质，小叶3枚，先端具小凸尖。花紫色。果长圆形，成熟时灰白略带紫色，种子多数，种皮红褐色或黑褐色。

性味归经：苦，寒。归肝、胆、胃、膀胱经。

功能主治：疏肝理气，活血止痛，散结，利尿。用于脘胁胀痛，痛经经闭，痰核痞块，小便不利。

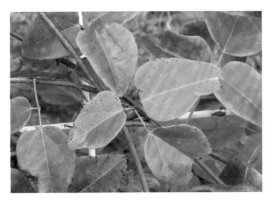

天仙藤 （马兜铃藤、青木香藤、兜铃苗）

来　　源：马兜铃科植物马兜铃 *Aristolochia debilis* Sieb. et Zucc.的干燥地上部分。生于路旁及山坡丛林中。分布于我国黄河以南至长江流域各省区。

识别要点：草质藤本，茎柔弱。叶片基出脉5～7条。花单生或2朵聚生于叶腋，漏斗状，黄绿色，口部有紫斑，内面有腺体状毛。蒴果果梗6裂。

性味归经：苦，温。归肝、脾、肾经。

功能主治：行气活血，通络止痛。用于脘腹刺痛，风湿痹痛。儿童及老年人慎用；孕妇、婴幼儿及肾功能主治不全者禁用。

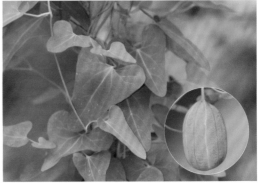

青木香 (兜铃香)

来　　源：马兜铃科植物马兜铃 *Aristolochia debilis* Sieb. & Zucc. 的干燥根。生于路旁阴湿处及山坡灌丛中。分布于我国黄河以南至长江江流域各省区。

识别要点：草质藤本，茎柔弱。叶片基出脉5～7条。花单生或2朵聚生于叶腋，漏斗状，黄绿色，口部有紫斑，内面有腺体状毛。蒴果果梗6裂。

性味归经：辛、苦，寒；小毒。归肺、胃经。

功能主治：行气止痛，解毒消肿，平肝降压。用于胸胁脘腹疼痛，疝气痛，泻痢腹痛，咳嗽痰喘，蛇虫咬伤，痈肿疔疮，湿疹，皮肤瘙痒，肝阳上亢，头痛眩晕。

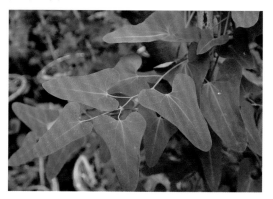

沉香 (土沉香、沉水香、国产沉香)

来　　源：瑞香科植物白木香 *Aquilaria sinensis* (Lour.) Gilg. 含有树脂的木材。生于疏林酸性黄壤土或荒山中，分布于广东、海南、广西、福建等地。

识别要点：茎干木质部色白而泡松，横切面密布微孔。叶革质，有光泽。花黄绿色，芳香，钟形，顶端5裂。蒴果扁倒卵形，木质，密被灰白色绒毛。

性味归经：辛、苦，微温。归脾、胃、肾经。

功能主治：行气止痛，温中止呕，纳气平喘。用于胸腹胀闷疼痛，胃寒呕吐呃逆，肾虚气逆喘急。

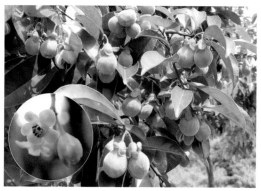

小果山龙眼 (红叶树、翁仔树、羊屎树)

来　　源：山龙眼科植物小果山龙眼 *Helicia cochinchinensis* Lour. 的干燥根、叶。生于山坡、山谷的疏林或密林中。分布于长江以南各省区。

识别要点：小枝紫褐色，有白粉。单叶互生，叶柄细长，紫红色。圆锥花序顶生，花瓣黄色，不孕花有紫红色羽毛状花柄缩存。

性味归经：辛、苦，凉。归肝经。

功能主治：行气活血，祛瘀止痛。用于风湿骨痛，跌打瘀肿，外伤出血。

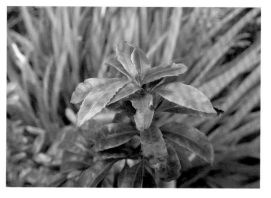

鸡骨香 (黄牛香、鸡脚香、驳骨消)

来　　源：大戟科植物鸡骨香 *Croton crassifolius* Geisel. 的干燥根。生于沿海丘陵山地干旱山坡灌木丛。分布于福建、广东、广西、海南等地。

识别要点：枝叶和花序均被星状茸毛。叶互生，侧脉3～4对，最下1对由基部射出，与中脉呈三脉状。总状花序。苞片线状，顶端有腺体，花浅绿色。

性味归经：辛、苦，温；有小毒。归胃、大肠、肝经。

功能主治：行气活血，祛风除湿，消肿止痛。用于胃脘胀痛，疝气痛，风湿痹痛，痛经，咽喉肿痛，跌打肿痛，蛇虫咬伤。

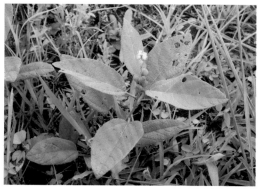

玫瑰花（红玫瑰、笔头花、刺玫花）

来　　源：蔷薇科植物玫瑰 *Rosa rugosa* Thunb. 的干燥花蕾。生于低山丛及沟谷。主产于江苏、浙江、山东、安徽等地。

识别要点：茎粗壮，小枝密被绒毛，有直立或弯曲的皮刺。小叶5～9，边缘有锐锯齿。花瓣倒卵形，芳香，紫红色至白色，果扁球形。

性味归经：甘、微苦，温。归肝、脾经。

功能主治：行气解郁，和血，止痛。用于肝胃气痛，食少呕恶，月经不调，跌扑伤痛。

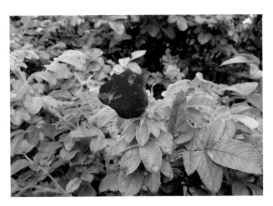

梅花（缘萼梅、白梅花、绿梅花）

来　　源：蔷薇科植物梅 *Prunus mume*（Sieb.）Sieb. et Zucc 的干燥花蕾。多为栽培。我国各地均有分布。

识别要点：幼枝绿色，粗枝褐紫色，每节着花1～2朵，先叶开放。花红色至绿白色。核果近球形，密被短柔毛，味酸。

性味归经：微酸，平。归肝、胃、肺经。

功能主治：疏肝和中，化痰散结。用于肝胃气痛，郁闷心烦，梅核气，瘰疬疮毒。

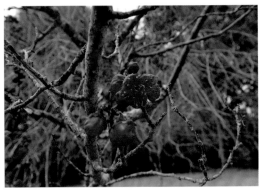

刀豆（挟剑豆、刀豆子、大刀豆）

来　　源：蝶形花科植物刀豆 *Canavalia gladiata*（Jacq.）DC. 的干燥成熟种子。栽培于气候温暖地带。主产于江苏、安徽、湖北、四川等地。

识别要点：羽状复叶3小叶，叶柄常短于叶片，被毛。花冠蝶形，白色或粉红色。荚果带状，长达20～35厘米，种子椭圆形，种皮红色或褐色。

性味归经：甘，温。归脾、胃、大肠、肾经。

功能主治：温中下气，益肾补元。用于虚寒呃逆，肾虚腰痛。

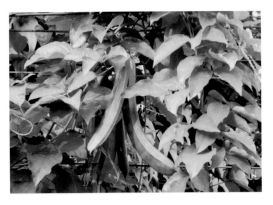

南岭黄檀（水相思、黄类树）

来　　源：蝶形花科植物南岭黄檀 *Dalbergia balansae* Prain 的木材。生于山地杂木林或灌丛。分布于浙江、福建、广东、海南、广西、四川、贵州等地。

识别要点：羽状复叶，小叶6～7对，皮纸质。花白色，各瓣均具柄。荚果舌状或长圆形，两端渐狭，种子多为1粒。

性味归经：辛，温。归肝经。

功能主治：行气止痛。用于跌打肿痛，痈疽。

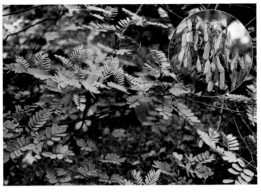

印度黄檀

来　　源：蝶形花科植物印度黄檀*Dalbergie sissoo* Roxb.的心材，福建、广东、海南有栽培。

识别要点：树皮灰色，粗糙，厚而深裂；分枝多，平展。枝被白色短柔毛。羽状复叶，小叶近圆形或有时菱状倒卵形。圆锥花序近伞房状，花芳香，花萼筒状，花冠淡黄色或白色，各瓣均具长柄。荚果线状长圆形至带状，有种子1～4粒。

性味归经：酸，温。归肝经。

功能主治：行瘀止血，消肿止痛。用于心火亢盛诸证。

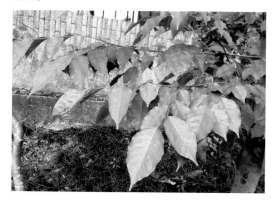

杨梅树皮 <small>（杨梅皮）</small>

来　　源：杨梅科植物杨梅*Myrica rubra*（Lour.）Sieb & Zucc.的树皮、根皮或根。生于山坡或山谷林。分布于江苏、浙江、台湾、福建、江西、湖南、贵州、四川、云南、广西、广东等地。

识别要点：幼枝及叶背有黄色小油腺点。叶革质，生于萌发枝条的叶长椭圆形，生于孕枝上的叶片为倒卵形。核果球形，深红色或紫红色。

性味归经：苦、辛、涩、温。归肝、胃经。

功能主治：行气止痛，化瘀止血，解毒消肿。用于脘腹疼痛，胁痛，牙痛，疝气，跌打损伤，骨折，吐血、衄血、痔血、崩漏，外伤出血。疮疡肿痛，痄腮，牙疳，水火烫伤，臁疮，湿疹，疥癣，泄泻，痢疾。

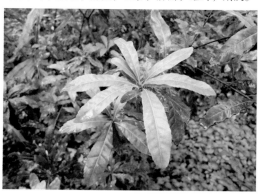

藤檀 <small>（藤黄檀、藤香、大香藤）</small>

来　　源：蝶形花科植物藤檀*Dalbergia hancei* Benth.的干燥根和茎。生于山坡灌丛或山谷溪旁。分布于安徽、浙江、江西、福建、广东、海南、广西、四川、贵州等地。

识别要点：枝纤细，有时呈钩状或旋扭。奇数羽状复叶。蝶形花冠绿白色，芳香，各瓣均具长柄。荚果扁平，基部收缩为一细果颈。

性味归经：辛，温。归脾、胃、肾经。

功能主治：理气止痛。用于胸胁痛，脘腹胀痛，腰腿酸痛。

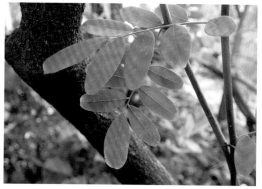

垂叶榕 <small>（吊丝榕、小叶榕）</small>

来　　源：桑科植物垂叶榕*Ficus benjamina* L.的叶全根。生于河溪边或村边土壤较湿润的杂木林中。分布于广东、海南、广西、云南、贵州等地。

识别要点：小枝下垂。叶薄革质，叶脉平行，两面光滑无毛。隐头花序（榕果）球状，成对或单生叶腋、红色、基部缢缩成柄。瘦果卵状肾形。

性味归经：微苦，平。归肝、胃经。

功能主治：祛风除湿，行气活血。用于风湿痹痛，胃痛，阴挺，跌打损伤。

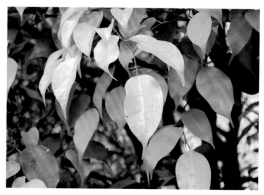

檀香 (白檀香、黄檀香、真檀香)

来　源: 檀香科植物檀香 *Santalum album* L.的树干心材。野生或栽培。广东、海南、云南有引种。

识别要点: 枝具条纹,节间稍肿大。单叶膜质,叶缘波状,背面有白粉。花被管钟状,淡绿色,果实深紫红色至紫黑色。

性味归经: 辛,温。归脾、胃、心、肺经

功能主治: 行气温中,开胃止痛。用于寒凝气滞,胸膈不舒,胸痹心痛,脘腹疼痛,呕吐食少。

枳实 (江枳实、陈枳实、酸橙枳实)

来　源: 芸香科植物酸橙 *Citrus aurantium* L.的干燥幼果。多栽培。主产于浙江、江西和福建等。

识别要点: 枝叶茂密,刺多。花蕾椭圆形,花萼5裂,花后增厚。果实圆球形,果皮稍厚,难剥离。油室大小不匀,凹凸不平。

性味归经: 苦、辛、酸,微寒。归脾、胃经。

功能主治: 破气消积,化痰散痞。用于积滞内停,痞满胀痛,泻痢后重,大便不通,痰滞气阻,胸痹,结胸,脏器下垂。孕妇慎用。

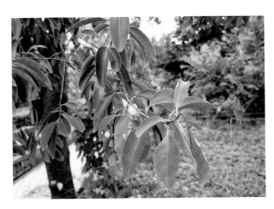

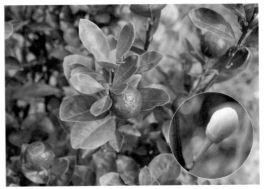

枳壳 (江枳壳、川壳、酸橙枳壳)

来　源: 芸香科植物酸橙 *Citrus aurantium* L.的干燥未成熟果实。多栽培。主产于浙江、江西、四川、福建等地。

识别要点: 枝叶茂密,刺多。花蕾椭圆形,花萼5裂,花后增厚。果实圆球形,果皮稍厚,难剥离。油室大小不匀,凹凸不平。

性味归经: 苦、辛、酸,微寒。归脾、胃经。

功能主治: 理气宽中,行滞消胀。用于胸胁气滞,胀满疼痛,食积不化,痰饮内停,脏器下垂。孕妇慎用。

橙皮 (黄果皮、橙子皮、新会橙皮)

来　源: 芸香科植物甜橙 *Citrus sinensis*(L.)Osbeck的干燥成熟果皮。分布于甘肃、陕西南部和长江以南各省区。

识别要点: 枝少刺或无刺。花白色。果实圆球形,橙黄或橙红色,具瓤囊9～12瓣,果肉淡黄、橙红或紫红色,种子少或无。

性味归经: 苦、辛,温。归肺、脾、胃经。

功能主治: 行气宽中,化痰降逆,和胃解醒。用于胸脘气滞,胃脘胀满,胸肋闷痛,咳嗽痰多,饮食不消,恶心呕吐,醉酒。

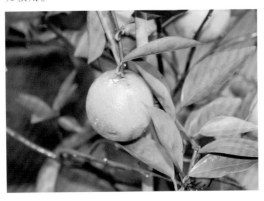

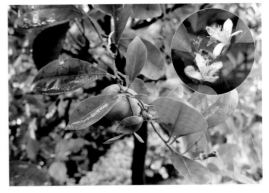

化橘红 （化州橘红、化桔红、尖化红）

来　源： 芸香科植物化州柚 *Citrus grandis* 'Tomentosa' 的未成熟或近成熟的干燥外层果皮。分布于广东、广西等地。

识别要点： 小枝扁，有刺。叶柄两边有阔翅而成倒心形。花白色，芳香。果皮密被短柔毛，柠檬黄色，具极厚的白皮层，瓤囊16瓣，味极酸。

性味归经： 辛、苦，温。归肺、脾经。

功能主治： 理气宽中，燥湿化痰。用于咳嗽痰多，食积伤酒，呕恶痞闷。

香橼 / 枸橼 （枸橼子、香圆）

来　源： 芸香科植物枸橼 *Citus medica* L.的干燥成熟果实。

识别要点： 新生嫩枝、芽及花蕾均暗紫红色。单叶。花瓣5片。果椭圆形或纺缍形，果皮粗糙，难剥离，果肉近透明，味酸，有香气。

性味归经： 辛、苦、酸，温。归肝、脾、肺经。

功能主治： 疏肝理气，宽中，化痰。用于肝胃气滞，胸胁胀痛，脘腹痞满，呕吐噫气，痰多咳嗽。

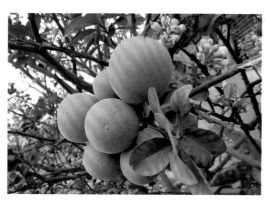

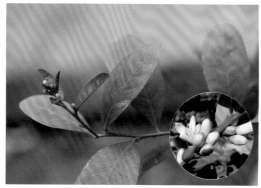

香橼 / 香圆 （陈香圆）

来　源： 芸香科植物香圆 *Citrus wilsonii* Tanaka 的干燥成熟果实。主产于江苏，浙江，江西，安徽，湖北，陕西及四川等省区。

识别要点： 叶互生；具短柄，无叶翼，与叶片间无明显关节，叶片长圆形或倒卵状长圆形。花瓣5，内面白色，外面淡紫色。柑果长圆形、卵形或近球形，先端有乳头状突起，果皮粗糙或平滑，熟时柠檬黄色，芳香。

性味归经： 辛、苦、酸，温。归肝、脾、肺经。

功能主治： 疏肝理气，宽中，化痰。用于肝胃气滞，胸胁胀痛，脘腹痞满，呕吐噫气，痰多咳嗽。

佛手 （广佛手、佛手柑、五指香橼）

来　源： 芸香科植物佛手 *Citrus medica* L. var. *sarcodactylis* Swingle 的干燥果实。广东、浙江、四川等地有栽培。

识别要点： 幼枝带紫红色，有短而硬的刺。单叶革质，具透明油点，叶先端常有明显凹缺。花瓣内面白色，外面紫色。柑果顶端分裂如拳状或指状。

性味归经： 辛、苦、酸，温。归肝、脾、胃、肺经。

功能主治： 疏肝理气，和胃止痛，燥湿化痰。用于肝胃气滞，胸胁胀痛，胃脘痞满，食少呕吐，咳嗽痰多。

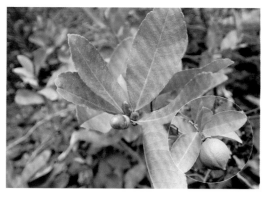

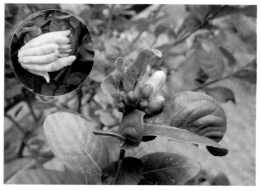

陈皮 （橘皮）

来　　源：芸香科植物橘 *Citrus reticulata* Blanco 及其栽培变种的干燥成熟果皮。栽培于丘陵、低山地带及江河、湖泊沿岸或平原。福建、台湾、广东、广西等地有栽培。

识别要点：枝有刺。单生复叶，近革质，中脉至叶片顶部凹缺处常叉状分枝，侧脉清晰，羽叶狭长，与叶片相联处有关节。花白色或带淡红色。

性味归经：苦、辛，温。归肺、脾经。

功能主治：理气健脾，燥湿化痰。用于脘腹胀满，食少吐泻，咳嗽痰多。

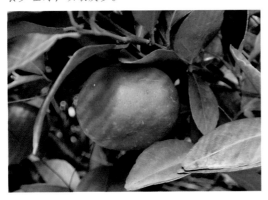

广陈皮 （新会皮、陈柑皮）

来　　源：芸香科植物茶枝柑 *Citrus reticulata* 'Chachi' 的果实。

识别要点：多分枝，刺少。单生复叶，翼叶狭窄。花瓣长 1.5 厘米以内。果近圆形，果皮薄而光滑，易剥离。果肉酸，微苦。

性味归经：苦、辛，温。归肺、脾经。

功能主治：理气健脾，燥湿化痰。用于脘腹胀满，食少吐泻，咳嗽痰多。

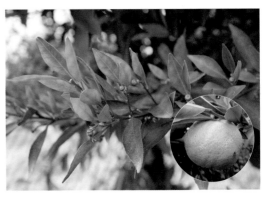

青皮 （四花青皮、四花青、小青皮）

来　　源：芸科科植物橘 *Citrus reticulata* Blanco 及其栽培变种的干燥幼果或未成熟果实的果皮。栽培于丘陵、低山地带及江河、湖泊沿岸或平原。福建、台湾、广东、广西等地有栽培。

识别要点：单生复叶，中脉至叶片顶部凹缺处常叉状分枝，羽叶狭长，与叶片相联处有关节。花白色或带淡红色。柑果扁圆形，成熟时深橙黄色。

性味归经：苦、辛，温。归肝、胆、胃经。

功能主治：疏肝破气，消积化滞。用于胸胁胀痛，疝气疼痛，乳癖，乳痈，食积气滞，脘腹胀痛。

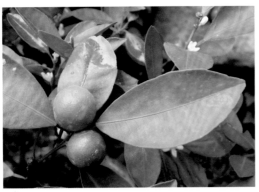

橘红 （云皮、川云红、广橘子红）

来　　源：芸香科植物橘 *Citrus reticulata* Blanco 及其栽培变种的干燥外层果皮。福建、台湾、广东、广西等地均有栽培。多栽培于丘陵、低山地带及江河、湖泊沿岸或平原。

识别要点：单生复叶，中脉至叶片顶部凹缺处常叉状分枝，羽叶狭长，与叶片相联处有关节。花白色或带淡红色。柑果扁圆形，成熟时深橙黄色。

性味归经：辛，苦，温。归肺、脾经。

功能主治：理气宽中，燥湿化痰。用于咳嗽痰多，食积伤酒，呕恶痞闷。

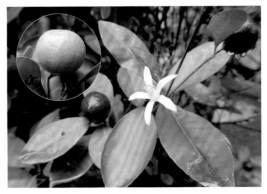

橘核 (橘子仁、橘子核)

来　源：芸香科植物橘 *Citrus reticulata* Blanco 及其栽培变种的干燥成熟种子。栽培于丘陵、低山地带及江河、湖泊沿岸或平原。福建、台湾、广东、广西等地均有栽培。

识别要点：单生复叶，中脉至叶片顶部凹缺处常叉状分枝，羽叶狭长，与叶片相联处有关节。花白色或带淡红色。柑果扁圆形，成熟时深橙黄色。

性味归经：苦，平。归肝、肾经。

功能主治：理气，散结，止痛。用于疝气疼痛，睾丸肿痛，乳痈乳癖。

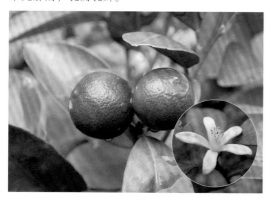

橘叶 (橘子叶、甘橘叶)

来　源：芸香简直植物橘 *Citrus reticulata* Blanco 及其栽培变种的叶。

识别要点：单生复叶，中脉至叶片顶部凹缺处常叉状分枝，羽叶狭长，与叶片相联处有关节。花白色或带淡红色。柑果扁圆形，成熟时深橙黄色。

性味归经：苦，辛，平。归肝经。

功能主治：疏肝行气，化痰散结。用于乳痈，乳房结块，胸胁胀痛，疝气。

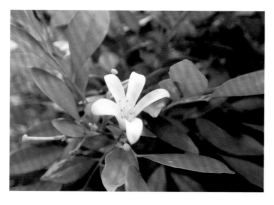

橘络 (橘丝、橘筋)

来　源：芸香科植物橘 *Citrus reticulata* Blanco 及各种橘类果皮内层的筋络。福建、台湾、广东、广西等地栽培于丘陵、低山地带及江河、湖泊沿岸或平原。

识别要点：单生复叶，中脉至叶片顶部凹缺处常叉状分枝，羽叶狭长，与叶片相联处有关节。花白色或带淡红色。柑果扁圆形，成熟时深橙黄色。

性味归经：甘，苦，平。归肝、脾、肺经。

功能主治：理气，化痰，通络。用于痰阻气滞，久咳胸痛，痰中带血，伤酒口渴。

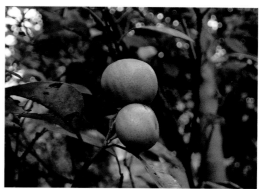

黄皮核 (黄皮果核、黄皮果)

来　源：芸香科植物黄皮 *Clausena lansium* (Lour.)Skeels 的干燥成熟种子。台湾、福建、广东、海南、广西、贵州、云南、四川等地有栽培。

识别要点：小枝、叶轴、花序轴、尤以未张开的小叶背脉上散生甚多明显凸起的小油点。奇数羽状复叶。浆果椭圆形，橙黄色，果肉乳白色，半透明。

性味归经：辛，苦，微温。归胃、肠经。

功能主治：理气消滞，散结止痛。用于食滞胃痛，疝气疼痛，睾丸肿痛。

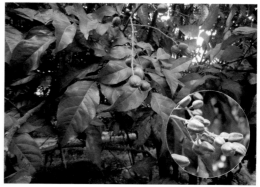

金橘 (橘子、金枣、牛奶橘)

来　源：芸香科植物金橘 *Fortunella margarita* (Lour.) Swingle 的干燥果实。我国南方各地均有栽培。

识别要点：枝有刺。叶质厚，浓绿。单花或2~3簇生。果椭圆形，橙黄色至橙红色，果皮味甜，油室稍凸起，果肉味酸，有种子2~5粒。

性味归经：辛，微甘，温。归肺、胃经。

功能主治：理气解郁，消食化痰，醒酒。用于胸闷郁结，脘腹痞胀，食滞纳呆，咳嗽痰多，伤酒口渴。

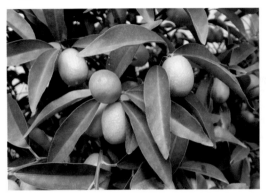

九里香 (千里香、五里香、七里香)

来　源：芸香科植物九里香 *Murraya exotica* L.的干燥叶和带叶嫩枝.生于平地、缓坡。分布于台湾、福建、广东、海南、广西等地。

识别要点：单数羽状复叶。花白色，极芳香，花萼5枚，基部合生，花瓣5枚，常有油点，盛花时反折。果卵形或球形，肉质，红色。

性味归经：辛、微苦，温；有小毒。归肝、胃经。

功能主治：行气止痛，活血散瘀。用于胃痛，风湿痹痛；外治牙痛，跌扑肿痛，虫蛇咬伤。

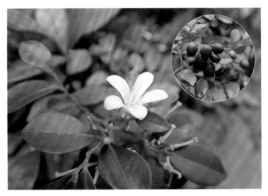

枸橘 (铁篱巴、臭橘、唐橘)

来　源：芸香科植物枳 *Poncirus trifoliata* Raf.的果实。分布于我国中部以南地区。常作绿篱栽培。

识别要点：枝有刺，花单朵或成对腋生，白色。果近圆球形或梨形，汁胞有短柄，果肉甚酸且苦涩。

性味归经：辛、苦，温。归肝、胃经。

功能主治：疏肝和胃，理气止痛，消积化滞。主用于胸胁胀满，脘腹胀痛，乳房结块，疝气疼痛，睾丸肿痛，跌打损伤，食积，便秘，子宫脱垂。

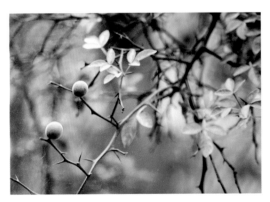

玳玳花 (代代花、枳壳花、酸橙花)

来　源：芸香科植物玳玳花 *Citrus aurantium* L. var. *amara* Engl.的花蕾。分布于我国南方各省区。全国各地有盆栽。

识别要点：小枝细长，疏生短棘刺。花瓣5，覆瓦状抱合，黄白色，香气浓郁。果实常数代同生一树，扁球形，当年冬季橙红色，翌年夏季又变青。

性味归经：辛、甘、微苦，平。归肺、胃经。

功能主治：理气宽胸，和胃止呕。用于胸中痞闷，脘腹胀痛，不思饮食，恶心呕吐。

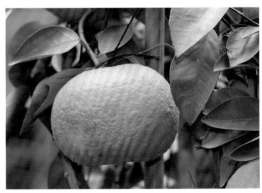

川楝子（苦楝子、苦楝仁、金铃子）

来　　源：楝科植物川楝 *Melia toosendan* Sieb. et Zucc. 的干燥成熟果实。生于疏林潮湿处，分布于四川、湖北、湖南等地。

识别要点：奇数羽状复叶互生，小叶对生，具长柄。花瓣淡紫色，匙形。核果大，椭圆状球形，果皮淡黄色，核具6～8棱。

性味归经：苦，寒；有小毒。归肝、小肠、膀胱经。

功能主治：疏肝泄热，行气止痛，杀虫。用于肝郁化火，胸胁、脘腹胀痛，疝气疼痛，虫积腹痛。

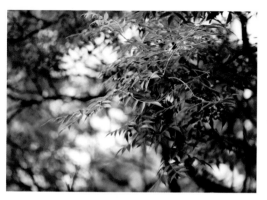

娑罗子（苏罗子、猴板栗）

来　　源：七叶树科植物七叶树 *Aesculus chinensis* Bge. 的干燥成熟种子。野生或栽培。主产于陕西、河南、江苏、四川、湖北等省区。

识别要点：掌状复叶对生，小叶片5～7枚，长椭圆形或卵状披针形，边缘有细锯齿，下面疏生细柔毛或无毛。圆锥花序顶生，尖塔形，雄花和两性花同株而密生，花小，白色。蒴果近于圆球形，顶端扁平或微尖突，密生黄褐色的斑点，3瓣裂，种子1枚。

性味归经：甘，温。归肝、胃经。

功能主治：疏肝理气，和胃止痛。用于肝胃气滞，胸腹胀闷，胃脘疼痛。

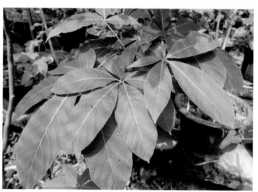

荔枝核（荔仁、荔核、枝核）

来　　源：无患子科植物荔枝 *Litchi chinensis* Sonn. 的干燥成熟种子。生于荒地或路旁，我国多栽培。分布于福建、台湾、广东、海南、广西、及云南东部。

识别要点：小枝密生白色皮孔。偶数羽状复叶。花序被金黄色短绒毛。核果果皮红色，有小瘤状突起，种子全部被肉质味甜的白色假种皮包裹。

性味归经：甘、微苦，温。归肝、肾经。

功能主治：行气散结，祛寒止痛。用于寒疝腹痛，睾丸肿痛。

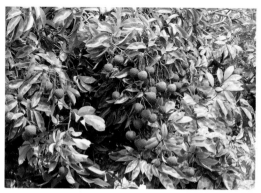

鸡爪槭（铁蚂蟥、鸡爪枫）

来　　源：槭树科植物鸡爪槭 *Acer palmatum* Thunb. 的枝叶。生于林边或树林中。分布于山东、江苏、安徽、湖南、贵州等省。

识别要点：当年生枝紫色或淡紫绿色。叶纸质，外廓圆形，基部心脏形，5～9掌状分裂，通常7裂，裂片长圆卵形或披针形，先端锐尖，边缘有不整齐的重锯齿。花紫色。翅果嫩时紫红色，成熟时淡棕黄色，两翅开展成钝角。

性味归经：辛、微苦，平。归心、脾经。

功能主治：行气止痛，解毒消痈。用于气滞腹痛，痈肿发背。

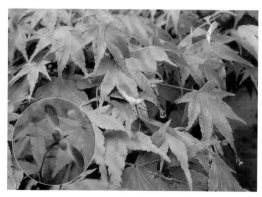

黄杞（黄榉、三麻柳、土厚朴、黄杞皮）

来　　源：胡桃科植物黄杞 *Engelhardtia roxburghiana* Wall.的干燥树皮。生于山坡林下。分布于台湾、广东、广西、湖南、贵州、四川、云南等地。

识别要点：全体无毛，被有橙黄色盾状着生的圆形腺体。偶数羽状复叶具小叶3～5对。花被片4枚，兜状。果实球形，3裂的苞片托于果实基部。

性味归经：微苦、辛，平。归脾、胃、大肠经。

功能主治：行气，化湿，导滞。用于脾胃湿滞，脘腹胀闷，泄泻。

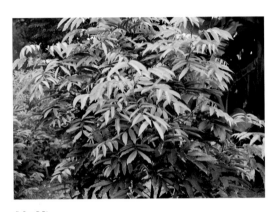

柿蒂（柿萼、柿丁、柿子蒂）

来　　源：柿科植物柿 *Diospyros kaki* Thunb.的干燥宿萼。分布于辽宁、河北、河南、江西、陕西、广东、广西、海南等地。

识别要点：树皮呈长方块状开裂。叶上表面深绿色，有光泽。花冠黄白色，钟形。浆果扁圆球形，橙黄色或淡红色，基部有宿存萼片。

性味归经：苦、涩，平。归胃经。

功能主治：降逆止呃。用于呃逆。

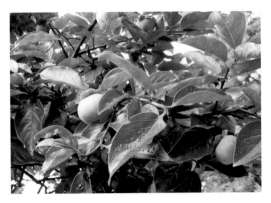

茴香茎叶（茴香菜、茴时叶、香丝菜）

来　　源：伞形科植物茴香 *Foeniculum vulgare* Mill.的干燥茎叶。原产于欧洲。我国各地均有栽培。

识别要点：全株具特殊香气，多分枝，茎光滑。叶柄成鞘状，叶鞘边缘膜质，叶片轮廓为阔三角形，羽状全裂。花黄色。果实长圆形，主棱5条。

性味归经：甘、辛，温。归胃、肝、肾经。

功能主治：理气和胃，散寒止痛。用于恶心呕吐，疝气，腰痛，痈肿。

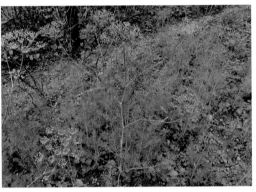

茉莉花（茉莉、磨利、梦您花）

来　　源：本犀科植物茉莉花 *Jasminum sambac* (L.)Ait.的干燥花蕾。原产印度。现广植于热带、亚热带和温带地区。我国南方广泛栽培。

识别要点：叶薄纸质，两面无毛或被疏长柔毛，叶柄中部具关节。聚伞花序顶生，花极芳香，常重瓣，花冠白色。

性味归经：辛、甘，温。归脾、胃、肝经。

功能主治：理气止痛，辟秽开郁。用于湿法中阻，胸膈不舒，泻痢腹痛，头晕头痛，目赤，疮毒。

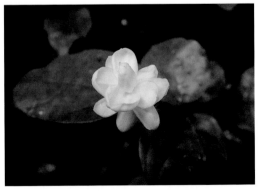

夜香树（夜来香、夜香花、洋素馨）

来　　源：茄科植物夜香树 Cestrum nocturnum L. 的叶。原产热带美洲。我国福建、广东、广西、云南有栽培。

识别要点：枝条细长而下垂。叶片两面秃净而光亮，全缘。高脚碟状花极多，绿白色或黄绿色，夜间极香。

性味归经：辛，温。归胃经。

功能主治：行气止痛。用于胃脘痛。

紫苏梗（紫苏茎、苏梗、紫苏杆）

来　　源：唇形科植物紫苏 Perilla frutescens（L.）Britt. 的干燥茎。为栽培品。我国广泛种植。

识别要点：茎钝四棱形，密被长柔毛。叶两面绿色或紫色，或仅下面紫色。花冠白色或紫红色。小坚果近球形，具网纹。

性味归经：辛，温。归肺、脾经。

功能主治：理气宽中，止痛，安胎。用于胸膈痞闷，胃脘疼痛，嗳气呕吐，胎动不安。

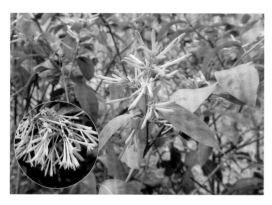

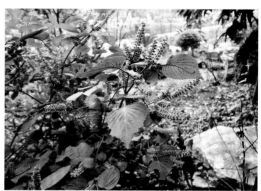

石蒲藤（石柑子、石葫芦、藤桔）

来　　源：天南星科植物石蒲藤 Pothos chinensis（Raf.）Merr. 的干燥全草。生于阴湿密林中。分布于台湾、湖北、广东、广西、贵州、云南等地。

识别要点：节上常束生气生根。叶先端渐尖，常有芒状尖头，叶柄倒卵状长圆形，远短于叶片。肉穗花序短，淡绿黄色，浆果卵形，黄绿色至红色。

性味归经：辛、苦，平；有小毒。归肝、胃经。

功能主治：行气止痛，消积除胀，祛风除湿，散瘀解毒。用于心胃气痛，疝气，小儿疳积，食积胀满，风湿痹痛，脚气，跌打损伤，骨折，聤耳耳疮，鼻渊。

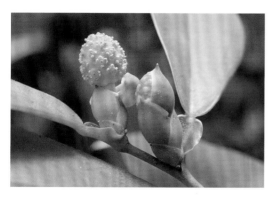

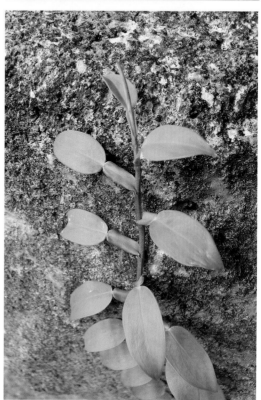

薤白（薤白头、鲜薤白、小独蒜）

来　源： 百合科植物小根蒜 *Allium macrosteman* Bge.的干燥鳞茎。

识别要点： 鳞茎外皮带黑色，纸质或膜质，不破裂，但干燥后多因脱落而仅存白色的内皮。叶 3~5 枚，半圆柱状，或因背部纵棱发达而为三棱状半圆柱形，中空，上面具沟槽，比花葶短。伞形花序半球状至球状，具多而密集的花。花淡紫色或淡红色。

性味归经： 辛、苦、温。归心、肺、胃、大肠经。

功能主治： 通阳散结，行气导滞。用于胸痹心痛，脘腹痞满胀痛，泻痢后重。

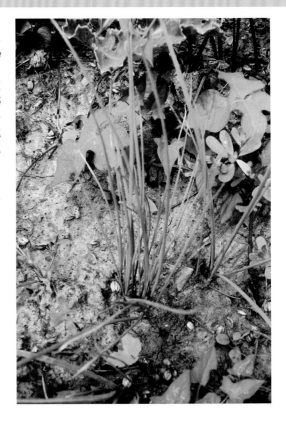

香附（香附子、黑香附、白香附）

来　源： 莎草科植物莎草 *Cyperus rotundus* L.的干燥根茎。生于山坡草地。分布于江苏、浙江等地。

识别要点： 根状茎匍匐，部分有纺缍形的块茎。茎三棱形。叶丛生，叶鞘常撕裂成纤维状。穗状花序在茎顶排列成伞形。小坚果三棱状倒卵形。

性味归经： 辛、微苦、微甘、平。归肝、脾、三焦经。

功能主治： 疏肝解郁，理气宽中，调经止痛。用于肝郁气滞，胸胁胀痛，疝气疼痛，乳房胀痛，脾胃气滞，脘腹痞闷，胀满疼痛，月经不调，经闭痛经。

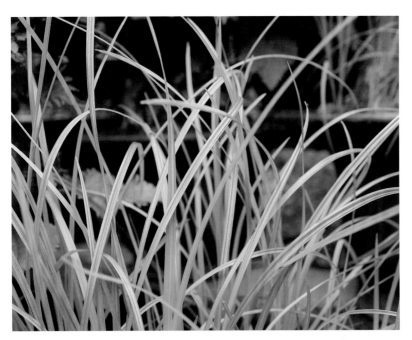

九、消食药

紫玉盘 （油椎、土枇杷、酒饼子）

来　　源：番荔枝科植物紫玉盘 *Uvaria microcarpa* Champ. ex Benth 的根和叶。生于海拔灌木丛或丘陵山地疏林。分布于、广东、台湾等地。

识别要点：全株均被黄色星状柔毛，老时几无毛。单叶革质。花1～2朵，与叶对生，暗紫红色或淡红褐色。果实卵圆形，暗紫褐色，顶端有短尖头。

性味归经：辛、苦，微温。归肝、肺、胃经。

功能主治：行气健胃，祛风除湿，化痰止咳。用于食滞纳呆，腹胀泄泻，风湿痹痛，腰腿疼痛，跌打损伤，咳嗽痰多。

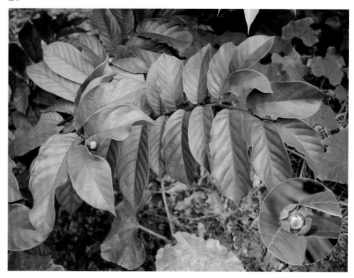

莱菔子 （萝卜子）

来　　源：十字花科植物萝卜 *Raphanus sativus* L.干燥成熟种子。原产欧洲。我国各地广泛栽培。

识别要点：根肉质。茎生叶大头状羽裂，边缘有锯齿或缺刻。总状花序顶生，花瓣4，具爪。果实圆柱形，种子间缢缩，成熟果瓣肥厚而呈海绵状。

性味归经：辛、甘，平。归肺、脾、胃经。

功能主治：消食除胀，降气化痰。用于饮食停滞，脘腹胀痛，大便秘结，积滞泻痢，痰壅喘咳。

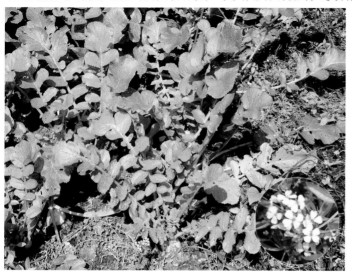

番木瓜 （番瓜、木瓜、万寿果）

来　源：番木瓜科植物番木瓜 *Carica papaya* L.的干燥果实。巴西，墨西哥，印度尼西亚，泰国，越南等国广泛栽培。我国福建、台湾、广东栽培较多。

识别要点：小乔木具乳汁。茎上有螺旋状排列的粗大叶痕。叶大，聚生于茎顶端。花冠5枚，乳黄色。浆果纺锤形，成熟时橙黄色。

性味归经：甘，平。归胃、肝经。

功能主治：消食健胃，滋补催乳，舒筋通络。用于脾胃虚弱，食欲不振，胃痛疼痛，乳汁稀少，风湿痹痛，肢体麻木，湿疹，烂疮。

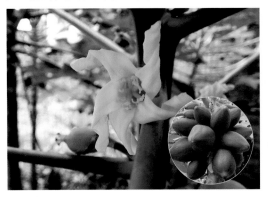

梧桐子 （梧子、桐子、梧桐）

来　源：梧桐科植物梧桐 *Firmiana simplex* F.W. Wight的干燥种子。生于山坡路旁。我国各地广为栽培。

识别要点：叶心形，掌状3～6裂，基出脉7。圆锥花序顶生。蓇葖果膜质，具柄，6～11厘米，在成熟前5裂，每蓇葖有种子2～4颗。

性味归经：甘，平。归心、肺、胃经。

功能主治：顺气和胃，健脾消食。用于食积气滞，胃脘胀痛，伤食腹泻，疝气，小儿口疮。

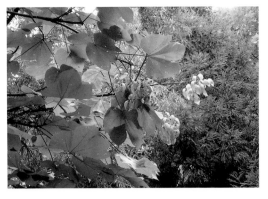

布渣叶 （破布叶、麻布叶、烂布渣）

来　源：椴树科植物破布树 *Microcos paniculata* L.的叶。生于山谷、丘陵、平地或路旁灌丛中。分布于广东、广西、海南、云南等地。

识别要点：单叶互生，纸质，基出脉3条。圆锥花序顶生或生于上部叶腋内，花序和花梗均密被灰黄色星状柔毛。核果近球形，黑褐色，无毛。

性味归经：微酸，凉。归脾、胃经。

功能主治：消食化滞，清热利湿。用于饮食积滞，感冒发热，湿热黄疸。

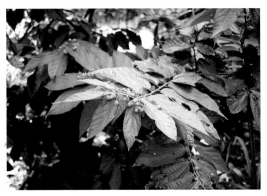

玫瑰茄 （山茄、山茄子、红玫茄）

来　源：锦葵科植物玫瑰茄 *Hibiscus sabdariffa* L.的干燥花萼。原产于热带地区。我国台湾、福建、广东、云南均有栽培。

识别要点：茎多分枝，淡红色。单叶纸质，叶片通常3～5浅裂或深裂，背面中脉近基部具1枚蜜腺。花单生，紫红色，花萼杯状，软革质。

性味归经：酸，甘，微寒。归肺、胃经。

功能主治：清热解暑，开胃生津，解毒利水。用于暑热口渴，食欲不振，可作为高温、刺激性气体作业的清凉剂。

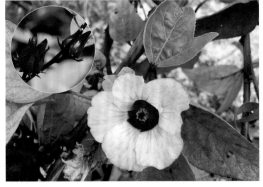

吊灯花（灯笼花、吊灯扶桑、假藏红花）

来　　源：锦葵科植物垂花悬铃花*Malvaviscus arboreus* Cav. var. *penduliflorus* (DC.) Schery 的根。原产非洲热带地区。我国华南地区有栽培。

识别要点：小枝被毛。叶倒卵状披针形，两面均疏被星状柔毛。花单生，红色，下垂，仅在上部略开展。

性味归经：辛，凉。归肝、肾经。

功能主治：消食行滞。用于食积。

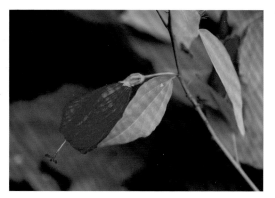

山楂（北山楂、东山楂、红果）

来　　源：蔷薇科植物山楂*Crataegus pinnatifida* Bge.的干燥成熟果实。生于山谷或山地灌木丛中，主产于河北、河南、山东、辽宁。

识别要点：叶片三角状卵形至棱状卵形，两侧各有3～5羽状深裂片，基部1对裂片分裂较深，边缘有不规则锐锯齿。复伞房花序，花白色。梨果深红色，近球形。

性味归经：酸、甘，微温。

功能主治：消食健胃，行气散瘀，化浊降脂。主治肉食积滞，胃脘胀满，泻痢腹痛，瘀血经闭，产后瘀痛，心腹刺痛，胸痹心痛，疝气疼痛，高脂血症。焦山楂消食导滞作用增强。用于肉食积滞泻痢不爽。

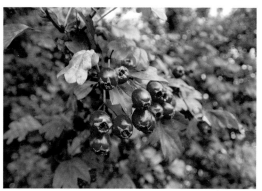

广山楂（野山楂、大山楂、大果山楂）

来　　源：蔷薇科植物台湾林檎*Malus donmari* (Bois.)Chev.的干燥或熟果实。分布广西等地。

识别要点：嫩枝被长柔毛，老枝暗灰褐色或紫褐色，无毛。冬芽卵形，先端急尖，红紫色。叶片长椭卵形至卵状披针形，先端渐尖，边缘有不整齐尖锐锯齿，嫩时两面有白色绒毛，花4～5朵，黄白色。果实球形，黄红色。

性味归经：甘、酸、涩，微温。

功能主治：理气健脾，消食导滞。用于食积停滞，脘腹胀疼。炒炭后收敛作用增强，用于大便溏泄。

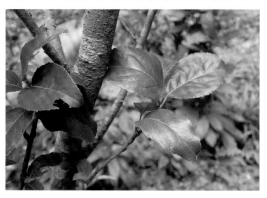

李子（李实）

来　　源：蔷薇科植物李*Prunus salicina* L.的果实。生于山坡灌丛中或水边、沟底、路旁。分布于陕西、甘肃、四川、云南、贵州、湖南、江西、福建、广东、广西等地。

识别要点：分枝较多，腋芽单生，卵圆形，有数枚覆瓦状排列鳞片。单生互生，叶柄顶端常有2腺体。花粉红色，先叶开放。核果有1枚成熟种子。

性味归经：甘、酸，平。归肝、脾、肾经。

功能主治：清热，生津，消积。用于虚劳骨蒸，消渴，食积。

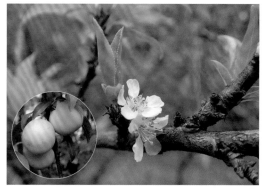

草莓 （凤梨草莓、红莓、地莓）

来　源：蔷薇科植物草莓*Fragaria ananassa* Duch.的果实。一般生长在拥有温暖天气的地区，不耐寒冷。主要分布于亚洲、欧洲和美洲。中国各地均有栽培。

识别要点：茎密布黄色柔毛，叶具短柄质，较厚倒卵形或菱形，边缘具缺刻状锯齿。花白色，近圆形或倒卵椭圆形，基部具爪。果实鲜红色，宿存萼片直立紧贴于果实。

性味归经：甘、酸、凉。归脾、胃经。

功能主治：清热生津，健脾和胃。用于津伤口渴，食欲不振，食滞腹胀。

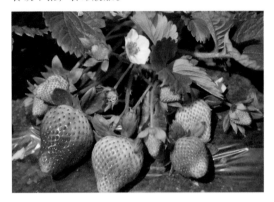

洋紫荆 （红花洋紫荆、红紫荆、羊蹄甲）

来　源：苏木科植物洋紫荆*Bauhinia variegata* L.的干燥树皮。生于林中，多作行道路栽培。分布于我国南部地区。越南，印度也有分布。

识别要点：叶革质，先端2裂达叶长的1/3，形如羊蹄。花粉红色，花瓣最上一枚有红色或黄色条纹，花萼裂成佛焰苞状。

性味归经：苦、涩、平。归脾、胃经。

功能主治：健脾燥湿。用于食滞腹胀，食欲不振，呕吐腹泻。

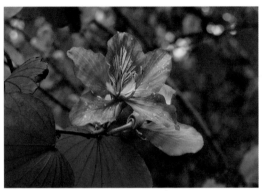

白花洋紫荆 （老白花皮、白花羊蹄甲）

来　源：苏木科植物白花洋紫荆*Bauhinia variegata* L. var. *candida*（Roxb.）Voigt的根。生于丛林中，热带地区有栽培，为行道树或庭园树种。印度、中南半岛有分布。我国南部有野生。

识别要点：叶近革质，广卵形至近圆形，先端2裂，裂片先端钝圆，基出脉9～13条。花大，花瓣白色或淡红色，倒卵形或倒卵状披针形，有黄绿色或暗紫色斑纹。

性味归经：苦、涩，平。归脾、胃经。

功能主治：健脾燥湿。用于食滞腹胀，食欲不振，呕吐腹泻。

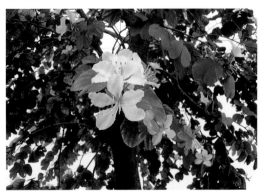

小叶云实 （假楠）

来　源：苏木科植物小叶云实*Caesalpinia millettii* Hook. & Arn.的根。生于山脚灌丛或溪水旁。分布于广东、广西、湖南、江西等地。

识别要点：有刺藤本，各部被锈色短柔毛。羽状复叶，叶轴具成对的钩刺。花黄色，近圆形，最上面一片较小。荚果倒卵形，具狭翅。

性味归经：甘，温。归脾、胃经。

功能主治：健脾和胃，祛风除湿。用于胃病，食滞腹胀，食欲不振，风湿痹痛。

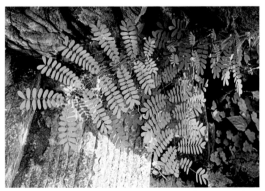

鹿藿（山黑豆、老鼠眼、痰切豆）

来　　源：蝶形花科植物鹿藿 *Rhynchosia volubilis* Lour. 的全草。生于山坡上、杂草中。分布江苏、安徽、福建、台湾、广东、广西等地。

识别要点：叶为羽状或呈指状 3 小叶，小叶纸质，顶生小叶菱形或倒卵状菱形，基部阔楔形，两面均被灰黄色柔毛，基出脉 3。花冠黄色，旗瓣近圆形。荚果长圆形，红紫色，种子通常 2 颗，椭圆形或近肾形，黑色，光亮。

性味归经：苦、酸，平。归脾、胃、肝经。

功能主治：消积散结，祛风除湿，活血解毒。用于小儿疳积，风湿痹痛，头痛，牙痛，腰脊疼痛，瘀血腹痛，产褥热，瘰疬，痈肿疮毒，跌打损伤，水火烫伤。

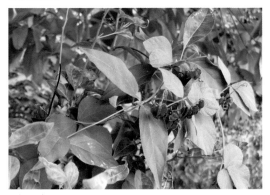

黄皮果（黄皮子、黄檀子、黄弹子）

来　　源：芸香科植物黄皮 *Clausena lansium*（Lour.）Skeels 的果实。台湾、福建、海南、广西、贵州、云南、四川及广东全省各地均有栽培。

识别要点：小枝、叶轴、花序轴、尤以未张开的小叶背脉上散生甚多明显凸起的小油点。奇数羽状复叶。浆果椭圆形，橙黄色，果肉乳白色，半透明。

性味归经：辛、甘、酸，温。归肺、胃经。

功能主治：行气，消食，化痰。用于食积胀满，脘腹疼痛，疝痛，痰饮咳喘。

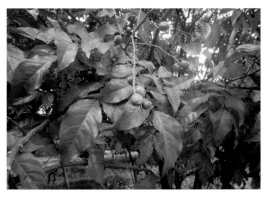

杨梅（树梅、山杨梅、珠红）

来　　源：杨梅科植物杨梅 *Myrica rubra* Sieb. & Zucc. 的干燥成熟果实。生于山坡或山谷林。分布于江苏、浙江、台湾、福建、江西、湖南、贵州、四川、云南、广西、广东等地。

识别要点：幼枝及叶背有黄色小油腺点。叶革质，生于萌发枝条的叶长椭圆形，生于孕枝上的叶片为倒卵形。核果球形，深红色或紫红色。

性味归经：甘、酸，温。归脾、胃、肝经。

功能主治：生津止渴，和胃消食，涩肠止血。用于津伤烦渴，呕吐呃逆，胃脘疼痛，食欲不振，饮酒过度，腹泻，痢疾，衄血，头痛，跌打损伤；骨折，水火烫伤。

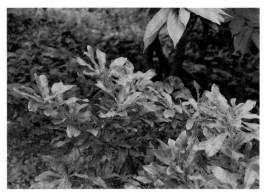

人面子（人面树、银稔、仁面）

来　　源：漆树科植物人面子 *Dracontomelon duperreanum* Pierre 的果实。生于村边，路旁，池畔。分布于云南、广西、广东等地。

识别要点：奇数羽状复叶，叶背脉腋具灰白色髯毛，网脉两面均明显。花白色。

核果扁球形，果核的表面有五个大小不同的凹陷，看似人脸。

性味归经：甘、酸，凉。归脾、胃、肝经。

功能主治：健胃，生津，醒酒，解毒。用于食滞腹胀，食欲不振，热病口渴，醉酒，咽喉肿痛，风毒疮痒。

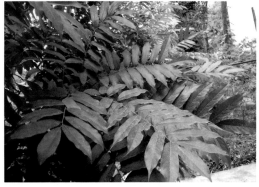

杧果核 (莽果、芒果、望果)

来　　源：漆树科植物杧果 *Mangifera indica* L.的干燥成熟果核。生于山坡、河谷或旷野林。分布于云南、广西、广东、福建、台湾等。

识别要点：单叶聚生于枝顶，革质，嫩叶紫红色。圆锥花序顶生，花小、芳香，萼片、花瓣淡黄色或白色。核果椭圆形或肾形，内果皮被粗纤维。

性味归经：酸、涩、平。归胃、小肠经。

功能主治：清热消滞。用于疝气，饮食积滞，食欲不振。

胡萝卜 (红萝卜、黄萝卜、丁香萝卜)

来　　源：伞形科植物胡萝卜 *Daucus carota* L.var. *sativa* Hoffm.的根。全国各地广泛栽培。

识别要点：根肉质长筒状，橙红色。叶三回羽状全裂，丛生于短缩的茎上。复伞形花序顶生，花极小，白色或淡粉色。双悬果实小而带刺。

性味归经：甘、辛，平。归脾、肝、肺经。

功能主治：健脾和中，养肝明目，化痰止咳，清热解毒。用于脾虚食少，体虚乏力，脘腹疼痛，泄痢，视物昏花，雀目，咳喘，百日咳，咽喉肿痛，麻疹，水痘，疖肿，水火烫伤，痔漏。

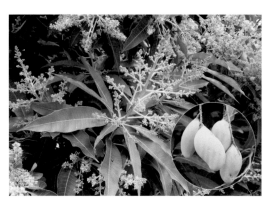

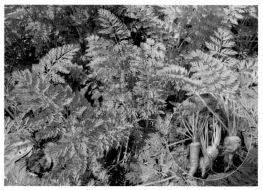

蛋黄果 (蛋果、狮头果、仙桃)

来　　源：山榄科植物蛋黄果 *Lucuma nervosa* A. DC.的果。原产加勒经地区和南美热带。我国广东、广西、云南等地有栽培。

识别要点：老枝无毛，有乳汁。叶常聚小枝顶端，网脉两面均明显。花白色或淡黄色，浆果球形，表面绿色至蛋黄色，果皮极薄，果肉色如鸡蛋黄。

性味归经：甘、涩，平。归脾、胃经。

功能主治：健脾，止泻。用于食欲不振，腹泻，乳汁不足。

神秘果 (奇迹果、梦幻果)

来　　源：山榄科植物神秘果 *Synsepalum dulcificum* Denill 的果实。原产西非加纳，刚果一带。我国广东、广西、云南、福建和台湾有栽培。

识别要点：叶革质，常密聚于枝顶。花单生或数朵簇生于老枝上，花冠合瓣。浆果常有骨质外皮，种皮褐色，硬而光亮。食后吃酸味水果口感变甜。

功能主治：解酒，瘦身和美容。

主　　治：制成酸性食品的助食剂，或制成可满足糖尿病患者需要的甜味剂。

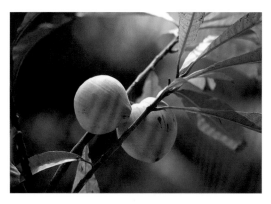

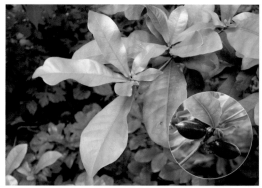

鸡屎藤 (鸡矢藤、臭根藤、臭藤)

来　　源：茜草科植物鸡矢藤 *Paederia scandens* (Lour.) Merr. 的干燥全草。常攀缘于其他植物或岩石上。分布于云南、贵州、四川、广东等地。

识别要点：叶对生，纸质或近革质，搓揉时有鸡屎样臭气。圆锥花序顶生或腋生，末次分枝上着生的花常呈蝎尾状排列，花冠淡紫色。

性味归经：甘、苦，微寒。归脾、胃、肝、肺经。

功能主治：消食健胃，清热解毒，化痰止咳，止痛。用于饮食积滞，小儿疳积，热毒泻痢，咽喉肿痛，疮痈肿毒，痰热咳嗽，胃肠疼痛，风湿痹痛，痛经。

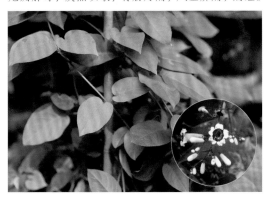

毛鸡屎藤 (鸡屎藤)

来　　源：茜草科植物毛鸡矢藤 *Paederia scandens* (Lour.) Merr. var. *tomentosa* (Bl.) Hand.-Mazz. 的干燥地上部分。生于溪边，常攀缘于其他植物上。分布于海南、广西、广东等地。

识别要点：茎及小枝均密被具节长柔毛。叶多为琴形，两面均被白色发亮的长柔毛。花冠蓝紫色或白色，花冠筒隐于萼内。浆果球状，红黑色。

性味归经：甘、酸，微寒。归脾、胃经。

功能主治：清热解毒，祛湿消滞。用于湿热泄泻，食滞不消。

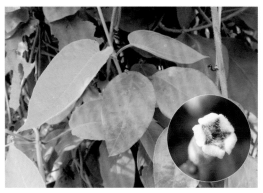

番茄 (西红柿、番李子)

来　　源：茄科植物番茄 *Lycopensicon esculentum* Mill. var. *cerasiforme* Alef. 的新鲜果实。原产于美洲热带地区。我国各地均有栽培。

识别要点：全体生粘质腺毛，有强烈气味。叶羽状深裂，大小不等。浆果扁球状，肉质而多汁液，桔黄色或鲜红色，光滑，种子黄色。

性味归经：酸、甘，微寒。归脾、胃经。

功能主治：生津止渴，健胃消食。用于口渴，食欲不振。

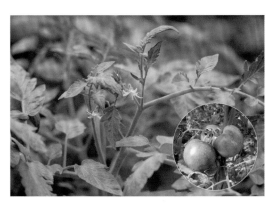

独脚金 (独脚柑、疳积草、地丁草)

来　　源：玄参科植物独脚金 *Striga asiatica* (L.) Kuntze 的干燥全草。生于平原和丘陵草坡，寄生在寄主的根上。分布于广东、广西、贵州、福建、台湾等地。亚洲，非洲热带地区均产。

识别要点：半寄生小草本。茎多四方形，有2条纵沟。叶片线形，上部叶较大。花黄色或紫色，腋生。

性味归经：甘，平。归肝、脾、肾经。

功能主治：健脾，平肝消积，清热利尿。用于小儿伤食，疳积，小便不利。

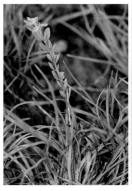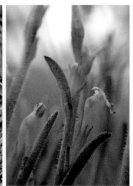

孩儿草 (积药草、黄蜂草、蓝色草)

来　　源：爵床科植物孩儿草 *Rungia pectinata* (L.) Ness 的干燥全草。生于草地上。分布于广东、海南、广西、云南等地。

识别要点：全株被毛，茎多分枝，节部稍膨大。穗状花序顶生或腋生，花偏生于一侧，白色带紫色，二唇形，先端微凹，下唇3浅裂。蒴果卵形。

性味归经：苦、辛，微寒。归肺、肝、脾经。

功能主治：消积滞，泻肝火，清湿热。用于小儿食积，目赤肿痛，湿热泻痢，湿热黄疸，瘰疬，痈肿，毒蛇咬伤。

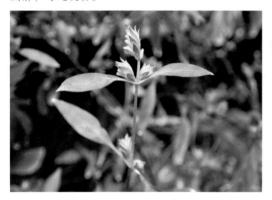

南天仙子 (广天仙子)

来　　源：爵床科植物水蓑衣 *Hyrophila salicifolia* (Vahl) Nees 的干燥成熟种子。生于荫湿地或溪边。广布于长江流域以南地区，越南、印度也有。

识别要点：叶对生，具短柄或无柄，叶片通常为披针形或长圆状披针形，全缘或微波状，两面有线条状钟乳体。花3～7朵簇生叶腋，花冠淡红紫色。蒴果条形。种子细小，四方状圆形而扁，淡褐色，浸水有黏液。

性味归经：苦、辛，凉。归经未知。

功能主治：清热健胃，消肿止痛。

主　　治：消化不良，咽炎，乳腺炎，蛇、虫咬伤，疮疖。

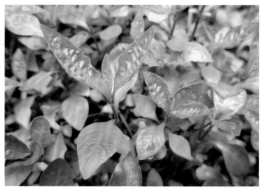

红球姜 (球姜、山姜、风姜)

来　　源：姜科植物红球姜 *Zingiber zerumbet* (L.) Smith 的干燥块茎。生于林下阴湿处。分布于广东、广西、云南等地。

识别要点：叶片披针形至长圆状披针形，无柄或短柄。花序球果状，顶端钝，苞片覆瓦状排列，紧密，近圆形，初时淡绿色，后变红色，花萼膜质，花冠淡黄色。蒴果椭圆形，种子黑色。

性味归经：辛、苦，微温。归脾、胃经。

功能主治：祛风解毒，消食止泻。用于食积不消，腹痛泄泻。

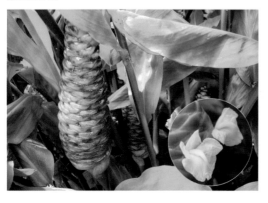

荞头 (薤头、薤子、小根蒜)

来　　源：百合科植物薤 *Allium chinense* G. Don. 干燥鳞茎。分布于我国云南、四川、湖南，广东等地。

识别要点：叶浓绿色，细长管状，三角形截面，叶鞘抱合成假茎，基部形成粗的鳞茎。鳞茎球形，似洋葱，白色。花茎从基部抽出，伞形花序，花小，紫红色。

性味归经：辛、苦，温。归心、肺、胃、大肠经。

功能主治：通阳散结，行气导滞。用于胸痹心痛，脘腹痞满胀痛，泻痢后重。

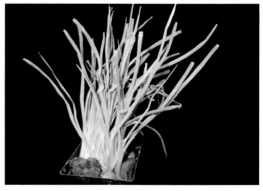

麦芽（生麦芽、焦麦芽、大麦芽）

来　　源： 禾本科植物大麦 *Hordeum vulgare* L.的成熟果实经发芽干燥的炮制加工品。全国各地均产。

识别要点： 叶片扁平，长披针形，上表面粗糙，下表面光滑。穗状花序每节生3枚结实的小穗，颖线形，顶端延伸成芒。颖果顶端具毛。

性味归经： 甘，平。归脾、胃经。

功能主治： 行气消食，健脾开胃，回乳消胀。用于食积不消，脘腹胀痛，脾虚食少，乳汁郁积，乳房胀痛，妇女断乳，肝郁胁痛，肝胃气痛。生麦芽健脾和胃，疏肝行气。用于脾虚食少，乳汁郁积。炒麦芽行气消食回乳。用于食积不消，妇女断乳。焦麦芽消食化滞。用于食积不消，脘腹胀痛。

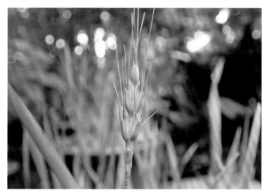

米皮糠（米糠、谷白皮、米秕）

来　　源： 禾本科植物稻 *Oryza sativa* L. 的种皮。我国华东、华中、华南、西南广泛栽培。

识别要点： 秆直立。叶二列互生，线状披针形，表面粗糙，叶舌两侧基部下延长成叶鞘边缘。圆锥花序疏展，成熟期弯垂，颖果长约5毫米，胚白色。

性味归经： 甘，辛，温。归大肠、胃经。

功能主治： 开胃，下气。用于噎膈，反胃，脚气。

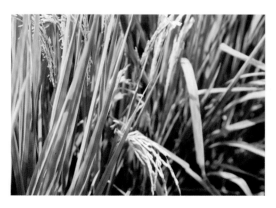

稻芽（稻谷芽、谷芽、禾芽）

来　　源： 禾本科植物稻 *Oryza sativa* L. 的成熟果实经发芽干燥的炮制加工品，我国华东、华中、华南、西南广泛栽培。

识别要点： 秆直立。叶二列互生，线状披针形，表面粗糙，叶舌两侧基部下延长成叶鞘边缘。圆锥花序疏展，成熟期弯垂，颖果长约5毫米，胚白色。

性味归经： 甘，温。归脾、胃经。

功能主治： 消食和中，健脾开胃。用于食积不消，腹胀口臭，脾胃虚弱，不饥食少。炒稻芽偏于消食。用于不饥食少。焦稻芽善化积滞。用于积滞不消。

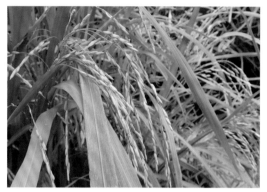

谷芽（粟芽、粟谷芽、小米）

来　　源： 禾本科植物粟 *Setaria italica*（L.）Beauv. 的成熟果实经发芽干燥炮制加工品。栽培作物，全国各地有栽培。

识别要点： 粟茎秆圆柱形，基部数节可生出分蘖，每节一叶，叶片条状披针形，有明显的中脉。穗状圆锥花序。穗的主轴生出侧枝，分枝顶部簇生小穗和刺毛。每个小穗具花 2 朵。颖果成熟后稃壳呈白、黄、红、杏黄、褐黄或黑色。

性味归经： 甘，温。归脾、胃经。

功能主治： 消食和中，健脾开胃。用于食积不消，腹胀口臭，脾胃虚弱，不饥食少。炒谷芽偏于消食，用于不饥食少。焦谷芽善化积滞，用于积滞不消。

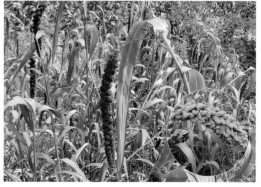

十、驱虫药

绵马贯众（贯众、贯仲、大贯众）

来　　源：鳞毛蕨科植物粗茎鳞毛蕨 *Dryopteris crassirhizoma* Nakai 的干燥根茎叶柄残基。生于林下沼泽或林下阴湿处。分布于东北及内蒙古，河北等地。

识别要点：叶簇生，二回羽裂，裂片紧密，短圆形，圆头，叶轴上被有黄褐色鳞片。侧脉羽状分叉，孢子囊群分布于叶片中部以上的羽片上，生于小脉中部以下，每裂片1～4对，囊群盖肾圆形，棕色。

性味归经：苦，微寒；有小毒。归肝、胃经。

功能主治：清热解毒，驱虫。用于虫积腹痛，疮疡。

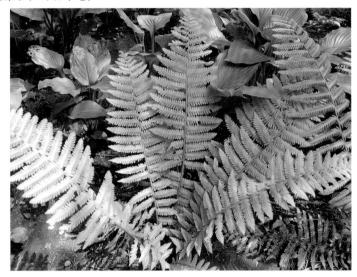

南方红豆杉（美丽红豆杉、杉公子、海罗松）

来　　源：红豆杉科植物南方红豆杉 *Taxus wallichiana* Zucc. var. *mairei*（Lemée & Lévl.）L.K. Fu & Nan Li 的种子。生于山地林中。分布于广东、广西、湖南、湖北、四川、贵州及云南等地。

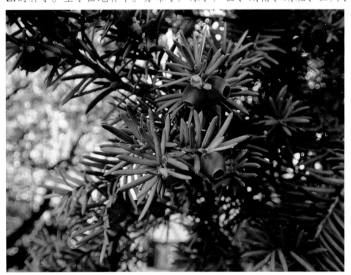

识别要点：树皮裂成纵长的条片。叶下表面有两条气孔带，中脉上常有密生均匀而微小的圆形角质乳头状突起。种子生于杯状红色肉质的假种皮中。

性味归经：苦，辛，温。归脾、胃、大肠经。

功能主治：消积杀虫，祛湿止痒。用于虫积腹痛，食积，疮疹，皮炎。

南瓜子（南瓜仁、香瓜、饭瓜）

来　　源：葫芦科植物南瓜 Cucurbita moschata（Duch. ex Lam.）Duch. ex Poir.的干燥成熟种子。我国南北各地广泛栽培。

识别要点：茎密被白色短刚毛。叶柄粗壮，叶片卵圆形，叶脉隆起，卷须3～5分歧。花黄色，钟状。瓠果，种子多数，灰白色。

性味归经：甘，平。归胃、大肠经。

功能主治：杀虫。用于绦虫病，蛔虫病，血吸虫病，丝虫病。

使君子（留求子、史君子、五梭子、索子果）

来　　源：使君子科植物使君子 Quisqualis indica L.的干燥成熟的果实。生于山坡、路旁、平地和灌丛中。分布于四川、广东、广西等地。

识别要点：叶薄纸质，叶柄下部有关节，叶落后关节以下部分成为棘刺状。花10余朵，排成顶生的穗状花序，花瓣5枚，初为白色，后转淡红色。

性味归经：甘，温。归脾、胃经。

功能主治：杀虫消积。用于蛔虫病，蛲虫病，虫积腹痛，小儿疳积。服药时忌饮浓茶。

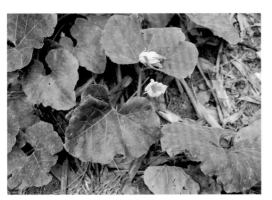

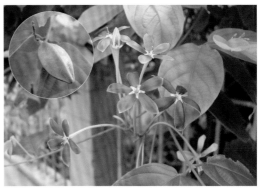

鹤草芽（仙鹤草冬、鹤草冬芽、牙子）

来　　源：蔷薇科植物龙芽草 Agrimonia pilosa Ledeb.的干燥带短小根茎的芽，生于山野，草坡，路旁。全国大部分地区均有分布。朝鲜，日本，原苏联亦有分布。

识别要点：全体密生长柔毛。秋末自根茎先端生出圆锥形、向上弯曲的白色冬芽。奇数参差羽状复叶，大小叶相间排列，边缘有锯齿。

性味归经：苦、涩，凉。归肝、小肠、大肠经。

功能主治：驱虫。用于绦虫病。

芜荑（芜荑仁、山榆子、山榆仁）

来　　源：榆科植物榆 Ulmus pumila L.的果实加工品。野生于河堤、田埂、路边、山麓、沙地。分布于东北、华北、华东、中南、西南等地。栽培于我国长江以南地区。

识别要点：小枝两侧具对生而扁平的木栓翅。叶两面粗糙，密生硬毛。翅果倒卵状圆形，宿存花被钟形。

性味归经：苦、辛，温。归脾、胃经。

功能主治：杀虫，消积。用于虫积腹痛，小儿疳积，疥癣恶疮。

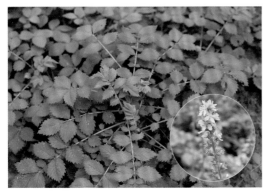

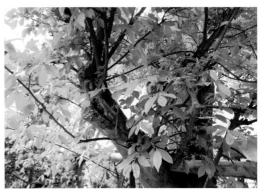

紫藤 （朱藤、藤萝、招豆藤）

来　　源：蝶形花科植物紫藤 *Wisteria sinensis*
（Sims）Sweet 的干燥叶，生于山坡林缘、溪边灌木
丛中。产于我国山东，江苏，安徽，浙江，江西，
福建等地。

识别要点：藤茎右旋。奇数羽状复叶，小叶 3～6
对，基部 1 以最小。总状花序轴被白色柔毛，花芳
香，花冠紫色。荚果倒披针形，密被绒毛。

性味归经：甘、苦，温；有小毒。归肾经。

功能主治：利水，杀虫，除痹。用于水臌，浮肿，
风湿痹痛，肠寄生虫病。

苦楝皮／楝 （楝树皮、楝根皮）

来　　源：楝科植物楝 *Melia azedarach* L. 的干燥
树皮和根皮。生于低海拔旷野、路旁或疏林。分
布于我国黄河以南各地。

识别要点：奇数羽状复叶互生，小叶对生，具长
柄。圆锥花序密被灰褐色星状鳞片，花瓣淡紫色。
核果椭圆状球形，果皮褐黄色，核具 5～7 棱。

性味归经：苦，寒；有毒。归肝、脾、胃经。

功能主治：杀虫，疗癣。用于蛔虫病，蛲虫病，
虫积腹痛；外治疥癣瘙痒。孕妇及肝肾功能主治
不全者慎用。

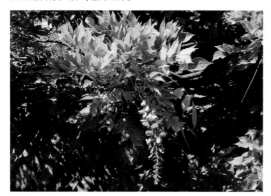
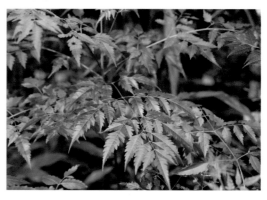

苦楝皮／川楝 （苦楝、苦楝子、楝枣子）

来　　源：楝科植物川楝 *Melia toosendan* Sieb. et Zucc. 的干燥树皮或根皮。生长或栽培于路旁、篱边。
分布于云南、广西、广东、四川、台湾等地。

识别要点：花瓣淡紫色，匙形。核果大，椭圆状球形，果皮淡黄色，核具 6～8 棱。

性味归经：苦，寒；有毒。归肝、脾、胃经。

功能主治：杀虫，疗癣。用于蛔虫病，蛲虫病，虫积腹痛；外治疥癣瘙痒。孕妇及肝肾功能主治不全
者慎用。

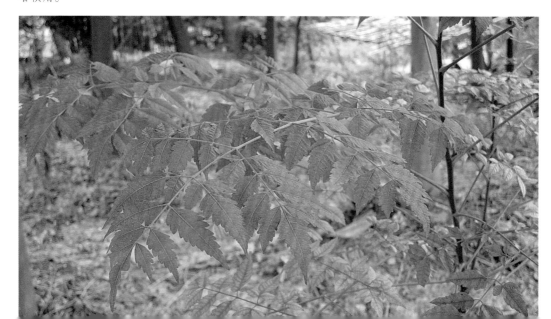

南鹤虱（鹤虱、鹤虱子、野萝卜）

来　　源：伞形科植物野胡萝卜 *Daucus carota* L.的干燥成熟果实。生于路旁、山沟、溪边、荒地等处。分布于全国各地。欧洲，北非，北美洲也有。

识别要点：叶2～3回羽状分裂。花白色。双悬果椭圆形，淡绿棕色，背面具4条窄翅状棱，翅上密生黄白色钩刺，搓碎后有特异香气。

性味归经：苦、辛，平；有小毒。归脾、胃经。

功能主治：杀虫消积。用于蛔虫病，蛲虫病，绦虫病，虫积腹痛，小儿疳积。

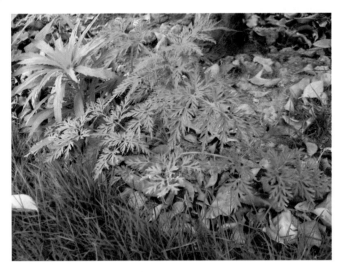

鹤虱（大鹤虱、天蔓青、北鹤虱）

来　　源：菊科植物天名精 *Carpesium abrotanoides* L.的干燥成熟果实。生于路旁、山沟、荒地等处。分布于全国各地。

识别要点：茎直立，有细软毛。基生叶宽椭圆形，花后凋落。头状花序多数，沿枝条1侧着生于叶腋，花黄色，瘦果有纵沟多条，顶端有短喙。

性味归经：苦、辛，平；有小毒。归脾、胃经。

功能主治：杀虫消积。用于蛔虫病，蛲虫病，绦虫病，虫积腹痛，小儿疳积。

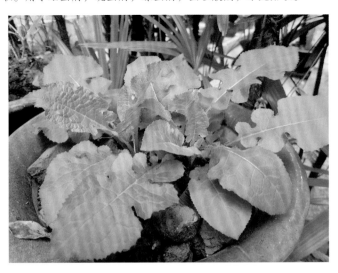

十一、止血药

福建观音座莲 （福建莲座蕨、牛蹄蕨、马蹄蕨）

来　　源： 莲座蕨科植物福建观音座莲 *Angiopteris fokiensis* Hieron. 的根茎。生于林下溪沟边。分布于福建、湖北、贵州、广东、广西、香港等地。

识别要点： 植株高大。叶柄粗壮，二回羽状复叶，叶片大而开展，浓绿色。孢子囊群着生于近叶缘的细脉两侧，孢子囊大形，具短柄，缝裂。

性味归经： 苦，寒。归心、肺经。

功能主治： 清热凉血，祛瘀止血，镇痛安神。用于崩漏，外伤出血，疰腮，乳痈，痈肿疮毒，毒蛇咬伤，跌打肿痛风湿痹痛，产后腹痛，心烦失眠。

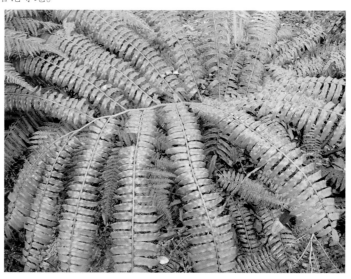

金钗凤尾蕨 （羽叶凤尾蕨、南方凤尾蕨、东南亚凤尾蕨）

来　　源： 凤尾蕨科植物金钗凤尾蕨 *Pteris fauriei* Hieron. 的干燥叶。生于林下沟旁。分布于台湾、浙江、福建、江西、湖南、广东、广西、云南等地。

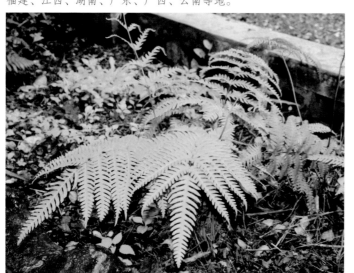

识别要点： 叶簇生，二回深羽裂，篦齿状深羽裂达羽轴两侧的狭翅。孢子囊群线形，沿裂片边缘延伸。

性味归经： 苦，凉。归心经。

功能主治： 收敛止血，清热利湿，祛风定惊。用于外伤出血，湿热泻痢，湿热黄疸，小儿惊风，水火烫伤。

绵马贯众炭

来　　源：鳞毛蕨科植物粗茎鳞毛蕨 *Dryopteris crassirhizoma* Nekai 的炮制加工品。生于林下沼泽或林下阴湿处。分布于东北及内蒙古、河北等地。

识别要点：叶簇生，二回羽裂，裂片紧密，短圆形、圆头，叶轴上被有黄褐色鳞片。侧脉羽状分叉，孢子囊群分布于叶片中部以上的羽片上，生于小脉中部以下，每裂片1～4对，囊群盖肾圆形，棕色。

性味归经：苦、涩、微寒；有小毒。归肝、胃经。

功能主治：收涩止血。用于崩漏下血。

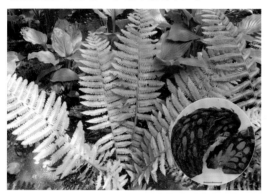

松花粉 (松花、松黄、松黄粉)

来　　源：松科植物马尾松 *Pinus massoniana* Lamb. 的干燥花粉。生于山地等处。分布于福建、广东、云南等地。

识别要点：小枝轮生。针叶多2针一束，长而细柔，叶鞘宿存。雄球花聚生于新枝下部，雌球花1～4个生于新枝顶端。球果卵圆形，种翅基部具关节。

性味归经：甘，温。归肝、脾经。

功能主治：收敛止血，燥湿敛疮。用于外伤出血，湿疹，黄水疮，皮肤糜烂，脓水淋漓。

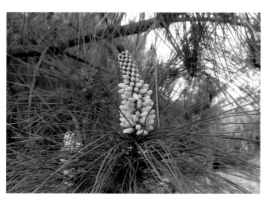

苏铁叶 (凤尾松、鳳尾蕉、铁树)

来　　源：苏铁科植物苏铁 *Cycas revoluta* Thunb. 的干燥叶。多栽培于庭园中以供观赏。分布于广东、广西、云南等地。

识别要点：羽状复叶顶生，羽片条形，厚革质，边缘下缘，先端硬而刺手，中脉于背面显著隆起。雌雄异株，雄球花长圆柱形，雌球花扁球形。

性味归经：甘、淡、平；小毒。归肝、胃经。

功能主治：收敛止血，理气活血，解毒消肿。用于吐血，便血，外伤出血，肝胃气滞疼痛，经闭，痢疾，疮痈肿毒，跌打损伤。

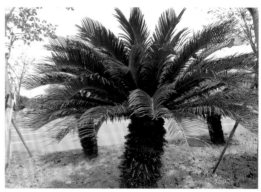

侧柏叶 (柏叶、扁柏叶)

来　　源：柏科植物侧柏 *Platycladus orientalis* (L.)Fraco 的干燥枝梢及叶。分布较广，多为栽培。主产于山东、河南、河北等地。

识别要点：树皮纵裂成条片。具细小鳞叶的小枝扁平，呈背中部具腺槽。黄色雄球花卵圆形，蓝绿色雌球花近球形，被白粉。种子灰褐色，稍有棱脊。

性味归经：苦、涩、寒。归肺、肝、脾经。

功能主治：凉血止血，化痰止咳，生发乌发。用于吐血，衄血，咯血，便血，崩漏下血，肺热咳嗽，血热脱发，须发早白。

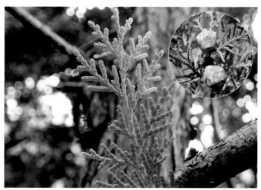

竹柏

来　源： 罗汉松科植物竹柏*Nageia nagi*（Thunb.）Kuntze.的叶。生于阴湿肥沃的地方，通常生在常绿阔叶林。分布于浙江、福建、江西、湖南、广东、广西、四川等地。日本也有分布。

识别要点： 树皮近平滑，红褐色或暗紫红色。叶革质，无中脉，有多数平行的细脉，上面深绿色，有光泽。雄球花穗状，假种皮暗紫色，有白粉。

性味归经： 甘、淡，平。归心、肝经。

功能主治： 止血，接骨。用于外伤出血，骨折。

长叶竹柏 （竹叶球）

来　源： 罗汉松科植物长叶竹柏*Nageia fleuryi*（Hickel）de Laub.的枝叶。

识别要点： 叶交叉对生，质厚，无中脉，有多数并列的细脉。雄球花穗状，常3～6个簇生于总梗上。种子圆球形，假种皮蓝紫色。

性味归经： 苦，平。归肝经。

功能主治： 祛风湿，通络止痛。用于风湿骨痛，腰痛。

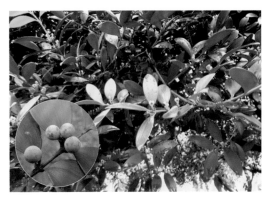

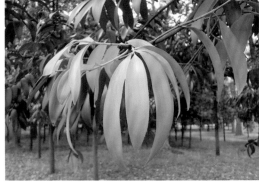

江南柏 （短叶罗汉松、罗汉松叶、江南侧柏叶）

来　源： 罗汉松科植物小罗汉松*Podocarous macrophyllus* Wangii C.C. Chang的干燥枝叶。为庭园观赏植物。江苏、浙江、广东等地均有栽培。

识别要点： 叶螺旋状散生，中脉明显。雌雄异株，雄球花穗状，常多个簇生，雌球花单生腋生。种子核果状，全包于肉质假种皮中，生于肉质种托上。

性味归经： 苦、涩，微寒。归心、肺经。

功能主治： 凉血止血，止咳祛痰。用于血热吐血，衄血，咳血，便血，血痢，崩漏下血，肺热咳嗽。

香叶树 （香叶樟、大香叶、香果树）

来　源： 樟科植物香叶树*Lindera communis* Hemsl.的干燥树皮或叶。生于疏林中。分布于陕西、甘肃、湖南、湖北、江西、浙江、广东、广西、云南、贵州、四川等地。

识别要点： 一年生枝条粗壮，无毛，顶芽卵形。叶薄革质，边缘内卷，羽状脉。雄花黄色，雌花黄色或黄白色。果卵形，红色。

性味归经： 涩、微辛，微寒。归肺、肾经。

功能主治： 止血，散瘀止痛，解毒。用于外伤出血，跌打肿痛，骨折，疮痈疖肿。

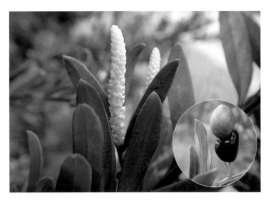

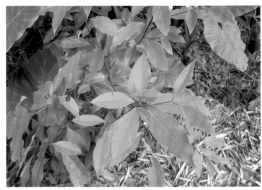

莲房（莲蓬壳、莲壳）

来　　源：睡莲科植物莲 *Nelumbo nucifera* Gaertn. 的干燥花托，生于池沼湖塘中。主产于湖南、福建、江苏等地。

识别要点：根茎横生，肥厚。叶片圆形，盾状着生。花单生于水面上，花瓣白色，渐变为红色。坚果嵌生于倒圆锥形海绵质花托内。

性味归经：苦、涩，温。归肝经。

功能主治：化瘀止血。用于崩漏，尿血，痔疮出血，产后瘀阻，恶露不尽。

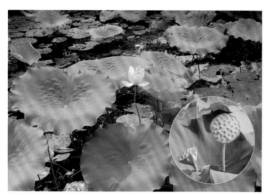

藕节（老藕节、干藕节、南藕节）

来　　源：睡莲科植物莲 *Nelumbo nucifera* Gaertn. 的干燥根茎节部。生于池沼湖塘中。主产于湖南、福建、江苏等地。

识别要点：根状茎横生，节间膨大，内有多数纵行通气孔道。叶片盾状圆形。花大，单生于水面上，花瓣白色，渐变为红色。坚果嵌生于倒圆锥形海绵质花托内。

性味归经：甘、涩，平。归肝、肺、胃经。

功能主治：收敛止血，化瘀。用于吐血，咯血，衄血，尿血，崩漏。

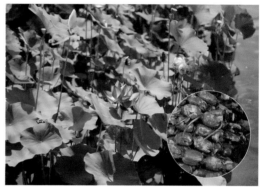

落地生根（叶生根、打不死）

来　　源：景天科植物落地生根 *Bryophyllum pinnatum*（L.f.）Oken 的全草。生于沟谷，路旁草地，林下或石缝中。我国各地均有栽培。

识别要点：多年生肉质草本。羽状复叶，小叶边缘有圆齿，齿底易生芽。圆锥花序顶生，花下垂，花萼钟状，花冠管状。

性味归经：苦、酸，寒。归肺、肾经。

功能主治：凉血止血，清热解毒，活血止痛。用于吐血，外伤出血，咽喉肿痛，肺热咳嗽，疔疮痈肿，乳痛，乳岩，丹毒，水火烫伤，胃痛，关节肿痛，跌打损伤。

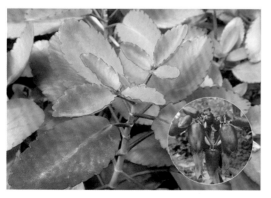

伽蓝菜（鸡爪三七、土三七）

来　　源：景天科植物伽蓝菜 *Kalanchoe laciniata*（L.）DC. 的干燥全草。分布于云南、广西、广东、台湾、福建等地。

识别要点：叶对生，中部叶羽状深裂。聚伞花序排列成圆锥状，花冠黄色，高脚蝶形，管部下部膨大。

性味归经：甘、苦，寒。归心、肝、肺经。

功能主治：散瘀止血，清热解毒。用跌打损伤，外伤出血，咽喉肿痛，湿疹，痈疮肿毒，水火烫伤，毒蛇咬伤。

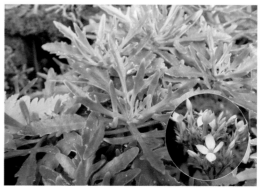

匙叶伽蓝菜

来　　源：景天科植物匙叶伽蓝菜 *Bryophyllum pinnatum* (L.f) Oken 的全株。生于海边沙地或山地石缝中。分布于云南、广东、福建、台湾等省区。

识别要点：多年生草本，肉质。叶对生，匙状矩圆形，先端钝，全缘或有不整齐的齿裂，叶柄短，上部的叶较小、较狭，近无柄。聚伞花序。萼片4，披针形，花冠红色或黄色，高脚碟状，裂片4，卵形，雄蕊8，着生于花冠筒的喉部，心皮4。蓇葖果有种子多数。

性味归经：苦、甘、寒。归心、肝经。

功能主治：清热解毒，活血消肿。用于疮疡肿毒，目赤肿痛，脓耳，创伤。

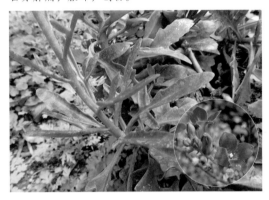

多毛马齿苋 （禾雀舌、日中花）

来　　源：马齿苋科植物多毛马齿苋 *Portulaca pilosa* L.的全草。生于海边沙地上，性耐旱喜阳光。分布于广东、广西、海南、福建、香港、台湾等省区。

识别要点：茎密丛生，铺散，多分枝。叶互生，叶片近圆柱状线形或钻状狭披针形，腋内有长疏柔毛，茎上部较密。花瓣5，膜质，红紫色，宽倒卵形，顶端钝或微凹，基部合生。蒴果卵球形，蜡黄色，种子深褐黑色，有小瘤体。

性味归经：未知

功能主治：止血消炎。用于刀伤出血，狗咬伤，烧烫伤。

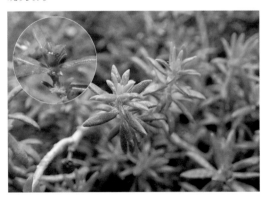

景天三七 （土三七、血山草、见血散）

来　　源：景天科植物费菜 *Sedum aizoon* L.的干燥全草。生于山坡岩石上或草丛中。分布于我国西北、华北、东北至长江流域。

识别要点：地上茎直立，不分枝。叶先端钝，边缘具细齿。伞房状聚伞花序顶生，花瓣黄色，先端具短尖。蓇葖果5枚成星芒状排列。

性味归经：甘、微酸、平。归心、肝、脾经。

功能主治：散瘀止血，消肿止痛，宁心安神。用于吐血，衄血，便血，尿血，崩漏，紫斑，外伤出血，跌打损伤，心悸失眠，疮疖痈肿，水火烫伤，毒虫螫伤。

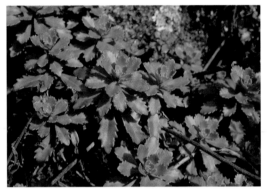

羊蹄 （羊蹄大黄、牛舌大黄、土大黄）

来　　源：蓼科植物羊蹄 *Rumex japonicus* Houtt.的干燥根。野生于山野、路旁、湿地。全国大部分地区均有分布。

识别要点：基生叶长圆形，边缘微波状，托叶鞘膜质。花序圆锥状，花被片淡绿色。果实具3锐棱，两端尖，暗褐色，有光泽。

性味归经：苦，寒。归心、肝、大肠经。

功能主治：凉血止血，解毒杀虫，清热通便。用于吐血，衄血，肠风便血，痔血，崩漏，疥癣，白秃，痈疮肿毒，大便秘结。

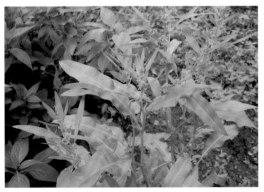

土大黄 （牛耳大黄、羊蹄大黄、野波菜）

来　　源：蓼科植物皱叶酸模 *Rumex crispus* L. 的干燥根。生于河滩、沟边湿地。分布于我国东北、华北、西北等地。

识别要点：根肥大，黄色。叶长椭圆形，全缘，下表面有小瘤状突起。圆锥花序轮生而作疏总状排列，花被6，淡绿色，随果增大为果被。

性味归经：苦，寒。归心、肝、大肠经。

功能主治：凉血止血，解毒杀虫，清热通便。用于吐血，衄血，肠风便血，痔血，崩漏，疥癣，白秃，痈疮肿毒，大便秘结。

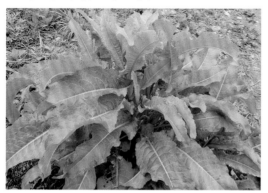

山茶花 （红茶花、茶花）

来　　源：山茶科植物山茶 *Camellia japonica* L. 的花。分布于四川、台湾、山东、江西等地，全国各地广泛栽培。

识别要点：叶革质，叶缘有细锯齿。红色花顶生，苞片及萼片10枚，组成杯状苞被，花瓣6～7片。蒴果圆球形，3瓣裂，果瓣厚木质。

性味归经：甘、苦、辛、凉。归肝、肺经。

功能主治：凉血止血，散瘀消肿。用于吐血，衄血，咳血，便血，痔血，赤白痢，血淋，血崩，带下，水火烫伤，跌扑损伤。

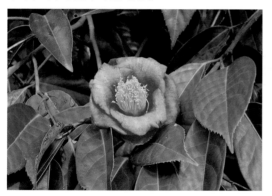

苎麻根 （青麻根、白麻头、苎麻头）

来　　源：荨麻科植物苎麻 *Boehmeria nivea*（L.）Gaudich. 的干燥根。野生于荒地和草坡，多栽培。分布于四川、贵州、云南等地。

识别要点：叶片草质，顶端骤尖，边缘在基部之上有牙齿，上表面粗糙，下表面密被雪白色毡毛。花序腋生，花多数，瘦果近球形。

性味归经：甘，寒。归心、肝经。

功能主治：凉血止血，安胎，清热解毒。用于血热吐血，衄血，便血，血淋，崩漏，胎漏下血，胎动不安，痈肿丹毒，蛇虫咬伤。

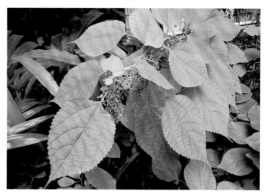

多花野牡丹 （野广石榴、兰屿野牡丹藤、炸腰果）

来　　源：野牡丹科植物多花野牡丹 *Melastoma affine* D. Don 的全株。生于山谷林或疏林、路边、沟边。分布于云南、贵州、广东等地。

识别要点：茎和小枝密被平展的紫褐色长粗毛和短柔毛。叶两面有毛。球形果坛状，密被鳞片状糙伏毛。

性味归经：涩，凉。归肝、脾经。

功能主治：收敛止血，消积，散瘀消肿。用于外伤出血，食滞不消，腹痛泄泻，痢疾，刀枪伤。

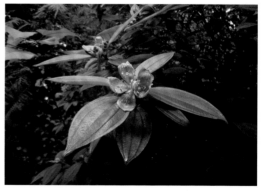

展毛野牡丹（羊开口、大金香炉）

来　源： 野牡丹科植物展毛野牡丹 *Melastoma normale* D. Don 的全株。生于山坡灌草丛或疏林。分布西藏、四川、福建、台湾等地。

识别要点： 枝条红褐色。叶两面具细茸毛。花大型，深蓝紫色，萼红色，披绒毛。蒴果坛状球形。

性味归经： 苦、涩，凉。归心、肝、脾经。

功能主治： 收敛，止血，解毒。用于泄痢，崩漏带下，内外伤出血。

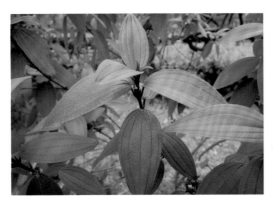

地稔（山地菍、铺地稔、地茄子）

来　源： 野牡丹科植物地稔 *Melastoma dodecandrum* Lour. 的干燥全草。生于山坡矮草丛中。分布于贵州、湖南、广西、广东、浙江、福建等地。

识别要点： 茎匍匐状，逐节生根。叶片坚纸质，卵形或椭圆形。聚伞花形顶生，花瓣淡紫红色至紫红色，果坛状球形，平截，顶端略缢缩。

性味归经： 甘、酸、涩，凉。归肝、脾、胃、大肠经。

功能主治： 清热化湿，祛瘀止痛，收敛止血。用于痛经，产后腹痛，崩漏带下，痢疾便血，痈肿疔疮。

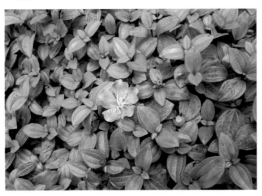

野牡丹（山石榴、高脚稔、高脚地稔）

来　源： 野牡丹科植物野牡丹 *Melastoma candidum* D. Don 的干燥全草。生于林下灌草丛中。分布于广东、福建、台湾等地。

识别要点： 茎枝密被紧贴鳞片状粗毛。单叶厚纸质，基出脉7条，两面密被鳞片状糙伏毛。花3～5朵聚生于枝梢，紫红色或粉红色。蒴果坛状球形。

性味归经： 酸、涩，微寒。归肺、脾、胃、肝经。

功能主治： 利湿消滞，活血止血，清热解毒。用于食积不化，湿热泄泻，热毒泻痢，湿热黄疸，带下，跌打损伤，外伤出血，产后瘀阻腹痛，乳汁不下，衄血、咳血、吐血、便血，崩漏经多，肠痈，炭疽，痈肿疔疮，水火烫伤，蛇虫咬伤。孕妇慎服。

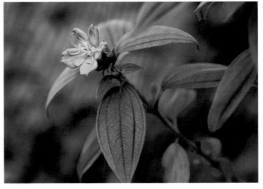

毛稔（红花野牡丹、红爆牙郎、红毛稔）

来　源： 野牡丹科植物毛稔 *Melastoma sanguineum* Sim 的全株。常见于山坡脚、沟边、湿润的草丛或矮灌。分布于广西、广东等地。

识别要点： 全株被长粗毛。叶卵状披针形至披针形。花大，紫红色，常3～5朵聚生枝顶。果球形，密被红色长硬毛。

性味归经： 苦、涩，凉。归脾、肝经。

功能主治： 收敛止血，解毒止痛。用于便血，月经过多，外伤出血，瘀气腹痛，痢疾，疮疖，跌打肿痛。

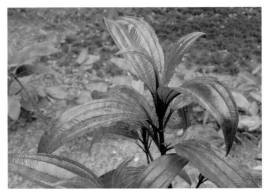

蜀葵花 （侧金盏、公鸡花、一丈红）

来　　源： 锦葵科植物蜀葵 *Althaea rosea*（L.）Cav. 的花。原产我国西南地区。现各地广泛栽培。

识别要点： 茎直立，多不分枝。叶互生，叶片粗糙，两面均被毛。花单生或近簇生叶腋，花多种颜色，红色、粉红色、黄色等。

性味归经： 甘、咸，凉。归肺、大肠、膀胱经。

功能主治： 和血止血，解毒散结。用于吐血，衄血，月经过多，赤白带下，二便不通，小儿风疹，疟疾，痈疽疮肿，蜂蝎蜇伤，水火烫伤。

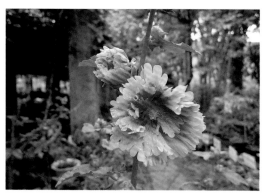

一品红 （叶象花、草本圣诞红、猩猩草）

来　　源： 大戟科植物一品红 *Euphorbia pulcherrima* Willd. ex Klotzch 的干燥全草。原产南美洲，秘鲁。我国台湾、四川、云南、广东等地有栽培。

识别要点： 花序下部的叶为紫红色。杯状花序顶生，总苞绿色钟形，顶端5裂，腺体杯状。蒴果卵圆状三棱形。

性味归经： 苦、涩，凉；有小毒。归肝经。

功能主治： 调经止血，散瘀消肿。用于月经过多，跌打肿痛，外伤出血，骨折。

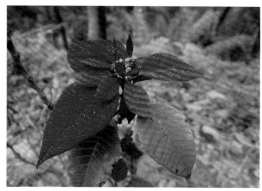

仙鹤草 （狼牙草、脱力草、子母草）

来　　源： 蔷薇科植物龙芽草 *Agrimonia pilosa* Ledeb. 的干燥地上部分。生生溪边、路旁、草地或疏林。分布于全国大部分地区。

识别要点： 全株密生长柔毛。根茎圆柱形，秋末自先端生一圆锥形、向上弯曲的白色冬芽。奇数参差羽状复叶，大小叶相间排列，边缘有锯齿。

性味归经： 苦、涩，平。归心、肝经。

功能主治： 收敛止血，截疟，止痢，解毒，补虚。用于咯血，吐血，崩漏下血，疟疾，血痢，痈肿疮毒，阴痒带下，脱力劳伤。

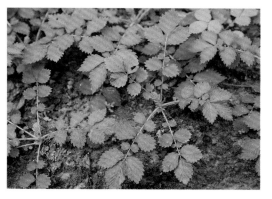

地榆 （白地榆、山红枣）

来　　源： 蔷薇科植物地榆 *Sanguisorba officinalis* L. 的干燥根。生于山坡、林缘、草原、草甸、灌丛及田边等地。分布于全国大部分地区。

识别要点： 老根多纺锤形，表面紫褐色。基生叶具长叶柄，茎生叶近无柄，基部抱茎，常带紫红色，叶缘具锯齿。花小而密集，花冠紫红色，穗状花序圆柱状。

性味归经： 苦、酸、涩，微寒。归肝、大肠经。

功能主治： 凉血止血，解毒敛疮。用于便血，痔血，血痢，崩漏，水火烫伤，痈肿疮毒。

悬钩根（木莓根、三月泡、山莓根）

来　源： 蔷薇科植物悬钩子 *Rubus corchorifolius* L. f. 的根。生于向阳山坡和灌丛潮湿处。我国大部分地区均有分布。

识别要点： 枝具皮刺。单叶卵状披针形，基部具3脉。花单生于短枝上，花瓣白色，顶端圆钝。球形聚合果红色。

性味归经： 苦、涩、平。归肝、脾经。

功能主治： 凉血止血，活血调经，清热利湿，解毒敛疮。用于咯血，崩漏，痔血，痢疾，泄泻，经闭，痛经，跌打损伤，蛇虫咬伤，疮痈肿毒，湿疹。

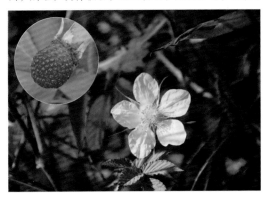

花生衣（落花生、落花生衣、花生皮）

来　源： 蝶形花科植物花生 *Arachis hypogaea* L. 的种皮。原产巴西。我国南北各地均有栽培。

识别要点： 茎直立或匍匐，被黄色长柔毛。叶通常具纸质小叶2对。花冠黄色，旗瓣先端凹入。荚果膨胀，荚厚，种皮红色。

性味归经： 甘、微苦、涩、平。归肝、脾经。

功能主治： 收敛止血。用于各种出血。

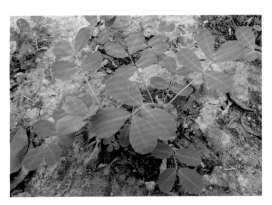

寒莓（寒刺泡、山火莓）

来　源： 蔷薇科植物寒莓 *Rubus buergeri* Miq. 的全草。生于山地，丘陵的林中或灌丛。分布于安徽、江苏、浙江、湖南、广东、广西等地。

识别要点： 茎常伏地生根，长出新株，密生褐色或灰白色柔毛，无刺或有少数刺。叶片近圆形，先端急尖或圆钝，基部心形，边缘常5浅裂，下表面和叶柄有绒毛，沿叶脉较密。总状花序短，腋生，有花4～10朵，密集。花白色，直径约1厘米。聚合果近球形，紫黑色。

性味归经： 甘、酸、凉。归心、肺、肝经。

功能主治： 凉血止血，清热敛疮。用于肺痨咯血，外伤出血，疮疡肿毒，湿疫流脓。

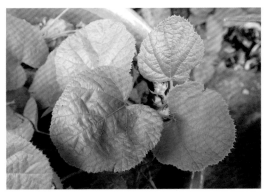

降香（降真黄檀、花梨母、花梨木）

来　源： 蝶形花科植物降香檀 *Dalbergia odorifera* T. Chen 的树干和根的干燥心材，生于山坡疏林、林缘或村边旷地。海南、云南有栽培。

识别要点： 小枝有密集皮孔。羽状复叶具4～5对小叶，顶端小叶最大。圆锥花序腋生，花乳白色或淡黄色。荚果舌状长圆形，基部收窄与果颈相接。

性味归经： 辛，温。归肝、脾经。

功能主治： 化瘀止血，理气止痛。用于吐血，衄血，外伤出血，肝郁胁痛，胸痹刺痛，跌扑伤痛，呕吐腹痛。

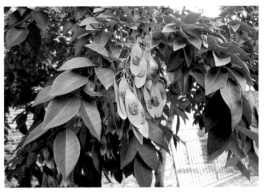

喙果鸡血藤 (喙果崖豆藤、亮叶鸡血藤)

来　源： 蝶形花科植物喙果鸡血藤 *Callerya tsui* (F.P. Metcalf) Z. Wei & Pedley 的干燥根茎。多生于溪边、疏林坡地。分布于广东、广西、湖南、云南等地。

识别要点： 木质藤本，小叶3～5，叶近革质，表面光滑无毛，有光泽。圆锥花序被短柔毛。花冠紫红色，中心具黄色斑块。果实长椭圆形。

性味归经： 苦，温。归心、脾经。

功能主治： 舒筋活络，行血补气。用于腰膝酸痛，麻木瘫痪，风湿痹痛。

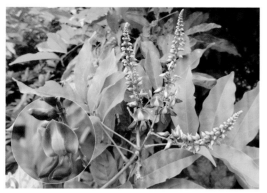

槐角 (槐豆、槐子)

来　源： 蝶形花科植物槐 *Sophora japonica* L. 的干燥成熟果实。我国南北各地广泛栽培。

识别要点： 羽状复叶具小叶4～7对，纸质，叶柄基部膨大。花序顶生，花萼浅钟状，具5齿，花冠白色或淡黄色。荚果串珠状，种子间缢缩，不开裂。

性味归经： 苦，寒。归肝、大肠经。

功能主治： 清热泻火，凉血止血。用于肠热便血，痔肿出血，肝热头痛，眩晕目赤。

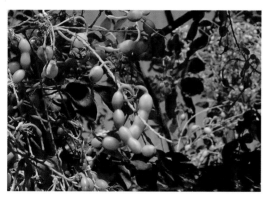

槐花 (槐米、陈槐花)

来　源： 蝶形花科植物槐 *Sophora japonica* L. 的干燥花及花蕾。我国南北各地普遍栽培，尤以黄土高原和华北平原多。

识别要点： 羽状复叶具小叶4～7对，纸质，叶柄基部膨大。花序顶生，花萼浅钟状，具5齿，花冠白色或淡黄色。荚果串珠状，种子间缢缩，不开裂。

性味归经： 苦，微寒。归肝、大肠经。

功能主治： 凉血止血，清肝泻火。用于便血，痔血，血痢，崩漏，吐血，衄血，肝热目赤，头痛眩晕。

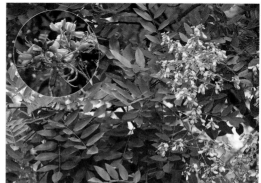

刺槐 (洋槐、槐树、刺儿槐)

来　源： 蝶形花科植物刺槐 *Robinia pseudoacacia* L. 的花。生于公路旁及村舍附近。原产美国东部，现我国各地有引种栽培。

识别要点： 羽状复叶的叶轴上具沟槽，小叶2～12对，常对生，椭圆形、长椭圆形或卵形，先端圆，微凹，具小尖头。花序腋生，下垂，花多数，芳香。花冠白色，各瓣均具瓣柄。荚果褐色，或具红褐色斑纹，线状长圆形，种子褐色至黑褐色。

性味归经： 甘、平。

功能主治： 利尿止血。用于大肠下血，咯血，吐血及妇女红崩。

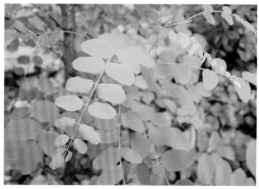

檵木 (檵花、坚漆)

来　　源： 金缕梅科植物檵木 *Loropetalum chinense* (R. Br.)Oliv.的花。生于向阳山坡，矮林间，路边。分布于山东、安徽、浙江、江苏、广东、福建等地。

识别要点： 多分枝，小枝有星毛。叶革质，卵形，不等侧，上表面无光泽，下表面灰白色，侧脉约5对，全缘。花3～8朵簇生，白色，比新叶先开放，花瓣4片，带状。蒴果卵圆形，种子黑色。

性味归经： 苦、涩，凉。

功能主治： 收敛止血。用于鼻出血，外伤出血。

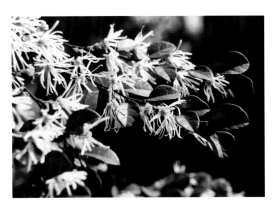

红花檵木

来　　源： 金缕梅科植物红花檵木 *Loropetalum chinense* (R. Br.) Oliv. f. rubrum H. T. Chang 的叶、花。华南地区常见栽培。

识别要点： 叶革质互生，卵圆形或椭圆形，先端短尖，基部不对称，两面均有星状毛，全缘。花3～8朵簇生于小枝端，花瓣4枚，紫红色，线形。蒴果褐色，近卵形。

性味归经： 甘、苦、涩，凉。归肝、胃、大肠经。

功能主治： 收敛止血，清热解毒，止泻。用于咯血，呕血，崩漏，肠风便血，血痢，紫癜，外伤出血，泄泻，疮疡湿烂，水火烫伤。

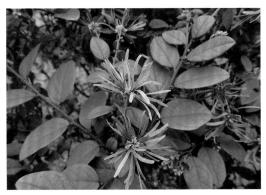

山黄麻 (山麻木、山角麻)

来　　源： 榆科植物山黄麻 *Trema tomentosa* (Roxb.) Hara 的根、叶。生于湿润的河谷和混交林，或空旷的山坡。分布于福建、广东、海南、广西、四川、贵州、云南等地。

识别要点： 小枝密被灰褐色短绒毛。叶纸质，先端渐尖，两面同色。核果卵球形，表面具不规则蜂窝状皱纹，褐黑色或紫黑色，具宿存的花被。

性味归经： 涩，平。归肝经。

功能主治： 收敛止血，散瘀消肿。用于跌打瘀肿，外伤出血。

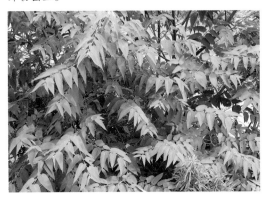

桂木 (红桂木、大叶胭脂、狗果树)

来　　源： 桑科植物桂木 *Artocarpus nitida* Tréc. subsp. *lingnanensis* (Merr.) Jarr. 的干燥聚花果。生于中海拔湿润的杂木林。分布于广东、海南、广西等地。

识别要点： 茎皮易鳞片状脱落，新鲜脱落处呈鲜红色。叶革质，两面无毛。花雌雄同株。肉质聚花果球形，黄色或红色。

性味归经： 甘、酸，平。归肺、胃、肝经。

功能主治： 止血，开胃生津，化痰止咳。用于咳血，吐血，衄血，热病烦渴，食欲不振，肺痨，咳嗽痰多。

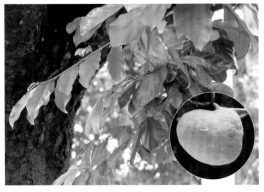

印度胶树（橡胶榕、印度橡树、印度榕）

来　　源：桑科植物印度胶榕*Ficus elastica* Roxb. ex Homem.的树胶。原产印度，马来半岛。我国云南、福建、广东、广西等省区有引种栽培。

识别要点：叶片具长柄，互生，厚革质，侧脉多而平显平行。榕果成对生于已落枝叶腋，黄绿色。

性味归经：酸，涩，凉。归肝经。

功能主治：止血。用于外伤出血。

乌榄（黑榄、木威子）

来　　源：橄榄科植物乌榄*Canarium tramdenum* Chan Din Dai & G. P. Yakovlev的干燥果实。生于山地林中。分布于广东、广西、海南、云南等地。

识别要点：羽状复叶具小叶4～6枚，叶纸质至革质，网脉明显。花序腋生，花盘杯形，边缘流苏状。核果具长柄，紫黑色，狭卵圆形。

性味归经：酸，涩，平。归脾、肺经。

功能主治：止血，利水，解毒。用于内伤吐血，咳嗽痰血，水肿，乳痈，外伤出血。

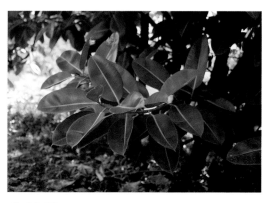

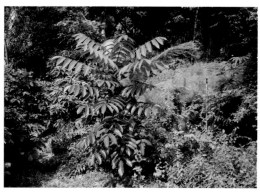

白杜鹃（白花杜鹃、白花映山红、白艳山红）

来　　源：杜鹃花科植物白杜鹃*Rhododendron mucronatum*（Bl.）G. Don的花、根、茎叶。生于山野灌木丛。分布于河北、广东、四川、贵州。

识别要点：幼枝开展，分枝多。叶纸质，上面深绿色，混生短腺毛。伞形花序1～3朵相聚顶生，花冠白色，阔漏斗形。蒴果圆锥状卵球形。

性味归经：辛，甘，温。归肺、肝、大肠经。

功能主治：止血，止咳，散瘀。用于吐血，便血，痢疾，崩漏，咳嗽，跌打损伤。

虫白蜡（树蜡）

来　　源：介壳虫科昆虫白蜡虫*Ericerus pela* (Chavannes) Guerin的雄虫群栖于木犀科植物女贞*Ligustrum lucidum* Ait.枝干上分泌的蜡，经精制而成。分布于广东、广西、云南、贵州等地。

识别要点：卵圆形叶片革质，叶柄具沟。圆锥花序顶生，花白色。果肾形，深蓝黑色至红黑色，被白粉。

功能主治：作为赋形剂，制丸、片的润滑剂。

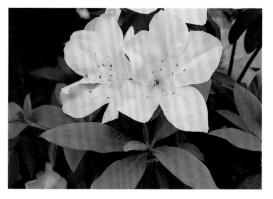

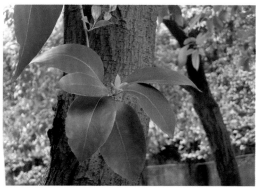

柿叶（柿子叶）

来　源： 柿科植物柿 *Diospyros kaki* Thunb. 的叶。多为栽培。分布于华东、中南及辽宁、河北、山西、陕西、甘肃、台湾等地。

识别要点： 树皮深灰色至灰黑色，长方块状开裂，有深棕色皮孔。叶片卵状椭圆形至倒卵形或近圆形，基部阔楔形，全缘，上面深绿色。花冠黄白色，钟形，4裂。浆果卵圆球形，橙黄色或鲜黄色，基部有宿存萼片。

性味归经： 苦，寒。归肺、肝经。

功能主治： 清肺平肝，止咳平喘，活血止血，生津止渴。用于肺热咳喘，肝阳上亢，头痛眩晕，咳血、衄血、吐血、便血、痔血、崩漏、紫癜等各种内出血，胸痹心痛，内热消渴。

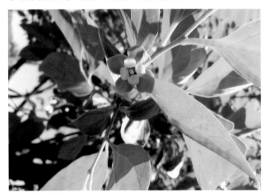

黄毛耳草（节节花、铺地耳草、石打穿、布筋草）

来　源： 茜草科植物黄毛耳草 *Hedyotis chrysotricha* (Palib.)Merr. 的全草。生于山谷杂木林或山坡灌木丛。分布于广东、广西、福建、江西、江苏、浙江、台湾等地。

识别要点： 茎匍匐，被金黄色柔毛。叶对生，薄革质，下面被浓密黄色绒毛。聚伞花序腋生，萼管近球形，花冠白色或紫色漏斗形。

性味归经： 苦，凉。归肝、胆、膀胱、大肠经。

功能主治： 止血，清热利湿，消肿解毒。用于血崩，外伤出血，湿热黄疸，湿热泻痢，水肿，淋浊，白带，缠腰火丹，疮疖肿毒，蛇虫咬伤，跌打肿痛。

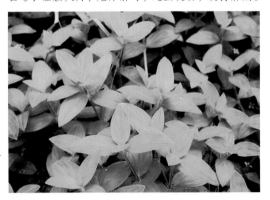

茜草（红茜草、四轮草、茜草根）

来　源： 茜草科植物茜草 *Rubia cordifolia* L. 的干燥根及根茎。生于原野、山地林边、灌丛。全国大部分地区有分布。

识别要点： 根状茎和其节上须根均呈红色，茎枝棱上有倒生皮刺。叶4片轮生，其中1对大且具长柄，纸质，两面粗糙。花冠黄绿色。浆果黑色。

性味归经： 苦，寒。归肝经。

功能主治： 凉血，祛瘀，止血，通经。用于吐血，衄血，崩漏，外伤出血，瘀阻经闭，关节痹痛，跌扑肿痛。

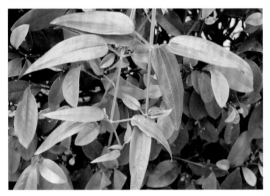

艾叶（家艾、祈艾、灸草）

来　源： 菊科植物艾 *Artemisia argyi* Lévl. et Vant. 的干燥叶。生于荒地、林缘，有栽培。分布于我国华北、华东、西南等地。

识别要点： 全株被灰色蛛丝状柔毛，有浓烈香气。叶3～5羽状深裂，每裂片又2～3裂。头状花序总苞片4～5层覆瓦状排列。小花全为管状花，紫色。

性味归经： 辛，苦，温；有小毒。归肝、脾、肾经。

功能主治： 温经止血，散寒止痛；外用祛湿止痒。用于吐血，衄血，崩漏，月经过多，胎漏下血，少腹冷痛，经寒不调，宫冷不孕；外治皮肤瘙痒。醋艾炭温经止血，用于虚寒性出血。

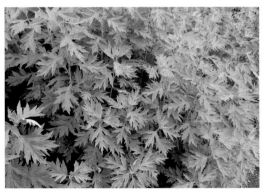

五月艾 （祁艾、野艾、灸草）

来　　源：菊科植物五月艾 *Artemisia indica* Willd. 的干燥地上部分，生于荒地，林缘。分布几乎遍及全国各地。

识别要点：茎有细纵棱，紫褐色。叶纸质，二回羽状深裂，叶下面密被灰白色蛛丝状绒毛。头状花序长圆形，小花全为狭管状花，紫色。

性味归经：辛、苦，温；有小毒。归肝、脾、肾经。

功能主治：温经止血，散寒止痛；外用祛湿止痒。用于吐血，衄血，崩漏，月经过多，胎漏下血，少腹冷痛，经寒不调，宫冷不孕；外治皮肤瘙痒。醋艾炭温经止血，用于虚寒性出血。

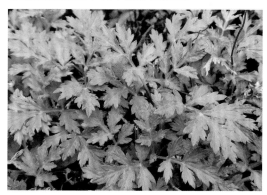

野艾 （灸草、蚊艾、火艾）

来　　源：菊科植物野艾 *Artemisia vulgaris* L. 的干燥地上部分。生于草原、林缘荒坡及路旁。分布于陕西、甘肃、青海、新疆、四川等地。

识别要点：茎基部木质化，被灰白色软毛。单叶羽状深裂，上面稀被白色软毛，并密布腺点，下面灰绿色，密被灰白色绒毛。花冠筒状，红色。

性味归经：苦、辛，温。归肝经。

功能主治：温经止血，散寒除湿，祛风止痛。用于虚寒性之月经过多，月经不调，风寒湿所致的腰膝冷痛。

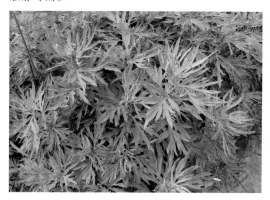

小蓟 （刺芥菜、山蓟）

来　　源：菊科植物刺儿菜 *Cirsium setosum* (Willd.) MB. 的干燥地上部分，生于荒地，田间和路旁。全国各地均有分布。

识别要点：茎直立，微紫色，有纵槽，被白色柔毛。叶互生，无柄，长椭圆形或椭圆状披针形，先端钝，边缘有金黄色小刺，两面均被绵毛。头状花序顶生，直立，雌雄异株，管状花，紫红色。瘦果椭圆形或长卵形，冠毛羽毛状。

性味归经：甘、苦，凉。归心、肝经。

功能主治：凉血止血，散瘀解毒消痈。用于衄血，吐血，尿血，血淋，便血，崩漏，外伤出血，痈肿疮毒。

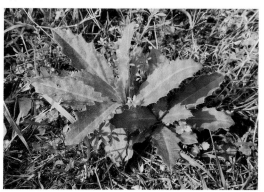

大蓟 （大蓟草、大蓟根、刺蓟）

来　　源：菊科植物蓟 *Cirsium japonicum* Fisch. ex DC. 的干燥地上部分。生于山坡、路边。分布于河北、山东、江苏、安徽等地。

识别要点：茎有数条纵棱，被丝状毛。叶羽状深裂，边缘具不等长的针刺，两面均具灰白色丝状毛。头状花序顶生，羽状冠毛灰白色。

性味归经：甘、苦，凉。归心、肝经。

功能主治：凉血止血，散瘀解毒消痈。用于衄血，吐血，尿血，便血，崩漏，外伤出血，痈肿疮毒。

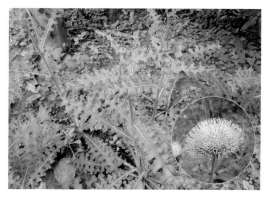

大蓟炭

来　　源： 菊科植物蓟 *Cirsium japonicum* Fisch. ex DC.的炮制加工品。生于山坡、路边等。分布于河北、山东、江苏、安徽等地。

识别要点： 茎有数条纵棱，被丝状毛。叶羽状深裂，边缘具不等长的针刺，两面均具灰白色丝状毛。头状花序顶生，羽状冠毛灰白色。

性味归经： 苦、涩、凉。归心、肝经。

功能主治： 凉血止血。用于衄血，吐血，尿血，便血，崩漏，外伤出血。

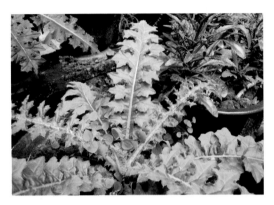

鸡儿肠 (马兰草、田边菊、路边菊)

来　　源： 菊科植物马兰 *Kalimeris indica*（L.）Sch.-Bip.干燥全草。生于林缘、草丛、溪岸和路旁。分布于全国大部分地区。

识别要点： 叶基部渐狭成具翅长柄。头状花序单生于枝端并排列成疏伞房状。总苞片2～3层，覆瓦状排列，舌状花1层，舌片浅紫色。

性味归经： 辛、凉。归肺、肝、胃、大肠经。

功能主治： 凉血止血，清热利湿，解毒消肿。

主　　治： 吐血，衄血，血痢，崩漏，创伤出血，黄疸，水肿，淋浊，感冒发热，肺热咳嗽，咽痛喉痹，目赤肿痛，聤耳流脓，痔疮，疳腮，丹毒，瘰疬，小儿疳积，虫蛇咬伤。

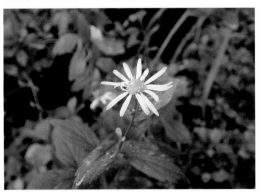

土三七 (见肿消、散血草、玉枇杷)

来　　源： 菊科植物菊叶三七 *Gynura segetum*（Lour.）Merr.的根或全草。生于山谷、山坡草地。分布于四川、安徽、浙江、广东等地。

识别要点： 叶片羽状深裂，顶裂片大。头状花序多数，总苞狭钟状，总苞片1层，花冠黄色或橙黄色。

性味归经： 甘、微苦，温。归肝、肺、大肠经。

功能主治： 止血散瘀，消肿止痛，清热解毒。用于吐血，衄血，咯血，便血，崩漏，外伤出血，痛经，产后瘀滞腹痛，跌打损伤，风湿痹痛，疮痈疽疔，虫蛇咬伤。

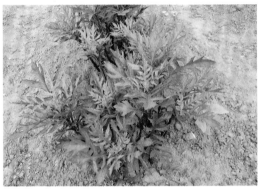

茄叶斑鸠菊 (斑鸠木、斑鸠菊、白花毛桃)

来　　源： 菊科植物茄叶斑鸠菊 *Vernonia solanifolia* Benth.的全草，生于山谷疏林中或攀援于乔木上。分布于香港、海南、广西、福建、云南等地。印度、缅甸、越南也有分布。

识别要点： 直立灌木或小乔木，茎被黄褐色或淡黄色密绒毛。叶顶端钝或短尖，上表面粗糙，下表面被淡黄色密绒毛，叶柄粗壮。头状花序小，多数，在茎枝顶端排列成复伞房花序。花约10个，有香气，花冠管状，粉红色或淡紫色。瘦果4～5棱，稍扁压，冠毛淡黄色。

性味归经： 甘、苦、凉。

功能主治： 凉血止血，润肺止咳，祛风止痒。用于咽喉肿痛，肺痨咳嗽，咯血，外伤出血，呕吐，泄泻，风湿痹痛，皮肤瘙痒。

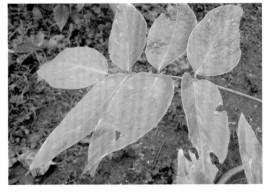

基及树（福建茶）

来　　源：紫草科植物基及树*Carmona microphylla*（Lam.）G. Don 的干燥叶。生于低海拔平原、丘陵及空旷灌丛。分布于广东、海南、台湾等地。

识别要点：茎多分枝。叶在长枝上互生，在短枝上簇生，革质叶亮绿色，表面有白色圆形小斑点。花冠白色或稍带红色。核果球形。

性味归经：苦、涩、凉。归肺、大肠经。

功能主治：止血，解毒。用于咯血，便血，疔疮。

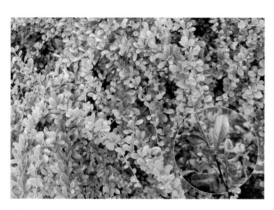

番薯藤（地瓜藤、番薯叶）

来　　源：旋花科植物番薯*Ipomoea batatas* Lam. 的全草。我国大部分地区有栽培。

识别要点：块根坚实硕大，形状多样。茎平卧，多分枝。叶片宽卵形，顶端渐尖。花冠粉红色、白色或淡紫色，钟状或漏斗形。

性味归经：甘、淡、平。归肺、胃、大肠经。

功能主治：润肺，止血，排脓去腐，解毒。用于肺热咳嗽，吐血，便血，蜈蚣咬伤，水火烫伤，吐泻，烂疮。

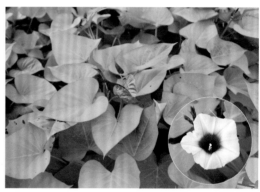

紫珠叶（止血草、紫珠草）

来　　源：马鞭草科植物杜虹花*Callicarpa formosana* Rolfe的干燥叶。生于林下或灌木丛。分布于广东、广西、贵州、云南等地。

识别要点：全株被灰黄色星状毛。纸质叶对生，边缘有锯齿，上面略粗糙，下面有星状毛和腺点。聚伞花序中紫色花密集。果实球形，紫色。

性味归经：苦、涩、凉。归肝、肺、胃经。

功能主治：凉血收敛止血，散瘀解毒消肿。用于衄血，咯血，吐血，便血，崩漏，外伤出血，热毒疮疡，水火烫伤。

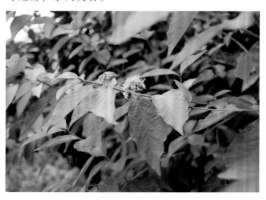

红紫珠（小红米果、白金子风、山霸王）

来　　源：马鞭草科植物红紫珠*Callicarpa rubella* Lindl.的叶及嫩枝。生于山坡、河谷、林中或灌丛中。分布于江西、湖南、广东、广西、安徽、浙江等地。

识别要点：单叶对生，近无柄，叶片倒卵形，先端尾尖或渐尖，边缘具细锯齿。花冠紫红色、黄绿色或白色。果实紫红色。

性味归经：微苦，平。归肺、肾、膀胱经。

功能主治：凉血止血，解毒消肿。用于衄血，吐血，咯血，痔血，跌打损伤，外伤出血，痈肿疮毒。

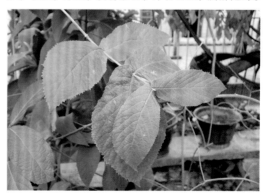

广东紫珠（黄毛紫珠、止血柴）

来　　源： 马鞭草科植物广东紫珠 *Callicarpa kwangtungensis* Chun 的干燥茎枝和叶。分布广东等地。

识别要点： 幼枝常带紫色。叶片披针形，背面密生显著的细小黄色腺点。花冠白色或带紫红色。球形果实蓝紫色。

性味归经： 苦、涩，凉。归肝、肺、胃经。

功能主治： 收敛止血，散瘀，清热解毒。用于衄血，咯血，吐血，便血，崩漏，外伤出血，肺热咳嗽，咽喉肿痛，热毒疮疡，水火烫伤。

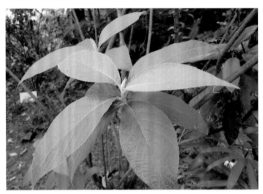

裸花紫珠（赶风柴、节节红、白花茶）

来　　源： 马鞭草科植物裸花紫珠 *Callicarpa nudiflora* Hook. & Arn. 的干燥叶。生于山坡、谷地、溪旁林下或灌丛。分布于广东、广西等地。

识别要点： 老枝无毛而皮孔明显，小枝、叶与花序密生灰褐色分枝茸毛。聚伞花序开展，花萼杯状，花冠紫色或粉红色。球形果实红色。

性味归经： 苦、微辛，平。归脾、胃、肝经。

功能主治： 止血，祛瘀，止痛。用于肺咯血，胃肠出血，鼻衄，齿龈出血，外伤出血，跌打损伤，风湿肿痛等。

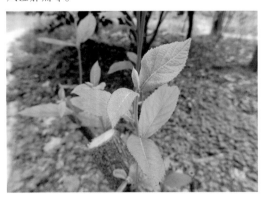

大叶紫珠（大艾、紫珠草、白骨风）

来　　源： 马鞭草科植物大叶紫珠 *Callicarpa macrophylla* Vahl 的干燥叶或带叶嫩枝。生于疏林和灌丛。分布于广东、广西、贵州、云南等地。

识别要点： 小枝被灰白色粗糠状毛及长茸毛。纸质叶对生，边缘有锯齿。多歧聚伞花序花密集，紫色。球形果紫红色。

性味归经： 辛、苦，平。归肝、肺、胃经。

功能主治： 散瘀止血，消肿止痛。用于衄血，咯血，吐血，便血，外伤出血，跌扑肿痛。

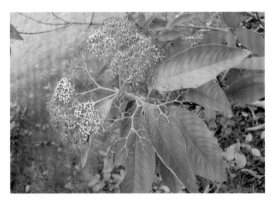

血见愁（山藿香、皱面草、假紫苏）

来　　源： 唇形科植物血见愁 *Teucrium viscidum* Bl. 的干燥全草。常用生于旷野草地、荒地、路旁和村边。分布于我国大部分地区。

识别要点： 茎四棱，下部匍匐。叶片先端急尖，边缘有带重齿的圆齿。轮伞花序呈假穗状，花冠白色、淡红色或淡紫色。

性味归经： 辛、苦，微寒。归肺、大肠经。

功能主治： 凉血止血，散瘀止痛，解毒消肿。用于咳血，吐血，衄血，血瘀痛经，产后瘀血腹痛，跌打损伤，外伤出血，肺痈，痈疽肿毒，痔疮肿痛，漆疮，脚癣，狂犬咬伤，虫蛇咬伤。

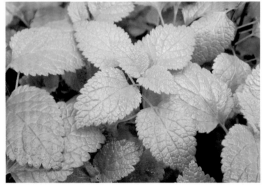

炮姜（黑姜）

来　源： 姜科植物姜 *Zingiber officinale* Rosc. 的炮制加工品。原产于热带亚洲。我国大部分地区有栽培。

识别要点： 根茎多分枝，气芳香，味辛辣。叶片披针形，无毛，无柄，揉之有姜香气。穗状花序球果状。

性味归经： 辛，热。归脾、胃、肾经。

功能主治： 温经止血，温中止痛。用于阳虚失血，吐衄崩漏，脾胃虚寒，腹痛吐泻。

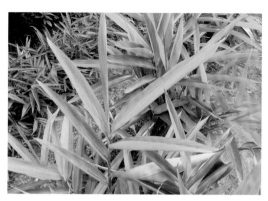

美人蕉花（兰蕉、水蕉）

来　源： 美人蕉科植物美人蕉 *Canna generalis* Bailey. 的花。我国南北各地均有栽培。

识别要点： 根茎肥大块状。大型叶螺旋状排列，有明显的中脉和羽状的平行脉。花朵直伸，具4枚瓣化雄蕊，花色多样。

性味归经： 甘、淡，凉。归心、脾经。

功能主治： 活血止血。用于咯血，吐血，衄血，崩漏，外伤出血。

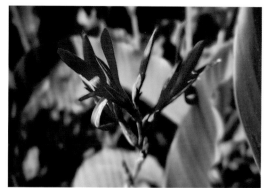

蒲黄（净蒲黄、薄黄粉、草蒲黄）

来　源： 香蒲科植物东方香蒲 *Typha orientalis* Presl 的干燥花粉。生于湖泊、河流、池塘浅水、沼泽、沟渠。我国有栽培。

识别要点： 具粗壮乳白色的根状茎。叶扁平海绵质，基部鞘状抱茎。圆柱形穗状花序，雌雄花序紧密相连。小坚果椭圆形，果皮具褐色长形斑点。

性味归经： 甘，平。归肝、心包经。

功能主治： 止血，化瘀，通淋。用于吐血，衄血，咯血，崩漏，外伤出血，经闭痛经，胸腹刺痛，跌扑肿痛，血淋涩痛。

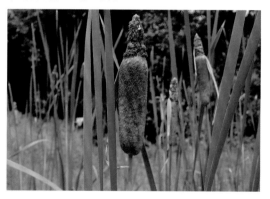

薯莨（红药子、山猪薯、红孩儿）

来　源： 薯蓣科植物薯莨 *Dioscorea cirrhosa* Lour. 的干燥块茎。生于向阳山坡疏林。分布于江西、广东、广西、湖南、四川等地。

识别要点： 块茎表面黑褐色，有疣状突起，内部红色或黄色，地上茎右旋，基部具弯刺。近革质叶多互生，有9条脉。扁圆形蒴果具3翅。

性味归经： 苦，凉；小毒。归心、肝、脾经。

功能主治： 活血止血，理气止痛，清热解毒。用于咳血，咯血，呕血，衄血，尿血，便血，崩漏，月经不调，痛经经闭，产后腹痛，痧胀腹痛，跌打肿痛，热毒血痢，疮疖，缠腰火丹，外伤出血。

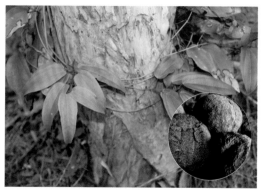

白薯莨 （野葛薯、山薯、板薯）

来　　源：薯蓣科植物白薯莨 *Dioscorea hispida* Dennst. 的块茎。生于沟谷边灌丛中或林边；野生或栽培。分布于福建、广东、广西、云南以及西藏等地。

识别要点：茎粗壮，有三角状皮刺，掌状复叶有3小叶，顶生小叶片较大，倒卵形或椭圆形，背面密生柔毛。蒴果三棱状长椭圆形，硬革质，有种翅。

性味归经：辛、苦、寒；有毒。归心、肝经。

功能主治：解毒消肿，祛瘀止血。用于痈疽肿毒，梅毒，下疳，跌打损伤，外伤出血。

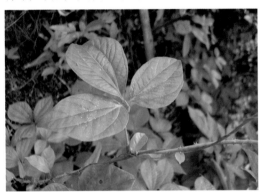

假槟榔

来　　源：棕榈科植物假槟榔 *Archontophoenix alexandrae* (F. Muell.) H. Wendl. & Drude 的叶鞘纤维。原产澳大利亚。我国福建、广东、海南、云南等地有栽培。

识别要点：茎干光滑而有梯形环纹，基部略膨大。羽状复叶簇生茎端，小叶排成二列，背面有灰白色鳞秕状覆盖物。卵球形果实红色。

性味归经：苦、涩、平。归肝、脾经。

功能主治：收敛止血。用于各种出血。

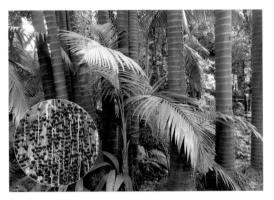

鱼尾葵 （棕木、假桄榔）

来　　源：棕榈科植物鱼尾葵 *Caryota maxima* Blume 的叶鞘纤维炭。生于山坡或沟谷林。分布于福建、广东、海南、广西、云南等地。

识别要点：茎绿色，被白色毡状绒毛，具环状叶痕。叶片厚革质，先端下垂，酷似鱼尾。肉穗花序下垂，小花黄色。果球形，紫红色。

性味归经：微甘、涩，平。归肝、脾经。

功能主治：收敛止血。用于咯血，吐血，便血，血崩。

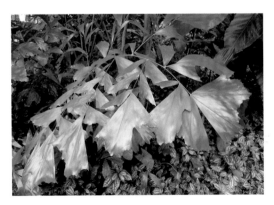

散尾葵 （黄椰子）

来　　源：棕榈科植物散尾葵 *Chrysalidocarpus lutescens* H. Wendl. 的叶鞘。原产马达加斯加。我国广东、广西、云南、台湾有栽培。

识别要点：茎丛生，基部略膨大。叶羽状全裂，表面有蜡质白粉，先端长尾尖，叶柄及叶轴光滑。花金黄色，螺旋状着生于小穗轴上。果实陀螺形。

性味归经：苦、涩，凉。归肝、脾经。

功能主治：收敛止血。用于咯血，吐血，便血，血崩，外伤出血。

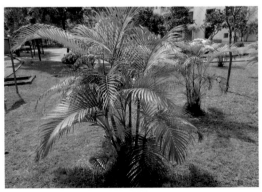

棕竹（棕树、筋头竹）

来　　源：棕榈科植物棕竹 *Rhapis excelsa*（Thunb.）Henry ex Rehd. 的干燥根、叶鞘。生于山林疏林中。分布于我国东南部至西南部各省区。

识别要点：茎丛生，不分枝，有叶节，叶鞘常分解成松散的纤维。叶集生茎顶，掌状深裂，边缘及肋脉上具锐利锯齿。肉穗花序上花众多，淡黄色。

性味归经：甘、涩，平。归肝、肾经。

功能主治：收敛止血，祛风除湿。用于鼻衄，咯血，吐血，血崩，风湿痹痛，跌打劳伤。

棕榈（棕骨、陈棕皮、棕灰）

来　　源：棕榈科植物棕榈 *Trachycarpus fortunei*（Hook.f.）H. Wendl. 的干燥叶柄。生于山林疏林。主产于我国华南、西南各地。

识别要点：叶片近圆形，线状剑形，裂片先端具2裂，叶柄两侧有细圆齿，顶端有戟突。花序粗壮，雄花黄绿色，雌花淡绿色。肾形果实淡蓝色。

性味归经：苦、涩，平。归肺、肝、大肠经。

功能主治：收敛止血。用于吐血，衄血，尿血，便血，崩漏。一般炮制后用。

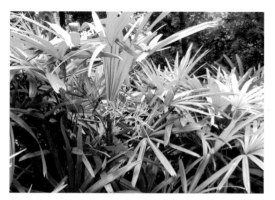

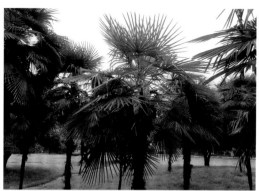

白及（白及粉、白及片、白芨）

来　　源：兰科植物白及 *Bletilla striata*（Thunb.）Reichb. f. 的干燥块茎。生于山野、山谷较潮湿处。分布于四川、贵州、云南等地。

识别要点：假鳞茎扁球形，多有2个具环痕爪状分枝。叶披针形，基部收狭成鞘并抱茎。总状花序中有花3～8朵，花瓣白色带紫红色，具紫色脉。

性味归经：苦、甘、涩，微寒。归肺、肝、胃经。

功能主治：收敛止血，消肿生肌。用于咯血，吐血，外伤出血，疮疡肿毒，皮肤皲裂。

见血清（羊耳蒜、毛慈姑、立地好）

来　　源：兰科植物脉羊耳兰 *Liparis nervosa*（Thunb. ex Murray）Lindl. 的全草。生于林下、溪谷旁。分布于浙江、湖南、广东等地。

识别要点：假鳞茎细长圆柱形。叶3～5枚，长圆形。总状花序萼片和花瓣黄绿色，花瓣线形，唇瓣紫色，先端钝或凹入，基部有2个小瘤体。

性味归经：甘、微酸，平。归脾、肝、胆经。

功能主治：活血止血，消肿止痛。用于咯血，吐血，肠风下血，崩漏，产后腹痛，白带过多，乳蛾，疮疡肿毒，跌打损伤，创伤出血，毒蛇咬伤，水火烫伤。

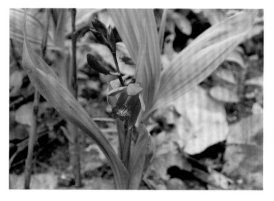

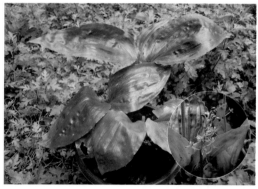

野燕麦（燕麦草）

来　　源：禾本科植物野燕麦 *Avena fatua* L.的全株。生于荒芜田野，常与小麦混生为田间杂草。分布于广东、广西，吉林，安徽等省区。

识别要点：为一年生草本植物。株高30～150厘米。茎丛生，叶鞘松弛，叶舌大而透明。圆锥花序，颖果纺锤形。

性味归经：甘，平。归肺、心经。

功能主治：收敛止血，固表止汗。用于吐血，血崩，白带，便血，自汗，盗汗。

白茅根（茅针、茅根、白茅）

来　　源：禾本科植物白茅 *Imperata cylindrica* Beauv. var. *major*（Nees）C.E. Hubb.的根茎。生于低山带平原河岸草地、沙质草甸、荒漠与海滨。全国各地均有产，但以华北地区较多。

识别要点：根状茎多节、被有鳞片。秆节具髯毛。叶中脉在下部明显隆起并渐向基部增粗成柄，边缘粗糙。花穗具1花，基部密被白色丝状柔毛。

性味归经：甘，寒。归肺、胃、膀胱经。

功能主治：凉血止血，清热利尿。用于血热吐血，衄血，尿血，热病烦渴，湿热黄疸，水肿尿少，热淋涩痛。

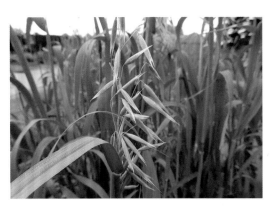
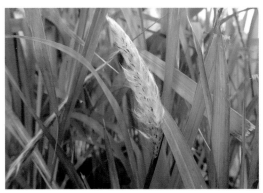

蔓生莠竹（莠竹）

来　　源：禾本科植物蔓生莠竹 *Microstegium gratum*（Hack.）A. Camus的全草。生长于林下，阴坡或潮湿之处。分布于广东、海南、云南等地。

识别要点：秆基部的节上生根而卧地。叶扁平柔软，两面被短毛。总状花序3～5枚，带紫色。果穗轴具节，被睫毛。

性味归经：辛，凉。归肺、肝经。

功能主治：清肺止咳，凉血止血。用于咳嗽痰血。

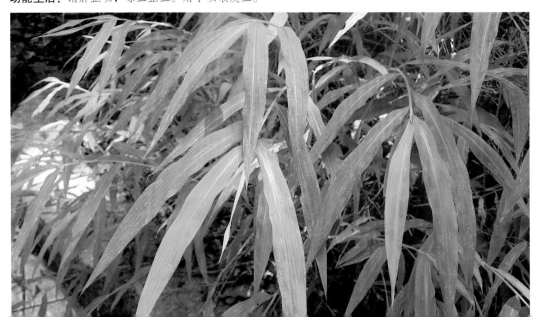

十二、活血祛瘀药

卷柏 <small>（回阳草、长生草、还魂草）</small>

来　　源：卷柏科植物卷柏 *Selaginella tamariscina*（Beauv.）Spring 的干燥全草。生于向阳山坡或岩石缝内，分布于我国东北、华北、华中、中南及陕西、四川。

识别要点：根多分枝，蜷缩似拳状，遇水而荣。叶覆瓦状排列，边缘有细齿。孢子叶穗紧密，四棱柱形。

性味归经：辛，平。归肝、心经。

功能主治：活血通经。用于经闭痛经，癥瘕痞块，跌扑损伤。卷柏炭化瘀止血。用于吐血，崩漏，便血，脱肛。

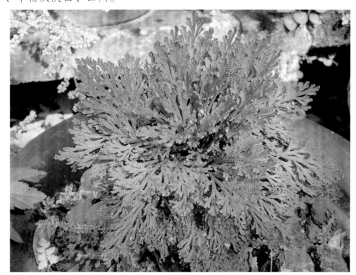

三枝标 <small>（蛇退步、蛇鳞草）</small>

来　　源：金星蕨科植物三羽新月蕨 *Promephrium triphylla*（Sw.）Holtt 的全草。生于林下潮湿地。分布于广东、广西、福建。

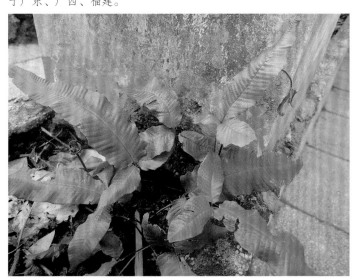

识别要点：通体密被钩状短毛。叶片卵状三角形，三出，顶生羽片较大，侧生羽片 1 对。孢子囊群生于小脉上，囊体上有 2 根钩状毛。

性味归经：苦、辛、平。归心、脾经。

功能主治：散瘀消肿，清热解毒，化痰止咳。用于跌打损伤，痈疮疔肿，毒蛇咬伤，湿疹，皮肤瘙痒，咳嗽痰多。

巢蕨（雀巢蕨、铁蚂蟥、山苏花）

来　　源：铁角蕨科植物巢蕨Neottopteris nidus（L.）J. Smith的干燥全草。生于雨林岩石上或附生于树干上。分布于台湾、广东、海南、广西等地。

识别要点：叶丛生，辐射状环生于根状短茎周围，由中心向四方展开如鸟巢。孢子囊群线形，位于中肋和叶缘之间，由中肋延侧脉着生。

性味归经：苦，温。归肝、肾经。

功能主治：强筋壮骨，活血祛瘀。用于跌打损伤，骨折，阳痿。

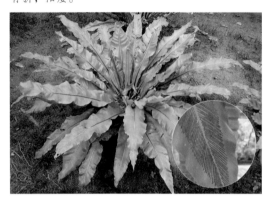

长叶铁角蕨（倒生莲、石上凤尾草、斜叶角角蕨）

来　　源：铁角蕨科植物长叶铁角蕨Asplenium prolongatum Hook.的全草。生于林中树干或是潮湿岩石上。分布于长江中下游。

识别要点：根状茎短而直立，先端密被黑褐色鳞片。叶簇生，二回羽状，羽片互生，小羽片先端有明显的水囊。孢子囊群狭线形。

性味归经：辛、苦，凉。归肺、肝、肾经。

功能主治：化瘀止血，清热除湿。用于吐血，崩漏，跌打损伤，外伤出血，风湿痹痛，湿热泻痢，热淋，乳痈，咳嗽痰多，水火烫伤。

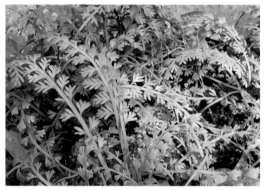

苏铁花（铁树，铁树花，凤尾松）

来　　源：苏铁科植物苏铁Cycas revoluta Thunb.的干燥花。喜温暖。我国各地均有栽培。日本，印度尼西亚也有。

识别要点：树干有明显螺旋状排列的菱形叶柄残痕。羽状叶从茎的顶端生出。大孢子叶形似狐尾，表面密生淡黄色绒毛，种子卵圆形，红褐色。

性味归经：甘，平。归肺、肝、肾经。

功能主治：活血祛瘀，理气祛湿，益肾固精。用于咳血，吐血，跌打损伤，风湿疼痛，胃痛，痛经，黄疸，遗精，带下。

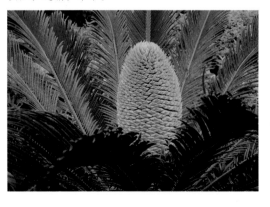

宽叶苏铁（云南苏铁、绿春苏铁、元江苏铁）

来　　源：苏铁科植物宽叶苏铁Cycas balansae Warb.的全株。分布于广西和云南。华南各地多栽培于庭园。

识别要点：羽状复叶丛生于茎顶，叶柄有刺，叶背密布鳞片。大孢子叶密被红褐色绒毛，种子卵圆形，顶端有尖头，黄褐色。

性味归经：苦、涩，寒；有小毒。归肝、肺、大肠经。

功能主治：散瘀消肿，祛痰止咳，解毒。用于跌打损伤，痢疾，咳嗽痰多，癌症。

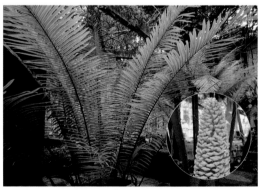

罗汉松根皮 <small>(罗汉杉、土杉、长青)</small>

来　　源： 罗汉松科植物罗汉松 *Podocarous macrophyllus*（Thunb.）D. Don 的根皮。分布于江苏、浙江、福建、安徽、江西、湖南、四川、云南、贵州、广西、广东等地。

识别要点： 叶螺旋状着生，中脉显著隆起，下面灰绿色。种子卵圆形，先端圆，时肉质假种皮紫黑色，有白粉，种托圆柱形，红色或紫红色。

性味归经： 甘、微苦，微温。归肝、脾经。

功能主治： 活血止痛，祛风除湿，杀虫止痒。用于跌打损伤，风湿痹痛，癣疾。

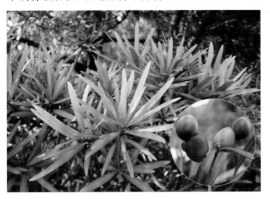

含笑 <small>(含笑花)</small>

来　　源： 木兰科植物含笑 *Michelia figo*（Lour.）Spreng. 的干燥花。生于阴坡杂木林及溪谷沿岸。原产华南，现广植于全国各地。

识别要点： 分枝繁密。叶革质，上面有光泽，下面中脉上有褐色平伏毛。花淡黄色而边缘有时红色或紫色，具浓郁的芳香。蓇葖果顶端有短尖的喙。

性味归经： 苦、涩，平。归肝经。

功能主治： 活血调经。用于血瘀经闭，月经不调。

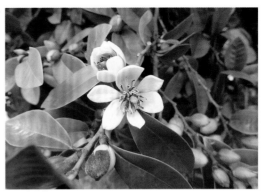

假柿树 <small>(柿叶木姜子)</small>

来　　源： 樟科植物假柿木姜子 *Litsea monopetala*（Roxb.）Pers. 的叶。常生于低海拔的灌丛或疏林中。分布广东、广西、云南、贵州等地。

识别要点： 叶薄革质，具羽状脉。伞形花序，总苞有苞片5，雄花花被片5~6，雌花较小。果实长卵形。

性味归经： 未知

功能主治： 外敷治关节脱白。

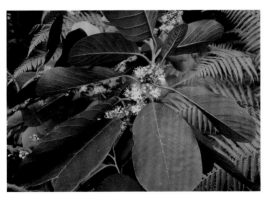

草胡椒 <small>(透明草、椒草、桃仔草)</small>

来　　源： 胡椒科植物草胡椒 *Peperomia pellucida*（L.）Kunth 的全草。常生于阴湿的石上或旧墙脚下。原产热带美洲。现广布于全球热带地区。

识别要点： 茎基部有平卧。叶薄而易折，基部阔心形。穗状花序顶生枝端，直立，淡绿色。浆果球形，极小，先端尖。

性味归经： 辛、苦，凉。

功能主治： 散瘀止痛，清热燥湿。

主　　治： 跌打损伤，烧烫伤，痈疮肿毒。

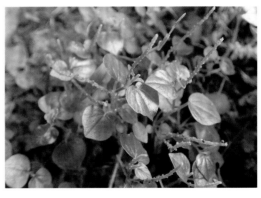

豆瓣绿 （胡椒草、圆叶瓜子草、四瓣金钗）

来　　源：胡椒科植物豆瓣绿 *Peperomia tetraphylla*（Forst. f.）Hook. & Am. 的全草。生于潮湿的岩石上。分布于台湾、福建、海南、广东等地。

识别要点：茎多分枝，节间有粗棱。叶密集，叶片近圆形，有透明腺点，叶脉3条。穗状花序单生。浆果卵状球形，先端尖。

性味归经：辛、苦，微温。归肺、肝、脾经。

功能主治：活血舒筋，祛风除湿，化痰止咳。用于风湿筋骨痛，跌打损伤，骨折，刀伤出血，疮疖肿毒，咽喉肿痛，口疮，痢疾，水湿泄泻，宿食不消，小儿疳积，劳伤咳嗽，哮喘，百日咳。

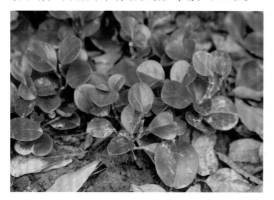

竹节蓼 （百足草、蜈蚣竹、飞天蜈蚣）

来　　源：蓼科植物竹节蓼 *Homalocladium platycladum*（F. Muell. ex Hook.）Bailey 的干燥全草。分布于广东、广西、福建等地。多栽培于庭园。

识别要点：幼枝扁平，多节，形似叶片。叶退化。总状花序簇生在节上，形小，淡红色或绿白色。浆果为红色或淡紫色。

性味归经：甘、淡，微寒。归肝、肺经。

功能主治：清热解毒，散瘀消肿。用于痈疽肿毒，跌打损伤，虫蛇咬伤。

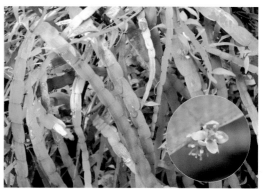

牛膝 （怀牛膝、牛髁膝）

来　　源：苋科植物牛膝 *Achyranthes bidentata* Bl. 的干燥根。生于山坡林下。我国除东北外均有分布。

识别要点：茎四棱形，分枝对生，被白色柔毛。叶椭圆披针形，两面有柔毛。穗状花序顶生及腋生，花多数密生。胞果矩圆形，黄褐色，光滑。

性味归经：苦、甘、酸，平。归肝、肾经。

功能主治：逐瘀通经，补肝肾，强筋骨，利尿通淋，引血下行。用于经闭，痛经，腰膝酸痛，筋骨无力，淋证，水肿，头痛，眩晕，牙痛，口疮，吐血，衄血。

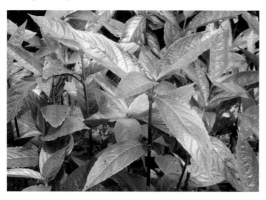

柳叶牛膝 （红牛膝、土牛膝、长叶牛膝）

来　　源：苋科植物柳叶牛膝 *Achyranthes longifolia*（Mark.）Mak. 的根和根茎。生于山坡。分布于陕西、浙江、江西、贵州、广东、台湾等地。

识别要点：茎四方形，节膨大。叶片披针形，顶端尾尖，下面常呈紫红色。穗状花序腋生或顶生，花多数，小苞片刺状，紫红色。胞果长卵形。

性味归经：苦、酸，平。归肝、肾经。

功能主治：行瘀，通经，利腰膝。用于腰膝酸痛，经闭，乳少，白喉，关节痹痛，吐血，尿血，跌打损伤。

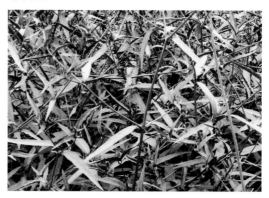

急性子 <small>(凤仙花子、指甲花子、凤仙子)</small>

来　源：凤仙花科植物凤仙花 *Impatiens balsamina* L. 的干燥成熟种子.全国大部分地区均有分布，多栽植于庭园作观赏用。

识别要点：茎肉质，带红色。叶互生，叶柄两侧腺体。花数朵簇生于叶腋，色多样，萼片3，后面一片大，花瓣状。蒴果密生茸毛，种子黄褐色。

性味归经：微苦、辛、温；有小毒。归肺、肝经。

功能主治：破血，软坚，消积。用于癥瘕痞块，经闭，噎膈。孕妇慎用。

细轴荛花 <small>(垂穗荛花、金腰带)</small>

来　源：瑞香科植物细轴荛花 *Wikstroemia nutans* Champ. ex Benth. 的根、茎皮。生于常绿阔叶林中。分布于广东、海南、广西、湖南、福建、台湾等地。

识别要点：小枝红褐色，无毛。叶膜质至纸质，侧脉极纤细。花黄绿色，4～8朵组成顶生头状的总状花序。果椭圆形，成熟时深红色。

性味归经：辛、温；有毒。归心、肝经。

功能主治：破瘀消坚，止血镇痛。用于癥瘕初起，跌打损伤。

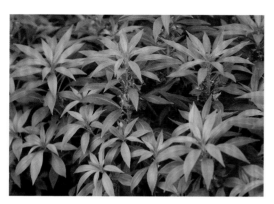

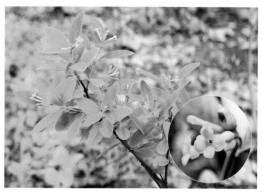

叶子花 <small>(光叶子花、紫三角、簕杜鹃)</small>

来　源：紫茉莉科植物宝巾 *Bougainvillea glabra* Choisy 的花。原产南美。巴西，秘鲁，阿根廷。我国福建、广东、海南、广西、云南、贵州各地公园有栽培。

识别要点：茎有弯刺，密生绒毛。单叶互生。花细小，黄绿色，三朵聚生于三片红苞中，外围苞片大而美丽，多种颜色，常误认为是花瓣。

性味归经：苦、涩、温。归肝经。

功能主治：活血调经，化湿止带。用于血瘀闭经，月经不调，赤白带下，跌打损伤，外伤出血，骨折。

入地老鼠 <small>(假天麻、胭脂花、喇叭花头)</small>

来　源：紫茉莉科植物紫茉莉 *Mirabilis jalapa* L. 的干燥块根。原产于热带美洲，现我国南北各地有栽培。

识别要点：根圆锥形，表面棕褐色。叶全缘。花顶生，每花基部有萼状总苞，花冠红、粉红、白色，上部呈喇叭状。瘦果近球形，黑色。

性味归经：甘、苦、微寒。归肝、肺、膀胱经。

功能主治：清热利湿，解毒活血。用于热淋，白浊，水肿，赤白带下，痈疮肿毒，乳痈，月经不调，肺痨咳血，跌打损伤。

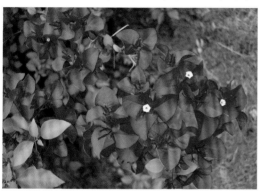

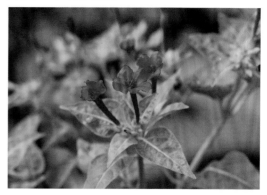

柞木叶（剌柞、柞树、蒙子树）

来　　源：大风子科植物柞木 *Xylosma racemosum*（Sieb. et Zucc.）Miq 的枝叶。生于村旁荒地或丘陵灌丛中。分布于我国秦岭以南和长江以南各地。

识别要点：树皮不规则从下面向上反卷，幼时有枝刺。叶薄革质，菱状椭圆形至卵状椭圆形。总状花序腋生，花小。浆果黑色，球形，顶端有宿存花柱。

性味归经：苦、涩，寒。归肝、心经。

功能主治：散瘀消肿，清热解毒。用于跌打肿痛，骨折，脱白，外伤出血，死胎不下，湿热泻痢，痈疖肿毒。

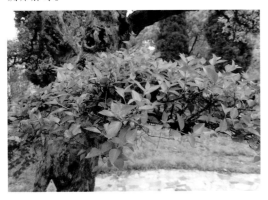

谷木（爬石榕）

来　　源：野牡丹科植物谷木 *Memecylon ligutrifolium* Champ. 枝叶。生于密林下。分布于云南、广西、广东、福建、等地。

识别要点：分枝多。叶片革质，椭圆形至卵形。聚伞形序腋生，花瓣白色或淡黄绿色，或紫色。浆果状核果形。

性味归经：苦、微辛，平。归肝经。

功能主治：活血止痛。用于腰背疼痛，跌打肿痛。

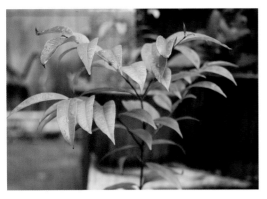

竹节秋海棠（半边莲、斑叶竹节秋海棠、白斑海棠）

来　　源：秋海棠科植物竹节秋海棠 *Begonia maculata* Raddi 的干燥全草。原产巴西；我国广东、广西有栽培。

识别要点：茎干平滑无毛，茎明显竹节状节。叶厚，肉质有多数圆形的小白点，背面紫红色。花紫红色或白色。

性味归经：酸，平。归肝经。

功能主治：散瘀消肿。用于跌打肿痛。

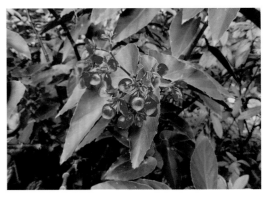

华杜英（小冬桃）

来　　源：杜英科植物华杜英 *Elaeocarpus chinensis*（Gardn. et Chanp.）Hook. f. ex Benth. 的根。生于低山杂木林中。分布于广东、海南、广西、云南、浙江、福建等省区。

识别要点：叶薄革质，卵状披针形或披针形，先端渐尖，上面绿色有光泽，下面有细小黑腺点，叶缘有波状小钝齿，叶柄纤细。花白色。核果椭圆形。

性味归经：辛，温。归肝经。

功能主治：活血化瘀，散瘀消肿。用于跌打损伤。

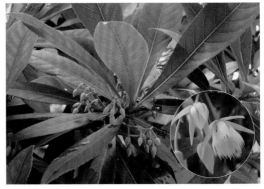

毛果杜英 (羊屎树、尖叶杜英)

来　　源：杜英科植物毛果杜英 *Elaeocarpus rugosus* Roxb. 的根皮。生于常绿林中。分布于广东、海南、广西、福建、浙江、江西、湖南、贵州、四川等地。

识别要点：叶革质，叶面平滑无毛，羽状脉。花瓣 5 枚，白色，先端呈撕裂状。果实为椭圆形，褐色。

性味归经：辛，温。归肝经。

功能主治：活血祛瘀。用于跌打瘀肿。

假苹婆 (红郎伞、鸡冠木、赛苹婆)

来　　源：梧桐科植物假苹婆 *Sterculia lanceolata* Cav. 的干燥叶。生于山谷溪旁。分布于广东、广西、云南、贵州、四川等地。

识别要点：叶椭圆形，叶柄两端明显膨大。花序密集且多分枝。花淡红色，向外开展如星状。蓇葖果鲜红色，顶端有喙，密被短柔毛，种子黑褐色。

性味归经：辛，温。归肝经。

功能主治：散瘀止痛。用于跌打损伤。

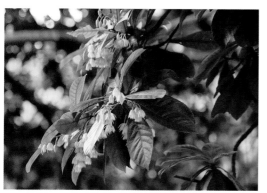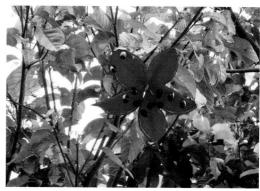

黄桐皮 (大树跌打、黄虫树皮)

来　　源：大戟科植物黄桐 *Endospermum chinense* Benth. 的干燥树皮及叶。生于山地常绿林。分布于福建、广东、海南、广西、云南等地。

识别要点：全株均密被灰黄色星状微柔毛。叶薄革质，基部有 2 枚球形腺体。花序腋生，花萼杯状，宿存。果皮稍肉质，种子椭圆形。

性味归经：辛，热；有毒。归肺、肾经。

功能主治：祛瘀定痛，舒筋活络，截疟。用于骨折，跌打劳伤，风寒湿痹痛，疟疾。

红蓖麻 (蓖麻)

来　　源：大戟科植物红蓖麻 *Ricinus communnis* L. var. *sanguineus* J.B.B. 的根、叶。原产非洲、美洲、欧洲等国。我国各地有栽培。

识别要点：茎如红竹。叶片红色，掌状分裂成 7～12 片。果穗似红色塔，蒴果红色，表面具软刺，种子具花纹。

性味归经：辛，平；小毒。归心、肝经。

功能主治：祛风解痉，活血消肿。用于破伤风，癫痫，风湿痹痛，痈肿瘰疬，跌打损伤，脱肛，子宫脱垂。

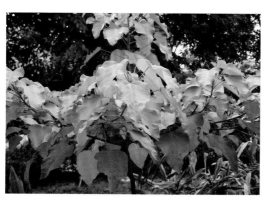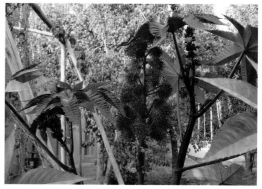

桃仁（山桃仁、光桃仁、苏北桃仁）

来　　源：蔷薇科植物桃 *Prunus persica*（L.）Batsch 的干燥成熟种子。多栽培于平地或丘陵地带。主产于四川、陕西、河北等地。

识别要点：树皮暗红褐色。叶在短枝上簇生，边缘具细锯齿，齿端常有腺体。花单生，先于叶开放，花瓣粉红色。核果近球形，表面有短绒毛。

性味归经：苦、甘，平。归心、肝、大肠经。

功能主治：活血祛瘀，润肠通便，止咳平喘。用于经闭痛经，癥瘕痞块，肺痈肠痈，跌扑损伤，肠燥便秘，咳嗽气喘。

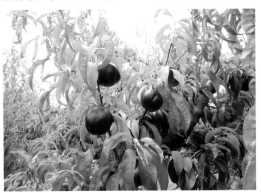

桃枝（桃树枝）

来　　源：蔷薇科植物桃 *Prunus persica*（L.）Batsch 的干燥枝条。多栽培于平地或丘陵地带。主产于四川、陕西、河北等地。

识别要点：树干常见树胶泌出。单叶互生，叶柄常具有1至数枚腺体。花先叶开放。核果密被绒毛，核扁平，顶端尖，具不规则沟纹。

性味归经：苦，平。归心、肝经。

功能主治：活血通络，解毒杀虫。用于心腹刺痛，风湿痹痛，跌打损伤，疮癣。

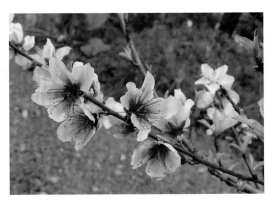

火棘（救荒粮、火把果、红子）

来　　源：蔷薇科植物火棘 *Pyractaha fortuneana*（Maxim.）H. L. Li 的根。生于山坡及丘陵地或作绿篱栽培，分布于河南、陕西、安徽、江西、湖北、湖南等地。

识别要点：侧枝短，先端成刺状。叶片倒卵形，先端微凹。花集成复伞房花序，花瓣白色。果实近球形，桔红色或深红色。

性味归经：酸、涩，平。归肝、肾经。

功能主治：清热凉血，化瘀止痛。用于潮热盗汗，肠风下血，崩漏，疮疖痈痛，目赤肿痛，风火牙痛，跌打损伤，劳伤腰痛，外伤出血。

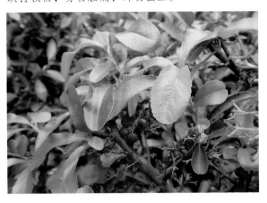

车轮梅（春花木、石斑木、雷公树）

来　　源：蔷薇科植物车轮梅 *Rhaphiolepis indica*（L.）Lindl. 的干燥枝叶或茎。生于山坡、路边或溪边灌木林。分布于安徽、浙江、江西、湖南、贵州、云南、福建、广东、广西、台湾等地。

识别要点：单叶革质，先端短渐尖，基部渐狭成短柄，边缘有小锯齿。伞房花序稠密，花白色而染粉红色。果球形，大小不等。

性味归经：微苦、涩，寒。归心、肝经。

功能主治：活血消肿，凉血解毒。用于跌打损伤，附骨疽，关节肿痛。

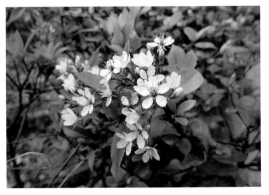

月季花 (月月红、四季花、月季)

来　源：蔷薇科植物月季 *Rosa chinensis* Jacq. 的干燥花。野生于山坡、路旁。全国各地大多有栽培。主产于江苏、山东、山西、湖北等地。

识别要点：小枝有短粗的钩状皮刺。小叶3～5，边缘有锐锯齿，顶生小叶有柄。花几朵集生，花瓣重瓣。红色、粉红色或白色，先端微凹缺。

性味归经：甘，温。归肝经。

功能主治：活血调经，疏肝解郁。用于气滞血瘀，月经不调，痛经，闭经，胸胁胀痛。

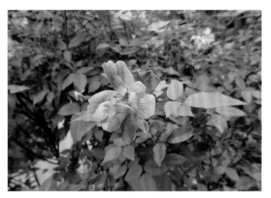

小果蔷薇 (小金樱、七姐妹)

来　源：蔷薇科植物小果蔷薇 *Rosa cymosa* Tratt 的干燥根。生于山坡、路旁、溪边或丘陵地。分布于江西、江苏、广东、广西等地。

识别要点：灌木具散生钩刺。小叶5～7，先端锐尖。伞房花序多花，花白色，雄蕊长而突出，被长绒毛。球形果实红色。

性味归经：苦、酸，微温。归肺、肝、大肠经。

功能主治：散瘀止血，解毒消肿。用于跌打损伤，外伤出血，月经不调，子宫脱垂，痔疮，风湿痹痛，腹泻，痢疾。

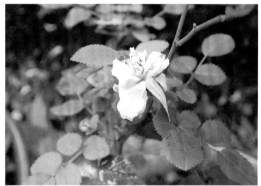

蔷薇根 (多花蔷薇、野蔷薇根)

来　源：蔷薇科植物野蔷薇 *Rosa multiflora* Thunb. 的根。生于旷野、路边或林缘。分布于浙江、江苏、山东、河南、广东等地。

识别要点：灌木，枝细长，上升或蔓生，有皮刺。小叶通常5～9，倒卵形至椭圆形，边缘有锐锯齿，两面有短柔毛。花白色、粉红色或玫瑰红色，单瓣或重瓣，多数簇生，芳香。果实球形。

性味归经：苦，平。归脾、胃、肾经。

功能主治：祛风活血，调经固涩。用于风湿关节痛，跌打损伤，月经不调，尿频，白带，遗尿。

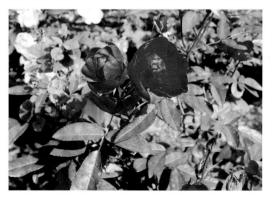

粗叶悬钩子 (大叶蛇泡芳、八月泡、老虎泡)

来　源：蔷薇科植物粗叶悬钩子 *Rubus alceaefolius* Poir. 的干燥根。生于山地林中或灌丛。分布于江西、湖南、江苏、福建、广东等地。

识别要点：全株密被锈色绒毛，枝、叶柄和花序柄有小钩刺。单叶3～7掌状浅裂。花白色，雄蕊多数。果实肉质，红色，核有皱纹。

性味归经：甘、淡，平。归胃、肝经。

功能主治：清热利湿，散瘀止血。用于黄疸，胁下痞块，湿热泻痢，乳痈，口疮，跌打损伤，外伤出血，风湿痹痛。

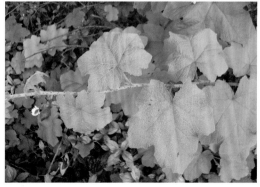

茅莓 (蛇泡簕、红梅消、蕨田藨)

来　源：蔷薇科植物茅莓 *Rubus parvifolius* L.的干燥根。生于路旁较阴湿处。分布于广东等地。

识别要点：小枝、叶柄和花序均被小钩刺并密生黄色锈色茸毛。单叶纸质，边缘3～7裂，上面有粗毛和囊泡状小凸起。花白色。果球形，肉质，红色。

性味归经：甘、苦，微寒。归肺、脾、肝经。

功能主治：清热解毒，祛风利湿，活血凉血。用于感冒发热，咽喉肿痛，痄腮，疔疮肿毒，风湿痹痛，湿热黄疸，湿热泻痢，热淋，石淋，血淋，水肿，咳血，吐血，崩漏，跌打损伤。

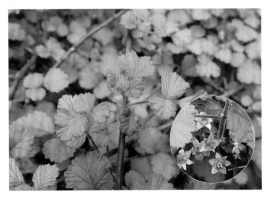

儿茶 (儿茶膏、孩儿茶、黑儿茶)

来　源：含羞草科植物儿茶 *Acacia catechu* (L. f.) Willd.的去皮枝、干的干燥煎膏。分布于云南、广东、广西、台湾等地。

识别要点：小枝有棘刺。叶为偶数二回羽状复叶，互生。花黄色或白色，荚果扁而薄，紫褐色，有光泽，有种子7～8枚。

性味归经：苦、涩，微寒。归肺、心经。

功能主治：活血止痛，止血生肌，收湿敛疮，清肺化痰。用于跌扑伤痛，外伤出血，吐血衄血，疮疡不敛，湿疹、湿疮，肺热咳嗽。

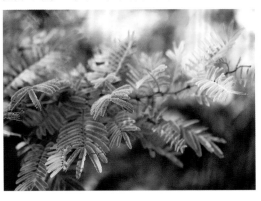

山楂叶 (北山楂叶)

来　源：蔷薇科植物山楂 *Crataegus pinnatifida* Bge.的干燥叶。生于山谷或山地灌木丛中，主产于河北，山东，辽宁。

识别要点：枝条密集，有细刺，小枝紫褐色。叶片三角状卵形至棱状卵形，两侧各有3～5羽状深裂片，基部1对裂片分裂较深，边缘有不规则锐锯齿。复伞房花序，花白色，有独特气味。山楂果实近球形，深红色。

性味归经：酸，平。归肝经。

功能主治：活血化瘀，理气通脉，化浊降脂。用于气滞血瘀，胸痹心痛，胸闷憋气，心悸健忘，眩晕耳鸣，高脂血症。

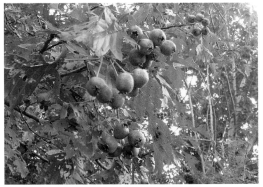

刺果苏木 (大托叶云实、杜果钉)

来　源：苏木科植物刺果云实 *Caesalpinia bonduc* (L.) Roxb.的叶。生于山林中。分布于广东、广西、台湾等地。

识别要点：各部均被黄色柔毛，叶轴有钩刺，羽片6～9对，基部有刺1枚。花黄色。荚果矩圆形，顶端有喙，膨胀，外面具细长针刺，种子2～3粒，铅灰色，有光泽。

性味归经：苦，寒。归肝、胃经。

功能主治：祛瘀止痛，清热解毒。用于肝郁气滞，肝胃不和，胃脘胀痛，痈疮疖肿，大便秘结。

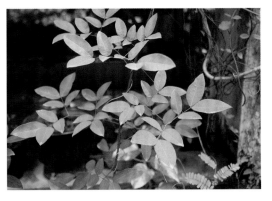

苏木 （苏枋、苏枋木、红苏木）

来　　源：苏木科植物苏木 *Caesalpinia sappan* L.的干燥心材。生于高湿多湿、阳光充足的平坝或坡地。分布于云南、贵州、四川等地。

识别要点：枝上有密集而显著的皮孔。二回羽状复叶，小叶10～17对，排列紧密，纸质，无柄。花瓣黄色。荚果木质，顶端斜向截平，有上翘的硬喙。

性味归经：甘、咸、平。归心、肝、脾经。

功能主治：活血祛瘀，消肿止痛。用于跌打损伤，骨折筋伤，瘀滞肿痛，经闭痛经，产后瘀阻，胸腹刺痛，痈疽肿痛。

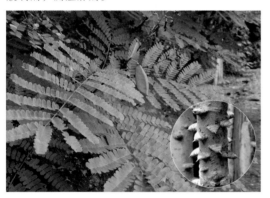

格木 （赤叶木、孤坟柴、斗登风）

来　　源：苏木科植物格木 *Erythropheum fordii* Oliv.的种子，树皮。生于低海拔疏林中或栽培。分布于浙江、福建、台湾、广东、广西等省区。

识别要点：幼嫩部分小枝初被锈色柔毛。二回羽状复叶。花密生，淡黄绿色，雄蕊为花瓣的2倍。荚果扁平，厚革质，有网脉，种子黑褐色。

性味归经：辛，平；有毒。归心经。

功能主治：益气活血，强心。用于心气不足所致气虚血瘀之症。慎用。

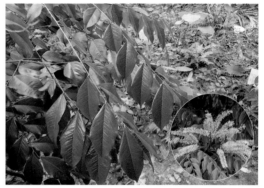

皂角刺 （皂荚刺、皂角针）

来　　源：苏木科植物皂荚 *Gleditsia sinensis* Lam.的干燥棘刺。生于山坡林或谷地、路旁。分布于河北、山东、河南、湖北、福建、广东、云南等地。

识别要点：茎刺粗壮，通常分枝。偶数羽状复叶。花黄白色。荚果肥厚，不扭曲，革质，表面黑棕色，被白色粉霜。

性味归经：辛，温。归肝、胃经。

功能主治：消肿托毒，排脓，杀虫。用于痈疽初起或脓成不溃；外治疥癣麻风。

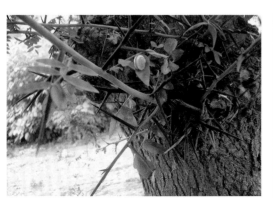

腊肠树果 （婆罗门皂荚、牛角树、阿勃勒）

来　　源：苏木科植物腊肠树 *Cassia fistula* L.的果实。生于山地丘陵地，或河岸。我国南部及西南部各地均有栽培。

识别要点：小叶薄革质，全缘，叶脉两面均明显。花黄色，具明显的脉。荚果圆柱形，黑褐色，不开裂，有3条槽纹。

性味归经：苦，大寒。归心、脾经。

功能主治：清热通便，化滞止痛。用于大便秘结，胃脘痛，疳积。

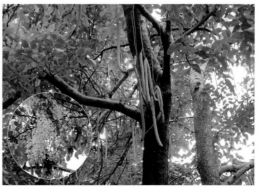

仪花（单刀根、铁罗伞）

来　　源：苏木科植物仪花 *Lysidice rhodostegia* Hance 的根。生于山野林灌丛中。分布于广东及云南。越南也有分布。

识别要点：小叶3～5对，纸质，长椭圆形或卵状披针形，先端尾状渐尖，基部圆钝，侧脉纤细，近平行，两面明显。圆锥花序被短疏柔毛，花瓣紫红色，阔倒卵形，连柄长约1.2厘米，先端圆而微凹。荚果倒卵状长圆形，褐红色，边缘不增厚。

性味归经：苦、辛，温；有小毒。

功能主治：活血散瘀，消肿止痛。用于风湿痹痛，跌打损伤，骨折。外用治外伤出血。

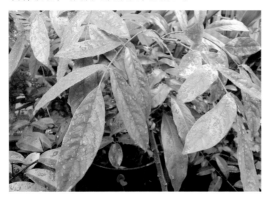

花榈木（花梨木、红豆树、榈木）

来　　源：蝶形花科植物花榈木 *Ormosia henryi* Prain 的根、根皮。生于山坡、溪谷两旁杂木林。分布于安徽、浙江、江西、广东、四川、贵州、云南等地。

识别要点：单数羽状复叶，小叶5～9枚，革质，下面密被灰黄色茸毛。圆锥花序顶生或腋生，花黄白色，萼陀螺形。荚果扁平，种子红色。

性味归经：辛，温。归肝、肾经。

功能主治：活血化瘀，祛风除湿，解毒消肿。用于跌打损伤，腰肌劳损，风湿痹痛，产后血瘀腹痛，赤白带下，跌打损伤，骨折，痄腮，无名肿毒，虫蛇咬伤。

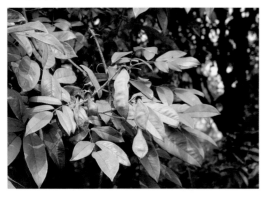

山鸡血藤（丰城鸡血藤、五叶鸡血藤、昆明鸡血藤）

来　　源：蝶形花科植物香花崖豆藤 *Millettia dielsiana* Harms ex Diels 的干燥藤茎。生于山坡杂木林与灌丛。分布于陕西、甘肃、广东等地。

识别要点：木质藤本。奇数羽状复叶，小叶5枚。圆锥花序顶生，旗瓣被锈色绢毛，雄蕊二体。荚果扁平，密生灰色绒毛，种子长圆状凸镜形。

性味归经：苦、涩、甘，温。归肝、肾经。

功能主治：补血止血，活血通经。用于血虚体弱，劳伤筋骨，月经不调，闭经，产后腹痛，恶露不尽，各种出血，风湿痹痛，跌打损伤。

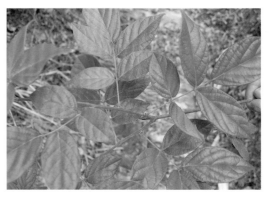

鸡血藤（三叶鸡血藤、密花豆藤、血风藤）

来　　源：蝶形花科植物密花豆 *Spatholobus suberectus* Dunn 的干燥藤茎。生溪边、山谷疏林下。分布于广东、广西、云南等地。

识别要点：茎藤砍伤后有红色液汁流出。三出复叶纸质。花序被黄褐色短柔毛，花冠蝶形，白色。荚果刀状，被毛。

性味归经：苦、甘，温。归肝、肾经。

功能主治：活血补血，调经止痛，舒筋活络。用于月经不调，痛经，经闭，风湿痹痛，麻木瘫痪，血虚萎黄。

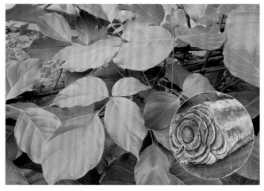

枫香脂（白胶香、白胶、枫香树脂）

来　　源：金缕梅科植物枫香树 *Liquidambar formosana* Hance 的干燥树脂。生于低山次生林及山谷疏林。分布于我国南部、中部及西部地区。

识别要点：叶薄革质，掌状3裂，齿尖有腺状突。头状果序圆球形，木质，蒴果下半部藏于花序轴内，有宿存花柱及针刺状萼齿。

性味归经：辛、微苦，平。归肺、脾经。

功能主治：活血止痛，解毒生肌，凉血止血。用于跌扑损伤，痈疽肿痛，吐血，衄血，外伤出血。

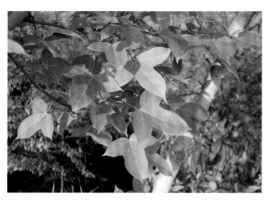

柘木（柘、柘桑、野荔枝）

来　　源：桑科植物柘树 *Cudrania tricuspidata*（Carr.）Bur. ex Lavallee 的干燥根及茎枝。生于阳光充足的山地或林缘。分布于我国华北、华东、中南、西南各地。

识别要点：小枝具坚硬棘刺。单叶近革质，基出3出脉，侧脉4～5对。头状花序具短梗，单生或成对腋生。

性味归经：甘，温。归肾、肝经。

功能主治：滋养肝肾，舒筋活络。用于肝肾不足，月经量过多，崩漏，腰膝酸痛，跌打损伤。

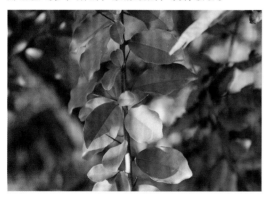

穿破石（柘根、拉牛人石、构棘）

来　　源：桑科植物葨芝 *Cudrania cochinchinensis*（Lour）Kudo & Masam. 的干燥根。生于村庄附近或荒野。分布于我国东南部至西南部。

识别要点：枝具坚硬的棘刺。单叶纸质，叶片基出脉3条，在背面明显。头状花序单个或成对腋生。聚花果球形，肉质，橘红色或橙黄色。

性味归经：淡、微苦，微寒。归肝、脾、肺经。

功能主治：活血祛瘀，祛风通络，清热除湿，解毒消肿。用于风湿痹痛，湿热黄疸，淋浊，蛊胀，疟腮，肺痨，胃痛，闭经，劳伤咳血，疔疮痈肿，跌打损伤。

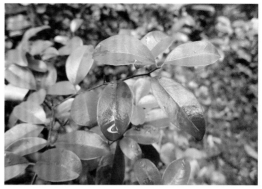

台湾榕（长叶牛奶树、细叶牛奶树、石榕）

来　　源：桑科植物台湾榕 *Ficus formosana* Maxim. 的全株。生于溪沟旁湿润处。分布于台湾、浙江、福建、江西、湖南、广东、海南、贵州等地。

识别要点：枝纤细，节短。叶膜质，倒披针形，中脉不显。榕果单生叶腋，卵状球形，成熟时绿带红色，顶部脐状突起。

性味归经：甘、微涩，平。归心、肝、脾经。

功能主治：活血补血，催乳，祛风利湿，解毒。用于月经不调，产后或病后虚弱，乳汁不下，咳嗽，风湿痹痛，湿热黄疸，水肿，热淋，背痈，乳痈，虫蛇咬伤，跌打损伤。

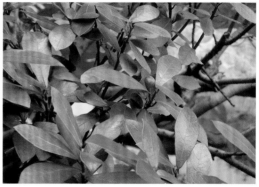

赤车 （赤车使者、岩下青、吊血丹）

来　源： 荨麻科植物赤车 *Pellionia radicans*（Sieb. & Zucc.）Wedd.的全草或根。生于山地山谷林下，灌丛中阴湿处.分布于云南、广西、广东、福建等地。

识别要点： 茎下部匍匐，在节处生根。叶具极短柄或无柄，草质，半离基三出脉。花序雌雄异株，雄花序为聚伞花序。雌花序有多数密集的花。

性味归经： 辛、苦，温；有小毒。归肝、脾经。

功能主治： 祛风胜湿，活血行瘀，解毒止痛。用于风湿痹痛，跌打肿痛，骨折，疮疖，牙痛，附骨疽，丝虫病，黄疸，咳嗽痰多，虫蛇咬伤，水火烫伤。

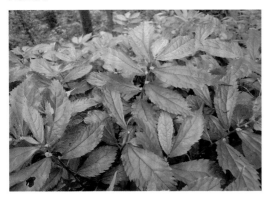

冬青卫矛 （大叶黄扬、日本卫矛）

来　源： 卫矛科植物冬青卫矛 *Euonymus japonicus* Thunb.的根。生于路旁，田野，旷野。原产日本。我国南北各地栽培于庭园或作绿篱。

识别要点： 小枝四棱，具细微皱突。叶革质，有光泽。花白绿色。蒴果淡红色，假种皮桔红色，全包种子。

性味归经： 辛、苦，温。归肝经。

功能主治： 活血调经，祛风湿。用于月经不调，痛经，风湿痹痛。

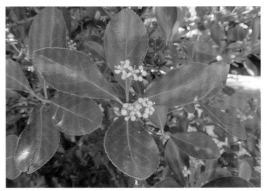

疏花卫矛 （土杜仲）

来　源： 卫矛科植物疏花卫矛 *Euonymus laxiflorus* Champ. ex Benth.的根、树皮。生于山上、山腰及路旁密林。分布于台湾、福建、江西、广东、广西、贵州、云南等地。

识别要点： 叶纸质或近革质。花紫色，萼片边缘常具紫色短睫毛。蒴果紫红色，倒圆锥形，种皮刺红色，假种皮橙红色，成浅杯状包围种子基部。

性味归经： 甘、微辛，微温。归肝、肾经。

功能主治： 滋补活血，强壮筋骨。用于腰腿酸痛，跌打骨折。

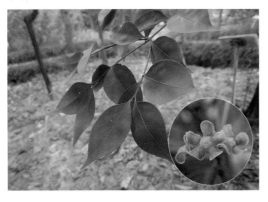

单面针 （大叶花椒、山椒根）

来　源： 芸香科植物单面针 *Zanthoxylum dissitum* Hemsl.的叶或茎皮。生于海拔300～1500米的坡地杂木林或灌木丛中。分布于我国长江流域以南及陕西、甘肃等地。

识别要点： 茎枝、叶背面中脉着生略下弯的皮刺。聚伞状圆锥花序腋生，花4数。蓇葖果密集于果序上，淡褐色，外形似蚬。

性味归经： 甘、辛，温；有小毒。归肝、脾、胃经。

功能主治： 活血散瘀，续筋接骨，行气止痛。用于跌打损伤，骨折，脾运不健，厌食腹胀，脘腹气滞作痛。

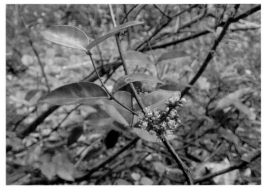

两面针（入地金牛、两面针根、双面针）

来　源： 芸香科植物两面针 *Zanthoxylum nitidum* (Roxb.)DC.的干燥根。生于旷野向阳的杂木林中。分布于广东、广西、福建等地。

识别要点： 茎、枝、叶轴下面和小叶中脉两面均着生钩状皮刺。复叶革质。伞房状圆锥花序腋生，花4数。蓇葖果紫红色，有粗大腺点，顶端具短喙。

性味归经： 苦、辛，平；有小毒。归肝、胃经。

功能主治： 活血化瘀，行气止痛，祛风通络，解毒消肿。用于跌扑损伤，胃痛，牙痛，风湿痹痛，毒蛇咬伤；外治烧烫伤。

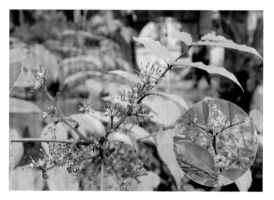

米仔兰（碎米兰、鱼子兰、树兰）

来　源： 楝科植物米仔兰 *Aglaia odorata* Lour.的枝叶。生于低海拔山地疏林或灌木林。分布于广东、广西、福建、云南等地。

识别要点： 羽状复叶互生，叶柄上有极狭的翅。小型圆锥花序着生于树端叶腋。花小似米粒，黄色，香气甚浓。

性味归经： 辛，微温。归肺、胃、肝经。

功能主治： 祛风湿，散瘀肿。用于风湿痹痛，跌打损伤，痈疽肿毒。

花亦入药，其性味辛、甘，平。归肺、胃经。功能行气宽中，宣肺止咳。用于胸膈满闷，噎膈初起，感冒咳嗽。

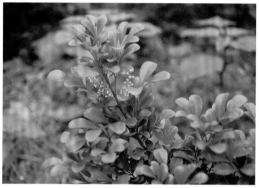

异木患（大果）

来　源： 无患子科植物异木患 *Allophylus viridis* Radlk 的全株。生于低海拔至中海拔地区林下或灌丛。分布于广东、海南等地。

识别要点： 三出复叶纸质，顶生小叶长椭圆形，顶端渐尖，背面侧脉的腋内有簇毛。花序总状，密花。果球形，红色。

性味归经： 甘，温。归肝、肾经。

功能主治： 祛风除湿，活血散瘀。用于风湿痹痛，跌打损伤，气虚阳痿，腹胀冷痛。

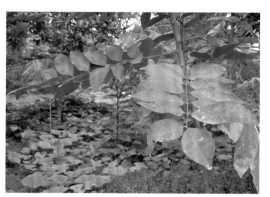

野漆树（木蜡树、山漆树、野毛漆）

来　源： 漆树科植物野漆树 *Toxicodendron sylvestra* (Sieb. et Zucc.)Kuntze 的干燥根皮、叶及果实。生于林中。分布于我国华北至长江以南各地。

识别要点： 奇数羽状复叶常集生小枝顶端，叶背常具白粉。花黄绿色。核果大，偏斜，果核坚硬。

性味归经： 苦、涩，平；有小毒。归肺、肝、脾经。

功能主治： 散瘀消肿，平喘，止痛止血。用于哮喘，黄疸，胃痛，跌打损伤，骨折，创伤出血。

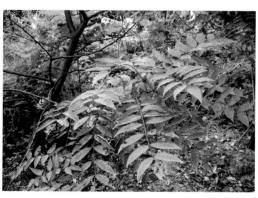

干漆 （漆渣、山漆、生漆）

来　源： 漆树科植物漆树*Toxicodendron vernicifluum*（Stokes）F.A. Barkl.的树脂经加工后的干燥品。分布于华东、华南等地。

识别要点： 茎干具圆形或心形的大叶痕和突起的皮孔。奇数羽状复叶常螺旋状排列，叶柄基部膨大。花黄绿色，花瓣具细密的褐色羽状脉纹。

性味归经： 辛，温；有毒。归肝、脾经。

功能主治： 破瘀通经，消积杀虫。用于瘀血经闭，癥瘕积聚，虫积腹痛。孕妇及对漆过敏者禁用。

幌伞枫 （大蛇药、阿婆伞、凉伞木）

来　源： 五加科植物幌伞枫*Heteropanax fragrans*（Roxb.）Seem.的根及树皮。生于疏林或山谷中。分布于云南、广西、广东、海南等地。

识别要点： 三回羽状复叶互生，小叶对生，纸质。多数小伞花序排成大圆锥花序，花瓣5，淡黄白色，镊合状排列，芳香。

性味归经： 苦，凉。归肺、肝经。

功能主治： 凉血解毒，消肿止痛。用于感冒发热，中暑头痛，痈疖肿毒，瘰疬，风湿痹痛，跌打损伤，虫蛇咬伤。

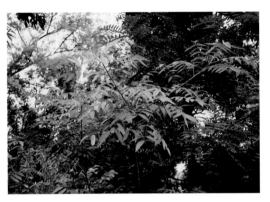

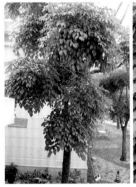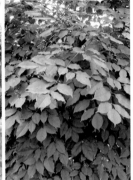

泽兰 （地瓜儿苗、地藕、泽兰叶）

来　源： 唇形科植物毛叶地瓜儿苗*Lycopus lucidus* Turcz. var. *hirtus* Regel的干燥地上部分。生于沼泽地、低洼地、沟边。分布于我国华北、东北等地。

识别要点： 地下茎横走，先端常膨大成纺缍状肉质块茎。茎方形，常呈紫红色，节棱及节上密生白毛。轮伞花序腋生，花白色，不明显二唇形。

性味归经： 苦、辛，微温。归肝、脾经。

功能主治： 活血调经，祛瘀消痈，利水消肿。用于月经不调，经闭，痛经，产后瘀血腹痛，疮痈肿毒，水肿腹水。

鸭儿芹 （野芹菜、鸭脚板、鹅脚板）

来　源： 伞形科植物鸭儿芹*Cryptotaenia japonica* Hassk.的茎叶。生于林下较阴湿处。分布几遍全国。

识别要点： 茎光滑，表面略带紫色。基生叶或上部叶有柄，叶鞘膜质。复伞形花序圆锥状，花瓣白色，倒卵形。

性味归经： 辛、苦，平。归肺、心、肝经。

功能主治： 祛风止咳，利湿解毒，化痰止痛。用于感冒咳嗽，肺痈，淋痛，疝气，月经不调，风火牙痛，目赤翳障，痈疽疮肿，皮肤瘙痒，跌打肿痛，蛇虫咬伤。

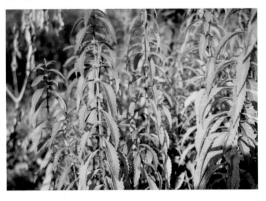

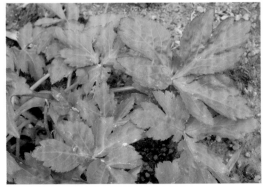

金鸡爪 (土白芷、香白芷)

来　源：伞形科植物隔山香 *Ostericum citriodorum* (Hance) Yuan & Shan 的干燥根。生于山坡灌木林下或林缘。分布于湖南、广东、福建等地。

识别要点：根外表黄色，形如鸡爪。茎中空，表面有纵沟纹。奇数羽状复叶。伞形花序顶生，花小，白色。果椭圆形，种子有柠檬香味。

性味归经：辛、苦，平。归心、肺、肝经。

功能主治：活血散瘀，行气止痛，除痰止咳。用于胸痹心痛，胃痛，风湿骨痛，疝痛，跌打瘀痛，血瘀经闭，咳嗽痰多，虫蛇咬伤。

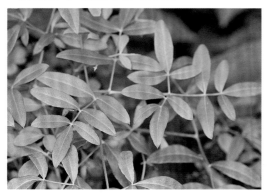

毛青杠 (小紫金牛、红刺毛藤)

来　源：紫金牛科植物毛茎紫金牛 *Ardisia pusilla* DC. 的全株。生于密林、路旁、溪边阴湿地。分布于四川、贵州、湖南、广西、广东、江西、福建、台湾等地。

识别要点：小灌木密被锈色卷曲长柔毛。叶厚膜质或坚纸质，边缘具粗锯齿。花序腋生，花瓣白色或粉红色。果球形，红色，无腺点。

性味归经：苦、辛，温。归肝、肾经。

功能主治：活血通络。用于跌打损伤，风湿痹痛，肾虚腰痛。

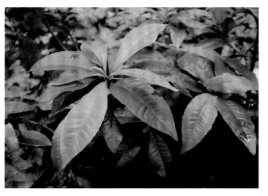

小罗伞 (腺点紫金牛、山血丹、小凉伞)

来　源：紫金牛科植物小罗伞 *Ardisia punctata* Lindl 的干燥根，多生于海拔220～1150米山坡密林下多阴湿处，分布广东、广西等地。

识别要点：茎除花枝外不分枝。全叶具无数黑色腺点，叶缘有腺体。花冠内部白色，外被紫色斑点。浆果球形，深红色。

性味归经：辛、微苦，温。归肺、肝经。

功能主治：祛风除湿，活血调经，消肿止痛。用于风湿痹痛，痛经经闭，跌打损伤，咽喉肿痛。

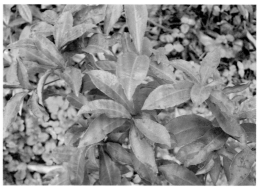

山血丹 (斑叶朱砂根、腺点紫金牛、出血丹)

来　源：紫金牛科植物山血丹 *Ardisia linydlana* D. Dietr. 的根。生于山地疏林中。分布于福建、江西、浙江、湖南、广东、广西等地。

识别要点：叶片革质或近坚纸质，长圆形至椭圆状披针形，顶端急尖或渐尖，稀钝，基部楔形，近全缘或具微波状齿，齿尖具边缘腺点，边缘反卷，叶面无毛。花白色，果实球形，深红色。

性味归经：辛、苦，平。归肝经。

功能主治：祛风湿，活血调经，消肿止痛。用于风湿痹痛，痛经，经闭，跌打损伤，咽喉肿痛，无名肿毒。

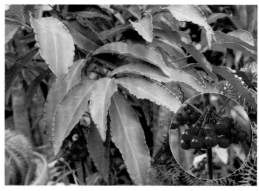

酸味蒁 (入地龙)

来　　源：紫金牛科植物白花酸藤子 *Embelia ribes* Burm. f.的干燥根.生于林缘灌木丛，或路边、坡边灌木丛。分布于贵州、云南、广西、广东、福建等地。

识别要点：叶片坚纸质，背面有时被薄粉，腺点不明显，叶柄两侧具狭翅。花瓣淡绿色或白色，边缘和内面被密乳头状突起。果球形，红色或深紫色。

性味归经：酸、甘、平。归肝经。

功能主治：活血祛瘀，消肿止痛。用于血瘀经闭，跌打肿痛。

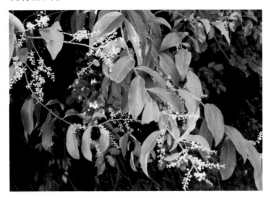

马钱子粉 (番木鳖粉)

来　　源：马钱科植物马钱 *Strychnos nux-vomica* L.的成熟种子的加工品。台湾、福建、广东、海南、广西、云南等地有栽培。

识别要点：叶片纸质，具网状横脉。圆锥状聚伞花序腋生，花冠绿白色，后变白色。浆果圆球状，桔黄色，种子扁圆盘状，表面密被银色绒毛。

性味归经：苦，温；有大毒。

功能主治：通络止痛，散结消肿。

主　　治：跌打损伤，骨折肿痛，风湿顽痹，麻木瘫痪，痈疽疮毒，咽喉肿痛。孕妇禁用。运动员慎用。

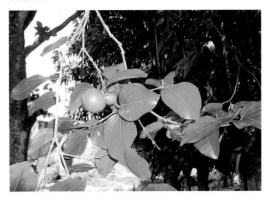

马钱子 (番木鳖、苦实把豆儿、火失刻把都)

来　　源：马钱科植物马钱 *Strychnos nux-vomica* L.的干燥成熟种子。台湾、福建、广东、海南、广西、云南等地有栽培。

识别要点：叶片纸质，具网状横脉。圆锥状聚伞花序腋生，花冠绿白色，后变白色。浆果圆球状，桔黄色，种子扁圆盘状，表面密被银色绒毛。

性味归经：苦，温；有大毒。归肝、脾经。

功能主治：通络止痛，散结消肿。用于跌打损伤，骨折肿痛，风湿顽痹，麻木瘫痪，痈疽疮毒，咽喉肿痛。孕妇禁用。运动员慎用。

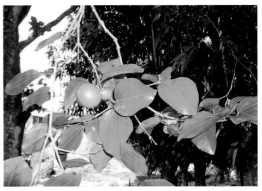

黄素馨 (荃皮、黑牛眼、小柳拐)

来　　源：木犀科植物黄素馨 *Jasminum floridum* Bunge ssp. giraldii (Diels) Miao 的根。分布于陕西、湖北、山西、甘肃、河南、四川等地。

识别要点：枝条柔软，常拱形下垂，绿枝4棱形。叶对生，小叶3~5枚，中间一片较大。花单生于叶腋，花冠黄色，高脚碟状。

性味归经：苦、涩，温。归肝经。

功能主治：散瘀止痛。用于跌打瘀痛，骨折，刀伤。

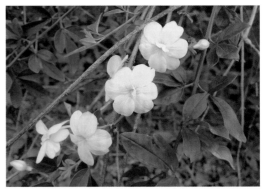

夹竹桃（红花夹竹桃、柳叶桃、九节肿）

来　　源：夹竹桃科植物夹竹桃 *Nerium oleander* L. 的干燥叶。原产亚洲热带地区。我国各地均有栽培。

识别要点：叶3～4枚轮生，叶中脉在叶面陷入，叶柄扁平。聚伞花序顶生，花冠深红色或粉红色，漏斗状。

性味归经：苦、寒；有毒。归心、肺、肝、肾经。

功能主治：化瘀，止痛。用于跌打损伤肿痛，斑秃。与其他药物配伍做制剂外用。不宜内服，孕妇忌服。

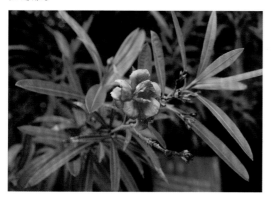

黄花夹竹桃（台湾柳、番仔桃、酒杯花）

来　　源：夹竹桃科植物黄花夹竹桃 *Thevetia peruviana*（Pers.）Schum. 的果仁。原产美洲热带。我国南部各省区有栽培。

识别要点：全株无毛，具丰富乳汁，皮孔明显。叶互生，近革质，无柄。花大，黄色，具香味，花冠漏斗状，冠筒喉部具5个被毛的鳞片。

性味归经：辛，苦，温；大毒。归心经。

功能主治：强心，利尿消肿。用于各种心脏病引起的心力衰竭，阵发性室上性心动过速，阵发性房颤。

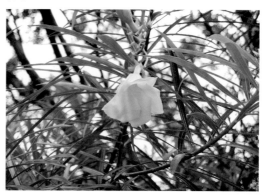

山石榴（猪肚簕、山蒲桃、假石榴）

来　　源：茜草科植物山石榴 *Catunaregam spinosa*（Thunb.）Tirveng 的根、叶、果。生于丘陵旷野、山坡、山谷沟边。分布于广东、云南等地。

识别要点：分枝多，粗刺腋生。叶片先端钝。花单生或簇生短枝之顶，白色花冠钟状，花药条形，外面密被绢毛。浆果近球形，萼片宿存。

性味归经：苦、涩、凉；有毒。归肝经。

功能主治：散瘀消肿，解毒，止血。用于跌打瘀肿，外伤出血，皮肤疥疮，肿毒。

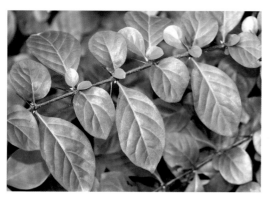

水锦树（红木、猪血木、疏毛水锦树）

来　　源：茜草科植物水锦树 *Wendlandia uvariifolia* Hance 的干燥叶及根。生于海拔50～1200米山地林、林缘、灌丛或溪边。分布于台湾、广东、广西、海南、贵州、云南等地。

识别要点：叶纸质，下表面密被灰褐色柔毛，托叶宿存，基部宽，上部扩大呈圆形，反折。花序顶生，分枝多，白色花密集，花冠漏斗状。

性味归经：辛，凉。归肝经。

功能主治：祛风除湿，散瘀消肿，止血生肌。用于跌打损伤，风湿痹痛，外伤出血，疮疡溃烂久不收口。

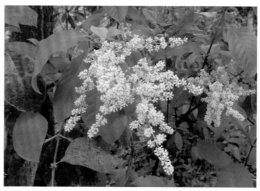

丰花草 (假蛇舌草、波利亚草)

来　　源：茜草科植物丰花草 Borreria stricta (L. f.) G. Mey. 的全草。生于空旷草地或草坡，分布于广东、广西、云南、四川、贵州、台湾等省区。

识别要点：茎纤细，单一或下部分枝，枝有4棱，棱上被毛。叶对生，近无柄，顶端有数条棕红色长刺毛，叶条形或披针状条形，先端渐尖，两面粗糙，干时边缘背卷。球状聚伞花序腋生，小花数朵至多朵。

性味归经：苦，凉。归经未知。

功能主治：活血化瘀。用于跌打损伤。

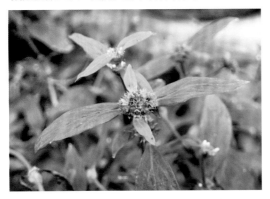

红花 (川红花、云红花、淮红花)

来　　源：菊科植物红花 Carthamus tinctorius L. 的干燥花。黑龙江、辽宁、吉林、河北、山西、内蒙古、西藏等地有栽培。

识别要点：茎枝白色或淡白色，光滑无毛。叶革质，边缘有锯齿，齿顶有针刺，基部无柄，半抱茎。头状花序小花红色，桔红色。瘦果有4棱。

性味归经：辛，温。归心、肝经。

功能主治：活血通经，散瘀止痛。用于经闭，痛经，恶露不行，癥瘕痞块，胸痹心痛，瘀滞腹痛，胸胁刺痛，跌扑损伤，疮疡肿痛。

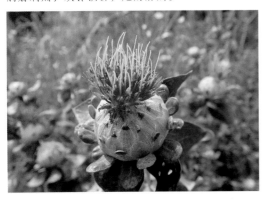

鸭脚艾 (白花蒿、鸭脚菜、广东刘寄奴)

来　　源：菊科植物白苞蒿 Artemisia lactiflora Wall. ex DC. 的燥全草。生于旷野荒地、山坡、林缘、路旁。分布于广东、海南、广西各地。

识别要点：多分枝，茎枝初被白色蛛丝状柔毛。叶片羽状全裂。头状花序卵圆形，密集成穗状圆锥花序。总苞片3～4层，白色或黄白色。

性味归经：辛、微苦，微温。归心、肝、脾经。

功能主治：活血散瘀，理气消肿。用于血瘀，痛经，经闭，产后瘀滞腹痛，食积腹胀，寒湿泄泻，疝气，脚气，跌打损伤，水火烫伤。

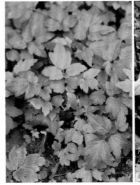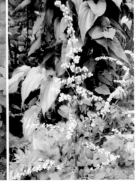

飞机草 (香泽兰)

来　　源：菊科植物飞机草 Eupatorium odoratum L. 的全草。原产于南美洲。分布于海南、广东、广西等地。

识别要点：地上茎被黄色茸毛，枝叶揉碎有香气。分枝与主茎成直角。单叶厚纸质，叶缘有粗锯齿，两面粗涩，离基3出脉。头状花序粉红色。

性味归经：微辛，温；有小毒。归心、肝经。

功能主治：解毒消肿，散瘀止血。用于跌打肿痛，外伤出血，疮疡肿毒，旱蚂蟥叮咬出血不止。

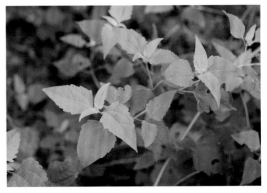

紫背菜 （红菜、天青地红、两色三七草）

来　源：菊科植物紫背三七 *Gynura bicolor* (Roxb. ex Willd.) DC. 的干燥全草。生于山沟阴湿地。分布于云南、广东、台湾等地。

识别要点：叶片上面绿色，背面紫色，基部渐狭成具翅叶柄。小花橙黄色至红色，花冠明显伸出总苞。瘦果圆柱形，淡褐色，冠毛白色，绢毛状。

性味归经：甘、辛，凉。归肺、肝经。

功能主治：凉血止血，清热消肿。用于痢疾，血崩，咳嗽，中暑烦渴，痛经，跌打损伤，创伤出血，溃疡久不收口。

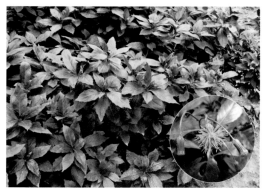

白子菜 （白背三七、白东枫、鸡菜）

来　源：菊科植物白子菜 *Gynura divaricata* (L.) DC. 的干燥全草。生于山坡草地、荒坡和田边潮湿处。分布于广东、海南、香港、云南等地。

识别要点：叶质厚，近无柄，背面带紫色，两面被短柔毛。总苞钟状，小花橙黄色，有香气。瘦果圆柱形，褐色，具10条肋，冠毛白色，绢毛状。

性味归经：甘、淡，凉。归肝、肺经。

功能主治：凉血止血，活血止痛。用于目赤肿痛，风湿痹痛，崩漏，跌打肿痛，外伤出血，咳嗽，疮疡疖肿，乳痈，水火烫伤。

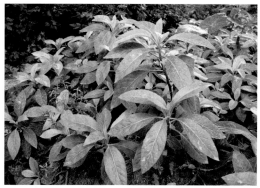

野颠茄 （丁茄、野茄、番鬼茄）

来　源：茄科植物刺茄 *Solanum capicoides* Allioni 的干燥茎及根。生于海拔180～1100米灌木丛或缓坡地带。分布于云南、广西、广东、台湾等地。

识别要点：全株有纤毛和细直刺。叶互生，阔卵形，5～7浅裂或中裂，叶脉和叶柄有直刺。花冠白色，裂片披针形。浆果球形，橙红色。

性味归经：苦、辛，温；有毒。归肝、胃、肺经。

功能主治：活血散瘀，消肿止痛，镇咳平喘。用于胃寒疼痛，肺寒咳喘，跌打肿痛，痈疮肿毒。

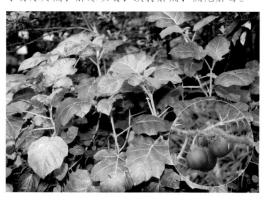

玉珊瑚根 （珊瑚豆、冬珊瑚、全椒）

来　源：茄科植物珊瑚樱 *Solanum pseduocapsicum* L. 的根。生于路边，沟边和空旷地。原产南美洲。安徽、江西、广东、广西、云南有栽培。

识别要点：叶大小不等，下表面沿脉常有树枝状簇绒毛。花序通常1～3朵腋生，花冠白色，筒隐于绿色萼内。浆果球状，红色或桔黄色。

性味归经：辛、微苦，温；有毒。归肝、肾经。

功能主治：活血止痛。用于腰肌劳损，闪挫扭伤。

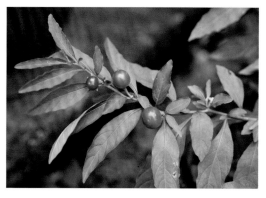

白鹤藤 (一匹绸、白背绸缎)

来　　源：旋花科植物白鹤藤 *Argyreia acuta* Lour. 的全草。生于疏林下，或路边灌丛，河边。分布于广西、福建、广东、海南等地。

识别要点：缠绕藤本。叶卵形至椭圆形，先端短尖或钝，下表面密被银色紧贴的柔毛。花序腋生或顶生。花冠漏斗状，白色，外面被银色绢毛，冠檐深裂，裂片长圆形，先端渐尖。果球形，红色，被增大的萼片包围，种子卵状三角形。

性味归经：微苦、甘，平。

功能主治：理血祛风，止血活络，除湿。用于跌打，外伤出血，血崩，白带，内伤出血，筋络不舒。

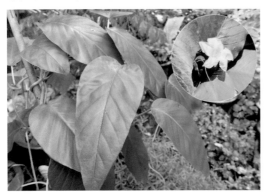

旱田草 (剪席草)

来　　源：玄参科植物旱田草 *Lindernia ruellioides* (Colsm.)Pennell.的全草。生于草地、山谷及林下。分布于台湾、福建、湖北、湖南、广东等地。

识别要点：茎柔弱，多分枝而蔓生。叶对生，边缘有明显急尖细锯齿，无芒刺，两面被粗涩的短毛。花紫红色，花冠管圆柱状。

性味归经：甘、淡，平。归肝、胃经。

功能主治：理气活血，消肿止痛。用于月经不调，闭经，痛经，胃痛，乳痈，瘰疬，跌打损伤，痈肿疼痛，蛇犬咬伤。

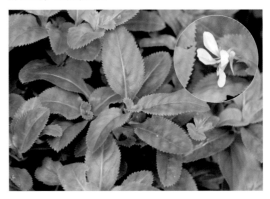

炮仗竹 (吉祥草、马鬃花)

来　　源：玄参科植物爆仗竹 *Russelia equisetiformis* Schler & Cham.的干燥全株。原产墨西哥。我国广东、广西、福建有栽培。

识别要点：多分枝丛生半灌木。叶线状披针形，多退化而微小。花序具花多朵，向下弯垂，花鲜红色，花冠管状，略二唇形。

性味归经：甘，平。归肝、肾经。

功能主治：活血破瘀，接骨疗伤。用于跌扑闪锉，刀伤金疮，骨折筋伤。

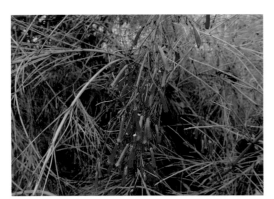

凌霄花 (藤萝花、紫葳花、吊墙花)

来　　源：紫葳科植物凌霄 *Campsis grandiflora* (Thunb.)K. Schum.的干燥花。

识别要点：奇数羽状复叶对生，纸质。短圆锥花序顶生，花萼钟状，花冠漏斗状钟形，内面鲜红色，外面橙黄色。蒴果内含多数有阔翅的种子。

性味归经：甘、酸，寒。归肝、心包经。

功能主治：活血通经，凉血祛风。用于月经不调，经闭癥瘕，产后乳肿，风疹发红，皮肤瘙痒，痤疮。

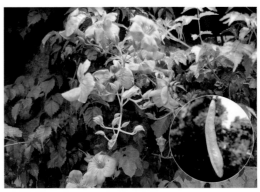

硬骨凌霄（驳骨软丝莲、红花倒水莲、凌霄花）

来　　源：紫葳科植物硬骨凌霄 *Tecoma capeusis*（Thunb.）Lindl. 的茎叶及花。原产南非洲，我国广东、广西有栽培。

识别要点：枝带绿褐色，常有痂状凸起。奇数羽状复叶，边缘有锯齿。总状花序顶生，萼钟状，花冠漏斗状，橙红色至鲜红色，有深红色的纵纹。

性味归经：辛、酸，寒。归肺、肝、膀胱经。

功能主治：散瘀通经，清热利尿。用于肺痨，肺热咳喘，咽喉肿痛，经闭，乳痈，风湿骨痛，跌打损伤，小便不利。

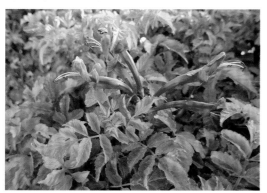

鸭嘴花（大驳骨、大驳骨消、大叶驳骨兰）

来　　源：爵床科植物鸭嘴花 *Justicia adhatoda* L. 的全株。生于山地、林边。主产广东、广西、海南、澳门、香港、云南。

识别要点：叶对生，矩圆状披针形或椭圆形，全缘，叶背淡绿色，有软毛。穗状花序顶生或近顶部腋生，苞片椭圆形至广卵形，花冠白色有紫纹，二唇形，花冠筒稍短于裂片。

性味归经：辛、微苦，平。归肝、脾经。

功能主治：散瘀止痛，接骨续伤，止血。用于筋伤骨折，扭伤，瘀血肿痛，风湿痹痛，腰痛，月经过多，崩漏，外伤出血。

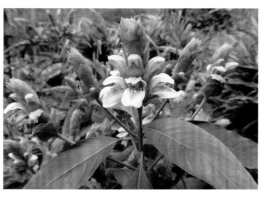

可爱花（喜花草、爱春花、蓝花仔）

来　　源：爵床科植物可爱花 *Eranthemum pulchellum* Andrews. 的干燥叶。原产印度，喜玛拉雅山地区。我国南部和西南部地区公园有栽培。

识别要点：枝4棱形。叶对生，顶端渐尖，叶脉明显。穗状花序顶生和腋生，具覆瓦状排列的苞片，苞片叶状，白绿色，花冠蓝色，高脚碟状。

性味归经：辛，平。归肝经。

功能主治：散瘀消肿。用于跌打肿痛。

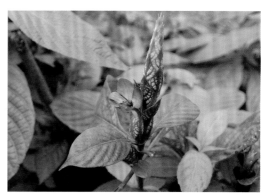

小驳骨（小接骨木）

来　　源：爵床科植物小驳骨 *Gendarussa vulgaris* Nees 的干燥地上部分。生于村旁或路边灌丛。分布于广东、香港、广西等地。

识别要点：青褐色或紫褐色茎直立，茎节膨大，枝条对生。叶片披针形，全缘。花白色带淡紫色斑点。二唇形。

性味归经：辛，温。归肝、肾经。

功能主治：祛瘀止痛，续筋接骨。用于跌打损伤，筋伤骨折，风湿骨痛，血瘀经闭，产后腹痛。孕妇慎用。

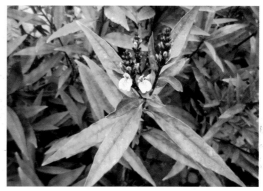

大驳骨 （大驳骨消、大骨节草、大接骨）

来　源：爵床科植物大驳骨 *Justicia ventricosa* Wall. 的干燥地上部分。生于石灰岩山地阳坡杂木林中或山坡混交林下。分布于浙江、福建、台湾、广东、广西、贵州、四川、云南等地。

识别要点：茎粗壮而直立，节膨大如膝。叶对生，厚纸质，具短柄。穗状花序顶生及枝端腋生，花密集。蒴果椭圆形，被毛。

性味归经：苦、辛、平。归肝、脾。

功能主治：活血止痛，续筋接骨，止血。用于跌打肿痛，筋伤骨折，风湿痹痛，腰痛胁痛，崩漏经多。孕妇慎用。

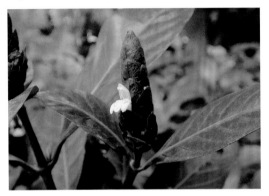

益母草 （坤草、益母艾、茺蔚草）

来　源：唇形科植物益母草 *Leonurus japonicus* Houtt. 的新鲜或干燥地上部分。生于山野荒地、路旁、田埂、山坡草地、溪边等处。分布于全国各地。

识别要点：叶掌状3～5分裂。轮伞形序多花密集，刺状小苞片坚硬或柔软。花冠粉红至淡紫色，冠筒比萼筒长。小坚果锐三棱形。

性味归经：苦、辛，微寒。归肝、心包、膀胱经。

功能主治：活血调经，利尿消肿，清热解毒。用于月经不调，痛经经闭，恶露不尽，水肿尿少，疮疡肿毒。

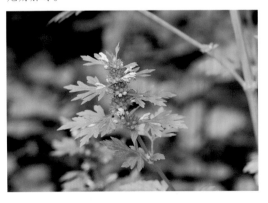

马鞭草 （雁颈草、马鞭梢、蜻蜓草）

来　源：马鞭草科植物马鞭草 *Verbena officinalis* L. 的干燥地上部分。生于路旁、田野、山坡、溪旁。分布于四川、贵州、云南、西藏等地。

识别要点：茎基部木质化。单叶对生，茎生叶3深裂，两面均被硬毛。穗状花序顶生或腋生，花冠二唇形，蓝紫色。

性味归经：苦，凉。归肝、脾经。

功能主治：活血散瘀，解毒，利水，退黄，截疟。用于癥瘕积聚，痛经经闭，喉痹，痈肿，水肿，黄疸，疟疾。

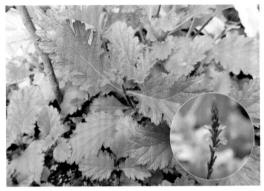

白花益母草 （山玉米、楼台草、玉蓉草）

来　源：唇形科植物錾菜 *Leonurus pseudomacranthus* Kitag 的全草。生于山坡、路边、荒地上。分布东北、华北、华中、华东及西南等地。

识别要点：茎直立，密被倒生粗毛。叶对生，两面均被灰白色毛。花多数，腋生成轮状，无柄。萼钟状，花冠白色，常带紫纹。小坚果黑色。

性味归经：甘、辛，平。归肝经。

功能主治：活血调经，解毒消肿。用于月经不调，闭经，痛经，产后瘀血腹痛，崩漏，跌打伤痛，疮痈。

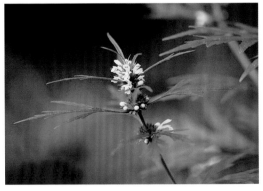

茺蔚子 （茺蔚、益母草子、益母子）

来　　源：唇形科植物益母草 *Leonurus japonicus* Houtt. 的干燥成熟果实。生于山野荒地、路旁、田埂、山坡草地、溪边等处。分布于全国各地。

识别要点：叶掌状 3～5 分裂。轮伞形序多花密集，刺状小苞片坚硬或柔软。花冠粉红至淡紫色，冠筒比萼筒长。小坚果锐三棱形。

性味归经：辛、苦、微寒。归心包、肝经。

功能主治：活血调经，清肝明目。用于月经不调，经闭痛经，目赤翳障，头晕胀痛。

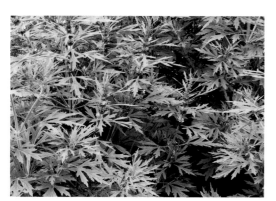

丹参 （紫丹参、红根、血参根、大红袍）

来　　源：唇形科植物丹参 *Salvia miltiorrhiza* Bge. 的干燥根及根茎。生于山坡草地。分布四川、河北、山东、安徽、河南、陕西、江苏、浙江等地。

识别要点：根肥厚，肉质，外表面朱红色。奇数羽状复叶密被长柔毛。轮伞花序上部密集，花萼钟形，带紫色，花冠紫蓝色。小坚果黑色。

性味归经：苦、微寒。归心、肝经。

功能主治：活血祛瘀，通经止痛，清心除烦，凉血消痈。用于胸痹心痛，脘腹胁痛，癥瘕积聚，热痹疼痛，心烦不眠，月经不调，痛经经闭，疮疡肿痛。

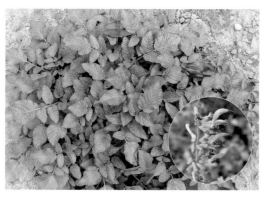

南丹参 （赤参、红根、七里蕉）

来　　源：唇形科植物南丹参 *Salvia bowleyana* Dunn 的根。生于山坡、林缘、水边等处。分布于浙江、江西、福建、湖南、广东、广西。

识别要点：根外皮灰红色。奇数羽状复叶除脉上疏被柔毛外，均无毛。轮伞花序组成顶生的总状花序，花萼筒形，花冠蓝紫色。小坚果褐色。

性味归经：苦、微寒。归心、肝经。

功能主治：活血化瘀，调经止痛。用于胸痹心痛，心烦失眠，心悸，脘腹疼痛，月经不调，闭经，痛经，产后瘀滞腹痛，崩漏，黄疸，胁下积块，骨节疼痛，疝气痛，痈疮肿毒。

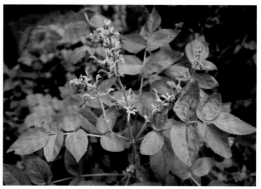

紫鸭跖草 （紫竹梅、紫锦草、鸭舌草）

来　　源：鸭跖草科植物紫鸭跖草 *Setcreasea purpurea* B.K. Boom 的全草。原产墨西哥。我国华南各地均有栽培。

识别要点：匍匐茎多分枝，紫褐色。叶长圆形，略卷曲，被细绒毛。花密生在二叉状花序柄上，花瓣 3 枚，蓝紫色。蒴果椭圆形。

性味归经：甘、淡、凉。归心、肝经。

功能主治：活血，解毒，散结，利尿。用于痈疮肿毒，瘰疬痰核，毒蛇咬伤，淋证，跌打损伤。

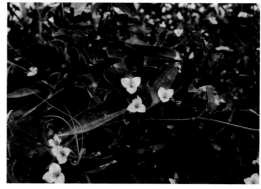

郁金/温郁金 （川郁金、白丝郁金、黄白丝郁金）

来　源： 姜科植物温郁金 *Curcuma wenyujin* Y. H. Chen et C. Ling 的干燥块根。分布于浙江等地。

识别要点： 根茎肥大，内部黄色。块根纺缍形，内部白色。穗状花序生叶于根茎抽出，花冠白色，侧生退化雄蕊和唇瓣黄色，花药基部有距。

性味归经： 辛、苦、寒。归肝、心、肺经。

功能主治： 活血止痛，行气解郁，清心凉血，利胆退黄。用于胸胁刺痛，胸痹心痛，经闭痛经，乳房胀痛，热病神昏，癫痫发狂，血热吐衄，黄疸尿赤。不宜与丁香、母丁香同用。

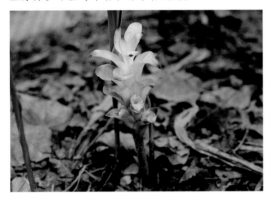

郁金/广西莪术 （桂郁金）

来　源： 姜科植物广西莪术 *Curcuma kwangsiensis* S.G. Lee & C.F. Liang 的干燥块根。分布于广西等地。

识别要点： 根茎卵球形，内部白色。叶基生，两面被柔毛。穗状花序从根茎抽出，侧生退化雄蕊长圆形，花药基部有距。

性味归经： 辛、苦、寒。归肝、心、肺经。

功能主治： 活血止痛，行气解郁，清心凉血，利胆退黄。用于胸胁刺痛，胸痹心痛，经闭痛经，乳房胀痛，热病神昏，癫痫发狂，血热吐衄，黄疸尿赤。不宜与丁香、母丁香同用。

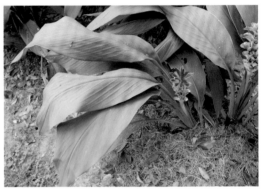

郁金/蓬莪术 （文莪、绿丝郁金）

来　源： 姜科植物蓬莪术 *Curcuma phaeocanlis* Val. 的干燥块根。生于林下半阴湿地。分布于广东等。

识别要点： 根茎具樟脑样芳香气味，根末端膨大成纺缍形块根。叶中部常有紫斑。花先叶而生。穗状花序苞片顶端红色，花萼白色，花冠黄色。

性味归经： 辛、苦、寒。归肝、心、肺经。

功能主治： 活血止痛，行气解郁，清心凉血，利胆退黄。用于胸胁刺痛，胸痹心痛，经闭痛经，乳房胀痛，热病神昏，癫痫发狂，血热吐衄，黄疸尿赤。不宜与丁香、母丁香同用。

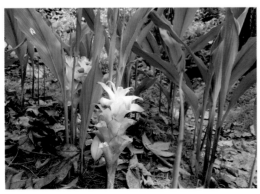

郁金/姜黄 （黄丝郁金）

来　源： 姜科植物姜黄 *Curcuma longa* L. 的干燥块根。分布于福建、浙江、台湾、湖北等地。

识别要点： 根茎成丛，内部橙黄色。叶基生，无毛。穗状花序由顶部叶鞘内抽出，花萼白色，花冠淡黄色，侧生退化雄蕊与花丝及唇瓣基部连成管状。

性味归经： 辛、苦、寒。归肝、心、肺经。

功能主治： 活血止痛，行气解郁，清心凉血，利胆退黄。用于胸胁刺痛，胸痹心痛，经闭痛经，乳房胀痛，热病神昏，癫痫发狂，血热吐衄，黄疸尿赤。不宜与丁香、母丁香同用。

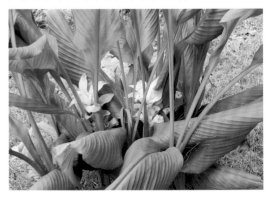

姜黄（黄姜、毛姜黄、黄丝郁）

来　源：姜科植物姜黄 *Curcuma longa* L. 的干燥根茎。大多为人工栽培。分布于台湾、福建、广东、广西、云南、西藏等地。

识别要点：根状茎肥大，多分枝，橙黄色，极香。叶基生，2列。穗状花序球果状，苞片卵形，花萼绿白色，花冠淡黄色，唇瓣淡黄色中部深黄。

性味归经：辛、苦，温。归脾、肝经。

功能主治：破血行气，通经止痛。用于胸胁刺痛，胸痹心痛，痛经经闭，癥瘕，风湿肩臂疼痛，跌扑肿痛。

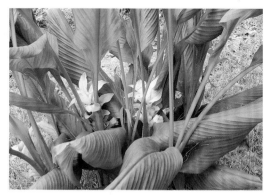

片姜黄（片子姜黄）

来　源：姜科植物温郁金 *Curcuma wenyujin* Y. H. Chen et C. Ling 的干燥根茎趁鲜纵切原片，晒干。分布于江苏、浙江、福建、广东、云南等地。

识别要点：根茎肥大，内部黄色。块根纺缍形，内部白色。穗状花序生叶于根茎抽出，花冠白色，侧生退化雄蕊和唇瓣黄色，花药基部有距。

性味归经：辛、苦，温。归脾、肝经，

功能主治：破血行气，通经止痛。用于胸胁刺痛，胸痹心痛，痛经经闭，癥瘕，风湿肩臂疼痛，跌扑肿痛。孕妇慎用。

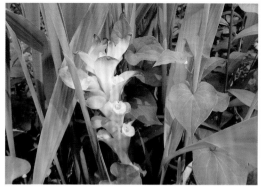

莪术/温郁金（温莪术）

来　源：姜科植物温郁金 *Curcuma wenyujin* Y. H. Chen et C. Ling 的干燥根茎。分布于江苏、浙江等地。

识别要点：根茎肥大，内部黄色。块根纺缍形，内部白色。穗状花序生叶于根茎抽出，花冠白色，侧生退化雄蕊和唇瓣黄色，花药基部有距。

性味归经：辛、苦，温。归肝、脾经。

功能主治：行气破血，消积止痛。用于癥瘕痞块，瘀血经闭，胸痹心痛，食积胀痛。

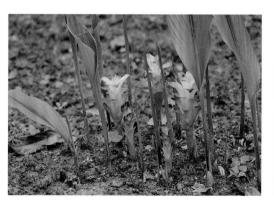

莪术/广西莪术（广蓬术、桂蓬术、毛莪术）

来　源：姜科植物广西莪术 *Curcuma kwangsiensis* S. G. Lee et C. F. Liang 的干燥根茎。生于山坡、及灌丛。分布于广西等地。

识别要点：根茎卵球形，根末端膨大成近纺缍形的块根。叶基生，叶片椭圆状披针形。穗状花序上部苞片淡红色，花冠裂片3片，唇瓣淡黄色。

性味归经：辛、苦，温。归肝、脾经。

功能主治：行气破血，消积止痛。用于癥瘕痞块，瘀血经闭，胸痹心痛，食积胀痛。

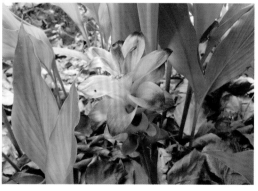

莪术/蓬莪术 （蓬术、文莪）

来　　源：姜科植物蓬莪术 Curcuma phaeocaulis Val.的干燥根茎。生于林下半阴湿地，分布于广东等地。

识别要点：根茎具樟脑样芳香气味。叶中部常有紫斑。花葶由根茎发出，常先叶而生。穗状花序阔椭圆形，苞片顶端红色，花萼白色，花冠黄色。

性味归经：辛，苦，温。归肝、脾经。

功能主治：行气破血，消积止痛。用于癥瘕痞块，瘀血经闭，胸痹心痛，食积胀痛。

土田七 （姜三七、竹叶三七、叶三七）

来　　源：姜科植物土田七 Stahlianthus involucratus （ King ex Bak.）Craib 的干燥块茎。生于林下、荒坡。分布于云南、广西、广东、福建等地。

识别要点：根茎块状，具块根。叶基生。花10～15朵聚生于钟状总苞中，总苞及花各部常有棕色透明小腺点。

性味归经：辛，温。归肝、肾经。

功能主治：散瘀，止痛，止血。用于跌打损伤，风湿痹痛，吐血，衄血，月经过多，外伤出血。

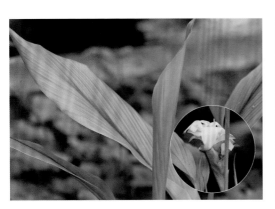

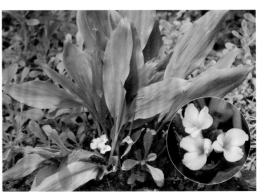

海南三七 （山田七、三七姜）

来　　源：姜科植物姜叶三七 Kaempferia rotunda L.的干燥根状茎。生于草地向阳处。分布于云南、广西等地。

识别要点：根茎块状。叶长椭圆形，叶面中脉两侧深绿色，叶背紫色。头状花序先叶开放，苞片紫褐色，唇瓣蓝紫色，药隔附属体鱼尾状。

性味归经：辛，温。归肝、胃经。

功能主治：活血止痛。用于跌打损伤，胃脘疼痛。

绿萝 （魔鬼藤、黄金葛、黄金藤）

来　　源：天南星科植物绿萝 Epipremnum aureum （ Linden & Andre ）Bunting 的全株。原产所罗门群岛，现植亚洲各热带地区。我国广东、福建、上海、等地均有引种栽培。

识别要点：幼枝鞭状，细长，茎上具气根。叶柄长，两侧具革质鞘。叶片薄革质，翠绿色，全缘。

性味归经：辛，平。归肝经。

功能主治：活血疗伤。用于跌打损伤。

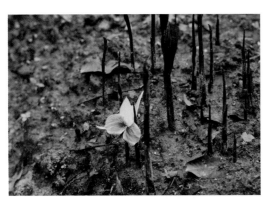

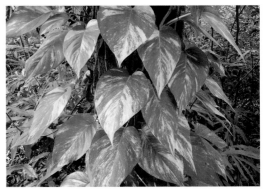

蜈蚣藤（落地蜈蚣、百足藤、细叶藤柑）

来　源：天南星科植物蜈蚣藤 *Pothos repens*（Lour.）Druce 的全草。生于林下、灌丛潮湿地或附生林内石上及树干上。分布于广西、云南地区。

识别要点：木质藤本。叶矩圆状披针形，叶柄呈叶片状。肉穗花序细圆柱形，花被片6。浆果散生，鲜红色。

性味归经：辛、温。归肝经。

功能主治：散瘀接骨，消肿止痛。用于劳伤，跌打肿痛，骨折，疮毒。

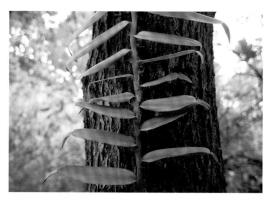

犁头尖（土半夏、野慈菇、小野芋）

来　源：天南星科植物犁头尖 *Typhonium blumei* Nicols & Sivadasan 的块茎。生于村边路旁，园地，草坡或石隙中分布浙江，江西，福建，广东，广西，云南，四川等。

识别要点：块茎近球形。叶戟状三角形。佛焰苞檐部展开，先端旋曲成鞭状，肉穗花序具深紫色鼠尾状附属器，花单性同株。浆果倒卵形。

性味归经：苦、辛、温；有毒。归肝、脾经。

功能主治：解毒消肿，散瘀止血。用于痈疽疔疮，无名肿毒，瘰疬，血管瘤，虫蛇咬伤，跌打损伤，外伤出血。

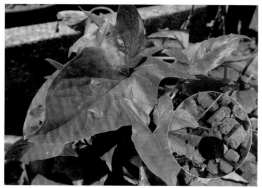

麒麟叶（狮尾草、羽叶藤、麒麟尾）

来　源：天南星科植物麒麟叶 *Epipremnum pinnatum*（L.）Engl. 的根状茎。生于热带雨林的大树或崖壁上。分布于台湾、广东、广西、云南等地。

识别要点：大型木质藤本。叶羽状分裂，浓绿而富光泽。肉穗花序无柄，花被缺，雌花密聚。浆果分离，种子肾形。

性味归经：苦、辛、平。归肝、肺经。

功能主治：清热凉血，活血散瘀，解毒消肿。用于感冒发热，鼻衄，目赤肿痛，百日咳，跌打损伤，骨折，风湿痹痛，痰火瘰疬，痈疖，虫蛇咬伤。

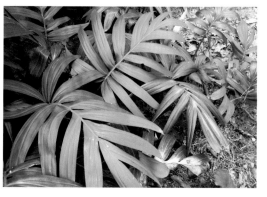

蜘蛛抱蛋（一叶兰、竹叶盘、大叶万年青）

来　源：百合科植物蜘蛛抱蛋 *Aspidistra elatior* Bl. 的全草或根。生于林下阴湿处。我国各地均有栽培。

识别要点：单生叶自根状茎节生出，长圆状披针形。花单生，贴地而生，花被钟状，5～8裂，紫色，雌蕊柱头膨大形似蜘蛛的卵巢，周围的雄蕊似爪。

性味归经：辛、甘、微寒。归肝、肾、心经。

功能主治：活血止痛，清肺止咳，利尿通淋。用于跌打损伤，风湿痹痛，肾虚腰痛，经闭，腹痛，肺热咳嗽，砂淋，小便不利。

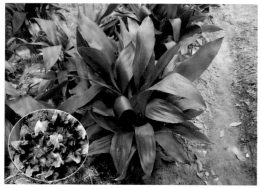

小花蜘蛛抱蛋

来　　源：百合科植物小花蜘蛛抱蛋 *Aspidistra minutiflora* Stapf 的根茎。生于路旁或山腰石上或石壁上。分布于香港、广东、海南、广西、贵州等地。

识别要点：叶2～3枚簇生，带状披针形。花小，花被坛状，4～6裂，绿色带紫色，具紫色细点。

性味归经：辛、苦，寒。归肺、肝经。

功能主治：清热止咳，续伤接骨。用于痰热咳嗽，跌扑闪挫，金疮。

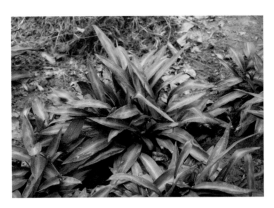

紫玉簪 (紫萼、山玉簪)

来　　源：百合科植物紫玉簪 *Hosta ventricosa* (Salisb.)Stearn 的全草。生于山坡林下的阴湿地区。原产于日本。我国各地有栽培。

识别要点：叶基生，叶片狭椭圆形或卵状椭圆形，先端渐尖或急尖，基部钝圆或近楔形，具4～5对侧脉；叶柄最上部由于叶片稍下延而多少具狭翅。花单生，紫色。

性味归经：甘，凉。归肝、胃经。

功能主治：散瘀止痛，解毒。用于胃痛，跌打损伤，鱼骨鲠喉，虫蛇咬伤，痈肿疔疮。

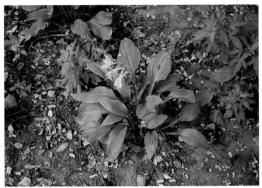

龙血竭 (广西血竭、国产血竭、山竹蔗)

来　　源：百合科植物剑叶龙血树 *Dracaena cochinensis* (Lour.)S.C. Chen 的含脂木材经乙醇提取而得的树脂。生于山林中。主要分布于广西、云南。

识别要点：茎粗大，分枝多，树皮灰白色，光滑，幼枝有环状叶痕。叶聚生在茎枝顶端，互相套迭，剑形，薄革质，向基部略变窄而后扩大，抱茎，无柄。花簇生，乳白色。

性味归经：甘、咸，平。归肝、脾经。

功能主治：散瘀定痛，止血生肌。用于跌打肿痛，瘀血作痛，衄血、尿血，便血，痔疮出血，外伤出血，臁疮。

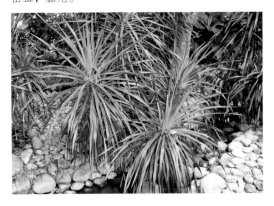

朱顶红 (朱顶兰)

来　　源：石蒜科植物朱顶红 *Hippeastrum vittata* Herb. 的鳞茎。原产南美。我国南北各地庭园常用见栽培。

识别要点：球状鳞茎肥大。叶两侧对生，阔带形。花亭挺立，伞形花序着生于顶端，花大，呈喇叭状，花被片6枚，大多红色。

性味归经：辛，温；有小毒。归心经。

功能主治：解毒消肿。用于痈疮肿毒。

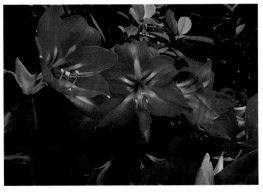

剑叶铁树（小叶铁树、细叶朱蕉、剑叶万年青）

来　　源：龙舌兰科植物剑叶朱蕉 *Cordylina strica* Endl. 的叶或根茎。分布于广东、广西、福建、台湾等地，常栽培于庭园。

识别要点：茎直立，少分枝，茎杆上痕密集。叶聚生顶端，紫红色或绿色带红色条纹，中肋硬而明显。圆锥花序腋生，淡红色。

性味归经：甘、淡，平。归肺、肝、脾经。

功能主治：散瘀消肿，凉血止血。用于跌打损伤，外伤出血，便血，尿血，鼻衄，咳嗽吐血，哮喘，小儿疳积，痢疾。

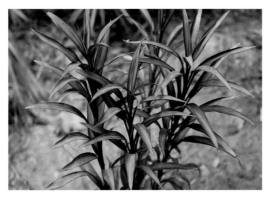

铁树（红铁树、红叶）

来　　源：龙舌兰科植物朱蕉 *Cordyline fruticosa* (L.)A. Cheval. 的花、叶和根。广东、广西、福建、台湾等地均有栽培。

识别要点：茎直立，无分枝。叶近革质，在茎上部呈2列，旋转聚生，绿色或带紫红色披针状长圆形。圆锥花序腋生，花淡红色至紫色。

性味归经：甘、淡，平。归肺、肝、胃经。

功能主治：凉血止血，散瘀止痛。用于肺痨咯血，衄血，尿血，便血，痔疮出血，月经过多，痢疾，胃痛，跌打肿痛。

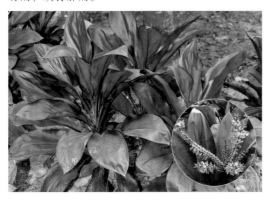

国产血竭（血结、小花龙血树）

来　　源：龙舌兰科植物海南龙血树 *Dracaena cambodiana* Pierre ex Gagn. 的干燥树脂。生长在林中，或栽培。分布于海南、广东、广西、云南、老挝、越南、柬埔寨、缅甸。

识别要点：叶聚生于茎、枝顶端，几乎互相套迭，剑形，薄革质，向基部略变窄而后扩大，抱茎，无柄。圆锥花序上有花3～7朵，簇生，绿白色或淡黄色，下部合生成短筒。

性味归经：甘、咸，平。归肝、脾经。

功能主治：散瘀定痛，止血生肌。用于跌打肿痛，瘀血作痛，衄血，尿血，便血，痔疮出血，外伤出血，臁疮。

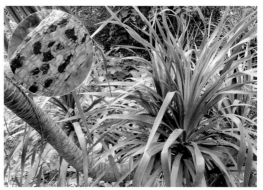

蒲葵子（葵树子、扇叶葵）

来　　源：棕榈科植物蒲葵 *Livistona chinensis* (Jacq.) R. Br. 的干燥种子。我国南部和越南有栽培。

识别要点：叶阔肾状扇形，掌状深裂至中部，顶端呈丝状下垂。圆锥花序粗壮，总梗上有6～7佛焰苞。果实椭圆形，黑褐色。

性味归经：甘、苦，平；有小毒。归心、肝经。

功能主治：活血化瘀，软坚散结。用于黄疸，癥瘕积聚。

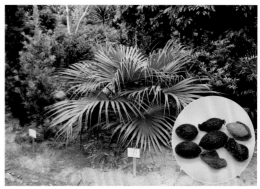

羊耳蒜（鸡心七、算盘七、珍珠七）

来　　源：兰科植物羊耳蒜*Liparis japonica*（Miq.）Maxim.的带根全草。生于林下、灌丛中或草地荫蔽处。
分布于黑龙江、吉林、辽宁、内蒙古、河北、山西、陕西、河南、四川、贵州、云南和西藏等地。
识别要点：叶2枚，膜质或草质，边缘波状，基部收狭成鞘状柄。花序柄两侧在花期可见狭翅。花瓣丝
状，具1脉。蒴果倒卵状长圆形。
性味归经：甘、微酸，平。归脾、肝、胆经。
功能主治：活血止血，消肿止痛。用于崩漏、白带，产后瘀滞腹痛，白带过多，乳蛾，跌打损伤。

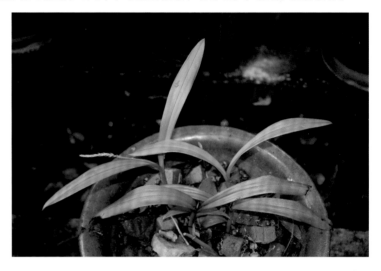

九龙吐珠（风车草、伞莎草）

来　　源：莎草科植物风车草*Cyperus alternifolius* L.的茎叶。原产非洲，我国南北均有栽培。
识别要点：秆丛生，无叶片，叶鞘棕色，包裹茎基部。苞片20～40片生于秆顶端辐射状排列。聚伞花
序有多数辐射枝，小穗多数，绿褐色。
性味归经：淡，平。归肝、脾经。
功能主治：行气活血，消肿解毒。用于瘀血作痛，产后血滞腹痛，蛇虫咬伤。

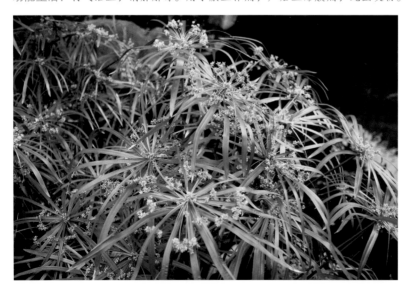

十三、化痰止咳平喘药

铁角蕨 <small>（石壁连、一扫光、铁角凤尾草）</small>

来　　源： 铁角蕨科植物倒挂铁角蕨 *Asplenium trichomanes* L. Sp. 的全草。生于林下或溪谷岩石上。江南各省区有产。

识别要点： 叶多数，密集簇生，叶脉羽状，纤细，两面均不见脉纹。叶轴栗褐色，有光泽，两边有棕色的膜质全缘狭翅，叶片长线形，一回羽状，羽片约 20～30 对，基部的对生，平展，近无柄。孢子囊群棕色。

性味归经： 苦，平。归肝经。

功能主治： 清热解毒，镇痛止血。用于肺热咳嗽，哮喘，温热痢疾，烧烫伤，外伤出血，蜈蚣咬伤。

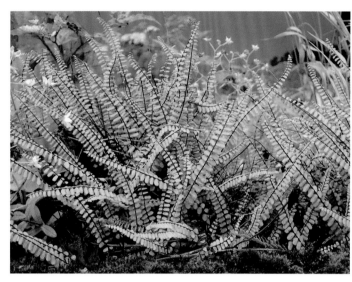

伏石蕨 <small>（飞龙鳞、小叶蕨、石龙）</small>

来　　源： 水龙骨科植物伏石蕨 *Lemmaphyllum microphyllum* C. Presl 的全草。生于岩石上或附生于树干上。分布于广东、广西、云南等地。

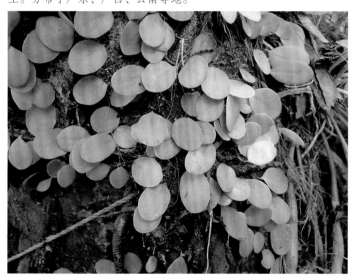

识别要点： 根状茎横走，疏生棕色鳞片。叶二型，肉质，不育叶片矩圆形或倒卵形，能育叶片披针形或舌形。孢子囊群圆形，着生于叶背中肋两侧。

性味归经： 辛、微苦，凉。归肺、肝、胃经。

功能主治： 清肺止咳，凉血止血，清热解毒。用于肺热咳嗽，肺痈，咯血，吐血，衄血，尿血，便血，崩漏，咽喉肿痛，痄腮，痢疾，瘰疬，痈疮肿毒，皮肤湿痒，风火牙痛，风湿痹痛。

白果 （银杏、公孙树子、白果仁）

来　　源：银杏科植物银杏 *Ginkgo biloba* L.的干燥成熟种子。野生于酸性土壤，排水良好的天然林中，我国华东、华北、华南等地均有种植。

识别要点：叶片扇形，有多数叉状并列细脉，在宽阔的顶缘具缺刻或2裂。种子具长梗，下垂，近圆球形，外种皮肉质，熟时橙黄色，外被白粉。

性味归经：甘、苦、涩、平；有毒。归肺、肾经。

功能主治：敛肺定喘，止带缩尿。用于痰多喘咳，带下白浊，遗尿尿频。生食有毒。

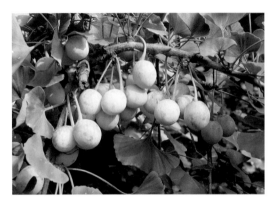

银杏叶 （白果叶、白果树叶、公孙树叶）

来　　源：银杏科植物银杏 *Ginkgo biloba* L.的干燥叶。野生于酸性土壤，排水良好的天然林中。我国华东、华北、华南等地均有种植。

识别要点：叶在短枝上3～5枚成簇生状，扇形叶片有多数叉状并列细脉，在宽阔的顶缘具缺刻或2裂。种子近圆球形，肉质外种皮橙黄色，外被白粉。

性味归经：甘、苦、涩、平。归心、肺经。

功能主治：活血化瘀，通络止痛，敛肺平喘，化浊降脂。用于瘀血阻络，胸痹心痛，中风偏瘫，肺虚咳喘，高脂血症。

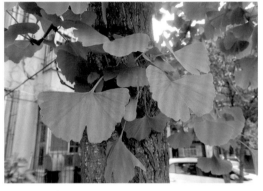

南天竺 （天竹子、南竹子、白天竹）

来　　源：小檗科植物南天竺 *Nandina domestica* Thunb.的干燥成熟果实。生于山地林下沟旁、路边或灌丛中。分布于福建、浙江、山东、江苏、安徽、湖南、湖北、广西、广东、四川等地。

识别要点：幼枝常为红色。叶常为2～3回单数羽状复叶，小叶革质，冬季变红色，叶柄基部膨大呈鞘状。圆锥花序顶生，花瓣6白色。浆果鲜红色。

性味归经：酸、甘、平；有小毒。归肺经。

功能主治：敛肺止咳平喘。用于久咳，气喘，百日咳。

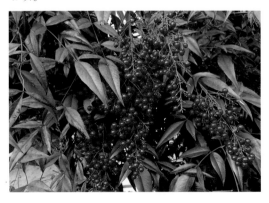

马兜铃 （马枣零）

来　　源：马兜铃科植马兜铃 *Aristolochia debilis* Sieb. et Zucc.的干燥成熟果实。生于山谷、沟边、路旁阴湿处。分布于我国长江流域以南各地。

识别要点：草质藤本，茎柔弱。叶片基出脉5～7条。花单生或2朵聚生于叶腋，漏斗状，黄绿色，口部有紫斑，内面有腺体状毛。蒴果果梗6裂。

性味归经：苦，微寒。归肺、大肠经。

功能主治：清肺降气，止咳平哺，清肠消痔。用于肺热咳喘，痰中带血，肠热痔血，痔疮肿痛。儿童及老年人慎用，孕妇、婴幼儿及肾功能主治不全者禁用。

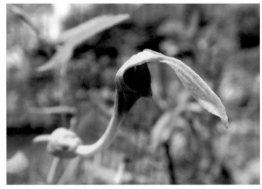

马兜铃/北马兜铃 （马兜零、兜铃）

来　　源： 马兜铃科植物北马兜铃 *Aristolochia contorta* Bge. 的干燥成熟果实。生于山野树林下。主产于河南、山东、江苏等地。

识别要点： 草质藤本柔弱。纸质叶片卵状三角形，基出脉5～7条，叶脉在两面均明显。花基部膨大呈球形，向上收狭呈长管状。蒴果黄绿色，6瓣裂。

性味归经： 苦，微寒。归肺、大肠经。

功能主治： 清肺降气，止咳平喘，清肠消痔。用于肺热咳喘，痰中带血，肠热痔血，痔疮肿痛。儿童及老年人慎用，孕妇、婴幼儿及肾功能主治不全者禁用。

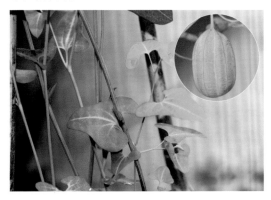

芥子 （芥菜子、青菜子）

来　　源： 十字花科植物芥 *Brassica juncea* (L.) Czern. et Coss. 的干燥成熟种子。全国各地均有栽培。

识别要点： 基生叶片顶端圆钝，具2～3对裂片，基部楔形，叶柄具小裂片，边缘有缺刻或牙齿。花黄色，角果线形，果瓣具1突出中脉，种子紫褐色。

性味归经： 辛，温。归肺经。

功能主治： 温肺豁痰利气，散结通络止痛。用于寒痰咳嗽，胸胁胀痛，痰滞经络，关节麻木、疼痛，痰湿流注，阴疽肿毒。

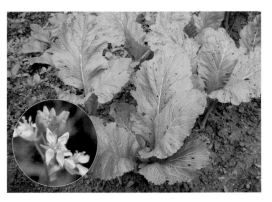

猪笼草 （捕虫草、猴子埕、猪仔笼）

来　　源： 猪笼草科植物猪笼草 *Nepenthes mirabilis* (Lour.)Druce 干燥全草。生于向阳的潮湿地带，主产广西，广东雷州半岛至澳门，海南等地。

识别要点： 叶构造奇特，叶片末端卷须尾部扩大并反卷形成带盖的花瓶状，可捕食昆虫。

性味归经： 甘、淡，凉。归肺、肝经。

功能主治： 润肺止咳，清热利湿，通淋排石，解毒消肿。用于感冒咳嗽，肺燥咯血，顿咳，湿热黄疸，痢疾，石淋，胃脘灼痛，吐血，便血，内热消渴，头痛眩晕。

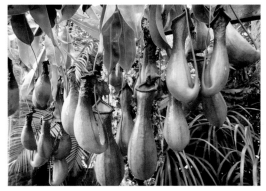

虎耳草 （老虎耳、金丝荷叶、金线吊芙蓉）

来　　源： 虎耳草科植物虎耳草 *Saxifraga stolonifera* Curt. 的干燥全草。生于林下、灌丛、草甸和阴湿岩隙。分布于河北、广东、云南等。

识别要点： 基生叶具长柄，叶片近心形，裂片边缘具不规则齿牙，上表面被腺毛，下表面红紫色。花白色，中上部具紫红色斑点，基部具黄色斑点。

性味归经： 苦、辛，寒；有小毒。归肺、脾、大肠经。

功能主治： 疏风清热，凉血解毒。用风热咳嗽，肺痈，吐血，风火牙痛，脓耳，风疹瘙痒，痈肿丹毒，痔疮肿痛，毒虫咬伤，外伤出血。

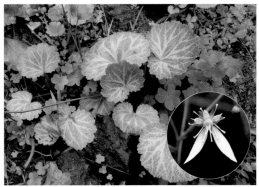

牛耳朵 （爬面虎、山金兜菜、岩青菜）

来　　源： 苦苣苔科植物牛耳朵 *Chirita eburnea* Hance 的全草。生于林下、灌丛、高山草甸和高山碎石隙。分布于中国广东、广西、贵州、湖南、四川、湖北等省区。

识别要点： 叶基生，肉质，叶片卵形至狭卵形，先端钝，基部渐狭，全缘，两面均被短柔毛。花紫色或淡紫色，有时白色，二唇形，上唇2裂片，下唇3裂片。

性味归经： 甘、微苦，凉。归肺、经

功能主治： 清肺止咳，凉血止血，解毒消痈。用于肺阴虚燥热，咳嗽咯血，崩漏带下，痈肿疮毒，外伤出血。

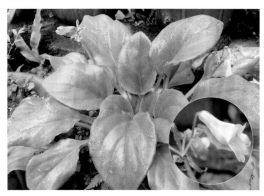

台湾何首乌 （红骨蛇、鸡屎藤）

来　　源： 蓼科植物红鸡屎藤 *Polygonum mulitilforum* Thunb. var. *hypoleucum* 的茎、叶。生于河边，山路旁，村旁，水沟边。

识别要点： 茎缠绕，多分枝，具纵棱，小枝四棱形。叶长圆状卵形，顶端渐尖，基部心形或近心形，托叶鞘膜质。花序圆锥状，顶生或腋生，花白色或淡绿色。

性味归经： 微甘、酸、微涩，平。归肺、脾经。

功能主治： 逐风散瘀，行血，祛痰止咳。用于小儿疳积，腹胀，百日咳，肺热咳嗽。

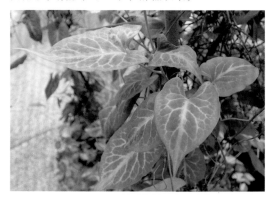

杯苋 （细样倒扣草、银丝倒扣草）

来　　源： 苋科植物杯苋 *Cyathula prostrate*（L.）Bl. 的全草。生于山坡灌丛或小河边。分布于台湾、广东、广西、云南等地。

识别要点： 茎钝四棱形，有灰色长柔毛。叶片顶端微凸，中部以下骤然变细。花序顶生或腋生，直立，密生灰色柔毛。球形果实无毛。

性味归经： 苦，凉。归经未知。

功能主治： 行气除痰，清热解毒，活血散瘀。用于肺痨，痈疮肿毒，毒蛇咬伤，跌打瘀肿。

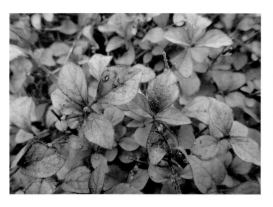

千日红 （吕宋菊、千金红、球形鸡冠花）

来　　源： 苋科植物千日红 *Gomphrena globosa* L. 的花序或带花序全草。全国各地均有栽培。

识别要点： 茎粗壮，节部稍膨大。叶片纸质，两面有小斑点和白色长柔毛。球形头状花序密集顶生，紫红色，花被片披针形，不展开，外被柔毛。

性味归经： 甘、微咸，平。归肺、肝经。

功能主治： 止咳平喘，清肝明目，解毒。用于咳嗽，哮喘，百日咳，小儿夜啼，目赤肿痛，肝热头晕头痛，痢疾，疮疖。

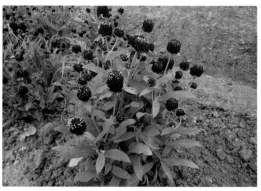

大花五桠果（大花第伦桃）

来　　源：五桠果科植物大花五桠果 *Dillenia turbinata* Finet et Gagnep. 的叶。生于常绿林中。分布于广东、海南、广西、云南等地。

识别要点：枝密被铁锈色长硬毛。革质叶片基部下延成狭翅状，叶两面均被短硬毛。顶生花序有花2～4朵，花瓣黄色。果近球形具宿存萼。

性味归经：酸、涩、平。归肺、膀胱经。

功能主治：润肺止咳，利尿。用于咳嗽痰多，小便不利。

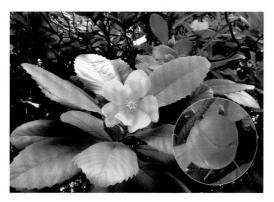

瓜蒌（栝楼实、野苦瓜）

来　　源：葫芦科植物栝楼 *Trichosanthes kirilowii* Maxim. 的干燥成熟果实。生于山坡林、灌丛和村旁田边。分布于我国华北、华东、中南等地。

识别要点：块根粗大肥厚。纸质叶片常3～5裂，基部心形，基出掌状脉5条。卷须3～7歧。花雌雄异株，花冠白色，顶端中央具1绿色尖头。

性味归经：甘、微苦，寒。归肺、胃、大肠经。

功能主治：清热涤痰，宽胸散结，润燥滑肠。用于肺热咳嗽，痰浊黄稠，胸痹心痛，结胸痞满，乳痈，肺痈，肠痈，大便秘结。不宜与川乌、制川乌、草乌、制草乌、附子同用。

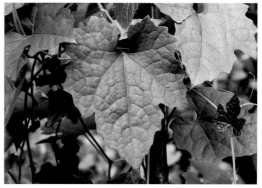

瓜蒌皮（栝楼皮）

来　　源：葫芦科植物栝楼 *Trichosanthes kirilowii* Maxim. 的干燥成熟果皮。

识别要点：藤茎具纵棱及槽，被白色伸展柔毛。叶片上表面深绿色，粗糙，基出掌状脉5条。椭圆形果实黄褐色，种子扁卵状椭圆形，边缘具棱线。

性味归经：甘、寒。归肺、胃经。

功能主治：清热化痰，利气宽胸。用于痰热咳嗽，胸闷胁痛。

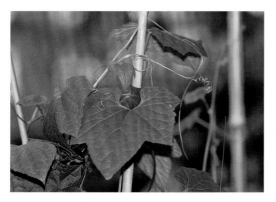

瓜蒌子（栝楼子、瓜蒌仁）

来　　源：葫芦科植物栝楼 *Trichosanthes kirilowii* Maxim. 的干燥成熟种子。生于山坡、灌丛和村旁田边。分布于我国华北、华东、中南等地。

识别要点：藤茎具纵棱及槽，被白色伸展柔毛。叶片上表面深绿色，粗糙，基出掌状脉5条。椭圆形果实黄褐色，种子扁卵状椭圆形，边缘具棱线。

性味归经：甘、寒。归肺、胃、大肠经。

功能主治：润肺化痰，滑肠通便。用于燥咳痰黏，肠燥便秘。不宜与川乌、制川乌、草乌、制草乌、附子同用。

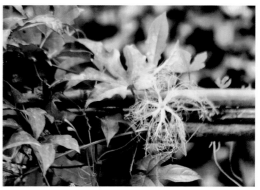

炒瓜蒌子（炒栝楼子）

来　源： 葫芦科植物栝楼 *Trichosanthes kirilowii* Maxim.的瓜蒌子的炮制加工品。

识别要点： 藤茎具纵棱及槽，被白色伸展柔毛。叶片上表面深绿色，粗糙，基出掌状脉5条。椭圆形果实黄褐色，种子扁卵状椭圆形，边缘具棱线。

性味归经： 甘，寒。归肺、胃、大肠经。

功能主治： 润肺化痰，滑肠通便。用于燥咳痰黏，肠燥便秘。不宜与川乌、制川乌、草乌、制草乌、附子同用。

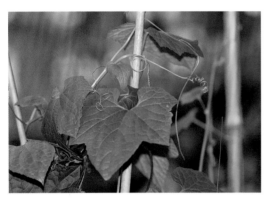

甜瓜子（香瓜）

来　源： 葫芦科植物甜瓜 *Cucumis melo* L.的干燥成熟种子。原产亚洲及非洲的热带地区。我国广泛栽培。

识别要点： 茎枝有棱，被短刚毛，卷须纤细而不分叉。厚纸质叶片边缘有锯齿。花冠黄色。球形果表皮光滑，有香甜味。

性味归经： 甘，寒。归肺、胃、大肠经。

功能主治： 清肺，润肠，化瘀，排脓，疗伤止痛。用于肺热咳嗽，便秘，肺痈，肠痈，跌打损伤，筋骨折伤。

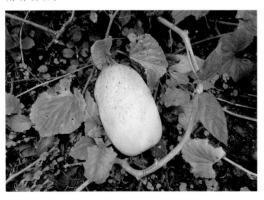

罗汉果（种田泡、翁扭、牛奶母）

来　源： 葫芦科植物罗汉果 *Siraitia grosvenorii* （Swingle）C. Jeffrey ex A.M. Lu et Z. Y. Zhang的干燥果实。多栽培。主产于广西、江西、广东等省区。

识别要点： 多年生草质藤本。茎纤细，暗紫色，卷须2分叉几达中部。叶互生，叶片心状卵形，膜质，先端急尖或渐尖，基部耳状心形，全缘，两面均被白色柔毛。花冠黄色。果实圆球形。

性味归经： 甘，凉。归肺、大肠经。

功能主治： 清热润肺，利咽开音，滑肠通便。用于肺热燥咳，咽痛失音，肠燥便秘。

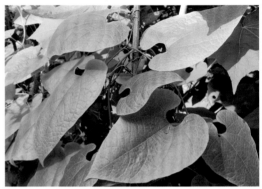

剑花（霸王花、量天尺花、三角仙人掌）

来　源： 仙人掌科植物量天尺 *Hylocereus undatus* （Haw.）Britt.&Rose的干燥花。原产南美洲墨西哥至巴西。我国福建、广东、海南、台湾、广西等地有栽培。

识别要点： 肉质茎分枝多数，具3翅状棱。花漏斗状，花白色，外被披针形黄绿色鳞片。长球形浆果红色。

性味归经： 甘，微寒。归肺经。

功能主治： 清热润肺，化痰止咳，解毒消肿。用于肺热咳嗽，肺痨，瘰疬，痄腮。

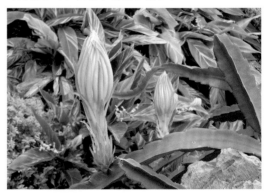

火龙果 (红龙果、霸王花、量天尺)

来　　源：仙人掌科植物火龙果Hylooereus undatus (Haw.) Britt & Rose "Fonlon" 的花。原产于南美洲墨西哥至巴西。现我国南方地区栽培。

识别要点：攀援性多肉茎枝具3棱，边缘波浪状，每段茎节凹陷处具小刺。花白色。果实椭圆形，表皮红色，肉质，具卵状而顶端急尖的鳞片。

性味归经：甘，微寒。归肺经。

功能主治：清热润肺，化痰止咳，解毒消肿。用于肺热咳嗽，肺痨，瘰疬，疔腮。

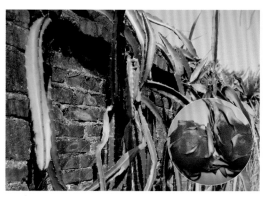

昙花 (琼花、金钩莲、月下美人)

来　　源：仙人掌科植物昙花Epiphyllum oxypetalum (DC.) Haw.的干燥花。我国各地均有栽培。多栽培于庭院及公园。

识别要点：茎分枝多，叶状侧扁呈披针形，边缘波状，中肋粗大。花单生于枝侧的小窠，漏斗状，花被片白色，雄蕊多数，排成两列，芳香。

性味归经：甘，平。归肺、心经。

功能主治：清肺止咳，凉血止血，养心安神。用于肺热咳嗽，肺痨，咯血，崩漏，心悸，失眠。

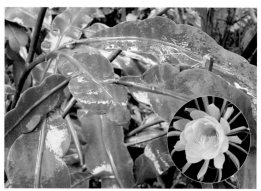

海南蒲桃 (乌墨树、乌楣、野果冬青)

来　　源：桃金娘科植物乌墨 Syzygium cumini (L.) Skeels的果实。生于低海拔山地疏林中或旷野。分布于海南、广东、云南、广西、福建等地。

识别要点：叶片革质，阔椭圆形至狭椭圆形，先端圆或钝，有一短尖头，基部阔楔形，略有光泽，两面多细小腺点，侧脉多而密，缓斜向边缘。圆锥花序腋生或生于花枝上，花白色，萼管倒圆锥形，花柱与雄蕊等长。果实卵圆形或壶形。

性味归经：苦，涩，平。归肺经。

功能主治：润肺定喘。用于肺痨，哮喘。

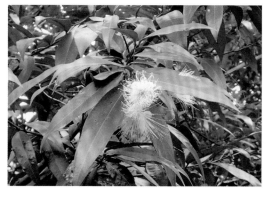

金锦香 (小金钟、天香炉、金钟草)

来　　源：野牡丹科植物金锦香Osbeckia chinensis L.的干燥全草。生于荒山草地。分布于我国长江以南。

识别要点：茎四棱形，具紧贴的糙伏毛。叶片坚纸质，线形或线状披针形。花瓣4枚，淡紫色。蒴果紫红色，卵状球形，宿存萼坛状，外面具刺毛。

性味归经：辛、淡、平。归肺、脾、肝、大肠经。

功能主治：祛风利湿，化痰止咳，祛瘀止血，解毒消肿。用于咳喘，泄泻，痢疾，小儿疳积，风湿痹痛，咯血，衄血，吐血，便血，崩漏，痛经，经闭，产后瘀阻腹痛，牙痛，跌打损伤，疮痈肿毒，毒蛇咬伤。

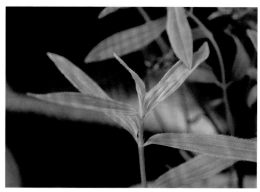

胖大海（大海、星大海、胡大海）

来　　源：梧桐科植物胖大海 *Sterculia lychnophora* Hance 的干燥成熟种子。生于热带地区。在广东、海南及广西、有少量引种。

识别要点：单叶互生，叶片革质，卵形或椭圆状披针形，光滑无毛。圆锥花序顶生或腋生，花萼钟状，深裂。蓇葖果1～5个，呈船形，种子纺锤形或椭圆形，表面棕色或暗棕色，具不规则皱纹，中层种皮遇水膨胀成海绵状。

性味归经：甘，寒。归肺、大肠经。

功能主治：清热润肺，利咽开音，润肠通便。用于肺热声哑，干咳无痰，咽喉干痛，热结便闭，头痛目赤。

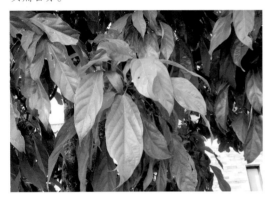

木芙蓉花（芙蓉花、三变花、柜霜花）

来　　源：锦葵科植物木芙蓉 *Hibiscus mutabilis* L. 的干燥花。辽宁、河北、山东、陕西、安徽、江苏、浙江、台湾、广东、云南等地有栽培。

识别要点：全株均密被星状毛与直毛相混的细绵毛。叶片常5～7裂。花单生于枝端叶腋间。花白色或淡红色，后变深红色。蒴果扁球形。

性味归经：辛，微苦，凉。归肺、心、肝经。

功能主治：润肺止咳，凉血止血，消肿解毒。用于肺热咳嗽，肺痈，吐血，目赤肿痛，崩漏，白带，腹泻腹痛，痈肿疮疖，蛇虫咬伤，水火烫伤，跌打损伤。

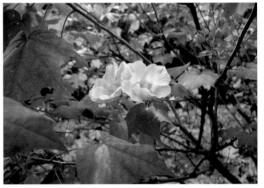

扶桑花（赤槿、佛桑、大红花）

来　　源：锦葵科植物朱槿 *Hibiscus rosa-sinensis* L. 的干燥花。广东、云南、台湾、福建、广西、四川等地有栽培。

识别要点：纸质叶阔卵形或狭卵形。漏斗状花单生于叶腋，花冠多红色，先端圆，雄蕊柱和花柱长，伸出花冠外。

性味归经：甘、淡，平。归心、肺、肝、脾经。

功能主治：清肺，化痰，解毒，凉血。用于痰火咳嗽，鼻衄，痢疾，白浊，痈肿，疮毒，汗斑。

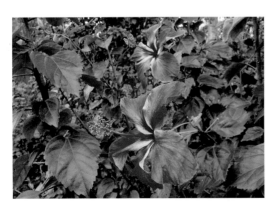

香港算盘子（美短盘、槌柱算盘子、金龟树）

来　　源：大戟科植物香港算盘子 *Glochidionhong zeylanicum*（Gaertn.）A. Juss. 的干燥根皮。生于低海拔山谷、平地潮湿处或溪边湿土灌木丛。分布于福建、台湾、广东、海南、广西、云南等地。

识别要点：全株无毛。叶片革质，长圆形，顶端钝。花簇生，雌花及雄花分别生于小枝的上下部。蒴果扁球形，边缘具8～12条纵沟。

性味归经：辛，平。归肺经。

功能主治：止咳平喘。用于咳嗽气喘。

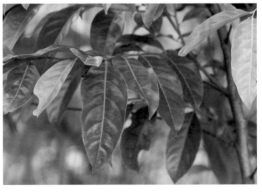

龙脷叶 （经利叶、龙舌叶、龙味叶）

来　　源： 大戟科植物龙脷叶 *Sauropus spatulifolius* Beille 的干燥叶。常见栽培于园圃和庭园中。原产于苏门答腊。广东、广西、云南、福建、海南等地均有栽培。

识别要点： 单叶互生，稍肉质，常聚生于小枝顶端，叶片倒卵状长圆形至卵圆形，上面深绿色或淡蓝绿色，沿中脉和侧脉附近为灰白色。花紫红色。

性味归经： 甘、淡，平。归肺、胃经。

功能主治： 润肺止咳，通便。用于肺燥咳嗽，咽痛失音，便秘。

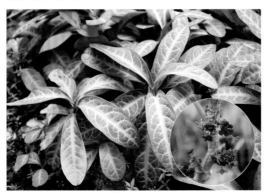

枇杷叶 （广杷叶、苏杷叶、巴叶）

来　　源： 蔷薇科植物枇杷 *Eriobotrya japonica* （Thunb.）Lindl. 的干燥叶。分布于江苏、浙江、广东、陕西及我国长江流域以南各地。

识别要点： 褐色小枝粗壮，密生锈色绒毛。叶片革质，上面光亮，多皱，下面密生灰棕色绒毛。花瓣白色，基部具爪。球形果实桔黄色，种皮纸质。

性味归经： 苦，微寒。归肺、胃经。

功能主治： 清肺止咳，降逆止呕。用于肺热咳嗽，气逆喘急，胃热呕逆，烦热口渴。

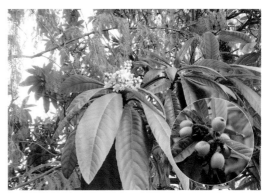

沙梨干 （梨）

来　　源： 蔷薇科植物沙梨 *Pyus pyrifolia*（Burm. f.）Nakai 的干燥果实片。生于温暖多雨地区。分布于安徽、江苏、贵州、四川、云南、广东、广西等地。

识别要点： 幼枝紫褐色或暗褐色。叶卵状椭圆形，先端长尖，叶缘具刺毛状锐齿。花白色，花瓣先端啮齿状，基部具短爪。果实近球形，果皮浅褐色。

性味归经： 甘、微酸，凉。归肺、胃、心、肝经。

功能主治： 清肺化痰，生津止渴。用于肺燥咳嗽，热病烦躁，津少口干，消渴，肝热目赤，疮疡，水火烫伤。

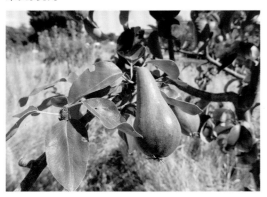

空心泡 （白花三月泡、龙船泡）

来　　源： 蔷薇科植物空心泡 *Rubus rosaefolins* Smith. 的干燥根、嫩枝、叶。生于杂木林、草坡或高山腐殖土壤上。分布于江西、湖南、安徽、浙江、福建、广东、广西、四川、贵州等地。

识别要点： 小枝被柔毛及扁平弯刺，幼叶有突起的紫褐色腺点。羽状复叶具小叶 5～7 枚。花白色，1～3 朵腋生。聚合果红色，有光泽。

性味归经： 苦、甘、微涩，凉。归肺、肝经。

功能主治： 清热，止咳，止血，祛风湿。用于肺热咳嗽，百日咳，咯血，盗汗，牙痛，筋骨痹痛，跌打损伤。

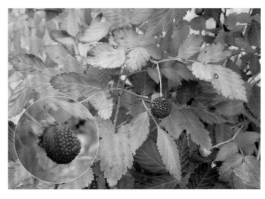

小金樱 (七姐妹)

来　源：蔷薇科植物小果蔷薇 *Rosa cymosa* Tratt. 的干燥果实。生于山坡、路旁、溪边或丘陵地。分布于江西、江苏、浙江、安徽、湖南、四川、云南、贵州、福建、广东、广西、台湾等地。

识别要点：灌木具散生钩刺。小叶5～7片，先端锐尖。伞房花序多花，花白色，雄蕊长而突出，被长绒毛。球形果实红色。

性味归经：酸、甘、温。归肺、肝经。

功能主治：化痰止咳，活血。用于咳嗽痰多，跌打损伤。

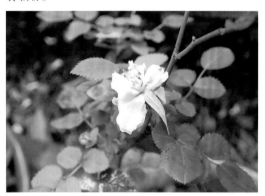

黄槐 (粉叶决明、槐树、金凤花)

来　源：苏木科植物黄槐 *Cassia surattensis* burm. f. 的干燥叶。我国东南部常栽培。印度，锡兰，印度尼西亚，菲律宾，大洋洲也有。

识别要点：羽状复叶，叶轴及叶柄呈扁四方形，在叶轴最下2或3对小叶之间和叶柄上部有棍棒状腺体2～3枚。花冠鲜黄至深黄色。荚果扁平。

性味归经：苦、凉。归肺、大肠经。

功能主治：清热，止咳，泻下。用于咽喉肿痛，风热咳嗽，便秘。

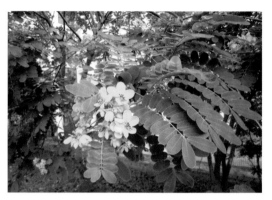

猪牙皂 (牙皂、皂角)

来　源：苏木科植物皂荚 *Gleditsia sinensis* Lam. 的干燥不育果实。生于山坡林中或谷地、路旁。分布河北、山东、河南、广东等地。

识别要点：红褐色棘刺粗壮，常分枝，偶数羽状复叶。花淡黄白色。有时受外界影响而结出不育小荚果，表面紫棕色，有灰白色蜡质粉霜。

性味归经：辛、咸、温；有小毒。归肺、大肠经。

功能主治：祛痰开窍，散结消肿。用于中风口噤，昏迷不醒、癫痫痰盛，关窍不通，喉痹痰阻，顽痰喘咳，咯痰不爽，大便燥结；外治痈肿。孕妇及咯血、吐血患者禁用。

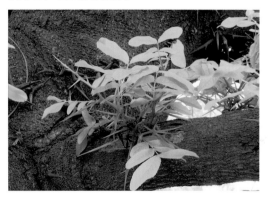

金雀根 (阳雀花、金雀花、黄雀花)

来　源：蝶形花科植物锦鸡儿 *Caragana sinica* (Buchoz) Rebd. 的根或根皮。生于山坡和灌丛。分布于河北、陕西、江苏、江西、湖南、广东、广西、云南等地。

识别要点：小枝有棱，托叶三角形，硬化成针刺。小叶2对羽状，厚革质，先端圆或微缺。花冠黄色，常带红色。荚果圆筒状。

性味归经：甘、辛、微苦、平。归肺、脾经。

功能主治：补肺健脾，活血祛风。用于虚劳倦怠，肺虚久咳，崩带，乳少，风湿痹痛，痛风，半身不遂，跌打损伤。

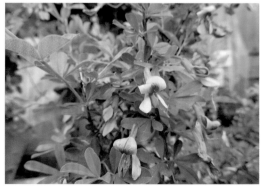

桑白皮（桑皮、桑板白皮、桑根皮）

来　　源：桑科植物桑 *Morus alba* L. 的干燥根皮。生于丘陵山坡，村旁田埂。多为人工栽培。分布于全国各地。

识别要点：根皮黄棕色或红黄色，纤维性强。单叶纸质，边缘有粗锯齿。雌、雄花序均排列成穗状柔荑花序。多数瘦果密集成长圆形的聚合果。

性味归经：甘，寒。归肺经。

功能主治：泻肺平喘，利水消肿。用于肺热喘咳，水肿胀满尿少，面目肌肤浮肿。

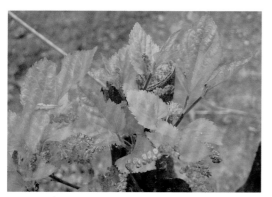

小叶榕（细叶榕、榕树叶、落地金钱）

来　　源：桑科植物榕树 *Ficus microcarpa* L. f. 的干燥叶。分布于台湾、浙江、福建、广东、广西、湖北、贵州、云南等地。

识别要点：大枝生气根，下垂及地后可发成支柱根。单叶革质或略带肉质，网脉两面均明显。隐头花序球形，成熟时黄色或红色。

性味归经：微苦、涩、微寒。归肝、肺、大肠经。

功能主治：清热祛湿，止咳化痰，活血散瘀，祛风止痒。用于感冒高热，湿热泻痢，痰多咳嗽。外用治跌打瘀肿，湿疹，痔疮。

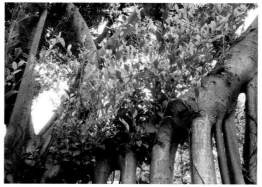

铁包金（狗脚刺、乌口仔、小桃花）

来　　源：鼠李科植物老鼠耳 *Berchemia lineata* (L.) DC. 的干燥茎和根。生于山地灌丛、路旁或田边。分布于广西、广东、福建、台湾等地。

识别要点：纸质单叶互生，排成2列，下表面带苍白色。聚伞状总状花序2～5朵花簇生，花白色。卵形核果紫黑色，基部宿存的花盘和花萼。

性味归经：甘、淡、涩、平。归肺、胃、肝经。

功能主治：理肺止咳，祛瘀止痛，舒肝退黄，健胃消积。用于劳伤咳血，跌打瘀痛，风湿痹痛，偏正头痛，胸胁疼痛，小儿疳积。

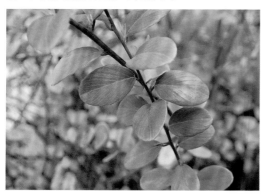

雀梅藤（刺杨梅、雀酸梅、摘木）

来　　源：鼠李科植物雀梅藤 *Sageretia thea* (Osbeck) Johnst. 的根。生于丘陵、山地林或灌丛。分布于广东、广西、湖南、四川、云南等地。

识别要点：小枝具刺。叶纸质，近对生或互生。花黄色，气芳香。核果近圆球形，成熟时黑色或紫黑色，种子扁平，二端微凹。

性味归经：甘、淡、平。归肺、肾经。

功能主治：降气化痰，祛风利湿。用于咳嗽，哮喘，胃痛，鹤膝风，水肿。

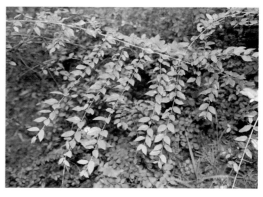

胡颓子叶 (半春子叶、年奶子叶、蒲颓叶)

来　　源：胡颓子科植物胡颓子 *Elaeagnus pungens* Thunb. 的干燥叶。生于山野灌木丛。分布于陕西、湖北、江苏、安徽等地。

识别要点：茎具刺，幼枝微具扁棱，密被锈色鳞片。叶革质，上表面具光泽，叶下面密被银白色和少数褐色鳞片。白色花下垂。椭圆形果实红色。

性味归经：酸、涩，平。归肺经。

功能主治：止咳平喘，止血，解毒。用于咳喘、咳血、吐血，外伤出血，痈疽发背，痔疮肿痛，蛇虫咬伤。

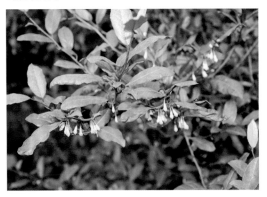

粉藤头 (白薯藤头)

来　　源：葡萄科植物白粉藤 *Cissus repens* Lamb. 的干燥茎基及根。生于山谷疏林或山坡灌丛。分布于广东、广西、贵州、云南等地。

识别要点：草质藤茎具纵棱纹，常被白粉。卷须与叶对生。花序顶生或与叶对生，花蕾卵圆形，花淡绿色，花瓣4裂。浆果倒卵圆形。

性味归经：苦、微辛，微寒。归心、肾经。

功能主治：化痰散结，活血通络，解毒消肿。用于瘰疬痰核，风湿痹痛，腰肌劳损，疮疡肿毒，毒蛇咬伤。

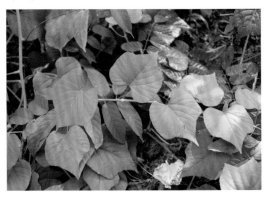

柚果 (柚子、文旦、五爪红)

来　　源：芸香科植物柚 *Citrus grandis* (L.) Osbeck 的成熟果实。我国长江以南各地均有栽培。

识别要点：单生复叶，厚革质。花蕾淡紫红色，花瓣白色。果实扁圆形，果皮甚厚，内面海绵质，瓤瓣为12～15瓣，汁胞白色、粉红或鲜红色。

性味归经：辛、甘、苦，温。归肺、脾经。

功能主治：燥湿化痰，宽中行气，消食。用于风寒咳嗽，喉痒痰多，气郁胸闷，食积伤酒，脘腹冷痛，呕恶泄泻。

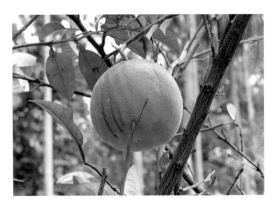

柠檬 (柠果、洋柠檬、宜母果)

来　　源：芸香科植物柠檬 *Citrus limonia* Osbeck 的果实。分布于江苏、浙江、江西、福建、湖南、广东、四川、云南等地有栽培。

识别要点：茎枝少刺或无刺。叶片厚纸质，边缘有明显钝裂齿。单花腋生，花瓣外面淡紫红色，内面白色。果实两端狭，顶部有突尖，果汁有香气。

性味归经：酸、微甘，微寒。归胃、肺经。

功能主治：生津解暑，和胃安胎。用于胃热伤津，中暑烦渴，食欲不振，脘腹痞胀，肺燥咳嗽，妊娠呕吐。

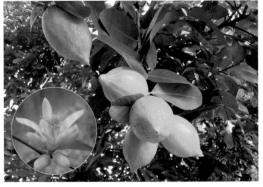

山小橘 _{（山柑橘、野沙柑、山油柑）}

来　源：芸香科植物山小橘 *Glycosmis parviflora* （Sims）Little 的根、叶。生于海拔600～1200米山坡或山沟杂木林。分布于福建，云南，广西等地。

识别要点：嫩枝略呈两侧压扁状。叶硬纸质。花多数腋生或顶生，花瓣白色或淡黄色，油点多，果实近圆球形，果皮淡红色或朱红色，半透明。

性味归经：苦，平。归肺、胃、肝经。

功能主治：祛痰止咳，理气消积，散瘀消肿。用于感冒咳嗽，食滞纳呆，食积腹痛，疝气痛，跌打肿痛。

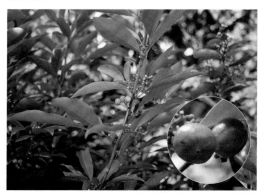

无患子根 _{（无患根、木患根、无患树蔃）}

来　源：无患子科植物无患子 *Sapindus saponaria* L. 的干燥根。分布于我国东部、南部至西南部等地。

识别要点：单回羽状复叶，小叶5～8对，薄纸质。花序顶生，花瓣5枚，披针形，有长爪。近球形果实棕黄色，果皮滑腻似肥皂。

性味归经：苦、辛，微寒。归肺、脾经。

功能主治：清肺止咳，清热解毒，清热利湿。用于外感发热，咽喉肿痛，肺热咳喘，吐血，带下，白浊，蛇虫咬伤。孕妇忌服。

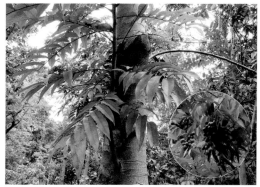

杧果叶 _{（芒果叶、望果叶、密望叶）}

来　源：漆树科植物杧果 *Mangifera indica* L. 的干燥叶。生于山坡、河谷或旷野林。分布于云南、广西、广东、福建、台湾等地。

识别要点：叶薄革质，常集生枝顶，叶柄基部膨大。花多密集，被灰黄色微柔毛。肾形核果黄色，中果皮肉质，肥厚，鲜黄色，味甜。

性味归经：酸、甘，凉。归胃、脾经。

功能主治：宣肺止咳，祛痰消滞，止痒。用于咳嗽痰多，气滞腹胀；外用治湿疹瘙痒。

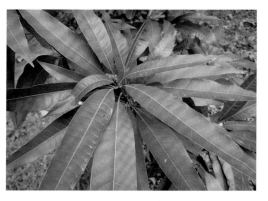

盐肤子 _{（盐霜柏、盐酸木、五倍子树）}

来　源：漆树科植物盐肤木 *Rhus chinensis* Mill. 的干燥果实。生于沟谷、溪边或灌丛中。我国除东北、内蒙古和新疆外，各地均有分布。

识别要点：奇数羽状复叶，叶轴具宽的叶翅，小叶自下而上逐渐增大，叶轴和叶柄密被锈色柔毛。花乳白色。核果球形略压扁，红色。

性味归经：酸、咸，凉。归肺、脾、心经。

功能主治：生津润肺，降火化痰，敛汗止痢。用于痰嗽，喉痹，黄疸，盗汗，痢疾，顽癣，痈毒，头风白屑。

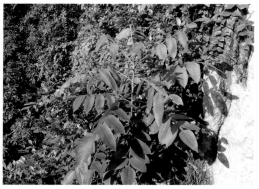

紫花前胡 （前胡、土当归、野当归）

来　源：伞形科植物紫花前胡 *Peucedanum decursivum*（Miq.）Maxim. 的干燥根。生于山坡林缘、溪沟边或杂木林灌丛。分布于辽宁、河北、江苏、浙江、江西、广西、广东、台湾等地。

识别要点：根有强烈气味。茎中空。叶柄基部膨大成圆形的紫色叶鞘，叶裂片沿叶轴呈翅状。复伞形花序顶生和侧生，花深紫色。果实具狭翅。

性味归经：苦、辛，微寒。归肺经。

功能主治：降气化痰，散风清热。用于痰热喘满，咯痰黄稠，风热咳嗽痰多。

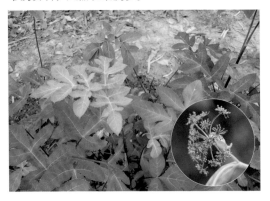

前胡 （鸡脚前胡、岩棕、山芹菜）

来　源：伞形科植物白花前胡 *Peucedanum praeruptorum* Dunn 的干燥根。生于山坡向阳草丛中或山坡林边。分布于四川，云南及华东，中南等各地区。

识别要点：基生叶和下部叶纸质，最终裂片菱状倒卵形，叶柄基部有宽鞘，抱茎。复伞形花序顶生或腋生，花瓣白色。双悬果侧棱有窄翅。

性味归经：苦、辛，微寒。归肺经。

功能主治：降气化痰，散风清热。用于痰热喘满，咯痰黄稠，风热咳嗽痰多。

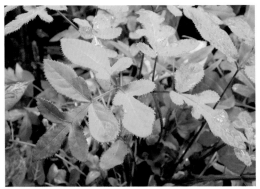

柿霜 （水柿霜）

来　源：柿科植物柿 *Diospyros kaki* Thunb. 的成熟果实，在加工"柿饼"时渗出果实表面的糖霜。我国各地均有栽培。

识别要点：单叶互生，叶下面淡绿色，沿脉密被褐色绒毛。花冠钟形，黄白色。浆果多为卵圆球形，橙黄色，基部有宿存萼片。

性味归经：甘，凉。归心、肺经。

功能主治：清热润燥，化痰止咳。用于肺热燥咳，咽干喉痛，口舌生疮。

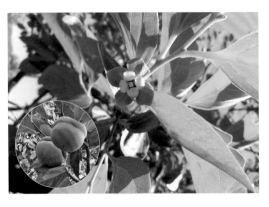

矮地茶 （不出林、叶底珠、叶下红、千年不大）

来　源：紫金牛科植物紫金牛 *Ardisia japonica*（Thunb.）Blume 的干燥全草。长江以南各省区均有分布。

识别要点：叶常3～7片聚集于茎端，坚纸质或近革质。有花3～5朵，花冠粉红色或白色，有红棕色腺点。核果红色。

性味归经：辛、微苦，平。归肺、肝经。

功能主治：化痰止咳，清利湿热，活血化瘀。用于新久咳嗽，喘满痰多，湿热黄疸，经闭瘀阻，风湿痹痛，跌打损伤。

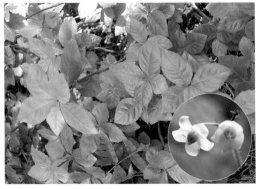

桂花（金桂、银桂、月桂）

来　源：木犀科植物木犀 *Osmanthus fragrans*（Thunb.）Lour.的花。全国各地广泛栽培。

识别要点：叶面光滑，革质，叶缘有锯齿。花簇生于叶腋，花冠分裂至基部，花朵颜色淡黄，香气较淡。果实紫黑色。

性味归经：辛，温。归肺、脾、肾经。

功能主治：温肺化饮，散寒止痛。用于痰饮咳喘，脘腹冷痛，肠风血痢，经闭痛经，寒疝腹痛，牙痛，口臭。

金桂（晚金桂）

来　源：木犀科植物金桂 *Osmanthus fragrans* var. *latifolius* Makino的花。

识别要点：叶片革质，两面无毛，腺点在两面连成小水泡状突起。花簇生于叶腋间，花冠合瓣四裂，桔红色，极芳香。果歪斜，椭圆形，呈紫黑色。

性味归经：辛，温。归肺、脾、肾经。

功能主治：温肺化饮，散寒止痛。用于痰饮咳嗽，脘腹冷痛，肠风血痢，经闭痛经，寒疝腹痛，牙痛，口臭。

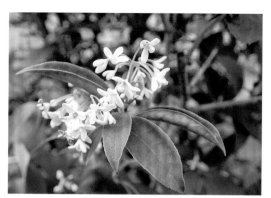

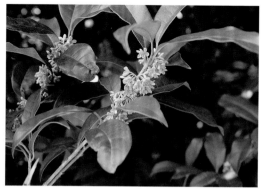

暴马丁香（暴马子、白丁香、荷花丁香）

来　源：木犀科植物暴马丁香 *Syringa reticulate*（BI.）Hara var. *mandhurica*（Maxim.）Hara.的干燥干皮或枝皮。生于河岸、林缘及针阔叶混交林内。分布于我国多地。

识别要点：小枝皮孔明显，椭圆形，外凸。单叶对生，叶片卵形或广卵形，先端渐尖，或呈尾状，全缘。花白色，形成顶生圆锥花序，花冠4裂。蒴果长圆形，常有小瘤突，熟时2裂，种子每室2粒，周围具纸质翅。

性味归经：苦，微寒。归肺经。

功能主治：清肺祛痰，止咳平喘。用于咳嗽痰多。

糖胶树（鸭脚树、面条树、灯台树）

来　源：夹竹桃科植物糖胶树 *Alstonia scholaris*（L.）R. Br.的树皮、叶。原产印度，大洋洲，非洲等热带地区。我国广东、广西、云南等地有栽培。

识别要点：叶片3～8枚轮生，倒卵状长圆形。聚伞状聚伞花序顶生，花白色。蓇葖果双生，线形，种子长圆形，两端有长缘毛。

性味归经：淡，平；有毒。归肺、胃、肝经。

功能主治：化痰止咳，止痛。用于咳嗽，百日咳，胃痛，腹泻，疟疾，跌打损伤。

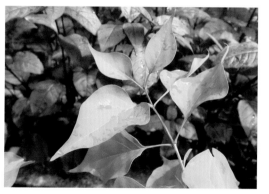

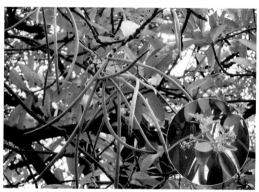

白前 (水柳根)

来　源： 萝藦科植物柳叶白前 *Cynanchum stauntonii*（Decne.）Schltr.ex Lévl. 的干燥茎及根。生于低海拔山谷湿地、水旁。分布于甘肃、安徽、江苏、浙江、广东、广西等地。

识别要点： 茎具二列柔毛。叶片长圆状披针形，近无柄。伞形聚伞花序有花10余朵，辐状花冠黄色，副花冠浅杯状，裂片5。蓇葖果纺锤形。

性味归经： 辛、苦，微温。归肺经。

功能主治： 降气，消痰，止咳。用于肺气壅实，咳嗽痰多，胸满喘急。

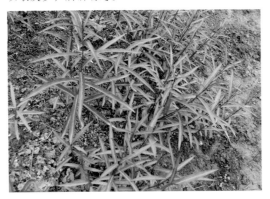

鼠曲草 (佛耳草、软雀草、蒿菜、面蒿、清明菜、水萩)

来　源： 菊科植物匙叶鼠曲草 *Gnaphalium pensylvanicum* Willd. 的干燥全草。生于山坡、路旁、田边。分布于安徽、湖北、江苏、浙江、福建、湖南、江西等地。

识别要点： 茎枝有沟纹，全体被白色厚绵毛。叶无柄，匙状倒披针形，叶脉1条。头状花序在枝顶密集成伞房花序，花黄色，膜质总苞片金黄色。

性味归经： 甘、微酸，平。归肺、脾经。

功能主治： 化痰止咳，祛风除湿，解毒。用于咳喘痰多，风湿痹痛，泄泻，水肿，蚕豆病，赤白带下，痈肿疔疮，阴囊湿痒，癍疹。

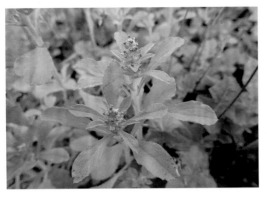

紫菀 (亳紫菀、祁紫菀、北紫菀)

来　源： 菊科植物紫菀 *Aster tataricus* L. f.的干燥根和根茎。生于山坡，草地，河边。分布于黑龙江，吉林，辽宁，河北，山西等省。

识别要点： 基生叶丛生，叶片篦状长椭圆形至椭圆状披针形，先端钝，基部渐狭，延成长翼状的叶柄，边缘具锐齿，两面疏生小刚毛；茎生叶互生，几无柄，叶片狭长椭圆形或披针形。头状花序多数，舌状花带蓝紫色。

性味归经： 辛、苦，温。归肺经。

功能主治： 润肺下气，消痰止咳。用于痰多喘咳，新久咳嗽，劳嗽咳血。

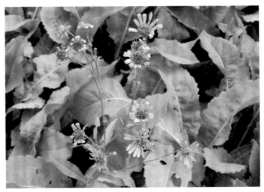

广东旋覆花 (土覆花、旱山菊)

来　源： 菊科植物山黄菊 *Anisopappus chinensis*（L.）Hook. & Am.的干燥头状花序。生于干燥山坡、荒地、林缘。分布于福建、云南、广东等地。

识别要点： 茎单生，有细条纹，密被锈色柔毛。中部茎叶三出脉，两面被柔毛。头状花序单生，总苞半球形，雌花舌状，黄色，先端3齿裂。

性味归经： 苦，凉。归肺经。

功能主治： 清热化痰。用于感冒发热，肺热咳嗽，咽喉痛。

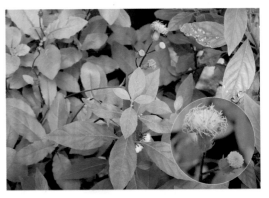

天文草 (雨伞草、散血草)

来　源： 菊科植物金钮扣 *Spilanthes paniculata* Wall. ex DC. 的干燥全草。生于荒地、路旁、林缘、田边、沟边、溪旁潮湿地。分布于广东、广西、海南、贵州等地。

识别要点： 茎直立或斜生倾卧，表面紫红色，有明显纵纹。单叶对生，纸质，叶片广卵形，基出脉3条。头状花序1～3个顶生或腋生，花深黄色。

性味归经： 辛，苦，微温。归肺、胃、肝经。

功能主治： 止咳平喘，解毒利湿，消肿止痛。用于感冒咳嗽，哮喘，百日咳，肺痨，痢疾、泄泻，疮疖肿毒，风湿痹痛，牙痛，跌打损伤，虫蛇咬伤。孕妇慎用。

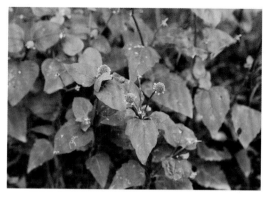

桔梗 (南桔梗、苦桔梗、白桔梗)

来　源： 桔梗科植物桔梗 *Platycodon grandiflorum* (Jacq.) A. Dc. 干燥根。生于山地草坡、林边。全国南北各地均有分布，并有栽培。

识别要点： 茎不分枝。叶轮生，无柄或有极短的柄。花单朵顶生，蓝紫色，花萼钟状五裂片，被白粉。蒴果球形。

性味归经： 苦、辛，平。归肺经。

功能主治： 宣肺，利咽，祛痰，排脓。用于咳嗽痰多，胸闷不畅，咽痛音哑，肺痈吐脓。

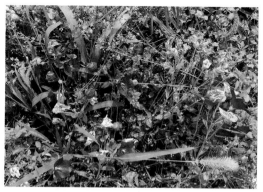

洋金花 (南洋金花、闹洋花、曼陀罗花)

来　源： 茄科植物白花曼陀罗 *Datura metel* L. 的干燥花。生于田间、路旁、水沟或住宅附近土质肥沃处。主产于江苏、浙江、福建等地。

识别要点： 全株近无毛。叶片卵形，先端渐尖，基部不对称。花萼筒状，淡黄绿色，先端5裂，白色花冠呈喇叭状，下部渐小。

性味归经： 辛，温；有毒。归肺、肝经。

功能主治： 平喘止咳，解痉定痛。用于哮喘咳嗽，脘腹冷痛，风湿痹痛，小儿慢惊；外科麻醉。

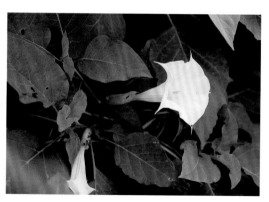

毛曼陀罗 (北洋金花)

来　源： 茄科植物毛曼陀罗 *Datura innoxia* Mill. 的干燥花。生于村边路旁。分布于新疆、河北、山东、河南、湖北、江苏等地。

识别要点： 全体密被细腺毛或短柔毛。叶片广卵形。花单生于枝叉间或叶腋，花萼圆筒状而不具棱角，白色花冠长漏斗状。球形蒴果表面密生细刺。

性味归经： 辛，温；有毒。归肺、肝经。

功能主治： 平喘止咳，解痉定痛。用于哮喘咳嗽，脘腹冷痛，风湿痹痛，小儿慢惊，外科麻醉。

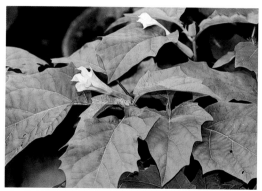

木本曼陀罗 （大喇叭花、曼陀罗木、大花曼陀罗）

来　源：茄科植物木本曼陀罗 *Brugmansis arborea* L. Lagerh. 的干燥花。原产美洲热带。我国北方部分城市及南方各省区均有栽培。

识别要点：茎粗壮，上部分枝。叶基部不对称楔形，两面有微柔毛。花冠白色，脉纹绿色，长漏斗状，中部向上扩大成喇叭状。卵状果实表面平滑。

性味归经：辛，温；有毒。归肺、肝经。

功能主治：平喘止咳，解痉定痛。用于哮喘咳嗽，脘腹冷痛，风湿痹痛，小儿慢惊，外科麻醉。

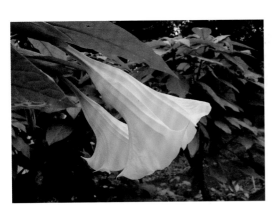

十萼茄 （红丝线、毛药、猫耳草）

来　源：茄科植物十萼茄 *Lycianthes biflora* (Lour.) Bitt. 的叶和全株。生于荒野阴湿地、林下及山谷。分布于云南、广东、江西、福建等地。

识别要点：单叶互生，上部叶常一大一小聚生。将叶揉烂后放在水中片刻即有红色线条出现，故名红丝线。球形果实红色，可见十枚宿存的萼片。

性味归经：苦，凉。归肺、心、肝、大肠经。

功能主治：祛痰止咳，清热解毒。用于咳嗽，哮喘，痢疾，热淋，狂犬咬伤，疔疮红肿，外伤出血。

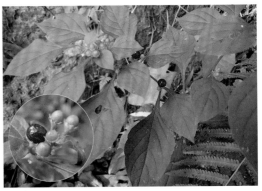

泡桐果 （毛泡桐）

来　源：玄参科植物泡桐 *Paulownia fortunei* (Seem.) Hemsl. 的干燥果实。生于坡地、灌丛中。分布广东、浙江、福建等地。

识别要点：全株均被黄褐色星状绒毛。叶片长卵状心形，先端长渐尖。花冠漏斗形，白色，内有紫斑，上唇2裂，反卷。长圆形蒴果木质，种子有翅。

性味归经：苦，微寒。归肺经。

功能主治：化痰止咳平喘。用于久咳气喘痰多。

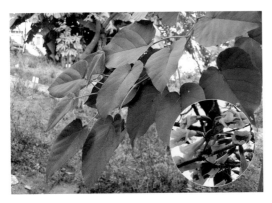

炮仗花 （黄鳝藤、炮仗红）

来　源：紫葳科植物炮仗花 *Pyrostegia ignea* Preslo 的花。原产南美，巴西等热带地区。我国广东、云南等多见庭园栽培。

识别要点：具有3叉丝状卷须。叶对生，小叶2～3枚。橙红色花冠筒状，开放后反折，花柱与花丝均伸出花冠筒外。果瓣革质，舟状，种子具薄翅。

性味归经：甘，平。归肺经。

功能主治：润肺止咳。用于肺痨，咳嗽。茎、叶亦入药，性味苦、微涩、平，归肺经。功能清热利咽，用于咽喉肿痛。

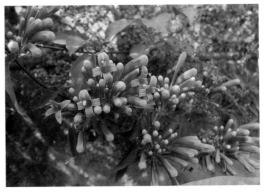

假杜鹃 (蓝花草、紫靛、假红蓝)

来　　源： 爵床科植物假杜鹃 *Barleria cristata* L. 的干燥全草。生于山坡、路旁或疏林下阴处，或干燥草坡和岩石中。分布于台湾、福建、广东、海南、广西、四川、贵州、云南、西藏等地。

识别要点： 叶片纸质，先端急尖，基部楔形，两面被长柔毛。叶腋内通常着生2朵花，花冠蓝紫色或白色，冠檐5裂，雄蕊4枚，2长2短。

性味归经： 辛、苦，凉。归肺、肝经。

功能主治： 清肺化痰，祛风利湿，解毒消肿。用于肺热咳嗽，百日咳，风湿痹痛，风疹身痒，黄水疮，小便淋痛，跌打瘀肿，痈肿疮疖。

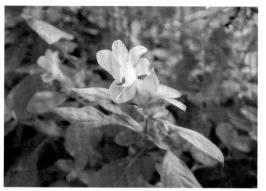

红丝线 (红蓝、观音草、野靛青)

来　　源： 爵床科植物红丝线 *Peristrophe bivalvis* (L.) Merr. 的干燥地上部分。生于海拔500～1000米林下。分布于海南、广东、云南等地。

识别要点： 茎多分枝，节稍膨大。叶对生，两面被毛。花紫红色，排成腋生或顶生的聚伞花序。

性味归经： 苦、辛，寒。归肺、肝、心经。

功能主治： 清热解毒，凉血熄风，散瘀消肿。用于肺热咳嗽，肺痨咯血，吐血，小儿惊风，咽喉肿痛，口舌生疮，小便淋痛，痈肿疮疖，瘰疬，跌打肿痛，外伤出血，蛇虫咬伤。

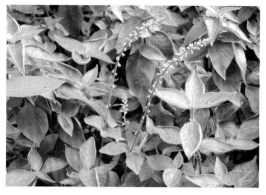

白鹤灵芝 (藓草、白鹤灵芝草、仙鹤灵芝草)

来　　源： 爵床科植物白鹤灵芝 *Rhinacanthus nasutus* (L.) Kurz. 的干燥茎、叶。野生于丘陵或平原的荒地、河旁等处。分布于广东、福建等地。

识别要点： 叶对生，卵形或椭圆形，有短柄。花冠白色，2唇形，上唇线状披针形，下唇3深裂至中部。

性味归经： 甘、微苦，微寒。归肺经。

功能主治： 清热润肺，止痒。用于劳嗽，疥癣，湿疹。

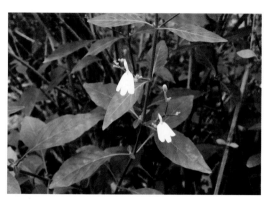

牡荆叶 (五指柑叶、布荆叶、七叶黄荆)

来　　源： 马鞭草科植物牡荆 *Vitex negundo* var. *connabifoli* (Sieb. et Zucc.) Hand.-Mazz 的新鲜叶。

识别要点： 落叶灌木或小乔木，多分枝，具香味。小枝四棱形。掌状复叶，对生，小叶多5枚，叶片披针形或椭圆状披针形，基部楔形，边缘具粗锯齿。圆锥花序顶生，花冠淡紫色，先端5裂，二唇形。果实球形，黑色。

性味归经： 辛、苦，性平。归肺、胃、大肠经。

功能主治： 祛风解表，化痰止咳，理气和胃，除湿解毒。用于风寒感冒，咳嗽痰喘，胃痛腹痛，吐泻痢疾，脚气肿满，风湿疹痒，痈肿癣疮。

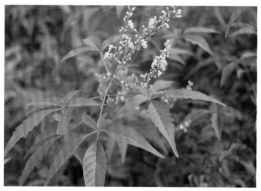

紫苏子（苏子、黑苏子、香苏子）

来　源：唇形科植物紫苏 *Perilla frutescens*（L.）Britt. 的干燥成熟果实。生于村边、路旁或荒地上。全国各地间有栽培。

识别要点：茎绿色或紫色，钝四棱形。叶表面常呈紫色。轮伞花序组成偏向一侧的总状花序，花冠白色或紫红色。小坚果球形，灰褐色，具网纹。

性味归经：辛，温。归肺经。

功能主治：降气化痰，止咳平喘，润肠通便。用于痰壅气逆，咳嗽气喘，肠燥便秘。

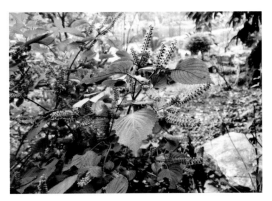

鸡冠紫苏子（红紫苏子、回回苏）

来　源：唇形科植物鸡冠紫苏 *Perilla frutescens*（L.）Brtt. var. *crispa*（Thunb.）Hand.-Mazz. 的干燥成熟果实。生于村边、路旁荒地上。全国各地间有栽培。

识别要点：全株具特异芳香。叶片皱，两面紫色，边缘锯齿呈显著波状弯曲。花序顶生或腋生，花萼钟形，外面密生柔毛。

性味归经：辛，温。归肺、大肠经。

功能主治：降气消痰，平喘，润肠。用于痰壅气逆，咳嗽气喘，肠燥便秘。

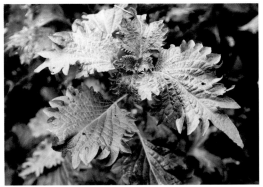

白苏子（玉苏子、苏麻子、白紫苏）

来　源：唇形科植物白苏 *Perilla frutescens*（L.）Britt. 的干燥成熟果实。生于村边，山坡，路旁，全国各地广泛栽培。

识别要点：茎方形有纵沟，多分枝，有白色毛茸。茎叶绿色。花序顶生或侧生。小坚果圆形，黄褐色，有网纹。

性味归经：辛，温。归肺、脾、大肠经。

功能主治：下气消痰，润肺宽肠。用于咳逆痰喘，气滞便秘。

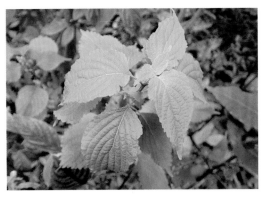

蚌兰花（蚌花、荷包兰、红蚌兰花）

来　源：鸭跖草科植物紫万年青 *Rhoeo discolor*（L'Herit.）Hance 的干燥花。原产于热带美洲。我国南方各省区有栽培。

识别要点：茎肉质粗壮，不分枝。叶密集覆瓦状排列，下表面紫色。苞片2片，呈蚌壳状，苞片内丛生多数花朵，花白色。

性味归经：甘，淡，微寒。归肺、肝、大肠经。

功能主治：清肺化痰，凉血止血，解毒止痢。用于肺热咳喘，百日咳，咯血，鼻衄，血痢，便血，瘰疬。

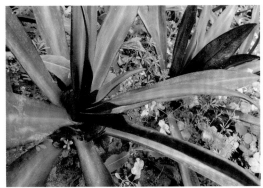

痰火草（竹叶草、仙人对坐草、围夫草）

来　　源：鸭跖草科植物大苞水竹叶 *Murdannia bracteata*（ C.B Clarke ）J. K. Morton ex D.Y. Hong 的干燥全草。生于山谷水边或溪边沙地。分布于广东、海南、广西、云南等地。

识别要点：基生叶丛生，阔线形，茎生叶线形，叶鞘短而开放，被毛。花瓣小，天蓝色或紫色。蒴果长圆形，有三棱，每室种子2枚。

性味归经：甘、淡，凉。归肺经。

功能主治：化痰散结，利尿通淋。用于瘰疬痰核，热淋。

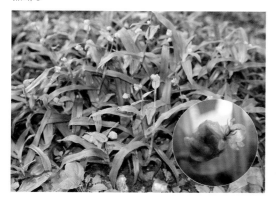

竹芋

来　　源：竹芋科植物紫背竹芋 *Stromanthe sanguinea* Sonder 的块茎。原产南美洲。我国云南、广东、广西有栽培。

识别要点：茎2歧分枝。叶卵形或卵状披针形，基部圆形，叶舌圆形。总状花序顶生，苞片线状披针形，花小，白色。果实长圆形。

性味归经：甘、淡，凉。归肺、膀胱经。

功能主治：清肺止咳，利尿通淋。用于肺热咳嗽，小便赤痛。

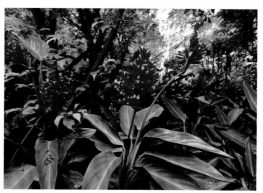

文竹（云片松、刺天冬、云竹、云片竹、山草、芦笋山草）

来　　源：百合科植物文竹 *Asparagus setaceus*（ Kunth ）Jessop 的根。分布于长江流域及南方各地，多栽培。

识别要点：根部稍肉质。主茎上的鳞片多呈刺状，茎丛生，叶退化成鳞片状，淡褐色，着生于叶状枝的基部，叶状枝有小枝，绿色。花小，两性，白绿色。浆果球形，成熟后紫黑色。

性味归经：甘、微苦，寒。归肺、膀胱经。

功能主治：润肺止咳，凉血止血，利尿通淋。用于肺燥咳嗽，咯血，小便淋沥。

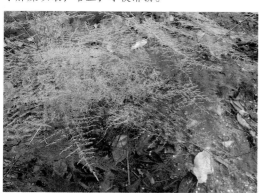

吊兰（土洋参、硬叶吊兰）

来　　源：百合科植物吊兰 *Chlorophytum comosum*（ Thunb. ）Baker 的气根或全草。原产非洲南部。我国各地庭园有栽培。

识别要点：叶丛生，细长线形。花白色，常2～4朵簇生，排成疏散的总状花序。蒴果三棱状扁球形。

性味归经：甘、苦，凉。归肺、肝经。

功能主治：化痰止咳，散瘀消肿，清热解毒。用于痰热咳嗽，跌打损伤，骨折，痈肿，痔疮，水火烫伤。

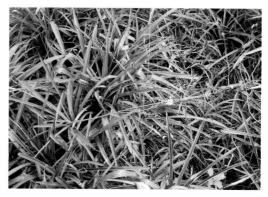

银边吊兰 (银边兰)

来　　源：百合科植物银边吊兰 *Chlorophytum capense* Ktze var. *variegatum* Hort 的全草。我国各地庭园有栽培。

识别要点：宽线形叶基生，绿色，边缘为白色。花葶较叶长，常变为匍枝而在近顶部具叶簇或幼小植株，花白色，常2～4朵簇生。

性味归经：甘，微苦，凉。归肺、胃经。

功能主治：清热解毒，止痛。用于疔疮肿毒，肺热咳嗽，吐血，胃脘灼痛，喉痛，刀伤。

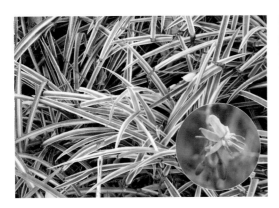

野百合 (淡紫百合、百公花、白花百合)

来　　源：百合科植物野百合 *Lilium brownii* F. E. Br. ex Miell. 的鳞茎。生于山地路旁或山坡上。分布于湖南、湖北、江西、福建、江苏、浙江、广西、四川等省区。

识别要点：叶散生，具5～7脉，全缘，两面无毛。花单生或几朵排成近伞形；花喇叭形，有香气，乳白色，外面稍带紫色，无斑点，向外张开或先端外弯而不卷。蒴果矩圆形，有棱，具多数种子。

性味归经：甘，凉。归肺、心经。

功能主治：润肺止咳，清热安神。用于肺痨，咳嗽，吐血，惊悸，虚烦。

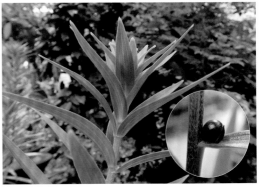

宝铎草 (竹霄林、山丫黄、石竹根)

来　　源：百合科植物宝铎草 *Disporum sessile* D. Don 的干燥根茎。生于林下或灌木丛。分布于浙江、贵州、云南、广西、广东等地。

识别要点：叶薄纸质，下面色浅，脉上和边缘有乳头状突起，具横脉。花黄色、黄绿色或白色，1～3朵着生于分枝顶端，花被片近直出。

性味归经：甘、淡，平。归肺、脾、肝经。

功能主治：润肺止咳，健脾消食，舒筋活络。用于肺热咳嗽，肺痨咯血，食积胀满，风湿痹痛，腰腿痛，骨折，水火烫伤。

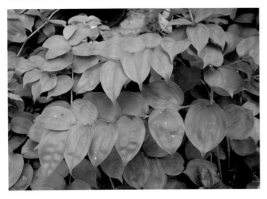

吉祥草 (解晕草、松寿兰、竹叶草)

来　　源：百合科植物吉祥草 *Reineckia carnea* (Andr.)Kunth 的干燥全草。生于山沟阴处、林边、草坡及疏林。分布于我国长江以南。

识别要点：叶呈带状披针形，先端渐尖。花葶抽自叶丛，花芳香，花被片内白色外紫红色，顶生穗状花序，果实鲜红色。

性味归经：甘，凉。归肺、肝经。

功能主治：清肺，止咳，理血，补肾，解毒，接骨。用于肺热咳嗽，吐血，肺结核，急、慢性支气管炎，哮喘，黄疸型肝炎，慢性肾盂肾炎，遗精。

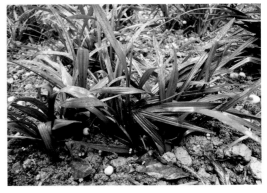

羊齿天门冬 （土天冬、滇百部、土百部）

来　源：百合科植物羊齿天门冬 *Asparagus filicinus* Ham. ex D. Don 的干燥块根。生于林下或山谷阴湿处。分布于山西、河南、云南等地。

识别要点：根成簇，呈纺锤状膨大。茎分枝有棱，叶状枝每5～8枚成簇，扁平，镰刀状，有中脉。花1～2朵淡绿色，有时稍带紫色。

性味归经：淡、微甘、平。

功能主治：清热润肺，养阴润燥，止咳，杀虫。

主　治：肺痨久咳，骨蒸潮热，小儿疳积，百日咳，跌打损伤，疥癣，中耳炎。

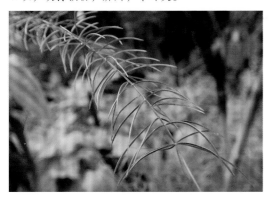

魔芋 （磨芋、鬼芋、独脚乌桕）

来　源：天南星科植物魔芋 *Amorphophallus rivieri* Durieu 的干燥块茎。生于疏林、林缘。分布于陕西、甘肃、宁夏至江南各地。

识别要点：地下块茎扁球形。一株只长一叶，羽状复叶，叶柄粗长似茎。花紫红色，有异臭味。

性味归经：辛，苦，寒；有毒。归肺、胃经。

功能主治：化痰消积，解毒散结，散瘀止痛。用于痰嗽，积滞，疟疾，瘰疬，痄腮，丹毒，疔疮，癥瘕，跌打损伤，水火烫伤，蛇虫咬伤。

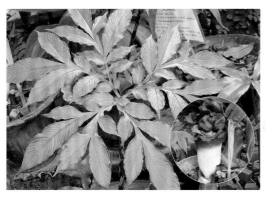

山竹花根 （广东万寿竹、白龙须、竹叶参）

来　源：百合科植物山竹花 *Disporum cantoniense* （Lour.）Merr. 的干燥根茎。生于灌丛林下。分布于广东、广西、贵州、云南等地。

识别要点：根状茎横出，质地硬，呈结节状。叶纸质，披针形至狭椭圆状披针形。伞形花序有花3～10朵，花紫色或白色，花被片斜出，倒披针形，种子暗棕色。

性味归经：、辛，微寒。归肺、肝经。

功能主治：清肺化痰，祛风湿，活血舒筋。用于肺热痰咳，肺痨咯血，虚劳，骨蒸潮热，风湿痹痛，筋骨疼痛，腰腿痛，跌打损伤，骨折，水火烫伤。

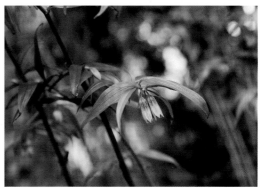

一把伞天南星 （一把伞、山苞米）

来　源：天南星科植物一把伞南星 *Arisaema erubescens* Scbott. 的干燥块茎。生于林下灌丛中。分布于全国各省区。

识别要点：叶一枚基生，叶片放射状分裂，裂片7～20，顶端具线形长尾尖。叶柄具白色和散生紫色斑纹。佛焰苞绿色和紫色，有时是白色条纹。

性味归经：苦，辛，温；有毒。归肺、肝、脾经。

功能主治：祛风止痉，化痰散结。用于中风痰壅，口眼歪斜，半身不遂，手足麻痹，风痰眩晕，癫痫，惊风，破伤风，咳嗽多痰，痈肿，瘰疬，跌打麻痹，毒蛇咬伤。

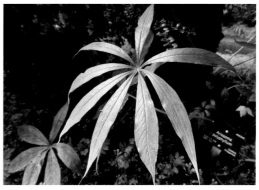

天南星 （山苞米、蛇包谷、山棒子）

来　源：天南星科植物天南星 *Arisaema erubescens* (Wall.)Schott.

识别要点：叶1片，全裂成掌状复叶样小叶片状，裂片7～23片，披针形至长披针形，先端渐尖，两面光滑无毛，上面绿色，下面淡绿色。花雌雄异株，成肉穗花序，佛焰苞绿色。

性味归经：苦、辛，温；有毒。归肺、肝、脾经。

功能主治：散结消肿。外用治痈肿，蛇虫咬伤。孕妇慎用；生品内服宜慎。

天南星/异叶天南星 （南星、广东南星、南星片）

来　源：天南星科植物异叶天南星 *Arisaema heterophyllum* Bl.的干燥块茎。生于林下、灌丛阴湿地。分布于甘肃、贵州等地。

识别要点：块茎扁球形。叶片呈鸟趾状分裂，裂片13～19，顶端骤狭渐尖。花柄从叶鞘中抽出，佛焰苞绿色，上部下弯近成盔状。浆果熟时红色。

性味归经：苦、辛，温；有毒。归肺、肝、脾经。

功能主治：散结消肿。外用治痈肿，蛇虫咬伤。孕妇慎用；生品内服宜慎。

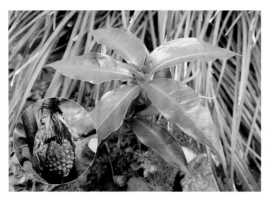

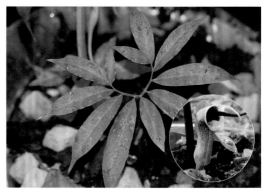

制天南星 （会南星、禹州天南星）

来　源：天南星科植物天南星 *Arisaema crubescens* (Wall.)Schott.的炮制加工品。

性味归经：苦、辛，温。

识别要点：叶1片，全裂成掌状复叶样小叶片状，裂片7～23片，披针形至长披针形，先端渐尖，两面光滑无毛，上面绿色，下面淡绿色。花雌雄异株，成肉穗花序，佛焰苞绿色。

功能主治：苦、辛，温；有毒。归肺、肝、脾经。

功能主治：燥湿化痰，祛风止痉，散结消肿。用于顽痰咳嗽，风痰眩晕，中风痰壅，口眼㖞斜，半身不遂，癫痫，惊风，破伤风；外用治痈肿，蛇虫咬伤。孕妇慎用。

胆南星 （胆星）

来　源：天南星科植物制天南星或生天南星的细粉与牛、羊或猪胆汁经加工而成。

识别要点：叶1片，全裂成掌状复叶样小叶片状，裂片7～23片，披针形至长披针形，先端渐尖，两面光滑无毛，上面绿色，下面淡绿色。花雌雄异株，成肉穗花序，佛焰苞绿色。

性味归经：苦、微辛，凉。归肺、肝、脾经。

功能主治：清热化痰，息风定惊。用于痰热咳嗽，咯痰黄稠，中风痰迷，癫狂惊痫。

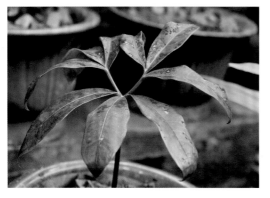

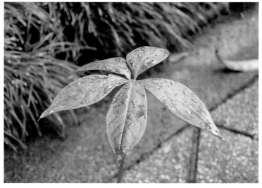

掌叶半夏（掌叶半夏、虎掌、狗爪半夏、独角莲）

来　源：天南星科植物掌叶半夏 *Pinellia pedatisecta* Schott 的块茎。生于林下、山谷或河谷阴湿处。分布于河北、广东等地。

识别要点：块茎四旁常生数个小球茎，形如虎掌。叶片鸟足状分裂，裂片6～11。佛焰苞淡绿色，管部长圆形。浆果绿色至黄白色。

性味归经：苦，辛，温；有毒。归肺、肝、脾经。

功能主治：祛风止痉，化痰散结。用于中风痰壅，口眼㖞斜，半身不遂，手足麻痹，风痰眩晕，癫痫，惊风，破伤风，咳嗽多痰，痈肿，瘰疬，跌打麻痹，毒蛇咬伤。

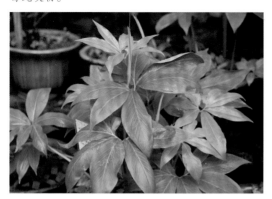

水半夏（戟叶半夏、山慈姑、土田七）

来　源：天南星科植物鞭檐犁头尖 *Typhonium flagelliforme* (Lodd.) Bl. 的干燥块茎。生于山溪浅水、水田或田边及其他湿地。分布于广东、广西、云南等地。

识别要点：块茎圆锥形和椭圆形。叶片戟状长圆形。佛焰苞管部绿色，檐部绿色至绿白色，常伸长卷曲成长鞭状。

性味归经：辛，温；有毒。归肺、心经。

功能主治：燥湿化痰，解毒消肿，止血。用于咳嗽痰多，痈疮疖肿，无名肿毒，毒虫螫伤，外伤出血。

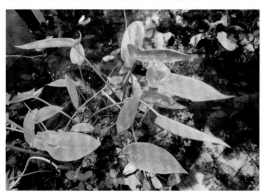

半夏（清水半夏、法半夏、苏半夏）

来　源：天南星科植物半夏 *Pinellia ternata* (Thunb.)Breit. 的干燥块茎。生于山坡草地、荒地。我国除内蒙古、新疆、西藏外均有分布。

识别要点：块茎圆球形。叶2～5枚，基部具鞘，老株叶片3全裂。佛焰苞绿色或绿白色，管部狭圆柱形，檐部长圆形，绿色，边缘青紫色。

性味归经：辛，温；有毒。归脾、胃、肺经。

功能主治：燥湿化痰，降逆止呕，消痞散结。用于湿痰寒痰，咳喘痰多，痰饮眩悸，风痰眩晕，痰厥头痛，呕吐反胃，胸脘痞闷，梅核气；外治痈肿痰核。

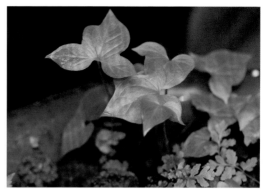

鸡爪芋（南星头、南芋、鞋板芋）

来　源：天南星科植物疣柄魔芋 *Amorphophallus virosus* N.E. Brown 的干燥块茎。生于江边草坡，灌丛或荒地。分布于广东、广西、云南等地。

识别要点：叶柄高大粗壮，高可达2米左右，有大量形状不一的疣凸，表面绿色带不规则白色斑块。花大而奇特，突露地面，呈倒立的古钟状，外被佛焰苞，较为宽大，外面上部紫色，下部绿色，饰以白色斑纹，内面深紫色。

性味归经：辛，甘，微温。归肝、脾经。

功能主治：疏肝健脾，解毒散结。用于慢性迁延性肝炎。

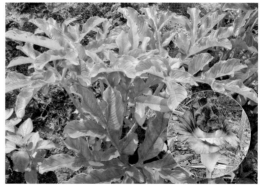

白附子（禹白附、牛奶白附、红南星）

来　　源：天南星科植物独角莲 *Typhonium giganteum* Engl.的干燥块茎。生于林下或山涧湿处。分布河南，河北，山西，宁夏，陕西，甘肃，山东，湖南等省。

识别要点：地下块茎似芋艿状，卵状椭圆形。叶柄肥大肉质，下部呈淡粉红色或紫色条斑。花梗自块茎抽出，绿色间有红色斑块。佛焰苞紫红色。

性味归经：辛，温；有毒。归胃、肝经。

功能主治：祛风痰，定惊搐，解毒散结，止痛。用于中风痰壅，口眼歪斜，语言謇涩，惊风癫痫，破伤风，痰厥头痛，偏正头痛，瘰疬痰核，毒蛇咬伤。孕妇慎用。

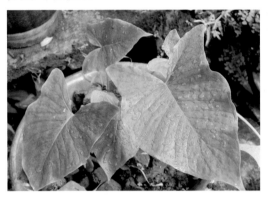

黄花石蒜（大一枝箭、铁色箭、金灯花）

来　　源：石蒜科植物忽地笑 *Lycoris aurea* （L'Hér.）Herb 的鳞茎。生于阴湿山坡。分布于福建、台湾、湖北、湖南、广东、云南等地。

识别要点：宽条形叶基生，质厚，叶脉及叶片基部带紫红色。先花后叶。黄具梗，黄色或橙色，两侧稍对称，裂片6，边缘皱曲。

性味归经：辛、甘，微寒；有毒。归肺、心经。

功能主治：润肺止咳，解毒消肿。用于肺热咳嗽，咳血，阴虚劳热，小便不利，痈肿疮毒，疔疮，痰核，水火烫伤。

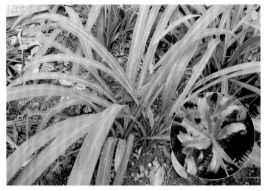

百部/蔓生百部（百部草、百条根、山百根）

来　　源：百部科植物蔓生百部 *Stemona japonica* （Bl.）Miq.的干燥块根。生于山坡草丛、路旁和林下。分布于浙江、江苏、安徽、江西等地。

识别要点：叶2～4片轮生，叶片卵形，先端渐尖，叶脉5～9条。花被片4枚，开放后向外反卷。蒴果卵形。

性味归经：甘、苦，微温。归肺经。

功能主治：润肺下气止咳，杀虫灭虱。用于新久咳嗽，肺痨咳嗽，顿咳；外用于头虱，体虱，蛲虫病，阴痒。

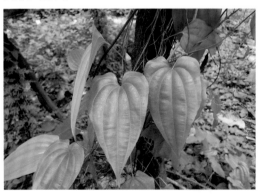

百部/对叶百部（百部草、百条根、山百根）

来　　源：百部科植物对叶百部 *Stemona tuberosa* Lour.的干燥块根。生于海拔370～2400米山坡丛林、溪边、路旁以及山谷和阴湿岩石上。

识别要点：块根纺缍形。茎攀援状。纸质或薄革质叶对生，先端渐尖。花被片4枚，黄绿色带紫色脉纹。蒴果倒卵形。

性味归经：甘、苦，微温。归肺经。

功能主治：润肺下气止咳，杀虫灭虱。用于新久咳嗽，肺痨咳嗽，顿咳；外用于头虱，体虱，蛲虫病，阴痒。

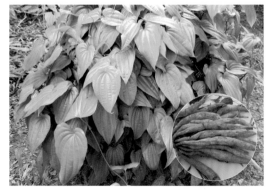

黄药子 （黄药脂、狗头薯、雷公薯）

来　　源：薯蓣科植物黄独 *Dioscorea bulbifera* L. 的干燥块茎。生于山谷阴湿地、杂木林边缘或村边林荫下。分布于我国华东、中南、华南和西南地区。

识别要点：块茎卵圆形，近于土面，棕褐色。叶片两面无毛，叶腋内有大小不等的紫褐色的球形珠芽，外有圆形斑点。花紫色。蒴果密生紫色斑点。

性味归经：苦，寒；有毒。归肺、肝经。

功能主治：散结消瘿，清热解毒，凉血止血。用于瘿瘤、癥瘕痞块，喉痹，肺热咳喘，百日咳，痈肿疮毒，毒蛇咬伤，吐血，衄血，咯血。有肝脏疾患者慎服。

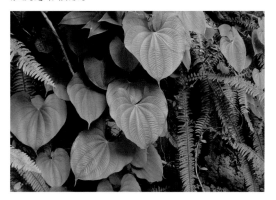

建兰 （兰花、秋兰、四季兰）

来　　源：兰科植物建兰 *Cymbidium ensifolium* (L.) Sw. 的干燥根或全草。生于疏林下、灌丛中或草丛中。分布于安徽、浙江、广东等地。

识别要点：假鳞茎卵球形，包藏于叶基内。叶带形，有光泽。花葶从假鳞茎基部发出，直立，一般短于叶。花浅黄绿色而具紫纹。

性味归经：辛，微寒。归心、脾、肺经。

功能主治：清肺止咳，凉血止血，利湿解毒。用于肺热咳嗽，肺痈，百日咳，咯血，吐血，尿血，热淋，白浊，白带，疮毒疔肿。

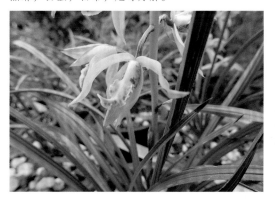

硬叶兰 （剑兰、虎头兰、硬叶吊兰）

来　　源：兰科植物硬叶兰 *Cymbidium mannii* H. G. Reichenbach 的全草。生于林中或灌木丛中的树上或山谷石上。分布于广东、海南、广西、贵州、云南等地。

识别要点：叶4～7枚，带形，厚革质。花葶从假鳞茎基部穿鞘而出，总状花序通常具10～20朵花，花略小，萼片与花瓣淡黄色至奶油黄色，中央有1条宽阔的栗褐色纵带，唇瓣白色至奶油黄色，有栗褐色斑。

性味归经：甘、辛，平。归肺、肝经。

功能主治：润肺止咳，散瘀调经。用于肺热咳喘，肺痨咯血，咽喉肿痛，跌打损伤，外伤出血，月经不调，白带。

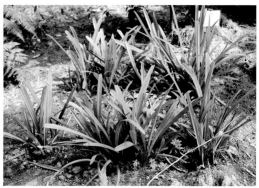

蕙兰 （九节兰、九子兰）

来　　源：兰科植物蕙兰 *Cymbidium faberi* Rolfe 的叶、花。生于湿润但排水良好的透光处。主产于我国中南部。

识别要点：叶带形，直立性强，叶脉透亮，边缘常有粗锯齿。总状花序5～11朵或更多，花苞片线状披针形，花常为浅黄绿色，唇瓣有紫红色斑，有香气。

性味归经：辛，平。归肺经。

功能主治：清肺除痰，化痰止咳。用于百日咳，劳伤久咳。

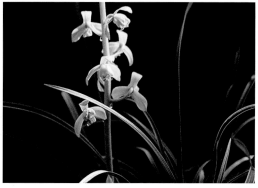

多花兰 (兰花、兰草)

来　　源：兰科植物多花兰 *Cymbidium floribundum* Lindl. 的根状茎。生于林中或林缘树上。分布于浙江、江西、广东、云南等地。

识别要点：假鳞茎圆柱形，包藏于宿存的叶基内。叶革质，具明显的中脉，基部具柄。花葶发自假鳞茎基部，花浅褐色，其中有浅紫色脉或细斑点。

性味归经：辛、甘，平。归肺、心、肾经。

功能主治：清热化痰，补肾健脑。用于肺热咳嗽，百日咳，肾虚腰痛，虚烦失眠，头晕头痛。

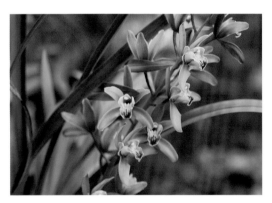

墨兰 (报春兰、极岁兰、半岁兰)

来　　源：兰科植物墨兰 *Cymbidium sinense* (Jackson ex Andr.) Willd. 的根状茎。生于山地林下。分布于我国华东、华南、西南各省区。东南亚及日本也有分布。

性味归经：叶丛生在椭圆形的假鳞茎上。叶片剑形，深绿色。花葶直立高出叶面，有花多朵。花型特殊，呈巢式奇瓣，其主副瓣形成双层，唇瓣呈双层三裂，卷舌，大瓣舌带鲜红点，香气浓郁。

性味归经：辛，平；有毒。归肺经。

功能主治：润肺止咳。用于肺燥咳嗽。

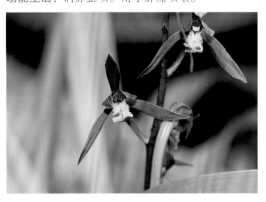

春兰 (官兰花、兰草、山兰)

来　　源：兰科植物春兰 *Cymbidium goeringii* (Rchb. f.) Rchb.f. 的根或全草。生于山坡、林缘、林下或溪边。产于我国中南部。日本与朝鲜半岛亦有分布。

识别要点：叶边缘无齿或具细齿。花葶直立，明显短于叶，花序具单朵花，花通常绿色或淡褐黄色而有紫褐色脉纹，有香气。

性味归经：辛，微寒。归心、脾、肺经。

功能主治：清肺止咳，凉血止血，利湿解毒。用于肺热咳嗽，肺痈，百日咳，咯血，吐血，尿血，热淋，白浊，白带，疮毒疔肿。

性味归经：辛，平。归肺经。

功能主治：润肺止咳。用于肺燥咳嗽。

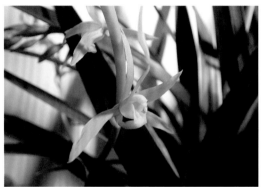

青天葵 (独叶莲、独脚莲、珍珠叶)

来　　源：兰科植物毛唇芋兰 *Nervilia plicata* (Andr.) Schltr. 的干燥全草。生于疏林或田边阴湿处。分布于广东、海南、广西、云南等地。

识别要点：块茎肉质，圆球形或扁球形。通常只有膜质叶1片，叶脉在叶两面隆起。花冠下垂，萼片和花瓣线状淡绿色，具紫红色的脉。

性味归经：甘，凉。归心、肺、肝经。

功能主治：润肺止咳，清热凉血，散瘀解毒。用于肺痨咳嗽，痰火咳血，热病发热，血热斑疹，热毒疮疖。

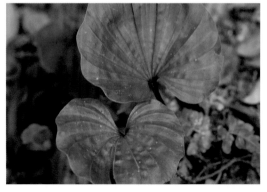

鹤顶兰（大白芨、鹤兰）

来　　源：兰科植物鹤顶兰 *Phaius tankervilleac*（Banks ex L'Herit）Bl. 的假鳞茎。生于林缘、沟谷或溪边阴湿处。分布于台湾、福建、广东等地。

识别要点：假鳞茎圆锥形，被鞘。叶2～6枚，互生于假鳞茎的上部，两面无毛。花葶自假鳞茎基部或叶腋抽出，花大而艳丽，花瓣长圆形，具7条脉。

性味归经：微辛，凉；有小毒。归肺、肝经。

功能主治：祛痰止咳，活血止血。用于咳嗽痰多，咳血，乳痈，跌打损伤，外伤出血。

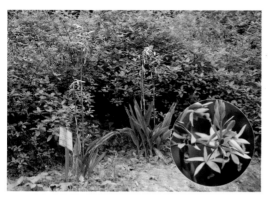

石仙桃（石橄榄、石上莲、细颈葫芦）

来　　源：兰科植物石仙桃 *Pholidota chinensis* Lindl. 的干燥全草。生于林下或林缘树上、岩壁上。分布于浙江、福建、广东、海南、云南等地。

识别要点：绿色假鳞茎卵形或梭形，肉质。叶顶生于假鳞茎上，基部渐狭成短柄，较明显的弧形脉3～5条。花先于叶，花白色或带黄色，芳香。

性味归经：甘、淡，微寒。归肺、胃、肾经。

功能主治：养阴清热，润肺止咳。用于热病津伤口渴，阴虚燥咳，潮热盗汗。外用治跌打损伤。

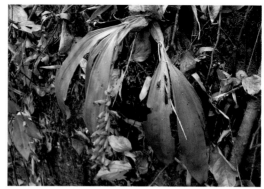

石蚕兰（石上藕、血叶兰、真金草）

来　　源：兰科植物异色血叶兰 *Ludisia discolor*（Ker-Gawl.）A. Rich. 的干燥全草。生于林下阴湿处或溪边岩上。分布于广东、香港、广西、福建、云南等地。

识别要点：根茎匍匐，具节。茎直立，近基部具3～4枚叶。叶片上面黑绿色，具5条金红色有光泽的脉，背面淡红色。总状花序顶生，花白色或带淡红色，先端钝。

性味归经：甘，微寒。归肝、肺、肾经。

功能主治：滋阴润肺，清热凉血。用于阴虚肺燥之咳嗽咯血，阴虚火扰所致的失眠多梦，心烦不安。

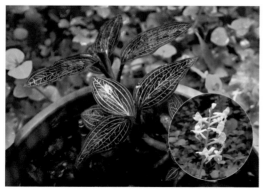

棕叶芦（莽草）

来　　源：禾木科植物棕叶芦 *Thysanolaena maxima*（Roxb.）Kuntze. 的根或嫩笋。生于山坡、山谷或树林下和灌丛中。产于华南等地。

识别要点：丛生草本茎直立粗壮，具白色髓部。叶片披针形，具横脉，顶端渐尖，基部心形，具柄。圆锥花序大型，柔软，分枝多，斜向上升，下部裸露。颖果长圆形。

性味归经：甘，凉。归肺、胆经。

功能主治：清热，截疟，止咳平喘。用于疟疾，烦渴，腹泻，咳喘。

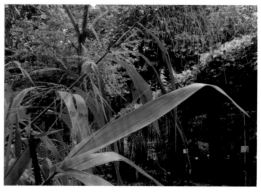

竹沥 （竹汁、竹油、竹沥水）

来　　源：禾本科植物青秆竹*Bambusa tuldoides* Munro的新鲜茎秆经火烧灼而流出的淡黄色澄清液汁。生于低丘陵地或溪河两岸。分布于广东、香港等地。

识别要点：枝较粗长，节间绿色，被白粉，无毛，节平。叶片披针形，下表面密被短柔毛，先端渐尖而具粗糙钻状细尖头。

性味归经：甘，寒。归心、肝、肺经。

功能主治：清热豁痰，定惊利窍。用于肺热痰壅咳喘，中风痰迷，惊痫癫狂。

竹茹 （竹二皮、竹二青、青竹茹）

来　　源：禾本科植物青秆竹*Bambusa tuldoides* Munro的茎秆的干燥中间层。生于低丘陵地或溪河两岸。分布于广东、香港等地。

识别要点：枝较粗长，节间绿色，被白粉，无毛，节平。叶片披针形，下表面密被短柔毛，先端渐尖而具粗糙钻状细尖头。

性味归经：甘，微寒。归肺、胃、心、胆经。

功能主治：清热化痰，除烦，止呕。用于痰热咳嗽，胆火挟痰，惊悸不宁，心烦失眠，中风痰迷，舌强不语，胃热呕吐，妊娠恶阻，胎动不安。

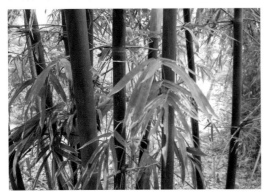
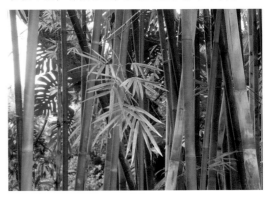

天竺黄 （竹黄、竺黄、天竹黄）

来　　源：禾本科植物青皮竹*Bambusa textilis* McClure秆内的公泌液干燥后的块状物。常栽培于低海拔河边、村落附近。分布于广东、广西。

识别要点：茎秆尾梢弯垂，下部挺直，幼时被白粉，并贴生淡棕色刺毛，节处平坦，常自茎秆中下部第7～11节分枝，多枝簇生。

性味归经：甘，寒。归心、肝经。

功能主治：清热豁痰，凉心定惊。用于热病神昏，中风痰迷，小儿痰热惊痫、抽搐、夜啼。

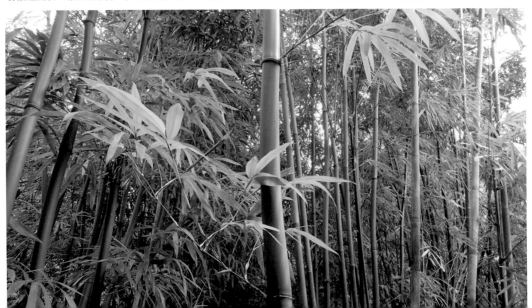

十四、安神药

马尾松 (松叶、山松、青松)

来　　源：松科植物马尾松 *Pinus massoniana* Lamb. 的松针。生于向阳荒山、干旱、瘠薄的红壤。分布于我国长江流域以南各地。

识别要点：树皮红褐色，裂成鳞状片块。针叶2针一束，两面有气孔线，边缘有细锯齿。雄球花淡红褐色，圆柱形，弯垂，雌球花淡紫红色。

性味归经：苦、涩，温。归心、脾经。

功能主治：活血安神，祛风燥湿，杀虫止痒。用于心悸失眠，风湿痿痹，脚气，水肿，肝阳上亢，头晕目眩，湿疮，癣疾，风疹瘙痒，跌打损伤。

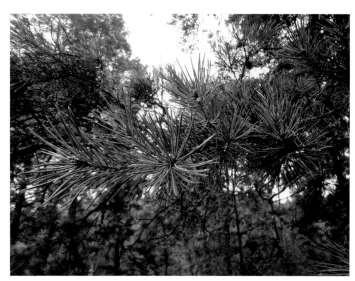

柏子仁 (柏实、侧柏子)

来　　源：柏科植物侧柏 *Platycladus orientalis* (L.) Franco 的干燥成熟种仁。分布于内蒙古、吉林、辽宁、云南、贵州、湖北、湖南、广东等地。

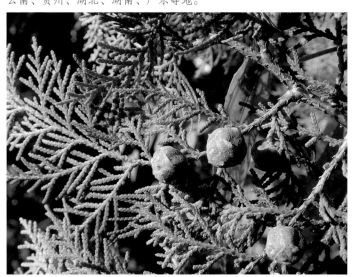

识别要点：分枝密，小枝扁平。叶鳞片状，斜方形，交互对生。球花单生于短枝顶端。球果卵状椭圆形。

性味归经：甘，平。归心、肾、大肠经。

功能主治：养心安神，润肠通便，止汗。用于阴血不足，虚烦失眠，心悸怔忡，肠燥便秘，阴虚盗汗。

广东合欢花（夜合、夜香木兰）

来　　源：木兰科植物夜合花*Magnolia coco*（Lour.）DC.的干燥花。生于林缘灌丛或山谷林下湿润处。分布于浙江、福建、台湾、广东、广西、云南等省区。

识别要点：单叶革质，边缘略反卷，叶面稍起皱波。花夜间极香，花梗向下弯垂，花朵近球形，花被9片，外轮3片，白色带绿，内两轮纯白色。

性味归经：辛，温。归心、肝、肺经。

功能主治：解郁安神，行气祛瘀，止咳止带。用于忿怒忧郁之失眠，虚烦不安，肝郁胁痛，乳房胀痛，疝气痛，跌打损伤，咳嗽气喘，白带过多。

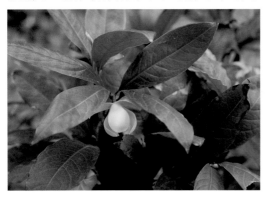

首乌藤（何首乌藤、夜交藤、夜合藤）

来　　源：蓼科植物何首乌*Polygonum multiflorum*Thunb.的干燥藤茎。生于山谷灌丛、山坡林。分布于我国华东、华中、华南及贵州等地。

识别要点：块根肥大。叶片卵形，基部心形，托叶鞘膜质，偏斜。花绿白色，外3片较大而具翅。瘦果卵状三棱形，黑褐色，外包具翅宿存花被。

性味归经：甘，平。归心、肝经。

功能主治：养血安神，祛风通络。用于失眠多梦，血虚身痛，风湿痹痛，皮肤瘙痒。

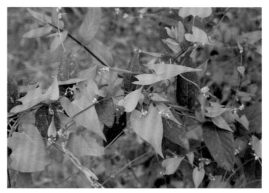

西番莲（转枝莲、转心莲）

来　　源：西番莲科植物西番莲*Passiflora caerulea*L.的果实。

识别要点：单叶掌状5深裂，叶柄中部具2～4个腺体。托叶肾形，抱茎。花与卷须对生，萼片顶端具1角状附属器。浆果紫色。

性味归经：苦，温。归心、肝经。

功能主治：安神宁心，和血止痛。用于失眠，经行腹痛。

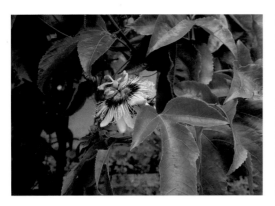

鸡蛋果（西番莲、土罗汉果、百香果）

来　　源：西番莲科植物鸡蛋果*Passiflora edulis*Sims的果实。生于山谷丛林。广东、海南、福建、云南、台湾等地均有栽培。

识别要点：单叶掌状3深裂，叶柄顶部有2个杯状腺体。花芳香，萼片顶端具1角状附属器，内花冠褶状，顶端不规则撕裂状。浆果紫色。

性味归经：甘，酸，平。归心、大肠经。

功能主治：清肺润燥，安神止痛，止血止痢。用于咳嗽，咽干，声嘶，大便秘结，失眠，痛经，骨节疼痛，痢疾。

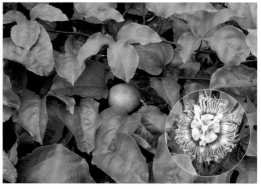

白千层 (白树、玉树、千层皮)

来　源： 桃金娘科植物白千层 *Melaleuca leucadendron* L.的干燥树皮。广东、台湾、福建、广西、等地均有栽种。

识别要点： 树皮灰白色，厚而松软，易呈薄片状剥落。叶草质，有油腺点。花白色，雄蕊常5～8枚成束。蒴果球形，顶端开裂。

性味归经： 甘、淡，平。归心经。

功能主治： 安神，解毒。用于失眠多梦，神志不安，疮痈肿毒。

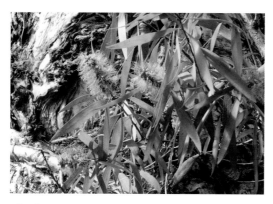

广枣 (五眼果、广酸枣)

来　源： 漆树科植物南酸枣 *Choerospondias axillaris* (Roxb.) Burtt et Hill的干燥成熟果实。生于山坡或沟谷林中。分布于云南、贵州、广东等地。

识别要点： 枝条紫黑色，有红褐色皮孔。奇数羽状复叶纸质，脉腋内有簇毛。花紫色。核果椭圆形或近卵形，黄色，核骨质，近顶端有4～5个孔。

性味归经： 甘、酸，平。

功能主治： 行气活血，养心，安神。用于气滞血瘀，胸痹作痛，心悸气短，心神不安。

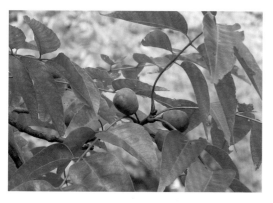

含羞草 (知羞草、怕丑草、感应草)

来　源： 含羞草科植物含羞草 *Mimosa pudica* L.的全草。生于潮湿肥沃的草地、路旁。分布于广东等地。是东南亚各地民间草药。

识别要点： 全株散生钩刺及倒生刺毛。羽状复叶常触之闭合下垂。头状花序球形，紫红色。荚果扁而弯曲。

性味归经： 甘、涩，微寒；有小毒。归心、肝、胃、大肠经。

功能主治： 镇静安神，凉血解毒，清热利湿。用于心悸，失眠，多梦，感冒发热，肺热咳嗽，湿热黄疸，湿热泄泻，目赤肿痛，石淋，水肿，劳伤咳血，鼻衄，血尿，疮疡肿毒，缠腰火丹，跌打损伤。

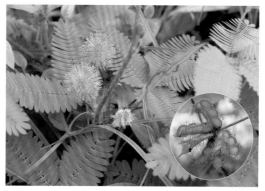

天仙子 (莨菪子、山烟、牙痛子)

来　源： 茄科植物莨菪 *Hyoscyamus niger* L.的干燥成熟种子。

识别要点： 全株被有粘性腺毛和柔毛。基生叶大，丛生，成莲座状，茎生叶互生，近花序的叶常交叉互生，呈2列状，叶片长圆形，边缘羽状深裂或浅裂。花单生于叶腋，常于茎端密集，花萼管状钟形，花冠漏斗状，黄绿色，具紫色脉纹。蒴果卵球形，盖裂，藏于宿萼内。

性味归经： 苦、辛，温；有大毒。归心、胃、肝经。

功能主治： 解痉止痛，安神定喘。用于胃痉挛疼痛，喘咳，癫狂。

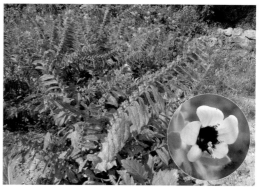

狭叶薰衣草 （爱情草、薰衣草、羽叶薰衣草）

来　　源：唇形科植物狭叶薰衣草*Lavandula angustifolia* Mill.的全草提取的精油。原产地中海一带。我国有栽培，主要在新疆地区。

识别要点：全株有香气。茎直立，被星状绒毛。叶片干时灰白色。轮伞花序在枝顶聚集成穗状，花冠筒直伸，喉部内被腺状毛。

性味归经：辛，凉。归心、肺、胃经。

功能主治：清热解毒，祛风止痒。用于头痛头晕，忧郁，失眠，口舌生疮，咽喉肿痛，水火烫伤，风疹，疥癣。

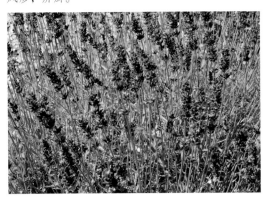

迷迭香 （海洋之露、海露）

来　　源：唇形科植物迷迭香*Rosmarinus officinalis* L.的叶、花，茎。生于排水良好的土壤。原产地中海。我国有栽培。

识别要点：全株有清香气。幼枝四棱形，密被白色星状细绒毛。叶线形，丛生于枝上，几无柄。花冠蓝紫色，二唇形。

性味归经：辛，温。归心、脾经。

功能主治：发汗，健脾，安神，止痛。用于各种头痛，防止早期脱发。

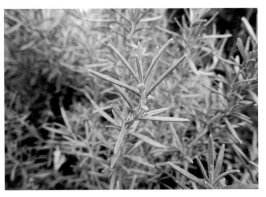

假叶树 （百劳金雀花、瓜子松）

来　　源：假叶树科植物假叶树*Ruscus aculeatus* L.原产南欧和北非，西欧和地中海沿岸地区。现中国广东、广西等地有引种。

识别要点：茎多分枝，有纵棱，深绿色。叶状枝卵形似叶，先端渐尖而成针刺。花白色，1～2朵生于叶状枝上面中脉的下部。浆果红色，直径约1厘米。

性味归经：未知

功能主治：假叶树植株提取物可刺激血管内皮生长因子（VEGF）的产生，用于治疗毛发病症，特别是簇状脱发和男性脱发。此外，提取物也可与其它外用药物合用诱导VEGF的产生防止皮肤衰老。

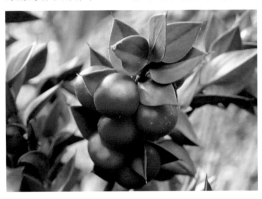

水仙花 （金盏银台、天蒜）

来　　源：石蒜科植物水仙*Narcissus tazetta* L. var. *chinensis* Roem.的花。分布于江苏、浙江、福建、广东、四川、贵州等地。栽培于花园中或盆栽。

识别要点：鳞茎卵球形。叶宽线形，粉绿色。花茎几与叶等长，花被裂片白色，顶端具短尖头，芳香，副花冠浅杯状，淡黄色，不皱缩。

性味归经：辛，凉。归心、肝、肺经。

功能主治：清心悦神，理气调经，解毒辟秽。用于神疲头昏，月经不调，痢疾，疮肿。

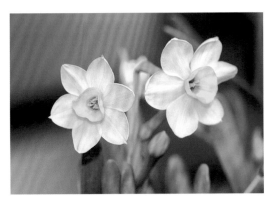

十五、平肝息风药

苏铁果 （千年果、万岁果、无漏果）

来　　源： 苏铁科植物苏铁 *Cycas revoluta* Thunb. 的干燥种子。福建、台湾、广东、广西、江西、云南、贵州、四川等地均有栽培。

识别要点： 羽状叶顶生，羽片条形，厚革质，边缘下卷。雌雄花异株，雄球花圆柱形，雌球花扁球形，大孢子叶密被灰黄色绒毛。种子大，红色。

性味归经： 苦、涩，平。有毒。归肺、肝、大肠经。

功能主治： 平抑肝阳，镇咳祛痰，收敛固涩。用于肝阳上亢，头痛眩晕，黄疸，咳嗽痰多，痢疾，遗精，白带，跌打损伤。

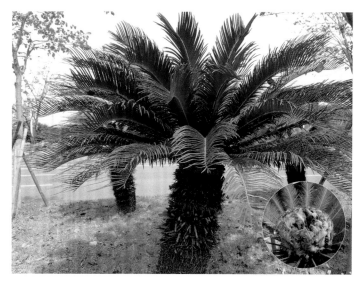

睡莲 （黄睡莲、水莲花、子午莲）

来　　源： 睡莲科植物睡莲 *Nymphaea meticana* Zucc. 的干燥花。生于池沼中。原产墨西哥。我国广泛分布。

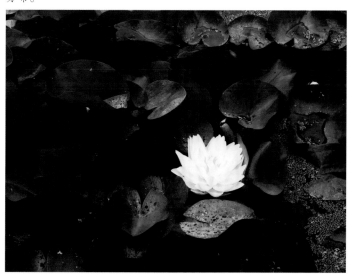

识别要点： 叶表面浓绿，背面暗紫色。花单生，浮于或挺出水面，花瓣白色、蓝色、黄色或粉红色，成多轮。浆果海绵质，在水面下成熟。

性味归经： 甘、苦，平。归肝、脾经。

功能主治： 消暑，解酒，定惊。用于中暑，醉酒烦渴，小儿惊风。

红草（锦绣苋、红绿草）

来　源：苋科植物红草*Alternanthera bettzickiana*（Reget）G. Nicholson的全草。原产巴西。我国华南各地公园、花圃有栽培。

识别要点：茎直立或基部匍匐，多分枝，上部四棱形。叶片矩圆形，匙形，顶端急尖或圆钝，有凸尖，边缘皱波状，绿色或红色，或部分绿色杂以红色或黄色斑纹。

功能主治：苦，凉。归肝、脾经。

功能主治：清肝明目，凉血止血。用于目赤肿痛，便血，痢疾。

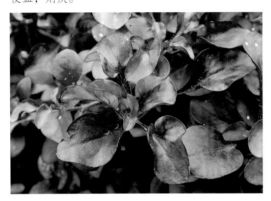

岗稔（山稔、当梨）

来　源：桃金娘科植物桃金娘*Rhodomyrtus tomentosa*（Ait.）Hassk.的干燥根。生于丘陵坡地。分布于台湾、福建、广东、广西、云南等地。

识别要点：幼枝密被短柔毛。叶革质，顶端钝或微凹，下表面密被灰白色短柔毛。花紫红色或粉红色。果实卵球形，顶端有宿萼，暗紫色。

性味归经：微涩，平。归肝、肾经。

功能主治：舒筋通络，止痛。用于肝气郁滞之胸胁疼痛，风湿骨痛，腰肌劳损。

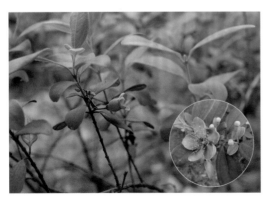

澳州坚果（夏威夷果、昆士兰栗）

来　源：山龙眼科植物澳洲坚果*Macadamia ternifolia* F. Muell的果仁。原产太洋洲。广东、云南有栽培。

识别要点：叶革质，通常3枚轮生或近对生，长圆形至倒披针形，顶端急尖至圆钝，有时微凹，基部渐狭，成龄树的叶近全缘。总状花序，腋生或近顶生，花淡黄色或白色。果球形，顶端具短尖，种皮骨质，光滑。

性味归经：甘，平。归肝、心，大肠经。

功能主治：化浊降脂，健脑益智，润肠通便。用于高脂血症，头痛眩晕，消渴，肠燥便秘。

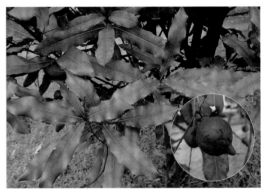

洋蒲桃（南洋蒲桃、大蒲桃、莲雾）

来　源：桃金娘科植物洋蒲桃*Syzygium samarangense*（Blume）Merr et Perry的果实。原产马来半岛和印度尼西亚。我国有引种栽培。

识别要点：单叶对生，革质，表面浓绿色或蓝绿色，具透明的油点，揉碎后有香气，幼叶为紫红色。聚伞花序有小花3～10朵，白色。肉质浆果梨形或钟形，成串聚生，果顶较宽，中心凹陷，果实有乳白、淡绿、粉红、鲜红和暗紫红色，果皮有光泽，被蜡质。

性味归经：甘，微酸，平。归肺、胃、大肠经。

功能主治：润肺止咳，益胃生津，清热利尿。用于肺燥咳嗽，热病烦渴，消渴，脘腹胀满，呃逆不止，腹痛泄泻，痔疮出血，小便不利。

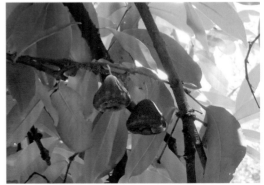

龙牙花（象牙红、珊瑚树、珊瑚刺桐）

来　　源：蝶形花科龙牙花 *Erythrina corallodendron* L.的树皮。原产于美洲热带。广东、海南、香港、广西、云南有栽培。

识别要点：树干及枝条疏生粗壮的黑色瘤状皮刺。叶为三出羽状复叶，叶柄无毛，淡红色，有时中脉疏生倒钩状小皮刺，小叶基部有一对腺体。花深红色，具短梗，与花序轴成直角或稍下弯。

性味归经：辛，温。归肝、肺经。

功能主治：疏肝行气，止痛。用于胸胁胀痛，乳房胀痛，痛经，经闭。

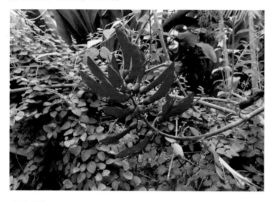

佛手花（佛柑花）

来　　源：芸香科植物佛手 *Curus medica* L. var. *sarcodaetylis*（Noot.）Swingle 的花朵和花蕾。栽培于广东、广西、福建、云南、四川、浙江、安徽等地。

识别要点：茎叶基有硬锐刺。单叶互生，有透明油点。花冠5枚，白色微带紫晕。果大型，顶端分裂如拳或张开如手指状，成熟时橙黄色。

性味归经：辛，微苦，微温。归肝、胃经。

功能主治：疏肝理气，和胃快膈。用于肝胃气痛，食欲不振。

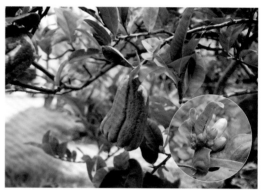

芹菜（旱芹、药芹菜、香芹）

来　　源：伞形科植物芹菜 *Apium graveolens* L.的干燥全株。我国南北各地均有栽培。

识别要点：全株有特异气味。叶片近圆形，有V字缺口。双悬果黄褐色，中棱和背棱显著，果顶有分叉花柱。

性味归经：甘、辛、微苦，凉。归肝、胃、肺经。

功能主治：清热平肝，凉血止血，祛风利湿。用于肝阳上亢，头痛眩晕，风热头痛，咳嗽，黄疸，小便淋痛，尿血，崩漏，带下，疮疡肿毒。

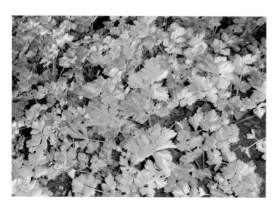

芹菜子（旱芹、野芹、药芹）

来　　源：伞形科植物芹菜 *Apium graveolens* L.的干燥成熟果实。我国南北各地均有栽培。

识别要点：茎细长，匍匐于地面。伞形花序有花18～26朵，花白色。果为双悬果，扁圆形，黄褐色，背部有棱，花柱2枚宿存。

性味归经：辛，苦，凉。归肝、脾经。

功能主治：清肝息风，祛风利湿。用于眩晕头痛，面红目赤，皮肤湿疹，疮肿。

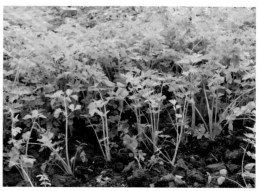

素馨花（素馨针、鸡爪花、野悉蜜）

来　　源：木犀科植物素馨花 *Jasminum grandiflorum* L. 的干燥花蕾或开放的花。生于海拔1800米的石灰岩山地。分布于云南、四川、西藏。世界各地广泛栽培，广东及福建也有栽培。

识别要点：攀援灌木，小枝圆柱形，具棱或沟。叶对生，羽状深裂或具5～9小叶，叶轴常具窄翼，叶先端急尖、渐尖、钝或圆。聚伞花序顶生或腋生，有花2～9朵，花芳香，花冠白色，高脚碟状，裂片多为5枚。果未见。

性味归经：微苦，平。归肝经。

功能主治：疏肝解郁。用于肝气郁滞，胸脘胁肋疼痛。

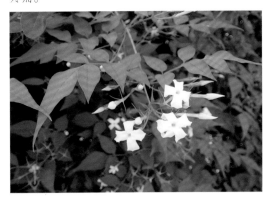

长春花（雁来红、日日新、四时春）

来　　源：夹竹桃科植物长春花 *Catharanthus roseus*（L.）G. Don 的干燥全株。生于林边，路旁草丛中。原产于非洲。我国中南及华东各地有栽培。

识别要点：枝条绿色或红褐色。叶对生，叶面黄绿，中脉白色，基部渐狭成叶柄。花冠高脚碟状，左旋，紫红色或粉红色。

性味归经：苦，寒；有毒。归肝、肾经。

功能主治：解毒抗癌，清热平肝。用于多种癌肿，肝阳上亢，头痛眩晕，痈肿疮毒，水火烫伤。

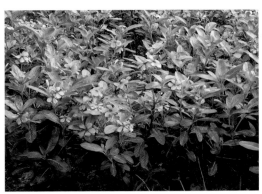

印度萝芙木（印度蛇根木）

来　　源：夹竹桃科植物蛇根木 *Rauvolfia serpentine*（L.）Benth. ex Kurz 的根。生于林边、丘陵地带的林中或溪边较潮湿的灌木丛。原产印度。我国云南、广西、广东有栽培。

识别要点：灌木具乳汁。叶集生于枝的上部，常3～4叶轮生。高脚碟状花冠白色，裂片5枚，向左覆盖。核果紫黑色。

性味归经：苦，凉。归肝经。

功能主治：平抑肝阳。用于肝阳上亢，头痛眩晕。

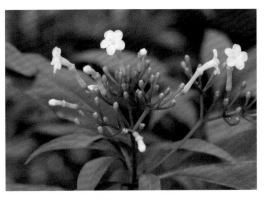

夜香兰（夜兰香、夜香花）

来　　源：萝藦科植物夜来香 *Telosma cordatum*（Burm.f.）Merr. 的干燥花。生于山坡灌木丛。分布于我国华南地区，亚洲热带地区及欧洲、美洲亦有种植。

识别要点：单叶薄膜质，丛生小腺体3～5个集生于叶柄顶端。伞形状聚伞花序腋生，花多达30朵，气味芳香，夜间更盛，花冠黄绿色，高脚碟状。

性味归经：甘，凉。归肝、心经。

功能主治：清肝明目，去翳，拔毒生肌。用于目赤肿痛，翳膜遮睛，痈疮溃烂。

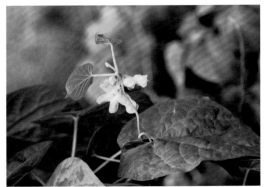

钩藤（吊风藤、台湾风藤）

来　　源：茜草科植物毛钩藤 *Uncaria hirsuta* Havil. 的干燥带钩茎枝。生于山谷疏林或灌丛。分布于广东、广西、云南等地。

识别要点：嫩枝方柱形，无毛，钩状的变态枝成对或单生于叶腋。叶纸质。头状花序顶生及腋生，总花梗具一节，花冠黄色，管状。蒴果被短柔毛。

性味归经：甘，凉。归肝、心包经。

功能主治：息风定惊，清热平肝。用于肝风内动，惊痫抽搐，高热惊厥，感冒夹惊，小儿惊啼，妊娠子痫，头痛眩晕。

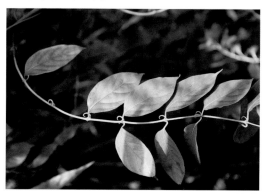

龙船花（山丹、五月花、红樱花）

来　　源：茜草科植物龙船花 *Lxora chinensis* Lam. 的花。野生或栽培，分布于广东、广西、台湾、福建等地。

识别要点：全株无毛。叶对生，托叶基部合生成鞘状。花序顶生，多花，花冠红色，顶部4裂，裂片扩展或外反。果近球形，红黑色。

性味归经：甘、淡，凉。归肝经。

功能主治：清热凉血，散瘀止痛。用于肝阳上亢，头痛眩晕，月经不调，闭经，跌打损伤，疮疡疖肿。

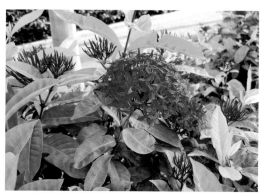

黄花龙船花

来　　源：茜草科植物黄花龙船花 *Ixora coccinea* L. var. *luter* (Hutch.)Corner 的全株。原产斯里兰卡和印度。我国广东、海南有引种，多栽培在庭园，供药用和观赏。

识别要点：灌木全株无毛，小枝有光泽。叶对生或4枚轮生，中脉在下面凸起。多花聚集在短总花梗上，花冠黄色，裂片4枚，顶端钝或圆形。

性味归经：甘，凉。归肝、胃、肾经。

功能主治：清热凉血，消肿止痛，续筋接骨。用于咯血，胃痛，疮疡，跌打损伤，风湿痹痛，月经不调，闭经，肝阳上亢，头痛眩晕。

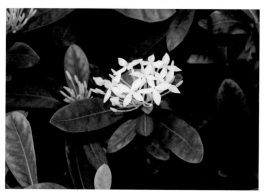

万寿菊（金菊、臭芙蓉、金鸡菊）

来　　源：菊科植物万寿菊 *Tagetes erecta* L. 的花序。我国各地有栽培。

识别要点：叶羽状分裂，裂片长椭圆形或披针形，上部叶裂片的齿端有长细芒。头状花序单生，舌状花和管状花均为黄色。

性味归经：苦、微辛，凉。

功能主治：苦，凉。归肺、肝经。

功能主治：清热解毒，止咳。用于风热感冒，咳嗽，百日咳，痢疾，痄腮，乳痈，疖肿，牙痛，口疮，目赤肿痛。

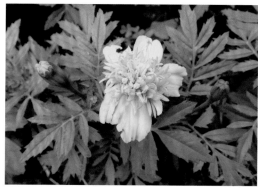

向日葵 (葵花、向阳花、葵花子)

来　　源：菊科植物向日葵 *Helianthus annuus* L. 的花盘。原产北美洲。我国广泛栽培。

识别要点：茎圆形多棱角，被白色粗硬毛。头状花序单生于茎顶或枝端，总苞片多层，覆瓦状排列，花序边缘生黄色舌状花，中部管状花棕色或紫色。

性味归经：甘，寒。归肝经。

功能主治：养肝补肾，降压，止痛。用于高血压病，头痛目眩，肾虚耳鸣，牙痛，胃脘疼痛，痛经。

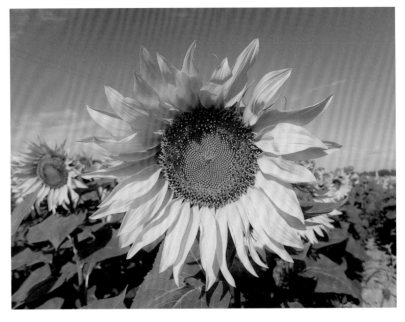

葱莲 (玉帘、肝风草、白菖蒲莲)

来　　源：石蒜科植物葱莲 *Zephyranthes candida* (Lindl.) Herb. 的干燥全草。原产中南美，我国南北各省庭园有引种栽培。

识别要点：鳞茎卵形，具有明显的颈部。叶线形，叶面有槽。花单生，总苞佛焰苞状，花白色，外面常染淡红色晕，花被片6枚，漏斗状。

性味归经：甘、平。归肝经。

功能主治：平肝息风。用于小儿惊风，癫痫，破伤风。

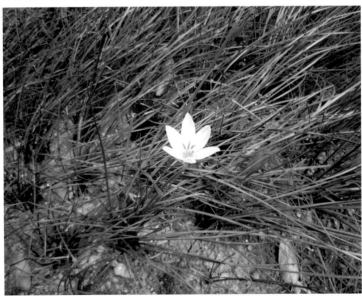

十六、开窍药

天然冰片/右旋龙脑

来　　源：樟科植物樟 *Cinnamomum camphora* (L.) Presl 的新鲜枝、叶经提取加工制成的结晶。生于山坡或沟谷。分布于我国南方及西南各地。

识别要点：枝叶及木材均有樟脑气味。叶具离基三出脉，脉腋腺窝明显。黄绿白或带黄色。果卵球形，果托杯状。

性味归经：辛、苦，凉。归心、脾、肺经。

功能主治：开窍醒神，清热止痛。用于热病神昏、惊厥，中风痰厥，气郁暴厥，中恶昏迷，胸痹心痛，目赤，口疮，咽喉肿痛，耳道流脓。

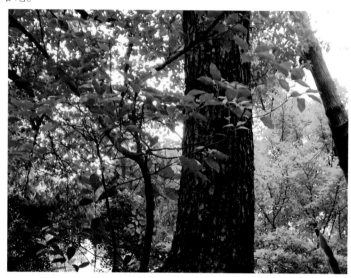

伽楠香（奇南香、沉香、土沉香）

来　　源：瑞香科植物白木香 *Aquilaria sinensis* (Lour.) Gilg. 近根部含有多量树脂的木材。生于低海拔山地、丘陵及路边阳处疏林。分布于广东、海南等地。

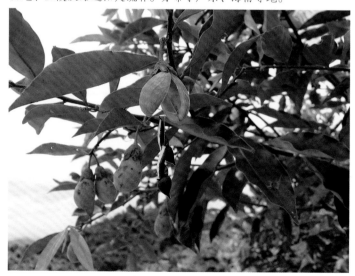

识别要点：常绿乔木。单叶互生，无毛。伞形花序，花黄绿色。蒴果卵形，成熟时2瓣裂，种子基部具长附属体。

性味归经：辛、苦，微温。归脾、胃、肾经，

功能主治：行气止痛，温中止呕，纳气平喘。用于胸腹胀闷疼痛，胃寒呕吐呃逆，肾虚气逆喘急。

蓖麻根 (红骨蓖麻根、草麻)

来　　源：大戟科植物蓖麻 *Ricinus communis* L.的干燥根。生于低海拔的村旁疏林，河岸和荒地。原产非洲，现全国各地有栽培。

识别要点：单叶互生，叶片盾状圆形，掌状裂缺达中部，叶柄顶端具2枚盘状腺体。蒴果卵球形，果皮近软刺，种子有种阜，种皮有花斑。

性味归经：辛，平。归肝、心经。

功能主治：祛风止痉，活血消肿。用于破伤风，癫痫，风湿痹痛，脑卒中。偏瘫，跌打损伤，疮痈肿毒，瘰疬，脱肛，子宫脱垂。

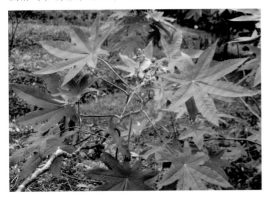

安息香 (安息香、安西香、越南安息香)

来　　源：安息香科植物白花树 *Styrax tonkinensis* (Pierre) Craib ex Hart 的干燥树脂。生于山坡、山谷、疏林。分布于云南、广西、广东等地。

识别要点：嫩枝被棕褐色星状毛。叶下表面密被灰色星状绒毛。花序腋生或顶生，被毡毛，花冠白色。核果扁球形，种子密被小瘤状突起和星状毛。

性味归经：辛、苦，平。归心、脾经。

功能主治：开窍醒神，行气活血，止痛。用于中风痰厥，气郁暴厥，中恶昏迷，心腹疼痛，产后血晕，小儿惊风。

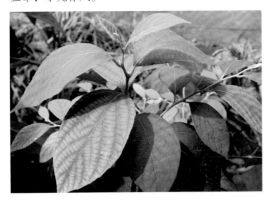

大皂角 (皂角、大皂荚、柄子)

来　　源：苏木科植物皂荚 *Gleditsia sinensis* Lam. 的干燥成熟果实。生于山坡、林丛。我国大部分地方均有栽培。

识别要点：树干及枝有粗壮刺，红褐色。偶数羽状复叶，叶柄基部常肿胀。花瓣4枚，黄白色。荚果表面棕褐色或红褐色，被白色蜡质粉霜。

性味归经：辛、咸，温；有小毒。归肺、大肠经。

功能主治：祛痰开窍，散结消肿。用于中风口噤，昏迷不醒，癫痫痰盛，关窍不通，喉痹痰阻，顽痰喘咳，咳痰不爽，大便燥结；外治痈肿。

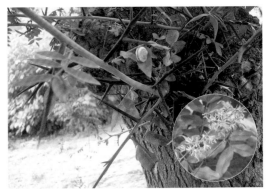

艾片/左旋龙脑

来　　源：菊科植物艾纳香 *Blumea balsamifera* (L.)DC.的新鲜叶经提取加工制成的结晶。生于林缘下、河床谷地或草地。分布于云南、贵州、广西、广东、福建、台湾等地。

识别要点：全株密被黄白色绒毛。叶柄两侧具1～5对狭线形附属物。头状花序较小。瘦果有10棱，顶端有淡白色冠毛1轮。

性味归经：辛、苦，微寒。归心、脾、肺经。

功能主治：开窍醒神，清热止痛。用于热病神昏、痉厥，中风痰厥，气郁暴厥，中恶昏迷，目赤、口疮，咽喉肿痛，耳道流脓。

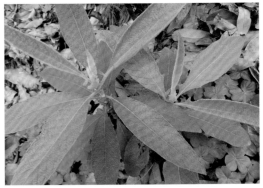

水菖蒲 <small>(白菖、泥菖蒲、大叶菖蒲)</small>

来　　源：天南星科植物水菖蒲 *Acorus calamus* L. 的干燥根茎。生于水边、沼泽湿地。全国各地均产。

识别要点：根茎具分枝，芳香，肉质。叶草质，基部宽、对褶，中部以上渐狭，中肋在两面均明显隆起。肉穗花序斜向上或直立。浆果长圆形，红色。

性味归经：苦、辛，温。归心、肝、胃经。

功能主治：开窍化痰，除湿健胃，杀虫止痒。用于痰厥昏迷，中风，癫痫，惊悸健忘，耳鸣耳聋，食积腹痛，痢疾泄泻，风湿痹痛，湿疹，疥疮。

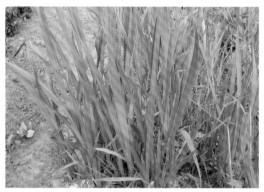

金钱蒲 <small>(九节菖蒲、随手香、钱蒲)</small>

来　　源：天南星科植物金钱蒲 *Acorus gramineus* Soland. 的干燥根茎。生于水旁湿地或溪石上。分布于浙江、江西、湖北、湖南、广东等地。

识别要点：根茎横走或斜伸，气芳香。叶无中肋，叶缘及叶心有金黄色线条，手触摸后香气久留不散。肉穗花序，花黄绿色。浆果红色。

性味归经：辛、苦，温。归心、胃经。

功能主治：开窍豁痰，醒神益智，化湿开胃。用于神昏癫痫，健忘失眠，耳鸣耳聋，脘痞不饥，噤口下痢。

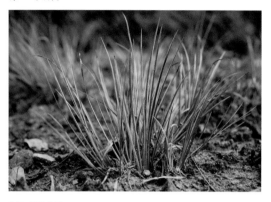

石菖蒲 <small>(水剑草、九节菖蒲、石蜈蚣)</small>

来　　源：天南星科植物石菖蒲 *Acorus tatarinowii* Schott 的干燥根茎。常见于密林，生长于湿地或溪旁石上。分布于我国黄河以南各地。

识别要点：全株芳香。根茎分枝甚密，节密集。叶基生，剑状条形，基部对折，顶端渐狭，无中肋。肉穗花序黄绿色，无柄。浆果倒卵形。

性味归经：辛、苦，温。归心、胃经。

功能主治：开窍豁痰，醒神益智，化湿开胃。用于神昏癫痫，健忘失眠，耳鸣耳聋，脘痞不饥，噤口下痢。

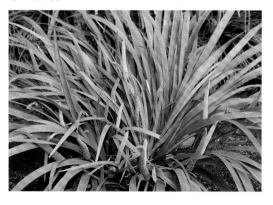

钱菖蒲 <small>(细根菖蒲、石菖蒲、随手香)</small>

来　　源：天南星科植物钱菖蒲 *Acorus gramineus* Soland var. *pusillus* (Sieb.) Engl. 的干燥根茎。生于林下石缝、潮湿地。现各地都有栽培。产云南、西藏。

识别要点：根茎纤细，气芳香。叶线形，草质，中肋在两面均明显隆起，绿色，手触之香气长时不散。肉穗花序斜上或近直立，花黄绿色。浆果长圆形，红色。

性味归经：辛、苦，温。归心、胃经。

功能主治：化湿开胃，开窍豁痰，醒神益智。用于脘痞不饥，噤口下痢，神昏癫痫，健忘耳聋。理气，活血，散风，去湿。治癫痫，痰厥，热病神昏，健忘，气闭耳聋，心胸烦闷，胃痛，腹痛，风寒湿痹，痈疽肿毒，跌打损伤。

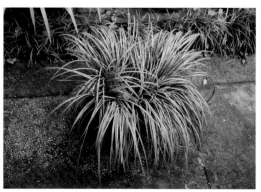

十七、补虚药

骨碎补 (软碎补、猴姜、毛姜)

来　　源：水龙骨科植物槲蕨 *Drynaria fortunei* (Kunze) J. Sm. 的干燥根茎。附生于树干或岩石上。分布于浙江、福建、台湾等地。

识别要点：根状茎肥厚多肉，密被鳞片。叶二型，营养叶无柄，黄棕色，常干膜质，斜贴于根茎上；孢子叶羽状深裂，叶柄具狭翅。孢子囊群圆形。

性味归经：苦，温。归肝、肾经。

功能主治：疗伤止痛，补肾强骨；外用消风祛斑。用于跌扑闪挫，筋骨折伤，肾虚腰痛，筋骨痿软，耳鸣耳聋，牙齿松动；外治斑秃，白癜风。

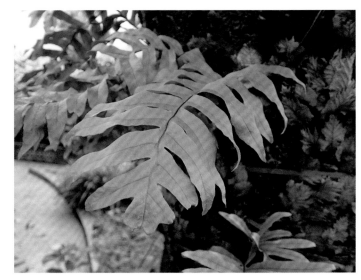

华南骨碎补 (大叶骨碎补、硬骨碎补、小骨碎补)

来　　源：水龙骨科植物华南骨碎补 *Davallia formosana* Hayata 的干燥根茎。分布于广东、云南等地。

识别要点：叶柄暗红褐色，叶片五角状三角形，四回羽裂，羽片彼此密接，基部羽片最大。孢子囊群着生于裂片上近叶缘处。

性味归经：苦，温。归肝、肾经。

功能主治：活血化瘀，补肾壮骨，祛风止痛。用于跌打损伤，肾虚腰痛，风湿骨痛。

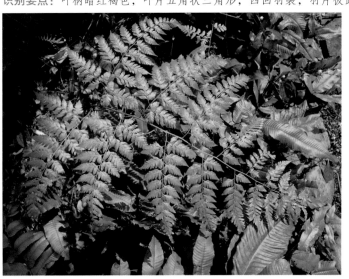

崖姜蕨（骨碎补、穿石剑）

来　　源：水龙骨科植物崖姜蕨 *Pseudodrynaria coronans*（Wall. ex Mett.）Ching 的干燥根茎。分布广东、云南等地。

识别要点：叶簇生，硬革质，叶脉两面明显。孢子囊群生于靠近侧脉的网眼上边和内藏小脉的交叉点上，近圆形，成熟时呈断线状，无盖。

性味归经：苦，温。归肝、肾经。

功能主治：疗伤止痛，补肾强骨；外用消风祛斑。用于跌扑闪挫，筋骨折伤，肾虚腰痛，筋骨痿软，耳鸣耳聋，牙齿松动；外治斑秃，白癜风。

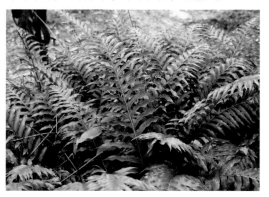

罗汉松果（罗汉松、罗汉松实、土杉）

来　　源：罗汉松科植物罗汉松 *Podocarpus macrophyllus*（Thunb.）D. Don 的果。分布于江苏，浙江，福建，安徽，江西，湖南，四川，云南，贵州，广西，广东等地。

识别要点：叶螺旋状散生，中脉明显。雌雄异株，雄球花穗状，常多个簇生，雌球花单生腋生。种子核果状，全包于肉质假种皮中，生于肉质种托上。

性味归经：甘，微温。归脾、胃经。

功能主治：温中补血，行气止痛。用于血虚面色萎黄，胃脘疼痛。

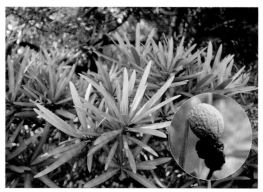

番荔枝（洋菠萝、佛头果、释迦果）

来　　源：番荔枝科植物番荔枝 *Annona squamosa* L. 的果实。原产热带美洲。我国海南、浙江、台湾、福建、广东、广西、云南等地均有栽培。

识别要点：叶薄纸质，两列，叶背灰绿色，幼时被茸毛，后变秃净。花黄绿色，下垂。聚合浆果圆球状或圆锥形，果实淡黄绿色，外被白色粉霜。

性味归经：甘，寒。甘，寒。归脾、胃经。

功能主治：补脾胃，清热解毒，杀虫。用于恶疮肿痛，肠寄生虫病。

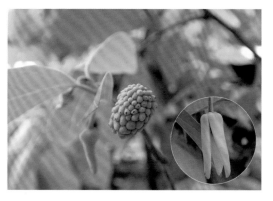

鳄梨（油梨、牛油果、樟梨、酪梨）

来　　源：樟科植物鳄梨 *Persea americana* Mill. 的果实。广东、海南、福建、广西、台湾、云南及四川等地都有少量栽培。

识别要点：树皮灰绿色，纵裂。革质叶互生。花淡黄绿色，花瓣两面密被黄褐色短柔毛。梨形果卵球形，黄绿色或红棕色，中果皮肉质，可食。

性味归经：甘，凉。归胃、大肠经。

功能主治：养阴生津，润肠通便。用于消渴，肠燥便秘。

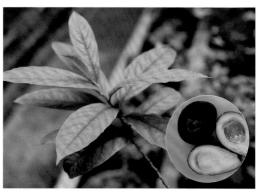

白芍（杭白芍、川白芍、亳芍）

来　源： 毛茛科植物芍药 *Paeonia lactiflora* Pall. 的干燥根。生于山坡、山谷的灌木丛或草丛中。分布于安徽，浙江，河南，山东，四川，贵州等地。

识别要点： 二回三出羽状复叶，叶端长而尖，全缘微波，叶缘密生白色骨质细齿，叶上表面深绿色，叶下表面粉绿色。花多着生于茎的顶端或近顶端叶腋处。花白色，花瓣5～13枚，倒卵形，雄蕊多数，心皮3～5枚，顶具喙。蓇葖果呈纺锤形、椭圆形。

性味归经：： 苦、酸，微寒。归肝、脾经。

功能主治： 养血调经，敛阴止汗，柔肝止痛，平抑肝阳。用于血虚萎黄，月经不调，自汗，盗汗，胁痛，腹痛，四肢挛痛，头痛眩晕。

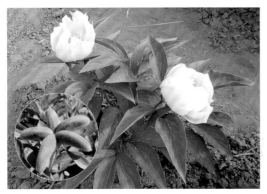

黄花倒水莲（倒吊黄花、土黄芪、黄花参）

来　源： 远志科植物黄花倒水莲 *Polygala fallax* Hemsl. 的干燥根。生于山谷、溪旁或湿润的灌木丛。分布于广东、福建、江西、云南等地。

识别要点： 枝密被长而平展的短柔毛。叶纸质柔软，全缘，叶两面均被短柔毛。总状花序顶生或腋生，顶端常弯垂，花瓣黄色。蒴果绿黄色。

性味归经： 甘、微苦，平。归肝、肾、脾经。

功能主治： 补益强壮，祛湿散瘀。用于产后或病后体虚，急、慢性肝炎，腰膝酸痛，月经不调，尿路感染，风湿骨痛，跌打损伤。

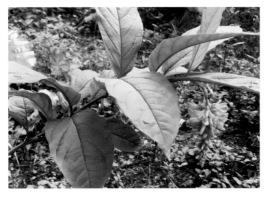

淫羊藿（仙灵脾、肺经草、三枝九叶草）

来　源： 小檗科植物箭叶淫羊藿 *Epimedium sagittatum*（Sieb. et Zucc.）Maxim. 的干燥茎叶。生于树林灌丛中。分布于四川、贵州、广西等地。

识别要点： 根出叶1～3枚，3出复叶，边缘有细刺毛，基部心形，侧生小叶基部不对称。小花多数组成圆锥花序，花瓣有短距。

性味归经： 辛、甘，温。归肝、肾经。

功能主治： 补肾阳，强筋骨，祛风湿。用于肾阳虚衰，阳痿遗精，筋骨痿软，风湿痹痛，麻木拘挛。

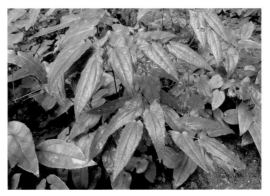

土人参（土参、飞来参、假人参）

来　源： 马齿苋科植物栌兰 *Talinum Paniculatum*（Jacq.）Gaertn. 的干燥根。原产热带美洲。我国长江以南各省区有栽培，或野生。

识别要点： 茎肉质。单叶具短柄或近无柄，叶片稍肉质，两面绿色而光滑。圆锥花序顶生或腋生，花小，花冠粉红色。蒴果近球形。

性味归经： 甘、淡，平。归脾、肺、肾经。

功能主治： 补气润肺，止咳，调经。用于气虚倦怠，食少，泄泻，肺痨咳血，眩晕，潮热，盗汗，自汗，月经不调，带下，产后乳汁不足。

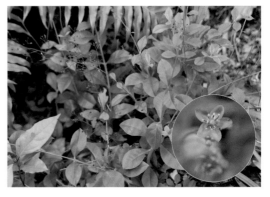

何首乌（生首乌）

来　源： 蓼科植物何首乌 *Polygonum multiflorum* Thunb. 的干燥块根。生于山谷灌丛、山坡林。分布于我国华东、华中、华南及贵州等地。

识别要点： 根末端有肥大的肉质块根，外表红褐色。叶具长柄，托叶鞘膜质，叶片两面均光滑无毛。花小密集，花被绿白色。瘦果具3棱。

性味归经： 苦、甘、涩、微温。归肝、心、肾经。

功能主治： 解毒，消痈，截疟，润肠通便。用于疮痈，瘰疬，风疹瘙痒，久疟体虚，肠燥便秘。

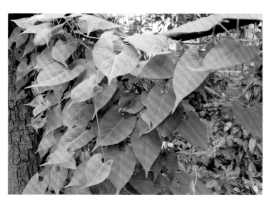

制何首乌

来　源： 蓼科植物何首乌 *Polygonum multiflorum* Thunb. 的炮制加工品。生于山谷灌丛、山坡林。分布于我国华东、华中、华南及贵州等地。

识别要点： 根末端有肥大的肉质块根，外表红褐色。叶具长柄，托叶鞘膜质，叶片两面均光滑无毛。花小密集，花被绿白色。瘦果具3棱。

性味归经： 苦、甘、涩、微温。归肝、心、肾经。

功能主治： 补肝肾，益精血，乌须发，强筋骨，化浊降脂。用于血虚萎黄，眩晕耳鸣，须发早白，腰膝酸软，肢体麻木，崩漏带下，高脂血症。

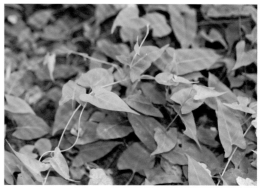

落葵薯（土三七、假田七、洋葵薯）

来　源： 落葵科植物藤三七 *Anredera cordifolia* (Tenore) Steen. 的嫩叶、根状茎及内质芽。江苏、浙江、福建、广东、四川、云南、等地有栽培。

识别要点： 缠绕藤茎光滑无毛，幼茎带红紫色，腋生大小不等的瘤块肉质珠芽。叶片稍肉质。花被片白色，5深裂。

性味归经： 微苦，温。归肝、肾经。

功能主治： 补肾强腰，散瘀消肿。用于腰膝痹痛，病后体弱，跌打损伤，骨折。

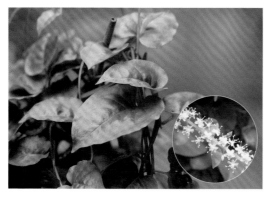

绞股蓝（七叶胆、五叶参、甘茶蔓）

来　源： 葫芦科植物绞股蓝 *Gynostemma pentaphyllum* (Thunb.) Makino 的干燥全草。生于山地灌木丛或林中。分布于广东、陕西、及我国长江以南各地。

识别要点： 茎细弱，有棱，茎卷须常2歧。叶膜质，叉指状复叶，小叶5～7片。花小，雌雄异株，花冠白色，轮状，5裂。浆果球形，熟时黑色。

性味归经： 甘、微苦，寒。归肺、脾、肾经。

功能主治： 益气健脾，化痰止咳，养心安神。用于病后虚弱，气虚阴伤，肺热痰稠，咳嗽气喘，心悸失眠等。

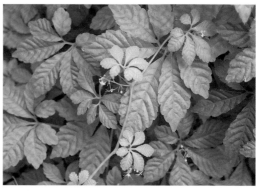

狗枣猕猴桃（狗枣子）

来　　源：猕猴桃科植物狗枣猕猴桃 *Actinidia kalomilcia*（Rupr. et Maxim.）Maxim. 的果实。生于山地林中或灌木中。分布于江西、湖北、四川、云南等地。

识别要点：小枝紫褐色，隔年枝褐色，有光泽。叶膜质或薄纸质，阔卵形，边缘有锯齿，两面近同色。花白色或粉红色，芳香。果实长圆柱形，卵形或球形，果皮洁净无毛，无斑点，成熟时淡桔红色，并有深色的纵纹。

性味归经：酸、甘、平。归脾经。

功能主治：滋养强壮。用于坏血病。

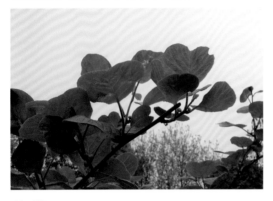

秋葵（胃豆、肾豆、黄蜀葵）

来　　源：锦葵科植物秋葵 *Abelmoschus esculentus*（L.）Moench 的果实。多为人工栽培。

识别要点：叶掌状5裂，两面均被有粗毛，叶背有白色透明小颗粒，叶柄长而中空。黄色花腋生，花瓣基部暗红色。蒴果细长，内含黏滑物质。

性味归经：甘、寒。归肾、脾、胃经。

功能主治：补肾，健脾益胃。用于肾虚阳痿，脾胃虚弱，胃脘疼痛，食欲不振，消渴，吐血。

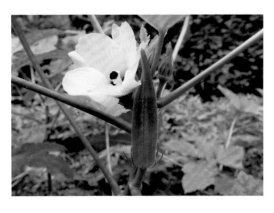

岗稔子（山稔、山稔子、豆稔干）

来　　源：桃金娘科植物桃金娘 *Rhodomyrtus tomentosa*（Ait.）Hassk. 的干燥成熟果实。生于丘陵坡地。分布于台湾、福建、广东、广西、云南、贵州、湖南等地。

识别要点：叶革质，对生。花常单生，萼管倒卵形，萼裂片5枚，宿存，花瓣倒卵形，紫红色，雄蕊红色。浆果卵状壶形，熟时紫黑色。

性味归经：甘、微涩，平。归心、肝、肾、大肠经。

功能主治：补血，收敛，止血。用于血虚证，吐血衄血，便血血崩，带下。大便秘结者禁用。

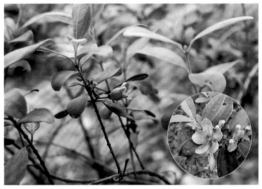

箭叶秋葵（五指山参、红花参、假芙蓉）

来　　源：锦葵科植物箭叶秋葵 *Abelmoschus sagittifolius*（Kurz.）Merr. 的根。生于稀疏松林或干燥瘠地。分布于广东、广西、贵州、云南等地。

识别要点：叶形多样，中部以上的叶掌状3～5深裂，上面疏被刺毛。花单生于叶腋，花红色或黄色。蒴果椭圆形，被刺毛，具短喙。

性味归经：甘、淡，平。归肺、肾、胃经。

功能主治：滋阴润肺，和胃。用于肺燥咳嗽，肺痨，胃痛，疝积，心悸失眠。

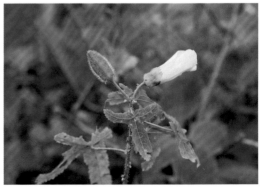

棉花子（阿拉伯棉、小棉、土黄芪）

来　　源：锦葵科植物陆地棉 *Gossypium hirsutum* L.的种子。原产中美。现全国普遍栽培。

识别要点：叶常3浅裂，叶脉被粗毛。花单生于叶腋，花萼杯状，先端裂片5枚，具缘毛。花白色渐变为淡红色。蒴果具喙，种子具白色长棉毛。

性味归经：甘、辛，温。归肾、脾经。

功能主治：温肾，通乳，活血止血。用于阳痿，腰膝冷痛，白带，遗尿，胃痛，乳汁不通，崩漏，便血，痔血。

棉花根（棉花）

来　　源：锦葵科植物陆地棉 *Gossypium hirsutum* L.的干燥根。原产中美。现全国普遍栽培。

识别要点：叶常3浅裂，叶脉被粗毛。花单生于叶腋，花萼杯状，先端裂片5枚，具缘毛。花白色渐变为淡红色。蒴果具喙，种子具白色长棉毛。

性味归经：甘，温。归肺、脾、肝经。

功能主治：止咳平喘，通经止痛。用于咳嗽，气喘，月经不调，崩漏。

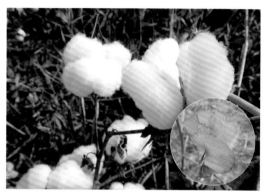

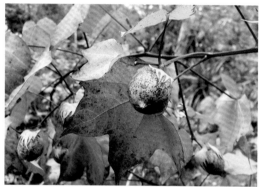

樱桃（荆桃、朱果、紫樱）

来　　源：蔷薇科植物樱桃 *Cerasus psendocerasus* (Lindl.) G. Don 的果实。生于山坡向阳处或沟边。全国各地常有栽培。分布于山东、安徽、江苏、浙江、江西等地。

识别要点：叶片卵形或长圆状卵形，先端渐尖，边缘有尖锐重锯齿，齿端有小腺体。伞房花序有花3～6朵，先叶开放，花白色。核果近球形，红色。

性味归经：甘，温。归脾、胃、肾经。

功能主治：补脾益肾。用于脾虚泄泻，肾虚遗精，腰腿疼痛，四肢不仁，瘫痪。

榼藤子（象豆、合子、眼镜豆）

来　　源：含羞草科植物榼藤子 *Entada phaseoloides* (L.) Merr. 的干燥成熟种子。常生于林中，攀缘于大树上。分布于广东、云南、广西等地。

识别要点：木质藤茎无刺。二回羽状复叶，顶生的1对羽片常为卷须。花瓣5片，荚果大而长，木质或革质，扁平而又弯曲，每节内仅有1枚种子。

性味归经：微苦，凉；有小毒。入肝、脾、胃、肾经。

功能主治：补气补血，健胃消食，除风止痛，强筋硬骨。用于水血不足，面色苍白，四肢无力，脘腹疼痛，纳呆食少；风湿肢体关节痿软疼痛，性冷淡。

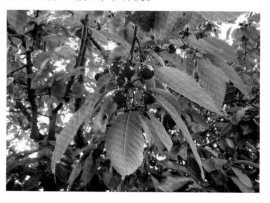

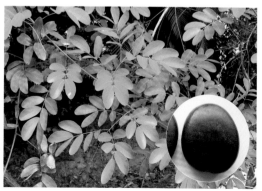

猪屎豆（野花生、猪屎青、土沙苑子）

来　　源： 蝶形花科植物猪屎豆 *Crotalaria mucronata* Desv. 的种子。生于河边、溪旁、荒野地。分布于福建、台湾、广东、广西、四川等省区。

识别要点： 呈灌木状。叶三出掌状复叶，小叶长圆形或椭圆形，先端钝圆或微凹，基部阔楔形，上面无毛。总状花序顶生，花冠黄色。英果长圆形。

性味归经： 甘、涩，凉。归肝、肾、心经。

功能主治： 补肝肾，明目，固精。用于头晕目眩，心悸，失眠，多梦，遗精，早泄，小便频数，遗尿，白带。

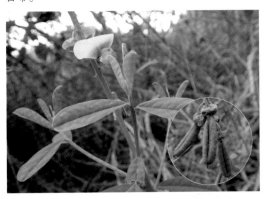

黑豆（乌豆、黑大豆、稆豆）

来　　源： 蝶形花科植物大豆 *Glycine max*（L.）Merr. 的干燥成熟黑色种子。原产地可能是我国。现我国各地均有栽培。

识别要点： 全株密生黄色长硬毛。三出复叶互生，小叶卵形或椭圆形。花腋生，蝶形花冠白色或紫色。英果先端有凸尖，种皮黑色，子叶黄色或绿色。

性味归经： 甘，平。归脾、肾经。

功能主治： 益精明目，养血祛风，利水，解毒。用于阴虚烦渴，头晕目昏，体虚多汗，肾虚腰痛，水肿尿少，痹痛拘挛，手足麻木，药食中毒。

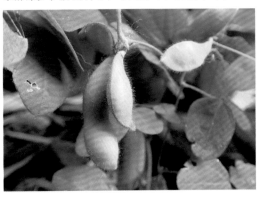

木豆（三叶豆、树豆、观音豆）

来　　源： 蝶形花科植物木豆 *Cajanus cajan*（L.）Millsp. 的种子。分布于云南、四川、江西、湖南、广西、广东、海南、浙江、福建、台湾、江苏等地。

识别要点： 全株大多被灰色短柔毛。羽状复叶具3枚纸质小叶。花冠黄色，旗瓣背面有紫褐色纵线纹。英果线状长圆形，种子间具明显凹槽。

性味归经： 辛、涩，平。归肝、脾经。

功能主治： 利湿消肿，散瘀止血。用于水肿，风湿痹痛，跌打损伤，衄血，便血，产后恶露不尽，疮疖肿毒。

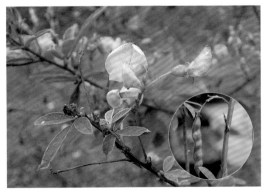

乌豆衣（黑豆衣、稆豆衣、黑大豆皮）

来　　源： 蝶形花科植物大豆 *Glycine max*（L.）Merr. 的成熟黑色种子的干燥种皮。原产地可能是我国，现全国各地均有栽培。世界各国和地区都有种植。

识别要点： 全株密生黄色长硬毛。三出复叶互生，小叶卵形或椭圆形。花腋生，蝶形花冠白色或紫色。英果先端有凸尖，种皮黑色，子叶黄色或绿色。

性味归经： 甘，平。入肝、肾经。

功能主治： 养血补肾。用于血虚头痛，眩晕，肾虚耳鸣，盗汗。

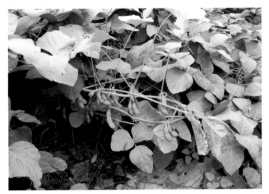

白扁豆 （白雪豆、白眉平、扁豆子）

来　源： 蝶形花科植物扁豆 *Dolichos lablab* L. 的干燥成熟种子。原产印度。我国各地广泛栽培。

识别要点： 草质藤茎光滑。羽状三出复叶，顶生小叶宽三角状。花数朵腋生，花冠蝶形，白色或紫红色。荚果扁平，种子白色或紫黑色，种阜呈半月形。

性味归经： 甘，微温。归脾、胃经。

功能主治： 健脾化湿，和中消暑。用于脾胃虚弱，食欲不振，大便溏泻，白带过多，暑湿吐泻，胸闷腹胀。

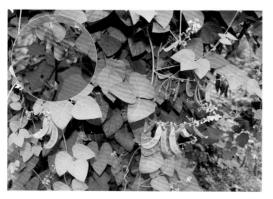

豇豆 （豆角、饭豆、长豆）

来　源： 蝶形花科植物豇豆 *Vigna sinensis*（L.）Endl 的种子。广植于世界温带和热带地我国各地区均有栽培。

识别要点： 草质茎无毛。羽状复叶具3小叶，托叶着生处下延成一短距，有线纹。2～6朵黄白色花聚生于花序顶端。圆柱形荚果下垂，有种子多粒。

性味归经： 甘、咸，平。归脾、肾经。

功能主治： 健脾利湿，补肾涩精。用于脾胃虚弱，泄泻，痢疾，吐逆，消渴，肾虚腰痛，遗精，白带，白浊，小便频数。

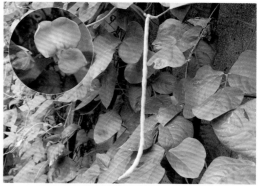

牛大力 （大力牛、扒山虎、血藤）

来　源： 蝶形花科植物美丽崖豆藤 *Millettia speciosa* Champ. 的干燥根。生于灌丛、疏林和旷野。分布于福建、广东、云南等地。

识别要点： 块根肥厚，外皮土黄色。单数羽状复叶，小叶硬纸质，边缘略反卷，下表面密被锈色茸毛。花冠白色，米黄色至淡红色。荚果顶端具喙。

性味归经： 甘，平。归肺、脾、肾经。

功能主治： 补虚润肺，强筋活络。用于病后虚弱，阴虚咳嗽，腰肌劳损，风湿痹痛，遗精，白带。

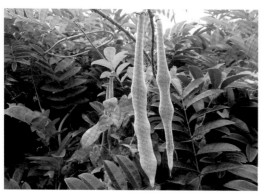

白花油麻藤 （血藤、血枫藤、禾雀花）

来　源： 蝶形花科植物白花油麻藤 *Mucuna birdwoodiana* Tutch. 的藤茎。生于路旁、溪边，常攀橡在乔木、灌木上。分布于江西、福建、广东等地。

识别要点： 老茎断面淡红褐色，有3～4偏心的同心圆圈，且有先为白色后变红色的汁液。羽状复叶具3小叶。花朵酷似飞鸟，花冠白色或绿白色。

性味归经： 苦、甘，平。归肝、脾、肾经。

功能主治： 补血行血，通经活络。用于血虚萎黄，月经不调，麻木瘫痪，腰腿酸痛。

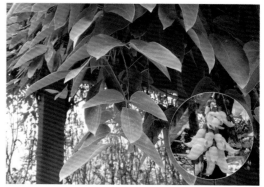

补骨脂（破故脂、破故纸、胡韭子）

来　源： 蝶形花科植物补骨脂*Psoralea corylifotia* L.的干燥成熟果实。分布江西，广西，河南，云南等地。

识别要点： 叶为单叶，两面有明显黑色腺点。花10～30朵组成密集的总状或小头状花序，花冠黄色或蓝色。卵形荚果黑色，表面具不规则网纹。

性味归经： 辛、苦，温。归肾、脾经。

功能主治： 温肾助阳，纳气平喘，温脾止泻；外用消风祛斑。用于肾阳不足，阳痿遗精，遗尿尿频，腰膝冷痛，肾虚作喘，五更泄泻；外用治白癜风，斑秃。

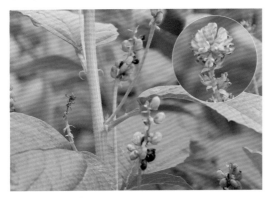

杜仲（丝棉皮、玉丝皮、扯丝皮）

来　源： 杜仲科植物杜仲*Eucommia ulmoides* Oliv.的干燥树皮。生于低山、谷地或低坡疏林。分布于陕西、甘肃、河南、湖北、四川、云南、贵州、湖南、浙江等地。

识别要点： 树皮粗糙，内含密集白色胶丝。薄革质叶上面暗绿色，叶脉网纹明显。翅果扁平，长椭圆形，基部楔形，中央稍突起。

性味归经： 甘，温。归肝、肾经。

功能主治： 补肝肾，强筋骨，安胎。用于肝肾不足，腰膝酸痛，筋骨无力，头晕目眩，妊娠漏血，胎动不安。

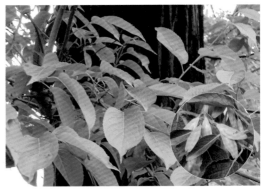

杜仲叶（棉树）

来　源： 杜仲科植物杜仲*Eucommia ulmoides* Oliv.的干燥树皮。生于低山、谷地或低坡疏林。分布于陕西、甘肃、河南、湖北、四川、云南、贵州、湖南、浙江等地。

识别要点： 树皮粗糙，内含密集白色胶丝。薄革质叶上面暗绿色，叶脉网纹明显。翅果扁平，长椭圆形，基部楔形，中央稍突起。

性味归经： 微辛，温。归肝、肾经。

功能主治： 补肝肾，强筋骨。用于肝肾不足，头晕目眩，腰膝酸痛，筋骨痿软。

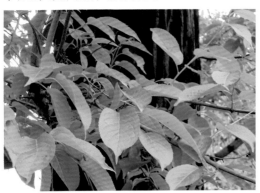

板栗（栗子、枫栗）

来　源： 壳斗科植物板栗*Castanea mollissima* Bl.的干燥种仁。适宜于山地向阳山坡及干燥的沙质土壤。广泛栽培于辽宁、河北及黄河流域和以南各省区。

识别要点： 单叶椭圆形或长椭圆形，长10～30厘米，宽4～10厘米，边缘有刺毛状齿。雌雄同林，雄花为直立柔荑花序，雌花单独或数朵生于总苞内。坚果包藏在密生尖刺的总苞内，总苞直径为5～11厘米，一个总苞内有坚果1～7枚。

性味归经： 甘、微咸，平。归脾、肾、胃。

功能主治： 益气健脾，补肾强筋，活血消肿，止血。用于脾肾虚寒腹泻。

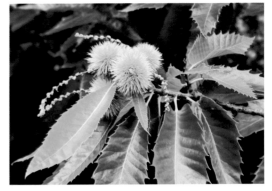

木菠萝 <small>（波罗蜜核中仁、树菠萝、波罗蜜）</small>

来　　源：桑科植物菠萝蜜 *Artocarpus heterophyllus* Lam.的种仁，果实，生于热带地区。我国广西、云南、广东有栽培。

识别要点：叶螺旋状排列，叶片表面有光泽。花极多数，雌雄异株。聚花果椭圆形，表面有六角形的瘤状凸起，内有黄色而肉质的花萼，芳香可口。

性味归经：甘，微酸，平。归脾、胃、肝经。

功能主治：益气，通乳。用于产后脾虚气弱，乳少或乳汁不通。果肉多鲜食，有生津除烦、解酒醒脾之效，可用于津伤烦渴，醉酒伤胃，食欲不振。

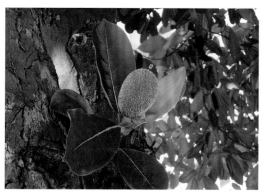

黄毛榕 <small>（毛果、老虎掌、老鸦风）</small>

来　　源：桑科植物黄毛榕 *Ficus esquiroliroliana* Levl.的根皮。分布于西藏、四川、贵州、云南、广西、广东、海南、台湾等地。

识别要点：茎皮具纵棱，幼枝中空，被褐黄色硬长毛。纸质叶互生，叶两面均被黄色绵毛，尤以中脉和侧脉稠密。圆锥状椭圆形榕果腋生。

性味归经：甘，平。归肺、脾、肝经。

功能主治：益气健脾，祛风除湿。用于气虚，阴挺，脱肛，便溏，水肿，风湿痹痛。

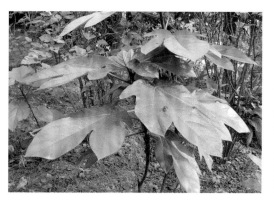

楮实子 <small>（构树果、纱纸树、桑白根）</small>

来　　源：桑科植物构树 *Broussonetia papyrifera* (L.)Vent.的干燥成熟果实。我国南北各地均有分布。

识别要点：茎和叶具乳汁。叶纸质，叶片不分裂或3～5深裂。花雌雄异株，雄花为腋生萊黄花序。球形聚花果肉质，橙红色。

性味归经：甘，寒。归肝、肾经。

功能主治：补肾清肝，明目，利尿。用于肝肾不足，腰膝酸软，虚劳骨蒸，头晕目昏，目生翳膜，水肿胀满。

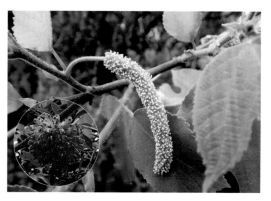

五指毛桃 <small>（五爪龙、五指牛奶、土北芪）</small>

来　　源：桑科植物粗叶榕 *Ficus hirta* Vahl的干燥根。常生于旷野、山地灌木丛或疏林。分布于广东及我国西南部至东南部各地。

识别要点：全株被锈色或黄色刚毛和贴状的硬毛。纸质叶型多变，常具3～5深裂或浅裂，隐头花序腋生或生于无叶老枝上，球形，顶端有脐状凸起。

性味归经：甘，微温。归肺、脾、胃、大肠、肝经。

功能主治：益气健脾，祛痰化湿，舒筋活络。用于肺虚痰喘，脾胃气虚，肢倦无力，食少腹胀，水肿，带下，风湿痹痛，腰腿痛。

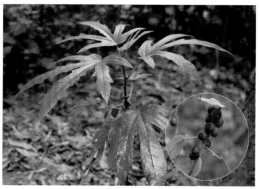

薜荔（凉粉果、木馒头、馒头郎、王不留行）

来　源：桑科植物薜荔 *Ficus pumila* L. 的果实。生于墙壁，岩石或树干上。分布于华东、华南和西南等省区。

识别要点：不育枝节上生不定根。叶两型，能育枝叶较大，革质，背面被黄褐色柔毛，下表面网脉凸起呈蜂窝状。榕果单生叶腋，黄绿色或微红。

性味归经：甘，平。归肾、胃、大肠经。

功能主治：补肾固精，利湿消肿，活血解毒，通经下乳。用于肾虚遗精，阳痿，小便淋浊，久痢，痔血，肠风下血，脱肛，闭经，疝气，乳汁不下，咽喉肿痛，痄腮，痈肿，疥癣。

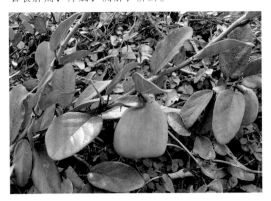

桑椹（黑桑椹、白桑椹、桑果）

来　源：桑科植物桑 *Morus alba* L. 的干燥果穗。生于丘陵山坡，村旁、田埂。分布于全国各地，多为人工栽培。

识别要点：树皮灰白色，根皮黄棕色或红黄色，纤维性强。单叶纸质，网脉在叶背面较明显。穗状葇荑花序腋生。卵圆形肉质聚花果成熟后暗紫色。

性味归经：甘、酸，寒。归心、肝、肾经。

功能主治：滋阴补血，生津润燥。用于肝肾阴虚，眩晕耳鸣，心悸失眠，须发早白，津伤口渴，内热消渴，肠燥便秘。

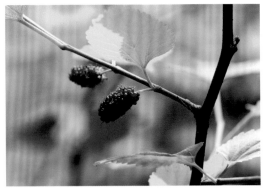

枸骨叶（六角茶、鸟不宿、功劳叶）

来　源：冬青科植物枸骨 *Ilex cornuta* Lindl. et Paxt. 的干燥叶。生于山坡、丘陵等灌丛。分布于江苏、浙江、江西、湖北、湖南等地。

识别要点：叶厚革质，叶片通常有针刺状锐尖2～5对，顶端尖刺状，基部截平或圆。果实鲜红色，球形，宿存柱头盘状，4裂。

性味归经：苦，凉。归肝、肾经。

功能主治：清热养阴，益肾，平肝。用于肺痨咯血，骨蒸潮热，头晕目眩。

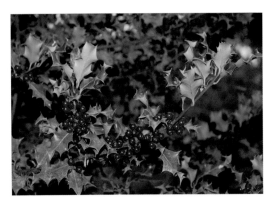

血风藤（青藤、青筋藤、铁牛入石）

来　源：鼠李科植物翼核果 *Ventilago leiocarpa* Benth. 的干燥茎。生于山涧沟边的疏林下或灌木丛中。主产于福建，台湾，广东等地。

识别要点：叶薄革质，具明显网脉。花小，簇生于叶腋，花盘厚，五边形。核果顶端钝圆，有小尖头，基部有宿存的萼筒。

性味归经：甘、苦，温。归肝、肾经。

功能主治：补气养血，祛风通络，强筋健骨。用于气血虚弱，风湿痹痛，腰膝酸软，筋骨痿弱，四肢麻木，跌打损伤，月经不调，血虚经闭。

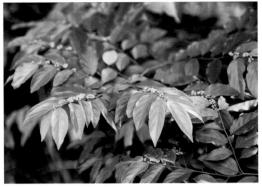

大枣 (红枣)

来　源： 鼠李科植物枣 *Ziziphus jujuba* Mill. 的干燥成熟果实。生于山区、丘陵、或平原。分布于吉林、辽宁、河北、山东、山西、陕西、河南、甘肃、江苏、江西、福建、广东、贵州等地。

识别要点： 新枝紫红色或灰褐色，呈之字形曲折，具2个托叶刺。叶纸质，基生三出脉。花黄绿色。核果红紫色，中果皮肉质，味甜，核两端锐尖。

性味归经： 甘，温。归脾、胃、心经。

功能主治： 补中益气，养血安神。用于脾虚食少，乏力便溏，妇人脏躁。

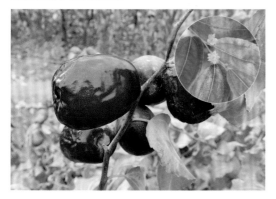

龙眼肉 (龙眼干、桂圆肉、圆肉)

来　源： 无患子科植物龙眼 *Dimocarpus longan* Lour. 的假种皮。生于疏林。我国西南部至东南部广泛栽培。

识别要点： 小枝散生苍白色皮孔。偶数羽状复叶4～5对，两侧常不对称，花序密被星状毛。核果外皮黄褐色，鲜假种皮白色肉质，种子茶褐色，光亮。

性味归经： 甘，温。归心、脾经。

功能主治： 补益心脾，养血安神。用于气血不足，心悸怔忡，健忘失眠，血虚萎黄。

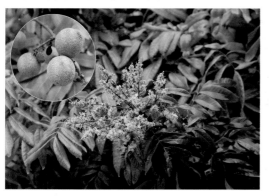

葡萄 (菩提子、草龙珠、葡萄秧)

来　源： 葡萄科植物葡萄 *Vitis vinifera* L. 的果实。原产亚洲西部。我国各地普遍栽培。

识别要点： 小枝上卷须二叉分枝，每隔二节间断与叶互生。叶显著3～5浅裂或中裂。多花密集排列成圆锥花序。果实球形或椭圆形，基部有短喙。

性味归经： 甘、酸，平。归肺、脾、肾经。

功能主治： 补气血，强筋骨，利小便。用于气血虚弱，肺虚咳嗽，烦渴，心悸，盗汗，风湿痹痛，淋证，水肿，痘疹不透。

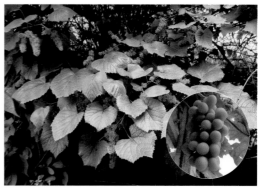

荔枝果肉 (靮荔、大荔、丹荔)

来　源： 无患子科植物荔枝 *Litchi chinensis* Sonn. 的假种皮(果肉)。生于荒地或路旁。我国多栽培。分布于福建、台湾、广东、海南、广西及云南东部。

识别要点： 偶数羽状复叶，互生，小叶2或3对，先端骤尖或尾状短渐尖，全缘，薄革质。圆锥花序顶生，多分枝。果实卵圆形至近球形，成熟时暗红色至鲜红色，种子全部被肉质假种皮包裹。

性味归经： 甘、酸，温。归脾、肝经。

功能主治： 养血健脾，行气消肿。用于病后体虚，津伤口渴，脾虚泄泻，呃逆，食少，瘰疬，疔肿，外伤出血。

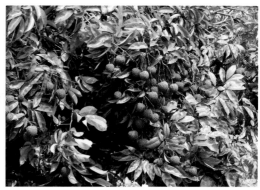

人心果（人参果、赤铁果、吴凤柿）

来　　源：山榄科植物人心果 *Manilkara zapota*（L.）van Royen 的成熟果实。原产热带美洲。现我国广东、广西、云南等地有栽培。

识别要点：叶互生，密聚于枝顶，薄革质。花冠白色，背部两侧具2枚等大的花瓣状附属物。浆果纺锤形，表皮褐色，果肉黄褐色，种子扁。

性味归经：甘、微酸，平。归肺、胃经。

功能主治：清热润肺，补血益气。用于胃脘疼痛，腹泻，肺热咳嗽。

酸藤果（入地龙子、信筒子）

来　　源：紫金牛科植物酸藤子 *Embelia laeta*（L.）Mez 的干燥成熟果实。生于山坡疏、密林缘或开阔草坡。分布于云南、广西、广东、台湾等地。

识别要点：厚纸质叶片两面无毛，无腺点，叶背面常被薄白粉，侧脉不明显。花瓣4枚，白色或带黄色，开花时强烈展开，浆果近球形。

性味归经：甘、酸，平。归脾、胃、肝经。

功能主治：补血，收敛止血。用于血虚证，齿龈出血。

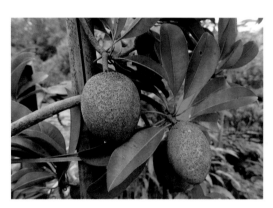

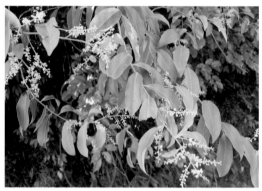

女贞子（女桢、女贞实、冬青子）

来　　源：木犀科植物女贞 *Ligustrum lucidum* Ait. 的干燥成熟果实。生于海拔2900米以下疏、密林中。朝鲜也有分布，印度、尼泊尔有栽培。产于长江以南至华南、西南各省区，向西北分布至陕西、甘肃。

识别要点：革质叶对生，下面密布细小透明腺点。花白色，芳香，密集排成圆锥花序。浆果状核果长圆形，略弯，蓝黑色。

性味归经：甘、苦，凉。归肝、肾经。

功能主治：滋补肝肾，明目乌发。用于肝肾阴虚，眩晕耳鸣，腰膝酸软，须发早白，目暗不明，内热消渴，骨蒸潮热。

黑芝麻（黑胡麻）

来　　源：脂麻科植物脂麻 *Sesamum indicum* L. 的干燥成熟种子。常栽培于夏季气温较高，气候干燥，排水良好沙土地区。除西藏外，我国广泛栽培。

识别要点：茎四棱形，表面具茸毛。叶对生，表面被白色柔毛。花冠唇形，白色或筒部带淡红色或紫色。蒴果四棱状长圆筒形，卵形种子多数，黑色。

性味归经：甘，平。归肝、肾、大肠经。

功能主治：补肝肾，益精血，润肠燥。用于精血亏虚，头晕眼花，耳鸣耳聋，须发早白，病后脱发，肠燥便秘。

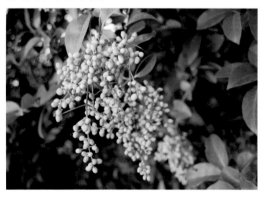

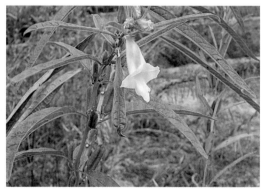

巴戟天 （巴戟、巴戟肉、鸡肠风）

来　　源：茜草科植物巴戟天 *Morinda officinalis* How 的干燥根。生于山地疏、密林和灌丛。分布于福建、广东、海南、广西等地。

识别要点：根肉质肥厚，圆柱形，不规则地间断膨大呈念珠状。薄革质叶对生，上表面深绿色，嫩时常带紫色。花冠白色，肉质。球形浆果红色。

性味归经：甘、辛，微温。归肾、肝经。

功能主治：补肾阳，强筋骨，祛风湿。用于阳痿遗精，宫冷不孕，月经不调，少腹冷痛，风湿痹痛，筋骨痿软。

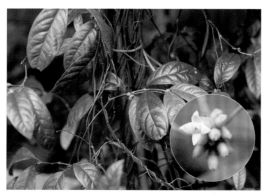

白术 （山蓟）

来　　源：菊科植物白术 *Atractylodes macrocephala* Koidz. 的干燥根茎。生于山坡草地及山坡林下。分布于江西、湖南、浙江、四川等地。

识别要点：根茎粗大呈拳状。叶片3深裂，下表面脉纹凸起明显，叶缘有刺状齿。花冠管状，下部淡黄色，上部稍膨大，紫色。

性味归经：苦、甘，温。归脾、胃经。

功能主治：健脾益气，燥湿利水，止汗，安胎。用于脾虚食少，腹胀泄泻，痰饮眩悸，水肿，自汗，胎动不安。

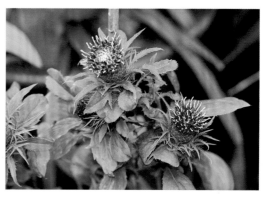

墨旱莲 （旱莲草、木旱莲、白花螺蛳菊）

来　　源：菊科植物鳢肠 *Eclipta prostrata* L. 的干燥地上部分。生于田边或路旁。分布于全国。

识别要点：叶片披针形，两面密被硬糙毛，近无柄。头状花序1～2个腋生或顶生，舌状花为2层白色的雌花，管状花白色。

性味归经：甘、酸，寒。归肾、肝经。

功能主治：滋补肝肾，凉血止血。用于肝肾阴虚，牙齿松动，须发早白，眩晕耳鸣，腰膝酸软，阴虚血热，吐血，衄血，尿血，血痢，崩漏下血，外伤出血。

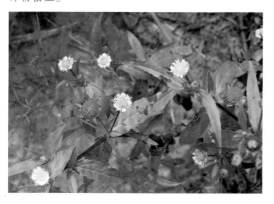

土党参 （金钱豹、桂党参）

来　　源：桔梗科植物土党参 *Campanumoea javanica* Bl. 的根。生于山地，山谷，疏林下或沟边灌丛中。分布于广东、广西、福建、台湾、浙江，安徽等省区。

识别要点：多年生草质藤本，全株光滑无毛，具苍白粉霜，有特殊臭气及乳汁。茎细弱，缠绕。单叶对生或互生，叶片卵状心形，先端钝尖，基部心形，边缘有钝齿。花冠钟状，5裂，向外反卷，黄绿色，有紫色条纹。

性味归经：甘，平。归脾、肺经。

功能主治：健脾益气，补肺止咳，下乳。用于虚劳内伤，气虚乏力，心悸，多汗，肺虚咳嗽，脾虚泄泻，白带，乳汁稀少，小儿疳积，遗尿。

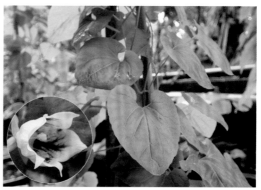

地茄子 (铜锤玉带子、地石榴、地钮子)

来　　源：桔梗科植物铜锤玉带草 *Pratia nummularia* (Lam.) A. Br. &Aschers. 的干燥近成熟果实。生于田边、路旁及丘陵低山潮湿地。分布华南，西藏等地。

识别要点：草本有白色乳汁。纸质叶具掌状羽脉。花单生叶腋，有长梗，花冠紫红色至黄白色，檐部二唇形。浆果近球形，熟时紫红色。

性味归经：苦、辛，微温。归肝、脾、肾经。

功能主治：固肾涩精，理气消积，祛风利湿，活血散瘀。用于肾虚遗精，风湿痹痛，白带，疝气，阴挺，疳积，跌打损伤，痈肿，创伤出血。

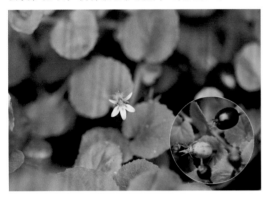

枸杞子 (杞子、枸杞果、红果子)

来　　源：茄科植物宁夏枸杞 *Lycium barbarum* L. 的干燥成熟果实。生于山坡、路旁及村边宅旁。分布于我国东北、西南、华中、华南各地。

识别要点：枝条细长，幼枝具棱角，短棘生于叶腋。花冠漏斗状，紫色。浆果卵形或长圆形，深红色或橘红色，种子多数，棕黄色。

性味归经：甘，平。归肝、肾经。

功能主治：滋补肝肾，益精明目。用于虚劳精亏，腰膝酸痛，眩晕耳鸣，阳痿遗精，内热消渴，血虚萎黄，目昏不明。

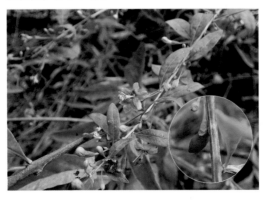

聚合草 (友谊草、康福利、康复力)

来　　源：紫草科植物聚合草 *Symphytum officinale* L. 的叶。原产于欧洲。我国有栽培。

识别要点：全株有向下弯曲的硬毛。主根粗壮，表面淡紫褐色。基生叶常具长柄，叶片稍肉质。花序含多数紫红色的花。小坚果歪卵形。

性味归经：淡、苦，平。归肝经。

功能主治：补血行血，平肝散瘀。用于肝阳上亢，头痛眩晕，黄疸，癥痕积聚。

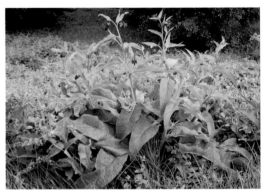

番薯 (红薯、甘薯、地瓜)

来　　源：旋花科植物番薯 *Ipomoea batatas* (L.) Lam. 的地下块茎。原产南美洲。我国大多数地区广泛栽培。

识别要点：块根坚实硕大，形状多样。茎平卧，多分枝。叶片宽卵形，顶端渐尖。花冠粉红色、白色或淡紫色，钟状或漏斗形。

性味归经：甘，平。归脾、肾经。

功能主治：补中和血，益气生津，宽肠通便。用于气血两虚，脾虚水肿，大便秘结，疮疡肿毒。

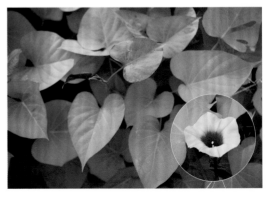

菟丝子 （无根藤、无娘藤、黄藤子）

来　　源：旋花科植物菟丝子 Cuscuta chinensis Lam.的干燥成熟种子。生于田边，通常寄生于豆科、菊科等多种植物上。分布于全国各地。

识别要点：黄色茎呈细柔线状，左旋缠绕，常多分枝，随处可生出寄生根。叶退化成鳞片状。花冠白色，多朵簇生成伞形花序。扁球形蒴果淡褐色。

性味归经：辛、甘，平。归肝、肾、脾经。

功能主治：补益肝肾，固精缩尿，安胎，明目，止泻；外用消风祛斑。用于肝肾不足，腰膝酸软，阳痿遗精，遗尿尿频，肾虚胎漏，胎动不安，目昏耳鸣，脾肾虚泻；外治白癜风。

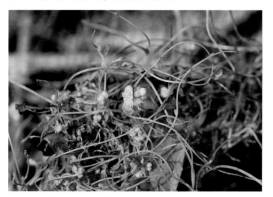

地蚕 （肺痨草、土虫草、冬虫草）

来　　源：唇形科植物地蚕 Stachys geobombycis C. Y. Wu 的干燥根茎。生于荒地、田地及草丛湿地。分布于浙江、江西、广东、广西等地。

识别要点：肉质根茎横走而肥大，在节上生出纤维状须根。茎四棱形，叶片边缘有整齐的粗大圆齿状锯齿。花冠二唇形，淡紫色至紫蓝色。

性味归经：甘，平。归肺、肾经。

功能主治：益肾润肺，补血消疳。用于肺痨咳喘，吐血，盗汗，血虚体弱，小儿疳积。

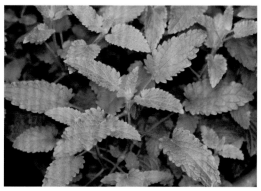

益智 （益智仁、益智子）

来　　源：姜科植物益智 Alpinia oxyphylla Miq.的干燥成熟果实。生于阴湿处。分布于广东、海南、广西等地。

识别要点：叶2列，顶端渐狭并具尾尖。总状花序在花蕾时全部包藏于一帽状总苞中，花后脱落，花冠唇瓣白色而具红色脉纹。蒴果纺锤形，果皮上有隆起的维管束线条。

性味归经：辛，温。归脾、肾经。

功能主治：暖肾固精缩尿，温脾止泻摄唾。用于肾虚遗尿，小便频数，遗精白浊，脾寒泄泻，腹中冷痛，口多唾涎。

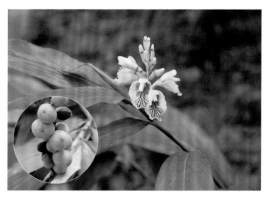

天冬 （天门冬、天冬草、天文冬）

来　　源：百合科植物天冬 Asparagus cochinchinensis (Lour.)Merr.的干燥块根。生于山坡、路旁、疏林。分布于河北、山西、陕西、甘肃等地。

识别要点：叶状枝每3枚成簇，扁平或略呈锐三棱形，茎上鳞片状叶基部延伸成硬刺。花常2朵腋生，淡绿色。浆果球形，熟时红色。

性味归经：甘、苦，寒。归肺、肾经。

功能主治：养阴润燥，清肺生津。用于肺燥干咳，顿咳痰黏，腰膝酸痛，骨蒸潮热，内热消渴，热病津伤，咽干口渴，肠燥便秘。

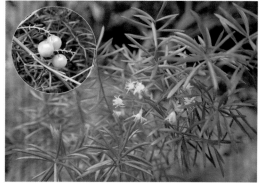

百合 (药百合)

来　　源： 百合科植物卷丹 *Lilium lancifolium* Thunb.的干燥肉质鳞叶。生于山坡草丛、疏林。分布于河北、浙江等地。

识别要点： 鳞茎球形，鳞片宽卵形。叶散生，近无毛，边缘有乳头状突起，上部叶腋有珠芽。花下垂，花被片披针形，橙红色，有紫黑色斑点。

性味归经： 甘，寒。归心、肺经。

功能主治： 养阴润肺，清心安神。用于阴虚燥咳，劳嗽咳血，虚烦惊悸，失眠多梦，精神恍惚。

百合/细叶百合 (山玉竹、山丹丹花)

来　　源： 百合科植物细叶百合 *Lilium pumilum* DC.的干燥肉质鳞片。生于山坡草地或林缘。分布于河北、河南、山西、辽宁、吉林等地。

识别要点： 地下鳞茎球形。条形叶散生于茎中部，中脉下面突出，边缘有乳头状突起。花下垂，红色或紫红色，通常无斑点，花被片反卷。蒴果圆形。

性味归经： 甘，寒。归心、肺经。

功能主治： 养阴润肺，清心安神。用于阴虚燥咳，劳嗽咳血，虚烦惊悸，失眠多梦，精神恍惚。

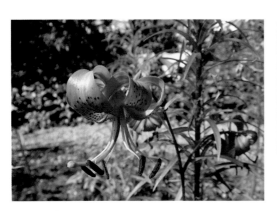

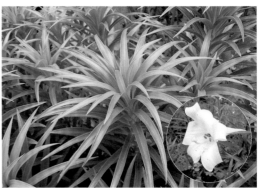

阔叶麦冬 (大麦冬、土麦冬)

来　　源： 百合科植物阔叶麦冬 *Liriope platyphyllaus* Merr. & Chun的干燥块根。生于山地、山谷的疏林、密林或潮湿处。分布于广东、广西、福建、江西、浙江、四川、贵州、安徽、河南等地。

识别要点： 根多分枝，常局部膨大成纺缍形小块根。叶丛生，革质。花葶通常长于叶，花被片紫色。果实球形，成熟后变黑紫色。

性味归经： 甘、微苦，微寒。归肺、胃经。

功能主治： 补肺养胃，养阴生津。用于阴虚肺燥，咳嗽痰粘，胃阴不足，口燥咽干，肠燥便秘。

山麦冬/湖北麦冬 (杭麦冬)

来　　源： 百合科植物湖北麦冬 *Liriope spicata* (Thunb.) Lour. var. *prolifera* Y. T. Ma的干燥块根。生于林下阴湿地。分布于河北、河南、陕西等地。

识别要点： 根近末端处常膨大成矩圆形或纺缍形小块根。叶基生，具5条脉。花葶长于或近等长于叶，花紫色，花后不结实，长出叶簇或小苗。

性味归经： 甘、微苦，微寒。归心、肺、胃经。

功能主治： 养阴生津，润肺清心。用于肺燥干咳，阴虚痨嗽，喉痹咽痛，津伤口渴，内热消渴，心烦失眠，肠燥便秘。

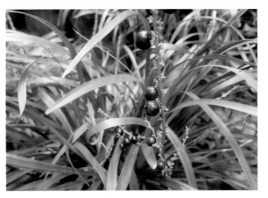

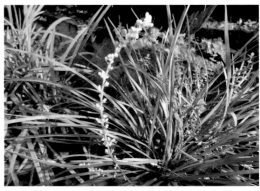

山麦冬/短葶山麦冬 （麦冬）

来　　源：百合科植物短葶山麦冬 *Liriope muscari* (Decne.)Baily 的干燥块根。

识别要点：根状茎粗短，生有多数细而长的须根，其中部膨大成连珠状肉质小块根。叶丛生，革质。花葶与叶近等长，淡紫色或浅蓝色。浆果蓝黑色。

性味归经：甘、微苦，微寒。归心、肺、胃经。

功能主治：养阴生津，润肺清心。用于肺燥干咳，阴虚痨嗽，喉痹咽痛，津伤口渴，内热消渴，心烦失眠，肠燥便秘。

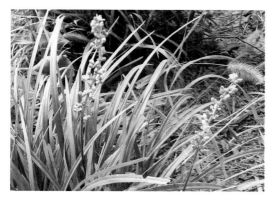

麦冬 （沿阶草、麦门冬）

来　　源：百合科植物麦冬 *Ophiopogon japonicus* (L.f)Ker-Gawl. 的干燥块根。生于山坡阴湿处、林下或溪旁。分布于广东、陕西、河北等地。

识别要点：根局部常有纺缍状肉质块根。叶丛生，基部绿白色并稍膨大，边缘具膜质透明的叶鞘。花葶比叶短，花淡紫色或白色。果实蓝色。

性味归经：甘、微苦，微寒。归心、肺、胃经。

功能主治：养阴生津，润肺清心。用于肺燥干咳，阴虚痨嗽，喉痹咽痛，津伤口渴，内热消渴，心烦失眠，肠燥便秘。

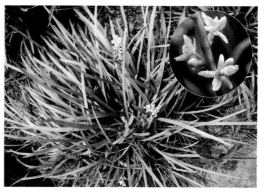

广东沿阶草 （高节沿阶草、宽叶沿阶草）

来　　源：百合科植物广东沿阶草 *Ophiopogon reversus* Huang 的干燥块根。生于林下、溪边或路旁。分布于广东、海南等地。

识别要点：叶丛生，条状披针形，革质，两侧不对称，先端急尖或钝，基部具膜质的鞘，老时渐脱落，上面绿色，背面粉绿色，基部收狭成不明显的柄。花葶较叶短，较粗壮。花白绿色，种子球形或近椭圆形。

性味归经：甘，平。归肺、胃经。

功能主治：养阴生津，润肺止咳。用于肺胃阴虚，津少口渴，干咳咯血。

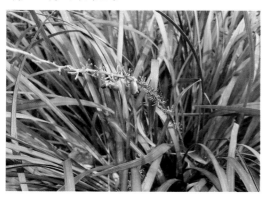

黄精/滇黄精 （节节高、仙人饭）

来　　源：百合科植物滇黄精 *Polygonatum kingianum* Coll. et Hemsl. 的干燥根茎。生于阴湿处。分布于云南、四川等地，越南，缅甸也有分布。

识别要点：根茎肥大，结节状膨大。4～8叶轮生，无柄。花腋生，下垂，通常2～4朵成短聚伞花序，花被筒状，粉红色。浆果球形，成熟时红色。

性味归经：甘，平。归脾、肺、肾经。

功能主治：补气养阴，健脾，润肺，益肾。用于脾胃气虚，体倦乏力，胃阴不足，口干食少，肺虚燥咳，劳嗽咳血，精血不足，腰膝酸软，须发早白，内热消渴。

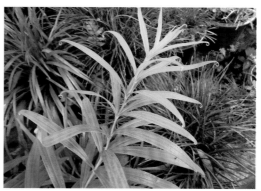

黄精/多花黄精（囊丝黄精、长叶黄精）

来　　源：百合科植物多花黄精*Polygonatum cyrtonema* Hua的根茎。生于林下。分布于广东等地。

识别要点：根茎肥厚呈连珠状。叶互生，无柄，叶片具3～5条隆起的平行叶脉。花腋生，筒状花被淡黄绿色。浆果球状，成熟时紫黑色。

性味归经：甘，平。归脾、肺、肾经。

功能主治：补气养阴，健脾，润肺，益肾。用于脾胃气虚，体倦乏力，胃阴不足，口干食少，肺虚燥咳，劳嗽咳血，精血不足，腰膝酸软，须发早白，内热消渴。

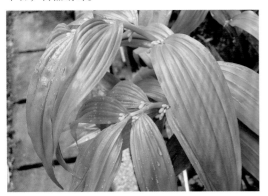

玉竹（明玉竹、边州竹、制玉竹）

来　　源：百合科植物玉竹*Polygonatum odoratum*（Mill.）Druce的干燥根茎。生于山野林下阴湿处。分布于广东、湖南、江苏、安徽等地。

识别要点：肉质根茎黄白色。叶下表面灰白色。花常1～4朵簇生于叶腋，花被黄绿色至白色。浆果蓝黑色。

性味归经：甘，微寒。归肺、胃经。

功能主治：养阴润燥，生津止渴。用于肺胃阴伤，燥热咳嗽，咽干口渴，内热消渴。

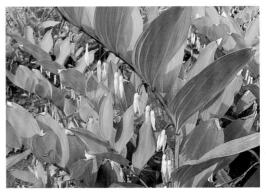

小玉竹

来　　源：百合科植物小玉竹*Polygonatum humile* Fisch. ex Maxim.的干燥根茎。生于林下或山坡草地。分布于黑龙江、吉林、辽宁、河北、山西等地。

识别要点：叶互生，无柄，背面及边缘具短糙毛。花常1～3朵，显著向下弯曲，花白色，顶端带绿色，筒状，花被先端6浅裂。球形浆果蓝黑色。

性味归经：甘，微寒。归肺、胃经。

功能主治：养阴润燥，生津止渴。用于肺胃阴伤，燥热咳嗽，咽干口渴，内热消渴。

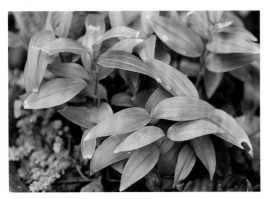

韭菜子（韭菜仁、懒人菜、长生韭）

来　　源：百合植物韭菜*Allium tuberosum* Rottl. ex Spreng.的干燥成熟种子。我国广泛栽培。

识别要点：多年生草本植物，具特殊强烈气味。单叶丛生，条形，扁平。伞形花序顶生，总花茎呈三棱形，花白色。蒴果三棱形，种子扁平，边缘具棱。

性味归经：辛、甘，温。归肝、肾经。

功能主治：温补肝肾，壮阳固精。用于肝肾亏虚，腰膝酸痛，阳痿遗精，遗尿尿频，白浊带下。

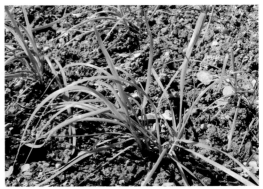

芋头 (芋根)

来　源：天南星科植物芋 *Colocasia esculenta* (L.)Schott 的块茎。我国南方地区广泛栽培。

识别要点：肉质块茎卵形，常生多数小球茎。叶片卵状，叶柄长而肥大，绿色或紫红色。花序柄短于叶柄，佛焰苞檐部披针形或椭圆形，展开成舟状。

性味归经：甘、辛、平。归胃经。

功能主治：健脾补虚，解毒散结。用于脾胃虚弱，纳少乏力，消渴，瘰疬，腹中癖块，肿毒，赘疣，鸡眼，疥癣。

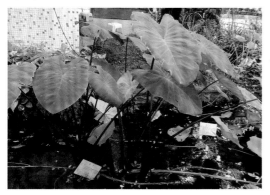

广山药/山薯 (参薯)

来　源：薯蓣科植物山薯 *Dioscorea fordii* Prain et Burkill 的干燥根茎。生于海拔800米以下的杂木林中或路边。分布于广东、广西、福建等省区。

识别要点：块茎圆柱形。草质茎蔓生，常带紫色。单叶互生，卵形或椭圆形，基部戟状心形。雄花序穗状，不下垂，长轴多数成曲折状。蒴果有三翅。

性味归经：甘、平。归肺、脾、肾经。

功能主治：补脾养胃，生津益肺，补肾涩精。用于脾虚食少，久泻不止，肺虚喘咳，肾虚遗精，滞下，尿频，虚热消渴。

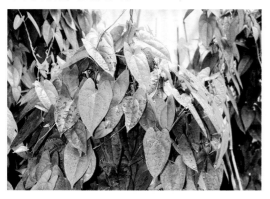

参薯 (毛薯、大薯、黎洞薯)

来　源：薯蓣科植物参薯 *Dioscorea alata* L.的块茎。栽培或野生。分布于福建、广东、广西、浙江、江西等地。

识别要点：茎呈四方形或有4狭翅，平滑无毛。叶对生，叶腋内常有大小不等的珠芽。叶片纸质，卵形至心状长圆形，先端渐尖，基部心形，有脉7～9条。蒴果三棱状扁圆形，种子四周有膜质翅。

性味归经：甘、涩、平。归脾、肺、肾经。

功能主治：健脾止泻，益肺滋肾，解毒敛疮。用于脾虚泄泻，肾虚遗精，带下，小便频数，虚劳咳嗽，消渴，疮疡溃烂，水火烫伤。

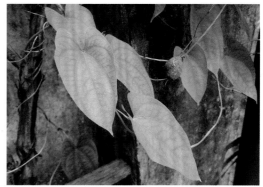

广山药/褐苞薯蓣 (山药、山薯、参薯)

来　源：薯蓣科植物褐苞薯蓣 *Dioscorea persimilis* Prain et Burkill 的干燥根茎。生于山坡、路旁、山谷杂木林。分布于湖南、广东、广西、云南等地。

识别要点：块茎长圆形。茎右旋，常有棱4～8条。叶片基出脉7～9条，常带红褐色，两面网脉明显。花序的苞片有紫褐色斑纹。蒴果三棱状扁圆形。

性味归经：甘、平。归脾、肺、肾经。

功能主治：补脾养胃，生津益肺，补肾涩精。用于脾虚食少，久泻不止，肺虚喘咳，肾虚遗精，带下，尿频，虚热消渴。

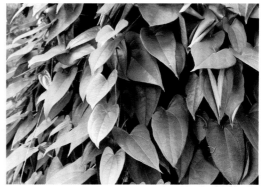

山药（山薯、怀山）

来　源： 薯蓣科植物薯蓣 *Dioscorea opposita* Thunb. 的干燥根茎。生于山坡、山谷林下、溪边、灌丛或杂草丛中。分布于我国东北及湖南、广东等地。

识别要点： 根茎肉质棒状，具粘性。叶形多变化，常呈三角形卵形，叶脉6～9条，叶腋生有珠芽。花极小，黄绿色。蒴果有3翅，果翅长几等于宽。

性味归经： 甘，平。归脾、肺、肾经。

功能主治： 补脾养胃，生津益肺，补肾涩精。用于脾虚食少，久泻不止，肺虚喘咳，肾虚遗精，带下，尿频，虚热消渴。麸炒山药补脾健胃。用于脾虚食少，泄泻便溏，白带过多。

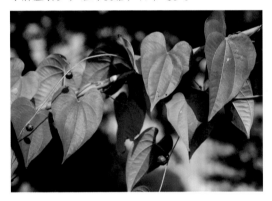

野山药（土山药、土淮山、野淮山）

来　源： 薯蓣科植物日本薯蓣 *Dioscorea japonica* Thunb. 的块茎。生于向阳山坡、山谷、溪沟边、路旁的杂木林。分布于安微、广东等地。

识别要点： 块茎长圆形。茎右旋，常有棱4～8条。叶片基出脉7～9条，常带红褐色，两面网脉明显。花序的苞片有紫褐色斑纹。蒴果三棱状扁圆形。

性味归经： 甘，平。归肺、脾、肾经。

功能主治： 补脾养胃，生津益肺，补肾益精。用于脾虚食少，久泻不止，肺虚喘咳，肾虚遗精，带下，尿频，虚热消渴。

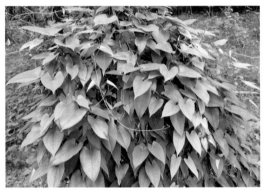

大叶仙茅（大仙茅、头花仙茅、大地棕根）

来　源： 仙茅科植物大叶仙茅 *Curculigo capitulata* (Lour.) O. Kuntze 的根状茎。生于林下阴湿处。分布于福建、台湾、广东、云南等地。

识别要点： 纸质叶基生，叶脉折扇状，叶柄上面有槽，侧背面均密被短柔毛。总状花序强烈缩短成头状，具多数排列密集的花。浆果球形，无喙。

性味归经： 辛，苦，温。归肾、肺、肝经。

功能主治： 补肾壮阳，止咳平喘，祛风除湿，活血调经。用于肾虚咳喘，阳痿遗精，白浊带下，腰膝酸软，风湿痹痛，宫冷不孕，月经不调，崩漏，阴挺，跌打损伤。

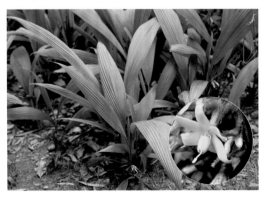

仙茅（仙毛、独脚丝茅、地棕）

来　源： 仙茅科植物仙茅 *Curculigo orchioides* Gaertn. 的干燥根茎。生于林中、草地或荒坡。分布于浙江、广东、广西、云南、贵州等地。

识别要点： 叶基生，叶片线形，线状披针形或披针形，顶端长渐尖，基部下延成柄，叶脉明显。花序有4～6朵黄色花，浆果纺锤形，顶端有长喙。

性味归经： 辛，热；有毒。归肾、肝、脾经。

功能主治： 补肾阳，强筋骨，祛寒湿。用于阳痿精冷，筋骨痿软，腰膝冷痛，阳虚冷泻。

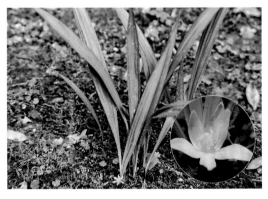

石斛 / 金钗石斛 <small>（金钗、川金钗、扁金钗）</small>

来　　源： 兰科植物金钗石斛 *Dendrobium nobile Lindl.* 的新鲜或干燥茎。附生于中树上或岩石上。分布于贵州、云南、广东、广西、湖北、台湾等地。

识别要点： 茎丛生，上部稍扁，基部收窄。革质叶长椭圆形，先端2圆裂。花被片白色带浅紫色，先端紫红色，唇瓣先端圆形，唇盘有紫色斑块。

性味归经： 甘，微寒。归胃、肾经。

功能主治： 益胃生津，滋阴清热。用于热病津伤，口干烦渴，胃阴不足，食少干呕，病后虚热不退，阴虚火旺，骨蒸劳热，目暗不明，筋骨痿软。

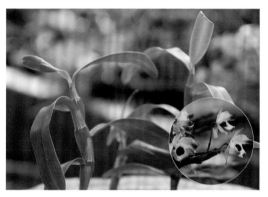

石斛 / 鼓槌石斛

来　　源： 兰科植物鼓槌石斛 *Dendrobium chrysotoxum Lindl.* 的新鲜或干燥茎。分布广东等地。

识别要点： 茎肉质，纺锤形，近顶端具2～5枚叶。叶革质，长圆形。总状花序自茎顶端发出，花金黄色，唇瓣的颜色较萼片和花瓣深，近肾圆形。

性味归经： 甘，微寒。归胃、肾经。

功能主治： 益胃生津，滋阴清热。用于热病津伤，口干烦渴，胃阴不足，食少干呕，病后虚热不退，阴虚火旺，骨蒸劳热，目暗不明，筋骨痿软。

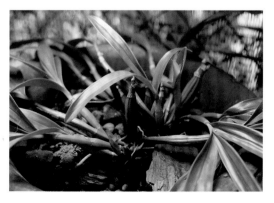

石斛 / 流苏石斛 <small>（马鞭石斛、大黄草、旱马棒）</small>

来　　源： 兰科植物流苏石斛 *Dendrobium fimbtiatum Hook.* 的新鲜或干燥茎。分布于广东等地。

识别要点： 茎坚挺，多分枝，假鳞茎扁纺锤形，金黄色，有光泽，习称为"瓜"。顶生1叶，几无叶柄，革质。萼片和花瓣乳黄色，具粉红色斑纹，有香气。

性味归经： 甘，微寒。归胃、肾经。

功能主治： 益胃生津，滋阴清热。用于热病津伤，口干烦渴，胃阴不足，食少干呕，病后虚热不退，阴虚火旺，骨蒸劳热，目暗不明，筋骨痿软。

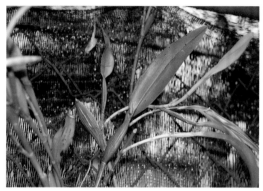

铁皮石斛 <small>（铁皮兰、石斛、黑节草）</small>

来　　源： 兰科植物铁皮石斛 *Dendrobium officinale Kimura et Migo* 的干燥茎。生于半阴湿地。

识别要点： 茎呈灰绿色。叶纸质，基部下延为抱茎的鞘，边缘和中肋常带淡紫色，叶鞘常具紫斑，花黄绿色，中萼片长圆状披针形，唇瓣比萼片略短。

性味归经： 甘，微寒。归胃、肾经。

功能主治： 益胃生津，滋阴清热。用于热病津伤，口干烦渴，胃阴不足，食少干呕，病后虚热不退，阴虚火旺，骨蒸劳热，目暗不明，筋骨痿软。

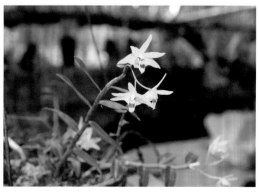

钩状石斛 (黄草石斛、大黄草)

来　　源: 兰科植物钩状石斛Dendrobium aduncum Lindl.的全草。附生于树干上和山谷岩石上。分布于广东、广西、云南、贵州等地。

识别要点: 茎圆柱形,下垂,不分枝。叶纸质。花开展,萼片和花瓣淡粉红色,花瓣长圆形,先端急尖,具5条脉,唇瓣白色,朝上,凹陷呈舟状,展开时为宽卵形。

性味归经: 甘,微寒。归胃、肾经。

功能主治: 益胃生津,滋阴清热。用于热病津伤,口干烦渴,胃阴不足,食少干呕,病后虚热不退,阴虚火旺,骨蒸劳热,目暗不明,筋骨痿软。

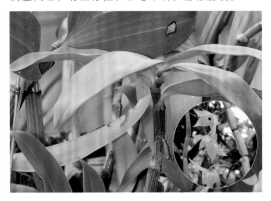

线叶石斛 (细叶石斛)

来　　源: 兰科植物线叶石斛Dendrobium aurantiacum Rchb.的茎。生于高山阔叶林中树干上。分布于印度、缅甸、台湾、四川、云南。

识别要点: 茎纤细,圆柱形,不分枝,具多数节;节间长2.5~4厘米,干后淡黄色或黄褐色。叶革质,线形或狭长圆形,先端钝并且微凹或有时近锐尖而一侧稍钩转,通常1~2朵花,花橘黄色,开展,唇瓣无任何斑块。

性味归经: 甘,微寒。归胃、肾经。

功能主治: 益胃生津,滋阴清热。用于热病津伤,口干烦渴,胃阴不足,食少干呕,病后虚热不退,阴虚火旺,骨蒸劳热,目暗不明,筋骨痿软。

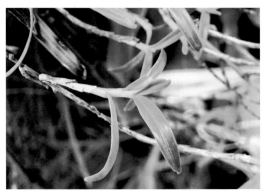

细叶石斛 (大马鞭草、万丈须)

来　　源: 兰科植物细叶石斛Dendrobium hancockii Rolfe的茎。生于山谷林缘的树干上或岩石上。分布于陕西、甘肃、河南、湖北、湖南、广西、云南、四川等省区。

识别要点: 茎质地较硬,有时基部上方有数个节间膨大而形成纺锤形。花金黄色,仅唇瓣侧裂片内侧具少数红色条纹,唇瓣基部具1个胼胝体。

性味归经: 甘,微寒。归胃、肾经。

功能主治: 益胃生津,滋阴清热。用于热病津伤,口干烦渴,胃阴不足,食少干呕,病后虚热不退,阴虚火旺,骨蒸劳热,目暗不明,筋骨痿软。

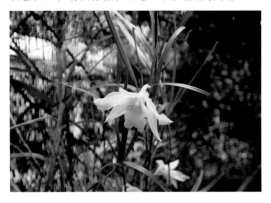

美花石斛 (细黄草、环钗石斛、粉花石斛)

来　　源: 兰科植物美花石斛Dendrobium loddigesii Rolfe的新鲜或干燥茎。附生于高山的树干或岩石上。分布于广东、广西、云南等地。

识别要点: 茎柔弱下垂,干后金黄色。叶纸质,二列,舌形。花白色或紫红色,花瓣与中萼片等长,唇瓣中央金黄色,周边淡紫红色,边缘流苏状。

性味归经: 甘,微寒。归胃、肾经。

功能主治: 益胃生津,滋阴清热。用于热病津伤,口干烦渴,胃阴不足,食少干呕,病后虚热不退,阴虚火旺,骨蒸劳热,目暗不明,筋骨痿软。

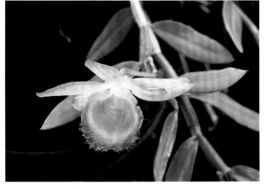

细茎石斛（念珠石斛）

来　　源：兰科植物细茎石斛 *Dendrobium moniliforme*（L.）Sw. 的全草。生于山谷或林缘的树上或岩石上。分布于广东、广西、湖南、贵州、云南、四川等地。

识别要点：茎直立，具多节。叶二列，披针形或长圆形。花黄绿色或白色，有时芳香，花瓣通常比萼片稍宽，唇瓣白色带淡褐色斑块。

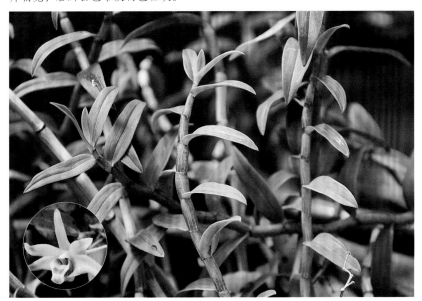

性味归经：甘，微寒。归胃、肾经。

功能主治：益胃生津，滋阴清热。用于热病津伤，口干烦渴，胃阴不足，食少干呕，病后虚热不退，阴虚火旺，骨蒸劳热，目暗不明，筋骨痿软。

聚石斛（木虾公、鸡背石斛、小黄花石斛）

来　　源：兰科植物聚石斛 *Dendrobium lindleyi* Stendel 的茎。附生于树上。分布于广东、广西、海南等省区。

识别要点：茎假鳞茎状，密集或丛生，多少两侧压扁状，纺锤形或卵状长圆形，通常2～5节，长1～5厘米，粗5～15毫米，顶生1枚叶，基部收狭，干后淡黄褐色，具光泽，被白色膜质鞘。总状花序从茎上端发出，疏生数朵至10余朵花，花橘黄色，花瓣开展。

性味归经：甘，淡，凉。归肺、胃经。

功能主治：润肺止咳，滋阴养胃。用于肺热咳嗽、肺痨、哮喘、痢疾、口疮、胃痛、小儿疳疾。

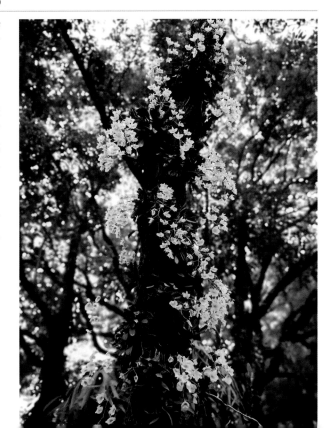

十八、收涩药

南五味子（五味子）

来　　源：木兰科植物华中五味子 *Schisandra sphenanthera* Rehd. et. Wils. 的干燥成熟果实。生于山坡、林中。分布于江苏、广东、广西等地。

识别要点：藤本无毛。叶上面具淡褐色腺点。花白色或淡黄色。聚合果球形，小浆果倒卵圆形，红色。

性味归经：酸、甘，温。归肺、心、肾经。

功能主治：收敛固涩，益气生津，补肾宁心。用于久嗽虚喘，梦遗滑精，遗尿尿频，久泻不止，自汗盗汗，津伤口渴，内热消渴，心悸失眠。

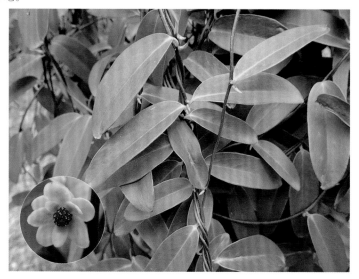

莲子（藕实、藕子、莲米）

来　　源：睡莲科植物莲 *Nelumbo nucifera* Gaertn. 的干燥成熟种子。生于池塘或水田。分布于我国南北各地。

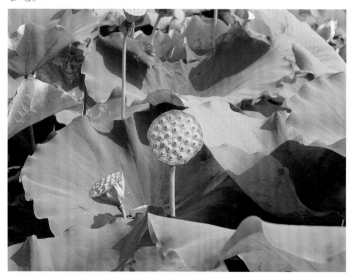

识别要点：根状茎横走。叶盾状，有长柄，具刺。花单生，多粉红色。坚果椭圆形，嵌生于海绵质的花托穴内。

性味归经：甘、涩，平。归脾、肾、心经。

功能主治：补脾止泻，止带，益肾涩精，养心安神。用于脾虚泄泻，带下，遗精，心悸失眠。

莲须 (莲花须、莲花蕊)

来　　源：睡莲科植物莲 *Nelumbo nucifera* Gaertn. 的干燥雄蕊。生于池塘或水田。分布于我国南北各地。

识别要点：叶圆形，盾状着生。花单生于花梗顶端，花瓣多数为红色、粉红色或白色，雄蕊多数。坚果卵形。

性味归经：甘、涩，平。归心、肾经。

功能主治：固肾涩精。用于遗精滑精，带下，尿频。

芡实 (鸡头实、鸡头苞)

来　　源：睡莲科植物芡 *Euryale ferox* Salisb. 的干燥成熟种仁。生于池塘、湖沼。分布于我国南北各地。

识别要点：全株具尖刺。叶形多变化，叶面有隆起皱缩，下面带紫色，脉上有刺。花紫色至淡紫色。浆果暗紫色，假种皮外层密布紫红色纹理。

性味归经：甘、涩，平。归脾、肾经。

功能主治：益肾固精，补脾止泻，除湿止带。用于遗精滑精，遗尿尿频，脾虚久泻，白浊，带下。

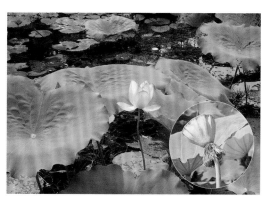

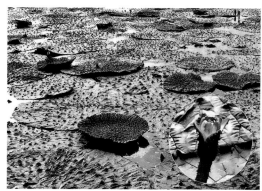

鸡冠花 (鸡公花)

来　　源：苋科植物鸡冠花 *Celosia cristata* L. 的干燥花序。我国南北各地均有栽培。

识别要点：叶基部渐窄成柄。花多为红色，鸡冠状。苞片干膜质，宿存。胞果卵形，种子肾形，黑色，有光泽。

性味归经：甘、涩，凉。归肝、大肠经。

功能主治：收敛止血，止带，止痛。用于吐血，崩漏，便血，痔血，赤白带下，久痛不止。

大花紫薇 (大叶紫薇)

来　　源：千屈菜科植物大花紫薇 *Lagerstroemia speciosa* (L.)Pers. 的根和叶。原产斯里兰卡、印度、马来西亚、越南、菲律宾。我国西部和南部有栽培。

识别要点：树皮平滑。叶革质。花序顶生，花紫红色，蒴果球形，成熟时开裂为6个果瓣，种子多数。

性味归经：苦、涩，凉。归心经。

功能主治：敛疮解毒。外用于痈疮肿毒。

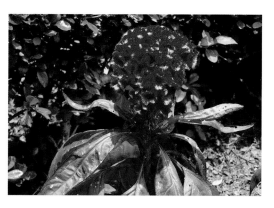

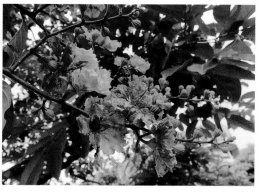

石榴皮（石榴壳、安石榴皮）

来　源：安石榴科植物石榴 *Punica granatam* L.的干燥果皮。我国有栽培。

识别要点：叶对生或簇生。花多红色，多皱褶，覆瓦状排列。浆果球形，顶端有宿存花萼，种子多数，外种皮肉质半透明，多汁。

性味归经：酸、涩，温。归大肠经。

功能主治：涩肠止泻，止血，驱虫。用于久泻，久痢，便血，脱肛，崩漏，带下，虫积腹痛。

网脉山龙眼（萝卜树、豆腐渣果）

来　源：山龙眼科植物网脉山龙眼 *Helicia reticulate* W.T. Wang 的干燥枝叶。生于山地湿润常绿阔叶林中。分布于云南、贵州、广西、广东、湖南、江西、福建等地。

识别要点：树皮灰色。叶脉和侧脉在两面均隆起，网脉明显。花白色或淡黄色。坚果椭圆形，先端具短尖，果皮黑色。

性味归经：涩，凉。归肝经。

功能主治：止血。外用于跌打刀伤出血。

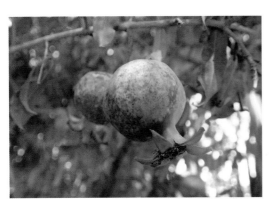

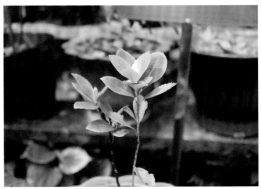

锡叶藤（锡叶、涩叶藤、粗米藤）

来　源：五桠果科植物锡叶藤 *Tetracera asiatica* (Lour.) Hoogl.的干燥叶。生于低海拔山坡疏林中或灌木丛中。分布于广东、广西。

识别要点：单叶革质，两面极粗糙，上下两面初时有刚毛，不久脱落，留下刚毛基部矽化小突起。花极香，花瓣通常3枚，白色，膜质。

性味归经：酸、涩，平。归肝、大肠经。

功能主治：收涩固脱，消肿止痛。用于久泻久痢，便血，脱肛，遗精，白带，阴挺，跌打肿痛。

茶叶（茗、茶树）

来　源：山茶科植物茶 *Camellia sinensis* (L.) O. Ktze.的干燥叶或嫩芽。分布于我国长江以南各地，现多为栽培。

识别要点：叶革质。花1～3朵腋生，白色，花梗下弯。蒴果球形，花萼宿存。

性味归经：苦、甘，凉。归心、肺、胃、肾经。

功能主治：清头目，除烦渴，消食化痰，利尿止泻。用于头痛目昏，精神疲倦，心烦口渴，食积痰滞，痢疾，肠炎，小便不利，多梦遗精，烧烫伤，开放性骨折化脓，外伤出血。失眠者忌服。

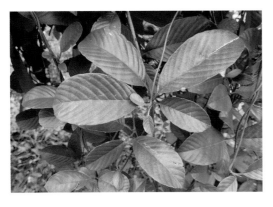

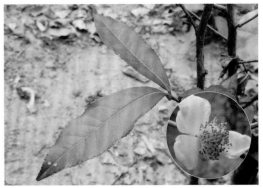

番石榴叶 (鸡屎果叶、番稔叶、黄肚子)

来　　源：桃金娘科植物番石榴 *Psidium guajava* L.的干燥叶。生于荒地或低丘陵。我国华南地区有栽培。

识别要点：树皮常呈鳞片状脱落，褐红色，单叶革质，羽状脉明显，揉之有特异气味。花芳香。浆果球状或梨形，果肉淡绿色或粉红色。

性味归经：甘、涩，平。归大肠、肝经。

功能主治：涩肠止泻，收敛止血。用于泄泻，下痢不止；外用治皮肤湿疹瘙痒，跌打损伤，创伤出血。

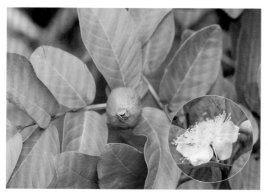

番石榴果 (鸡屎果干、番稔干、秋果)

来　　源：桃金娘科植物番石榴 *Psidium guajava* L.的干燥未成熟果实。生于疏林或低丘陵。我国华南地区有栽培。

识别要点：树皮常呈鳞片状脱落，褐红色，单叶革质，羽状脉明显，揉之有特异气味。花芳香。浆果球状或梨形，果肉淡绿色或粉红色。

性味归经：酸、涩，微温。归大肠、肝经。

功能主治：涩肠止泻，收敛止血。用于泄泻，下痢不止；外用治外伤出血。

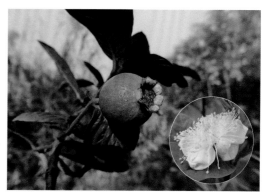

诃子 (诃黎勒、柯子)

来　　源：使君子科植物诃子 *Terminalia chebula* Retz.的干燥成熟果实。生于疏林，常成片分布。分布于云南、广东。

识别要点：单叶近革质，叶柄粗壮，在顶端有2枚腺体。总状花序顶生，无花瓣，雄蕊10枚，着生于萼管上。核果形如橄榄，通常有钝棱5~6条。

性味归经：苦、酸、涩，平。归肺、大肠经。

功能主治：涩肠止泻，敛肺止咳，降火利咽。用于久泻久痢，便血脱肛，肺虚喘咳，久嗽不止，咽痛音哑。

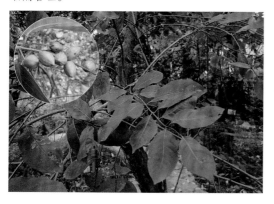

多花山竹子 (山橘子、木竹子皮、竹橘子)

来　　源：藤黄科植物多花山竹子 *Garcinia multiflora* Champ. ex Benth.的干燥树皮或果实。生于山坡疏林或密林中。分布于广西、广东、海南、云南等地。

识别要点：树皮灰白色，粗糙。叶片革质，卵形、长圆状卵形或长圆状倒卵形，顶端急尖，边缘微反卷，中脉在上面下陷，下面隆起，侧脉纤细，网脉在表面不明显。花冠橙黄色，倒卵形。果实卵圆形。

性味归经：苦、酸，凉。归脾、胃经。

功能主治：清热解毒，收敛生肌。用于胃疡，腹痛泄泻，口疮，牙龈肿痛，臁疮，湿疹，水火烫伤。果实性味甘凉，归脾经，功能清热生津。可用于胃热津伤，口渴，呕吐，肺热咳嗽。

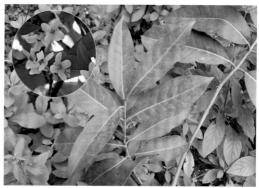

岭南山竹子（黄牙果、岭南倒稔子）

来　　源：藤黄科植物岭南山竹子 *Garcinia oblonogifolia* Champ. ex Benth. 的干燥叶。多生于山地、山脚密林或丘陵，平地的疏林中。分布香港、广东、广西、海南等地。

识别要点：老枝灰色，常具断环纹。叶片近革质，长圆形至倒披针形，顶端急尖或钝，基部楔形，干时边缘反卷，中脉在上面微隆起，叶柄长约1厘米。花小，花冠橙黄色或淡黄色。果实卵球形，基部萼片宿存。

性味归经：酸，凉。归脾、胃经。

功能主治：消炎止痛，收敛生肌。外用于烧烫伤，下肢溃疡，湿疹。

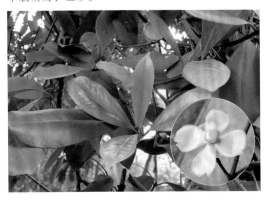

乌梅（梅实）

来　　源：蔷薇科植物梅 *Prunus mume*（Sieb.）Sieb. et Zucc. 干燥近成熟果实。我国各地均有栽培。

识别要点：树皮光滑无毛。叶边常具小锐锯齿。花香味浓，先于叶开放，花萼通常红褐色，花冠白色至粉红色。果实绿白色，被柔毛。

性味归经：酸、涩，平。归肝、脾、肺、大肠经。

功能主治：敛肺，涩肠，生津，安蛔。用于肺虚久咳，久泻久痢，虚热消渴，蛔厥呕吐腹痛。

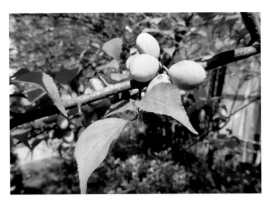

碧桃干（桃干、瘪桃干）

来　　源：蔷薇科植物桃 *Amygdalus persica* L. 的干燥未成熟果实。多栽培于平地或丘陵地带。主产于四川、陕西、河北等地。

识别要点：树皮暗紫色，光滑。叶两面无毛，叶缘具锐锯齿。花先于叶开放。花萼筒钟形，紫色，花瓣粉红色。果实淡黄色，密被短柔毛。

性味归经：酸、苦，平。归肺、肝经。

功能主治：敛汗涩精，活血止血，止痛。用于盗汗，遗精，吐血，妊娠下血，疟疾，心腹痛，疝气，劳咳。

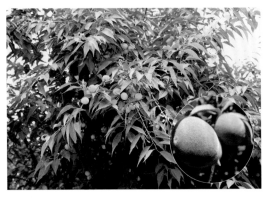

棠梨（野梨、杜梨、铁梨树）

来　　源：蔷薇科植物棠梨 *Pyrus calleryana* Decne var. *koehnei*（schneid.）T. T. Yu 的干燥果实和枝叶。生于山坡杂木林缘。分布于河南、山东、山西、陕西、甘肃、湖北、江苏等地。

识别要点：树皮灰褐色，纵裂，幼枝黑褐色，被绒毛。花白色，先叶开放。果实球形，褐色，有白色斑点。

性味归经：酸、甘，寒。归肺、肝经。

功能主治：敛肺，涩肠，消食。用于咳嗽，泻痢，食积。枝叶性味酸甘寒，入大肠经，功能舒肝和胃、缓急止泻，可用于反胃吐食，霍乱吐泻，转筋腹痛。

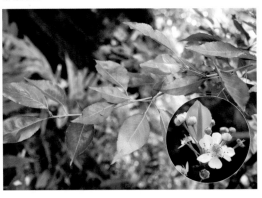

金樱子（金樱蕒、糖罐子、山石榴）

来　　源：蔷薇科植物金樱子 *Rosa laevigata* Michx. 的干燥成熟果实。生于向阳山野、田边、溪畔灌木丛。分布于陕西、广东、云南、贵州等地。

识别要点：全株多倒钩状皮刺和刺毛。单数羽状复叶。花瓣5枚，白色。果黄红色，味甜，多为长倒卵形，外被刺毛，顶端具长而扩展的宿萼。

性味归经：酸、甘、涩，平。归肾、膀胱、大肠经。

功能主治：固精缩尿，固崩止带，涩肠止泻。用于遗精滑精，遗尿尿频，崩漏带下，久泻久痢。

金樱根（金樱子根、金樱蕒、脱骨丹）

来　　源：蔷薇科植物金樱子 *Rosa laevigata* Michx. 的干燥根。生于向阳山野、田边、溪畔灌木丛。分布于陕西、广东、云南、贵州等地。

识别要点：全株多倒钩状皮刺和刺毛。单数羽状复叶。花瓣5枚，白色。果黄红色，味甜，多为长倒卵形，外被刺毛，顶端具长而扩展的宿萼。

性味归经：酸、涩，平。归肾、脾经。

功能主治：固精涩肠。用于遗精，遗尿，痢疾，崩漏带下，子宫下垂，烫伤。

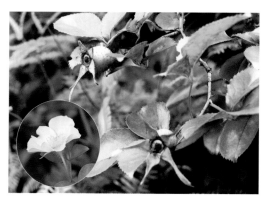

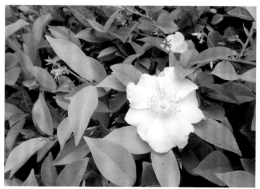

覆盆子（覆盆、小托盘、牛奶子）

来　　源：蔷薇科植物华东覆盆子 *Rubus cingii* Hu 的果实。生于灌木丛。分布于江苏、安徽、浙江、江西、福建、广西、广东等地。

识别要点：幼枝有白粉和少数倒刺。叶片掌状5深裂，基生五出脉，边缘具重锯齿。花单生于枝顶，白色。聚合果球形，红色，下垂，小核果密生灰白色柔毛。

性味归经：甘、酸，温。归肝、肾、膀胱经。

功能主治：益肾固精缩尿，养肝明目。用于遗精滑精，遗尿尿频，阳痿早泄，目暗昏花。

南洋楹（仁仁树、仁人木、楹树皮）

来　　源：含羞草科植物南洋楹 *Albizia falcataria* （L.）Baker ex Merr. 的树皮。原产马鲁古群岛。我国福建、广东、广西等地有栽培。

识别要点：羽状复叶6～20对，总叶柄基部及叶轴中部以上羽片着生处有腺体。花初白色，后变黄，密被短柔毛。

性味归经：淡、涩，平。归肝、大肠经。

功能主治：涩肠止泻，生肌，止血。用于腹痛泄泻，痢疾，疮疡溃烂久不收口，外伤出血。

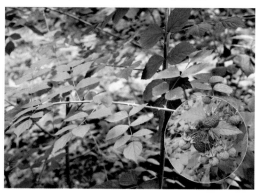

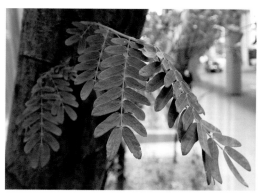

五倍子 (百虫仓、肚倍、角倍)

来　源：漆树科植物盐肤木 *Rhus chinensis* Mill. 叶上的虫瘿，主要由五倍子蚜 *Melaphis chinensis*（Bell）Baker 寄生而形成。几乎全国均有分布。

识别要点：小枝被锈色柔毛，有多数圆形小皮孔及三角形叶痕。奇数羽状复叶，叶轴具宽的叶状翅，叶面被白粉，叶背被锈色柔毛。

性味归经：酸、涩，寒。归肺、大肠、肾经。

功能主治：敛肺降火，涩肠止泻，敛汗止血，收湿敛疮。用于肺虚久咳，肺热痰嗽，久泻久痢，自汗盗汗，消渴，便血痔血，外伤出血，痈肿疮毒，皮肤湿烂。

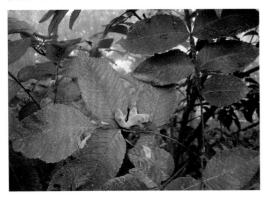

糯稻根 (糯稻根须)

来　源：禾本科植物糯稻 *Oryza sativa* L.var. *glutinosa* Matsum. 的带短残茎的干燥根。我国南方为主要产稻区，北方各地均有栽种。

识别要点：秆直立。叶二列互生，叶舌膜质，2裂。小穗长圆形，两侧压扁，含3朵小花。颖果长约5毫米，胚白色。

性味归经：甘，平。归心、肝、肺经。

功能主治：止汗退热，益胃生津。用于自汗，盗汗，虚热不退，骨蒸潮热。

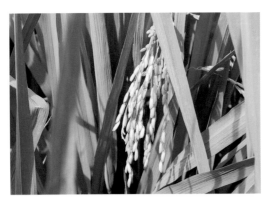

钉头果 (汽球果、气球花、气球唐棉)

来　源：萝藦科植物钝钉头果 *Asclepias physocarpa*（E. Mey.）Schltr. 的全草原产于南非。我国华北及云南有栽培。

识别要点：灌木具乳汁。叶线形。花冠宽卵形，反折，被缘毛，副花冠红色兜状。果实为黄绿色卵圆形果泡，果表有粗毛，似钉子锤入。

性味归经：甘，平。归脾、胃经。

功能主治：健脾和胃，益肺。用于小儿呕吐，泄泻，纳呆，肺痨咳嗽。

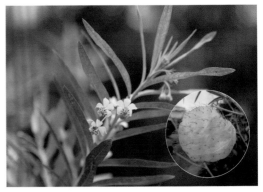

浮小麦 (浮麦、浮水麦)

来　源：禾本科植物小麦 *Triticum aestivum* L. 的干瘪轻浮的果实。为粮食作物。我国南北各地广为栽培。

识别要点：秆丛生，具6～7节。叶片长披针形。穗状花序直立，小穗含3～9小花，无柄，单生于总轴的每一节上，顶端具芒或无芒。

性味归经：甘，凉。归心经。

功能主治：止汗，益气，除热。用于自汗，盗汗，骨蒸劳热。

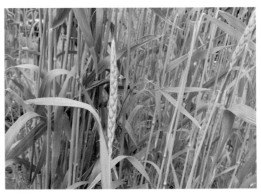

十九、涌吐药

常山（黄常山、鸡骨常山、蜀漆）

来　源： 虎耳草科植物常山 *Dichroa febrifuga* Lour. 的干燥根。生于林中。分布于陕西、甘肃、江苏、安微、广东、广西、西藏等地。

识别要点： 茎枝幼时被棕黄色短毛。叶对生，纸质。伞房状圆锥花序，花蕾倒卵形。浆果蓝色。

性味归经： 苦、辛，寒；有毒。归肺、肝、心经。

功能主治： 涌吐痰涎，截疟。用于痰饮停聚，胸膈痞塞，疟疾。孕妇慎用。

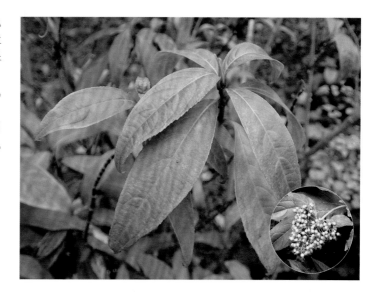

土常山（八仙蜡莲绣球、长叶蜡莲绣球、羊耳朵树）

来　源： 虎耳草科植物腊莲绣球 *Hydrangea strigosa* Rehd 的根。生于林边及溪边沟边。分布长江以南各省区。

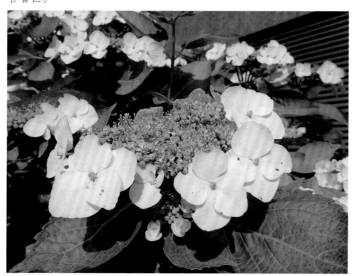

识别要点： 小枝及叶均被有白色平贴硬毛。聚伞花序顶生，花异型，外缘为不育花，白色或紫色，中央为孕性花，白色。

性味归经： 辛、酸，凉；有小毒。归胆、脾经。

功能主治： 截疟退热，消积和中。用于疟疾，食积不化，胸腹胀满。

瓜蒂 (香瓜、甘瓜)

来　源： 葫芦科植物甜瓜 *Cucumis mela* L.的果柄。产产于亚洲及非洲的热带。我国广泛栽培。

识别要点： 叶心脏形或掌形，两面均有柔毛，下面脉上有短刚毛，边缘有锯齿。花黄色，雌雄同株，雌花为两性花包含雄蕊和雌蕊，雄花为单性只有雄蕊。果实球形，果皮黄色或杂有斑纹。

性味归经： 苦，寒；有毒。归胃、脾经。

功能主治： 涌吐痰食，祛湿退黄。用于风痰，宿食停滞，食物中毒，湿热黄疸。

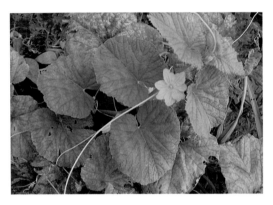

海红豆 (红豆、相思树、孔雀豆)

来　源： 含羞草科植物海红豆 *Adenauthera pavonina* L. var. *microsperma* (teijsm. & Binn.)L.C. Nielsen 的种子。生于山沟、溪边、林中。分布于云南、贵州、广东、广西、福建等地。

识别要点： 2回羽状复叶，有羽片4～7对，互生，小叶矩圆形或卵形，先端极钝，两面均被柔毛。圆锥花序式的总状花序，花小，白色或淡黄色，同生于一花束上。荚果带状，当开裂时弯曲而旋卷，种子鲜红色，光亮，阔卵形。

性味归经： 微苦，辛，微寒；有小毒。归肺、心、脾经。

功能主治： 疏风清热，燥湿止痒，润肤养颜。用于面部黑斑，痤疮，皶鼻，头面游风，花斑癣。

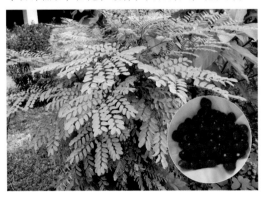

腊肠树子 (婆罗门皂荚、阿勒勃、牛角树)

来　源： 苏木科植物腊肠树 *Cassia fistula* L.的果实、枝叶及根。生于山地丘陵地或河岸。台湾、福建、广东、海南、云南等地有栽培。

识别要点： 复叶具有小叶3～4对，小叶对生，薄革质，全缘。总状花序长达30厘米或更长，疏散，下垂，花与叶同时开放，花瓣黄色，倒卵形，近等大。荚果圆柱形，黑褐色，不开裂。

性味归经： 苦，大寒。归胃经。

功能主治： 清火解毒，利水化石，消肿止痛，除风通血。用于便秘，小便热涩疼痛，尿路结石，咽喉肿痛，无名肿痛，头痛目眩，催吐。

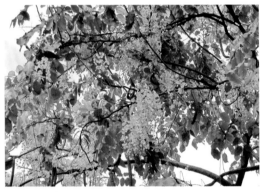

见血封喉 (箭毒木、加毒、大毒木)

来　源： 桑科植物见血封喉 *Antiaris toxicaria* (Pers.)Lesch.的乳汁 (树液)。生于山地常绿阔叶林或丘陵、平地、杂木林中。分布于广东、海南、广西、云南。亚洲南部至东南部也有分布。

识别要点： 全株含剧毒乳白色树液。叶基部不对称，背面密被长粗毛，沿中脉更密。核果梨形，具宿存苞片，鲜红至紫红色。

性味归经： 苦，温；有大毒。归心、胃、大肠经。

功能主治： 强心，催吐，泻下，麻醉。外用于痰火结核。

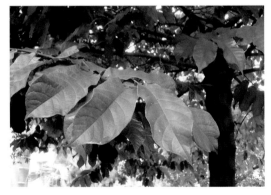

海芒果 <small>(牛心茄、山杜果、黄金茄)</small>

来　　源： 夹竹桃科植物海芒果 *Cerbera manghas* L.的树液、树皮、叶和干燥种仁。生于海边或近海边湿润地。分布于广东、海南等地。

识别要点： 多分枝，有明显的叶痕，含乳汁。花白色，高脚碟形，喉部红色。核果椭圆形，橙黄色，果皮光滑。

性味归经： 甘、酸，微寒；有毒。归肝、胃经。

功能主治： 催吐、泻下剂。用于肝火，瘤癌。不宜多服久服。

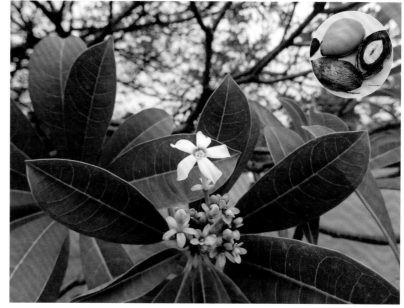

毛穗藜芦 <small>(岩棕、山苞米、芦莲)</small>

来　　源： 百合科植物毛穗藜芦 *Veratrum maackii* Regel 的根茎。生于山地林或高山草甸。分布于辽宁、吉林、黑龙江、内蒙古、山东等地。

识别要点： 基生叶具长柄，基部有卵状披针形叶鞘。伞形花序顶生或侧生，花白色。果实卵圆形，背棱呈翅状。

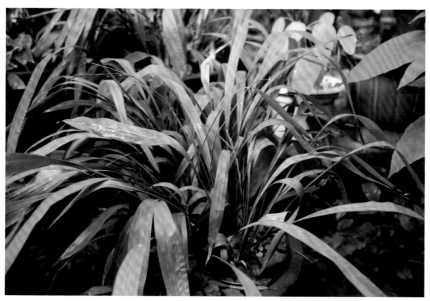

性味归经： 辛、苦，寒；有毒。归肝、肺、胃经。

功能主治： 涌吐风痰，杀虫。用于中风痰壅，癫痫，疟疾，疥癣，恶疮。

二十、杀虫止痒药

落羽杉（落羽松）

来　　源：杉科植物落羽杉 *Taxodium distichum*（L.）Rich. 的枝叶。分布于广东、湖北、江苏、浙江、福建等省。

识别要点：嫩枝开始绿色，秋季变为棕色，生叶侧生小枝为2列。叶线形，扁平，基部扭曲在小枝上为2列羽状，先端尖，上面中脉下凹，淡绿色，下面黄绿色，中脉隆起，每边有4~8条气孔线，落前变成红褐色。

性味归经：苦，温。归肝、心经。

功能主治：祛风湿，通络止痛，杀虫止痒。用于风湿痹痛，腰痛，风疹，疮毒，疥癣。

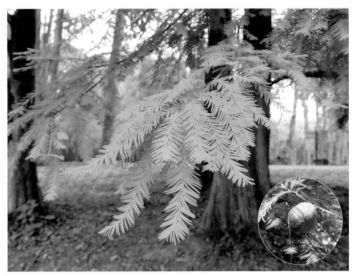

土荆皮（金钱松皮、土槿皮）

来　　源：松科植物金钱松 *Pseudolarix amabilis*（Nelson）Rehd. 的干燥根皮或近根树皮。生于针叶树、阔叶树林。分布于江苏、浙江、安徽、福建、江西、湖南、湖北、四川等地。

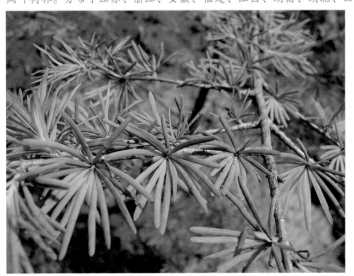

识别要点：茎枝轮生，平展。叶在长枝上螺旋状散生，在短枝上15~30片簇生，作辐射状。叶线形，下面沿中脉有2条气孔带，秋后叶呈金黄色。

性味归经：辛，温；有毒。归肺、脾经。

功能主治：杀虫，疗癣，止痒。用于疥癣瘙痒。

番荔枝子（洋波罗、蚂蚁果、麦螺陀）

来　　源：番荔枝科植物番荔枝 *Annona squamosa* L. 的干燥成熟种子。原产热带美洲。我国海南、广东、香港、浙江、台湾、福建、广西、云南等地均有栽培。

识别要点：叶薄纸质，叶背灰绿色，花单生或2~4朵生于枝顶，青黄色。聚合浆果心状圆锥形，由多瓣组成，每瓣内含乌黑发亮的种子1枚。

性味归经：苦，寒。归心、肺、肝、肾、脾经。

功能主治：消积杀虫。用于恶疮肿痛，驱虫。外用杀虫、蝇。

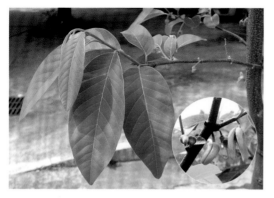

小花黄堇（黄花鱼灯草、黄花断肠草、黄堇）

来　　源：罂粟科植物小花黄堇 *Corydalis racemosa* (Thunb.) Pers. 的干燥全草。生于林缘阴湿地或多石溪边。分布于甘肃、广东等地。

识别要点：茎具槽棱，叶薄纸质，2回羽状深裂。花黄色，外面的花瓣具短距，常不具鸡冠状突起，内面的花瓣鸡冠状突起短，种子黑亮，种阜帽状。

性味归经：苦、涩，凉；有毒。归肺、肝、膀胱经。

功能主治：清热利湿，解毒杀虫。用于湿热泄泻、痢疾，湿热黄疸，目赤肿痛，聤耳流脓，疮毒、疥癣，蛇虫咬伤。

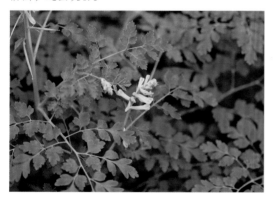

樟脑（树脑、油脑、潮脑）

来　　源：樟科植物樟 *Cinnamomum camphor* (L.) Presl 的树干、枝、叶及根，经提炼制得的颗粒状结晶。常生于山坡或沟谷。分布于我国南方及西南各地。

识别要点：枝与叶均有樟脑味。叶片上表面深绿色，有光泽，离基三出脉，脉腋内有隆起的腺体。

性味归经：辛，热。有毒。归心、脾经。

功能主治：除湿杀虫，温散止痛，开窍辟秽。用于疥癣瘙痒，湿疮溃烂，跌打损伤，牙痛，痧胀腹痛，吐泻，神昏。

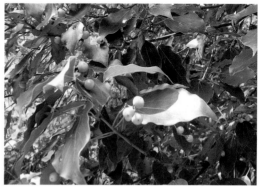

博落回（号筒草、泡通珠、博落筒）

来　　源：罂粟科植物博落回 *Macleaya cordata* (Willd.) R. Br. 的全草。

识别要点：全体带有白粉，折断后有黄汁流出。茎中空，有时带红紫色。单叶互生，阔卵形，常有5~7浅裂，裂片有不规则波状齿，上面绿色，光滑，下面白色，被密集细毛茸，叶柄基部膨大而抱茎。圆锥花序顶生或腋生。

性味归经：辛、苦，寒；有大毒。归心、肝、胃经。

功能主治：解毒杀虫，祛风止痛，散瘀消肿。用于痈疮疔肿，鼓鼻，臁疮，痔疮，湿疹，顽癣，阴痒，蛇虫咬伤，跌打肿痛，风湿痹痛，龋齿痛。

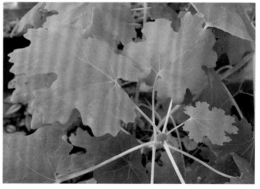

木鳖子 (木别子、木鳖子仁、木鳖瓜)

来　源：葫芦科植物木鳖 Momordica cochinchinensis (Lour.) Spreng. 的干燥成熟种子。生于山坡灌木丛中。分布于广东、海南、四川等地。

识别要点：叶柄基部有2～4个腺体，叶3～5掌状分裂。花单生叶腋，黄色。果实红色，密生刺状突起，种子形如鳖，周边具钝齿状突起。

性味归经：苦、微甘，凉；有毒。归肝、脾、胃经。

功能主治：散结消肿，攻毒疗疮。用于疮疡肿毒，乳痈，瘰疬，痔瘘，干癣，秃疮。孕妇慎用。

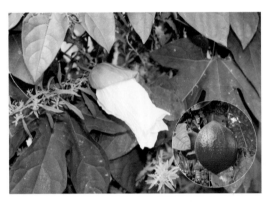

海桐 (海桐花、七里香叶、海桐枝叶)

来　源：海桐花科植物海桐 Pittosporum tobira (Thunb.) Ait. 的枝、叶。分布于我国长江以南各省区。

识别要点：嫩枝被褐色柔毛。叶聚生于枝顶，浓密，革质，有光泽。伞形花序顶生，花白色，气芳香。蒴果球形，3瓣裂开，种子多数，红色。

性味归经：苦，凉。归心、肺经。

功能主治：杀虫，解毒。用于疥疮，肿毒。

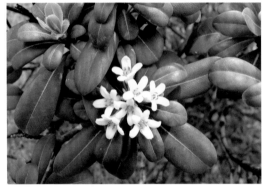

广土槿皮 (水翁树皮、水榕树皮、广土槿皮)

来　源：桃金娘科植物水翁 Cleistocalyx operculatus (Roxb.) Merr. et Perry 的干燥树皮。多生于水边潮湿地。分布于广东及云南等地。

识别要点：树干多分枝。叶片薄革质，两面有透明腺点。圆锥花序生于无叶的老枝上，花蕾卵形，萼管半球形。浆果阔卵圆形，紫黑色。

性味归经：苦、辛，凉。归脾、胃经。

功能主治：清热解毒，燥湿杀虫，止痒。用于脚气湿烂，湿疹，疥癣，疳疮，肾囊痈，水火烫伤。

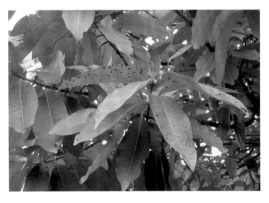

岗松 (铁扫把、扫把子、鸡儿松)

来　源：桃金娘科植物岗松 Baeckea frutescens L. 的干燥全草或根。生于低山丘陵、荒山草坡、灌丛。分布于福建、广东、广西、江西等地。

识别要点：多分枝。叶线形，有透明腺点。花小，黄白色，单生叶腋，萼筒钟形，萼齿5枚。蒴果中种子扁平，有角。

性味归经：苦、辛，凉。归肝、心、膀胱经。

功能主治：祛瘀止痛，清热解毒，利尿通淋，杀虫止痒。用于跌打损伤，湿热泄泻，热淋，小便不利，阴痒，脚气，湿疹，皮肤瘙痒，疥癣，水火烫伤，虫蛇咬伤。

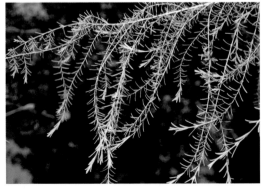

凤眼果 （频婆果、鸡冠子、九层皮）

来　　源：梧桐科植物苹婆 *Sterculia nobilis* Suith 的干燥种子。生于排水良好的肥沃土壤，且耐荫蔽。分布于广东、广西的南部、福建东南部、云南南部和台湾。

识别要点：单叶薄革质。花梗远比花长，萼由乳白色转为淡红色，钟状，裂片披针形，顶端向内曲，在顶端互相粘合。蓇葖果鲜红色，种子黑褐色。

性味归经：甘，平。归胃、大肠、小肠经。

功能主治：和胃消食，解毒杀虫。用于反胃吐食，虫积腹痛，疝痛，小儿烂头疡。

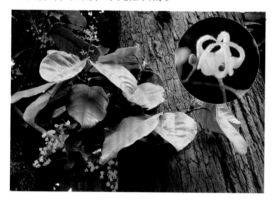

木槿皮 （川槿皮）

来　　源：锦葵科植物木槿 *Hibiscus syriacus* L. 的干燥茎皮或根皮。分布于台湾、福建、广东、广西、云南、贵州、四川、湖南、湖北、陕西等地。

识别要点：小枝密被黄色星状绒毛。叶先端具深浅不同的3裂。花单生，花萼钟形，花冠较大，淡紫红色。蒴果卵圆形，密被黄色星状绒毛。

性味归经：甘、苦，微寒。归脾、大肠、肝经。

功能主治：清热利湿，杀虫止痒。用于湿热泻痢，肠风下血，脱肛，痔疮，赤白带下，阴痒，疥癣，阴囊湿疹。

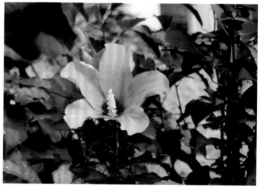

麻疯树 （野油桐、桐油树、水漆）

来　　源：大戟科植物麻疯树 *Jatropha curcas* L. 的树皮及叶。原产热带美洲。我国广东等地有栽培。

识别要点：小乔木具水状液汁。叶纸质，3～5浅裂。花序腋生，花冠黄绿色，合生至中部，花柱顶端2裂。蒴果黄色。

性味归经：苦、涩，微寒；有毒。归心、肝经。

功能主治：散瘀消肿，止血止痛，杀虫止痒。用于跌打瘀肿，骨折疼痛，关节挫伤，创伤出血，麻风，疥癣，湿疹，癞头疮，臁疮，阴痒，脚癣。

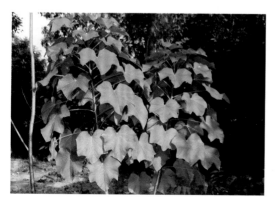

粗糠柴根 （香桂树、红果果、吕宋楸毛）

来　　源：大戟科植物粗糠柴 *Mallotus philippensis* （Lam.）Muell.-Arg. 的根、叶、果实的茸毛。生于山地林。分布于四川、云南、贵州、广东、广西、海南等地。

识别要点：小枝、嫩叶和花序均密被黄褐色短星状柔毛。叶脉上散生红色颗粒状腺体，近基部有褐色斑状腺体2～4个。蒴果扁球形，种子黑色。

性味归经：微苦、涩，凉；有小毒。归大肠、肝经。

功能主治：驱虫缓泻。用于绦虫病，蛔虫病，蛲虫病，跌打，烂疮。

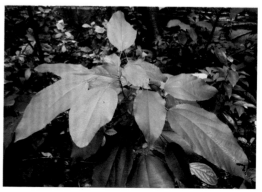

毛鱼藤

来　　源：蝶形花科植物毛鱼藤*Derris elliptica*（Wall.）Benth.的根。生于沟谷常绿阔叶林。分布于广东等地。

识别要点：小枝密被褐色柔毛。单数羽状复叶厚纸质。花冠蝶形，淡红色或白色，外面被黄褐色柔毛，旗瓣基部内侧有附属体2枚。

性味归经：苦，温；有毒。归心经。

功能主治：杀虫。外用于治癣疥湿疹。毒性强，严禁内服。

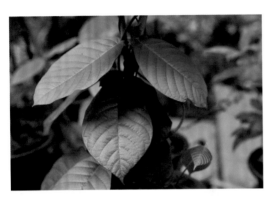

中南鱼藤（毒鱼藤）

来　　源：蝶形花科植物中南鱼藤*Derris fordii* Oliv.的茎。生于石山密林或疏林。分布于浙江、江西、福建、广东、广西、贵州等地。

识别要点：羽状复叶侧脉纤细，两面均隆起。花序稍短于复叶，花白色，旗瓣有短柄，翼瓣一侧有耳，龙骨瓣基部具尖耳。

性味归经：苦，平；有毒。归心、肝经。

功能主治：解毒杀虫。用于疮毒，湿疹，跌打肿痛，关节疼痛。

主　　治：皮肤湿疹，跌打肿痛，关节疼痛。

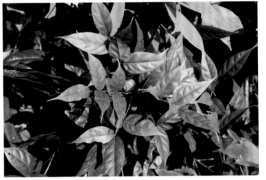

鱼藤（毒鱼藤、露藤、篓藤）

来　　源：蝶形花科植物鱼藤*Derris trifoliate* Lour.的全株。生于沿海河岸、海边灌木丛的湿地上。分布于福建、台湾、广东、广西等地。

识别要点：全株秃净。单数羽状复叶近革质。总状花序腋生或侧生于老枝上。花冠蝶形，粉红色，翼瓣及龙骨瓣基部均有一急尖的耳。荚果扁平而薄，斜卵形或矩圆形。

性味归经：苦，辛，温。有毒。归肝、心经。

功能主治：散瘀止痛，杀虫止痒。用于跌打肿痛，关节疼痛，疥癣，湿疹。

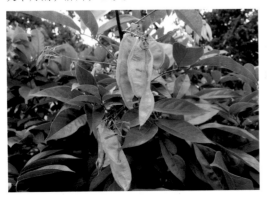

相思豆（南国红豆、红豆、相思子）

来　　源：蝶形花科植物相思豆*Abrus precatorius* L.的干燥成熟种子。生于山地疏林中或灌木丛中。分布于台湾、海南、广东、广西、云南等地。亚洲热带地区皆有分布。

识别要点：偶数羽状复叶对生。花冠淡紫色，旗瓣基部具三角形爪。荚果黄绿色，种子在脐的一端黑色，另一端朱红色，有光泽。

性味归经：辛，苦，平；大毒。归心、肝经。

功能主治：解毒，祛痰，杀虫。用于痈疮肿毒，痄腮，疥癣，风痰头痛。

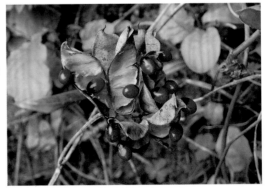

樗叶 (樗木叶、樗树)

来　源: 苦木科植物臭椿 *Ailanthus altissima* (Mill.)Swingle 的叶。我国除黑龙江、吉林、新疆、青海、宁夏、甘肃和海南外均有分布。

识别要点: 嫩枝赤褐色,被疏柔毛。奇数羽状复叶互生,小叶揉搓后有臭味。花白色带绿。翅果长圆状椭圆形。

性味归经: 苦,温;有小毒。归心经。

功能主治: 解毒杀虫。用于疥疮,痈疽。

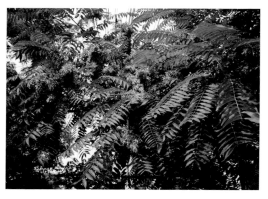

椿叶 (椿木叶、香椿叶、春芽树)

来　源: 楝科植物香椿 *Toona sinensis* (A. Juss.) Roem. 的叶。生于山地杂林或疏林。分布于我国华北、华东、中部、南部和西南部各地。

识别要点: 偶数羽状复叶互生,叶柄红色,有特殊气味。花白色,芳香。蒴果椭圆形,先端开裂为5瓣,种子一端有翅。

性味归经: 苦,辛,平。归心、脾、大肠经。

功能主治: 祛暑化湿,解毒杀虫。用于暑湿伤中,恶心呕吐,食欲不振,泄泻,痢疾,带下,痈疽肿毒,疥疮,白秃疮。

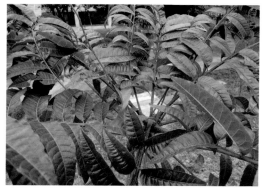

蛇床子 (野茴香、野胡萝卜子、蛇米)

来　源: 伞形科植物蛇床 *Cnidium monnieri* (L.) Cuss. 的干燥成熟果实。生于山坡草丛中,或田间、路旁。我国大部分地区均有分布。

识别要点: 根生叶有柄,基部有短而阔的叶鞘。叶片卵形,2~3回羽状分裂,最终裂片线状披针形,先端尖锐。复伞形花序顶生或侧生,花白色。双悬果椭圆形,果棱成翅状,无毛。

性味归经: 辛、苦,温;有小毒。归肾经。

功能主治: 燥湿祛风,杀虫止痒,温肾壮阳。用于阴痒带下,湿疹瘙痒,湿痹腰痛,肾虚阳痿,宫冷不孕。

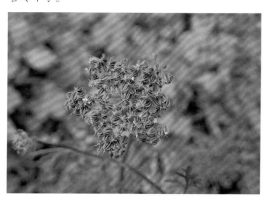

黄蝉 (黄兰蝉)

来　源: 夹竹桃科植物黄蝉 *Allamanda schottii* Pohl. 的全草。原产巴西。我国广西、广东、福建、台湾等地均有栽培。

识别要点: 叶3~5片轮生,叶先端尖,叶脉在下面明显凸起。花冠阔漏斗形,鲜黄色,中心喉部有红褐色条纹。蒴果球形,有长刺。

性味归经: 苦,寒;有毒。归经未知。

功能主治: 杀虫,消肿。用于灭孑孓,杀虫。

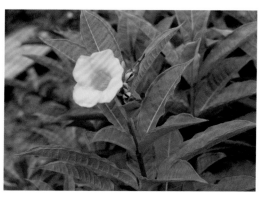

烟叶 （相思草、烟草叶、野烟叶）

来　　源：茄科植物烟草 *Nicotiana tabacum* L.的干燥叶或全草。原产南美洲，广植于全世界温带至热带地区。我国南北各地广为栽培。

识别要点：全株被星状腺毛，有特殊臭气。叶厚纸质，基部渐狭而无柄。圆锥花序顶生，多花，花冠浅钟状，淡红色。蒴果长圆形。

性味归经：辛，温；有毒。归胃、心、肝经。

功能主治：行气止痛，燥湿，解毒消肿，杀虫。用于食滞饱胀，气结疼痛，关节痹痛，痈疽疔疮，疥癣，湿疹，蛇虫咬伤，扭挫伤。

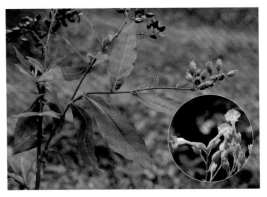

假烟叶 （土烟叶、野烟叶、山烟）

来　　源：茄科植物假烟叶树 *Solanum erianthum* D. Don的干燥根和叶。生于荒山荒地灌丛。分布于四川、贵州、云南、广西、广东、福建、台湾等地。

识别要点：全株均被星状柔毛，有特殊臭气。花冠浅钟状，白色，外面被毛。浆果球形，淡黄绿色，基部有宿萼。

性味归经：辛，苦，微温；有毒。归胃、肝经。

功能主治：行气活血，消肿止痛，解毒杀虫。用于脘腹胀痛，痛风，骨折，跌打损伤，痈疖肿毒，湿疹，皮肤溃疡，外伤出血，疥癣。

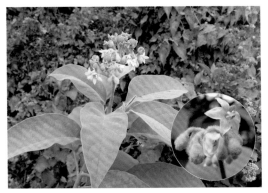

羽叶吊瓜树 （炮弹树、吊灯树）

来　　源：紫葳科植物羽叶吊瓜树 *Kigelia africana* Benth.的种子、茎、叶。广东、海南、福建、台湾、云南等地有栽培。

识别要点：奇数羽状复叶。圆锥花序轴下垂，花萼钟状，革质，花冠桔红色或褐红色，花冠筒外面具凸起的纵肋。果实硕大，下垂。

主　　治：皮肤病。

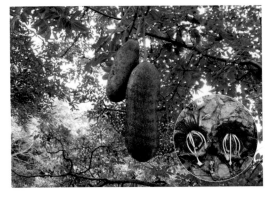

大蒜 （蒜头、胡蒜、毒头蒜）

来　　源：百合科植物大蒜 *Allium sativum* L.的鳞茎。我国南北普遍栽培。

识别要点：全株有浓裂的辛辣气味。鳞茎具6～10瓣，轮生于花茎周围，外包灰白色或淡紫色膜质鳞被。叶具平行脉。

性味归经：辛，温。归脾、胃、肺经。

功能主治：解毒消肿，杀虫，止痢。用于痈肿疮疡，疥癣，肺痨，顿咳，泄泻，痢疾。

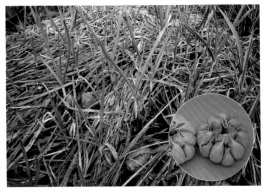

中文名索引

拉丁名索引